Praxismanual Str

Imke Stöver

Petra Feyer

Praxismanual Strahlentherapie

2., vollständig überarbeitete und aktualisierte Auflage

Mit 41 Abbildungen und 101 Tabellen
Mit einem Geleitwort von Prof. Dr. med. Wilfried Budach

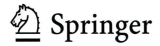 Springer

Imke Stöver
Gemeinschaftspraxis für Strahlentherapie
Ambulantes Tumorzentrum
Essen, Deutschland

Petra Feyer
Klinik für Strahlentherapie und
Radioonkologie - Onkologisches Zentrum
Vivantes Klinikum Neukölln
Berlin, Deutschland

ISBN 978-3-662-56576-6   ISBN 978-3-662-56577-3 (eBook)
https://doi.org/10.1007/978-3-662-56577-3

Die Deutsche Nationalbibliothek verzeichnet diese Publikation in der Deutschen Nationalbibliografie;
detaillierte bibliografische Daten sind im Internet über ▶ http://dnb.d-nb.de abrufbar.

Springer

Fotonachweis Umschlag: © Dr. Imke Stöver, Essen
Umschlaggestaltung: deblik Berlin

Gedruckt auf säurefreiem und chlorfrei gebleichtem Papier

Springer ist ein Imprint der eingetragenen Gesellschaft Springer-Verlag GmbH, DE und ist ein Teil von
Springer Nature.
Die Anschrift der Gesellschaft ist: Heidelberger Platz 3, 14197 Berlin, Germany

Geleitwort

Radioonkologische Behandlungen sind bei vielen, insbesondere soliden Tumoren ein essenzieller Bestandteil der Therapie. Der rasante technische Fortschritt in der Radioonkologie und der immer häufiger werdende Einsatz in Kombinationen mit zielgerichteten Systemtherapien und Chemotherapien erfordert eine ständige Fortbildung aller onkologisch tätigen Ärzte. Es konnte mehrfach gezeigt werden, dass sich bei vielen Tumorerkrankungen allein durch den konsequenten leitliniengerechten Einsatz der etablierten Therapien signifikante Verbesserungen des Überlebens erreichen lassen und dass sich leitliniengerechte Therapien am besten in interdisziplinär arbeitenden Einrichtungen durchsetzen. Nicht selten müssen dafür etablierte Behandlungspfade modifiziert werden. Alle im onkologischen Bereich Tätigen sollten daher nicht nur über die Entwicklung in ihrem eigenen Fach sondern auch über Neuerungen in den anderen onkologischen Disziplinen informiert sein.

Das hier vorliegende Kompendium ermöglicht Medizinstudenten, jungen Kollegen in der Weiterbildung zum Facharzt für Strahlentherapie sowie allen onkologisch tätigen Kollegen verwandter Disziplinen, einen raschen Überblick über die aktuelle Standards der Radioonkologie bei allen wichtigen Tumorerkrankungen zu bekommen. Den Autoren gebührt Dank für die kompakte Darstellung, die für alle onkologisch Tätigen lesenswert ist.

Düsseldorf, Januar 2018
Prof. Dr. med. Wilfried Budach
Präsident der Deutschen Gesellschaft für Radioonkologie

Vorwort zur 2. Auflage Praxismanual Strahlentherapie

In der Onkologie und in der Radioonkologie haben sich in den letzten Jahren zahlreiche neue Erkenntnisse und Therapiekonzepte entwickelt und etabliert, moderne Techniken haben sich flächendeckend durchgesetzt.

Die zunehmende Individualisierung der Therapiestrategien dient dem Ziel, Therapieerfolge zu optimieren und das Risiko für unerwünschte Therapiefolgen zu reduzieren.

Sie bringt aber auch die Notwendigkeit mit sich, sich noch differenzierter als bisher mit zunehmend komplexer zu beurteilenden Krankheitssituationen auseinanderzusetzen. Ebenso steigt die Bedeutung der interdisziplinären Zusammenarbeit.

Viel mehr als früher kann in diesem Zusammenhang ein gedrucktes Fachbuch, das möglichst über einen längeren Zeitraum dem Nutzer sinnvoll dienen sollte, nur ergänzend einen bestimmten Teilaspekt des Informationsbedarfs im täglichen Alltag bietet.

Wir hoffen, dass das in 2. Auflage vorliegende Praxismanual weiterhin als eine sinnvolle und hilfreiche Form der Darstellung wesentlicher Aspekte der Strahlentherapie dient.

Das Praxismanual Strahlentherapie ist für (radio-)onkologisch tätige Ärztinnen und Ärzte, MTRAs und Pflegende zur schnellen, praxisnahen Orientierung im klinischen Alltag gedacht.

Hierfür wurde auf eine knappe, möglichst standardisierte Darstellung Wert gelegt, die in konkreten klinischen Situationen einen raschen, übersichtlichen Zugriff auf therapierelevante Informationen bietet.

Insbesondere kontrovers diskutierte Daten- und Empfehlungslagen sowie seltene oder unklare Situationen können in diesem Rahmen nicht im Detail differenziert aufgearbeitet werden. Die Kürze der Darstellung führt sicher zu einigen, möglicherweise auch problematischen Pauschalierungen.

Das Manual kann nicht als Arbeitsanweisung oder gar Leitlinie angesehen werden. Alle Angaben stellen Vorschläge zur Orientierung dar. Die individuellen Therapiekonzepte und -entscheidungen sowie die Therapiestandards in der jeweiligen Institution sind patienten-, situations- und bedarfsorientiert festzulegen. Hierbei sind die differenzierten Darstellungen der einschlägigen „großen" Lehrbücher, Leitlinien der Fachgesellschaften, aktuelle Studienveröffentlichungen etc. mit heranzuziehen. Aus urheberrechtlichen Gründen mussten wir leider auf den Abdruck der UICC-TNM-Klassifikation verzichten. Diesbezüglich verweisen wir auf die Veröffentlichungen der UICC.

Bei stetig neuen Erkenntnissen in der Medizin und aktuellen Entwicklungen in der Radioonkologie haben wir uns um eine größtmögliche Aktualität der Darstellung bemüht; diese ist allerdings durch den Zeitpunkt der Drucklegung begrenzt. Trotz größtmöglicher Sorgfalt bei der Manuskripterstellung können Fehler und Irrtümer nicht ausgeschlossen werden. Der Benutzer des Manuals bleibt selbst verantwortlich für jegliche diagnostische, therapeutische oder sonstige Maßnahme, insbesondere auch Indikationsstellung sowie Dosierung von Medikamenten und strahlentherapeutische Dosiskonzepte.

Wir freuen uns sehr über Verbesserungsvorschläge, Anregungen und Kritik, um das Manual weiterhin optimieren, aktualisieren und konsensfähig gestalten zu können.

Imke Stöver und Petra Feyer
Essen/Berlin, im März 2018

Danksagung

Erneut wurden wir, wie auch schon bei der ersten Auflage des Praxismanuals, von Kolleginnen und Kollegen sehr freundlich und hilfreich unterstützt.

Für die aufmerksame und sorgfältige Durchsicht der Manuskripte, wertvolle Hinweise, Anregungen und konstruktive Kritik danken wir ganz herzlich:

Prof. Dr. I.-A. Adamietz (Herne)
PD Dr. H. Badakhshi (Potsdam)
Prof. Dr. V. Budach (Berlin)
Prof. Dr. W. Budach (Düsseldorf)
PD Dr. D. Christoph (Essen)
Prof. Dr. A. du Bois (Essen)
Prof. Dr. J. Dunst (Lübeck/Kiel)
Prof. Dr. H. Eich (Münster)
Dr. M. Engelhard (Essen)
Dr. S. Ertl (Essen)
PD Dr. R. Galalae (Gelsenkirchen)
Dr. N. Goerig (Erlangen)
Prof. Dr. G. Grabenbauer (Coburg)
Prof. Dr. M. Guckenberger (Zürich)
PD Dr. P. Harter (Essen)
Dr. S. Kloehn (Kiel)
Prof. Dr. O. Kölbl (Regensburg)
Prof. Dr. R.-D. Kortmann (Leipzig)
PD Dr. S. Kümmel (Essen)
PD Dr. C. Kurzeder (Basel)
R. Merten (Erlangen)
Dr. C. Meier (Berlin)
PD Dr. O. Micke (Bielefeld)
Dr. T. Quiel (Bonn)
Dr. D. Riesenbeck (Recklinghausen)
Prof. Dr. C. Rödel (Frankfurt)
Prof. Dr. M.-L. Sautter-Bihl (Karlsruhe)
Prof. Dr. H. Schmidberger (Mainz)
Prof. Dr. F. Sedlmayer (Salzburg)
Dr. C. Seidel (Leipzig)
PD. Dr. S. Semrau (Erlangen)
Prof. Dr. M. Stahl (Essen)
Dr. B. Tamaskovics (Düsseldorf)
Prof. Dr. D. Vordermark (Halle/Saale)
Prof. Dr. N. Willich (Münster)

Imke Stöver und Petra Feyer
Essen/Berlin im März 2018

Inhaltsverzeichnis

Abkürzungsverzeichnis

A.	Arteria (Arterie)
ABVD	Adriamycin, Bleomycin, Vinblastin, Darcarbazin
ACNU	Aminomethylpyrimidin-Chlorethyl-Nitroso-Urea (Nimustin)
ACTH	adrenokortikotropes Hormon
AFP	α-Fetoprotein
AIDS	acquired immune deficiency syndrome
AJCC	American Joint Committee on Cancer
AK	Antikörper
AL	Afterloading
ALL	akute lymphatische Leukämie
AML	akute myeloische Leukämie
ASS	Acetylsalicylsäure
AVM	arteriovenöse Malformation
BB	Blutbild
BC	Bronchialkarzinom
BCG	Bacillus Calmette-Guerin
BEACOPP	Cyclophosphamid, Adriamycin, Etoposid, Procarbacin, Prednison, Vincristin, Bleomycin
BEACOPPesk.	erhöhte Dosierung im Vergleich zu BEACOPPbasis
BEACOPP14	wie BEACOPPesk. in 2- statt 3-wochigem Zyklus mit G-CSF; Dosierung wie BEACOPPbasis
BED	biologische Äquivalenzdosis
β-HCG	humanes Choriongonadotropin β
Bq	Bequerel
BRCA	Breast-Cancer-Gen
BSG	Blutsenkungsgeschwindigkeit
BTM	Betäubungsmittel
BWS	Brustwirbelsäule
CA19-9	carbohydrate antigen 19-9
CCNU	Chlorethyl-Cyclohexyl-Nitroso-Urea (Lomustin)
CCT	kranielle Computertomographie
CEA	karzinoembryonales Antigen
CLIS	Carcinoma lobulare in situ
CLL	chronisch lymphatische Leukämie
cm	Zentimeter
CML	chronisch myeloische Leukämie
COX	Cyclooxygenase
CT	Computertomographie
CTC	Common Toxicity Criteria
CTCAE	Common Toxicity Criteria for Adverse Events
CTV	klinisches Zielvolumen (clinical target volume)
CTX	Chemotherapie

CTZ	Chemorezeptortriggerzone
CRP	C-reaktives Protein
CUP	cancer of unknown primary
CYFRA 21-1	Cytokeratin-21-Fragment
dB	Dezibel
DCIS	duktales Carcinoma in situ
DD	Differenzialdiagnose, differenzialdiagnostisch
DEGRO	Deutsche Gesellschaft für Radioonkologie
DHSG	Deutsche Hodgkin-Lymphom-Studiengruppe
DIN	Deutsche Industrienorm
dl	Deziliter
DLBCL	Diffus großzelliges B-Zell-Lymphom
DMSO	Dimethylsulfoxid
DNES	diffuses neuroendokrines System
DPD	Dihydropyrimidindehydrogenase
DVH	Dosisvolumenhistogramm
DVT	digitale Volumentomographie
EBUS	endobronchialer Ultraschall
EBV	Ebstein-Barr-Virus
ECOG	Eastern Co-operative Oncology Group
EF	extended field
EGF(R)	epidermal growth factor (-receptor)
EKG	Elektrokardiogramm
EOP	endokrine Orbitopathie
EORTC	European Organization for Research and Treatment of Cancer
EPO	Erythropoetin
ER	Östrogenrezeptor
ERCP	endoskopisch-retrograde Cholangiopankreatographie
FAP	familiäre adenomatöse Polyposis
FDG-PET	Flourdesoxyglukose-Positronenemissionstomographie
FEV1	Einsekundenkapazität
FISH	Floureszenz-in-situ-Hybridisierung
fmol	femtomol
FSH	follikelstimulierendes Hormon
FU	Fluorouracil
g	Gramm
GABA	γ-Aminobuttersäure
GbR	Gesellschaft bürgerlichen Rechts
G-CSF	Granulozytenkolonie stimulierender Faktor
GH	growth hormone, Wachstumshormon, Somatropin
GHSG	Deutsche Hodgkin-Studiengruppe (german hodgkin-lymphoma study group)
GIST	gastrointestinale Stromatumoren
Gl.	Glandula
GmbH	Gesellschaft mit beschränkter Haftung
GnRH	gonadotropin-releasing hormone

GPOH	Gesellschaft für pädiatrische Onkologie und Hämatologie
GTV	makroskopisches Tumorvolumen (gross tumor volume)
Gy	Gray
HBO	hyperbare Sauerstofftherapie
HDR	high dose rate
HE	Hounsfield-Einheiten
Her-2-neu	humaner epidermaler Wachstumsfaktor-Rezeptor
HIV	humanes Immundefizienzvirus
HNO	Hals-Nasen-Ohren
HNPCC	hereditäres nonpolyposes kolorektales Karzinom
HO	heterotope Ossifikationen
HP	Helicobacter pylori
HPF	high power field
HPV	humanes Papillomavirus
HSV	Herpes-simplex-Virus
HWS	Halswirbelsäule
5-HT	5-Hydroxytryptamin (=Serotonin)
ICD	implantierbarer Defibrillator (implantable cardioverter defibrillator)
ICD-10	internationale statistische Klassifikation der Krankheiten und verwandter Gesundheitsprobleme (International classification of diseases); 10. Ausgabe
ICR	Interkostalraum
ICRU	International Commission on Radiation Units and Measurements
IF	involved field
Ig	Immunglobulin
i.m.	intramuskulär
IMRT	intensitätsmodulierte Radiotherapie
IMWG	International Myeloma Working Group
IRS	immunreaktiver Score
ISCL	International Society of Cutaneous Lymphoma
ISS	International Staging System
i.v.	intravenös
JÜR	Jahresüberlebensrate
keV	Kiloelektronenvolt
KG	Körpergewicht
kg	Kilogramm
KI	Kontraindikation(en)
KOF	Körperoberfläche
kV	Kilovolt
LDH	Laktatdehydrogenase
LDR	low dose rate
LENT-SOMA	late effects normal tissue/subjektive, objektive, management, analytic (Diagnoseverfahren)
LH	luteinisierendes Hormon
LK	Lymphknoten
LWS	Lendenwirbelsäule

M.	Morbus oder Musculus (Muskel)
m	Meter
MALT	mukosaassoziiertes lymphatisches Gewebe (Tissue)
MEN	multiple endokrine Neoplasien
MeV	Megaelektronenvolt
mg	Milligramm
MGMT	Methylguanin-DNA-Methyltransferase
MGUS	monoklonale Gammopathie ungewisser Signifikanz
ml	Milliliter
mm	Millimeter
MPE	Medizinphysikexperte
MRCP	Magnetresonanz-Cholangiopankreatikographie
MRT	Magnetresonanztomographie
µSv	Mikro-Sievert
mSv	Milli-Sievert
MTRA	medizinisch-technische(r) Angestellte(r)
N.	Nervus (Nerv)
NaCl	Natriumchlorid
NEC	neuroendokrine Karzinome
NEN	neuroendokrine Neoplasien
NET	neuroendokrine Tumore
ng	Nanogramm
NHL	Non-Hodgkin-Lymphom
NK1	Neurokinin-1-Rezeptor
NK-Zellen	natürliche Killerzellen
NLPHL	nodulär-lymphozytenprädominantes Hodgkin-Lymphom (noduläres Paragranulom)
NMDA	N-Methyl-D-Aspertat
nl	Nanoliter
NSAR	nichtsteroidale Antirheumatika
NSCLC	non small cell lung cancer; nichtkleinzelliges Bronchialkarzinom
NSE	neurospezifische Enolase
OMS	Osteomyelosklerose
o.n.A.	ohne nähere Angaben
OPS	Operationen- und Prozedurenschlussel
O(A)R	Risikoorgane (organs at risk)
PAI-1	Plasminogenaktivator-Inhibitor Typ 1
PEG	perkutane endoskopische Gastrostomie
PEJ	perkutane endoskopische Jejunostomie
PET	Positronenemissionstomographie
PIN	prostatische intraepitheliale Neoplasie
PNET	primitiver neuroendokriner Tumor
PNS	peripheres Nervensystem
p.o.	per os
PR	Progesteronrezeptor

PTV	Planungszielvolumen (planning target volume)
Proc.	Processus
PSA	prostataspezifisches Antigen
PUVA	Psoralen plus UV A
RöV	Röntgenverordnung
RT	Radiotherapie
RTOG	Radiation Therapy Oncology Group
SBRT	Stereotacitc Body Radiation Therapy
s.c.	subkutan
SCLC	small cell lung cancer
SIB	simultan integrierter Boost
SM	Schrittmacher
SN	Sentinel node; Wächterlymphknoten
StGB	Strafgesetzbuch
StrlSchV	Strahlenschutzverordnung
STH	somatotropes Hormon
STX	Stereotaxie
T3	Trijodthyronin
T4	Thyroxin
TBI	total body irradiation; Ganzkörperbestrahlung
TD	Toleranzdosis
TEP	Totalendoprothese
TME	totale mesorektale Exstirpation
TIN	testikulare intraepitheliale Neoplasie
TME	totale mesorektale Exstirpation
TNM	T=Tumor, N=nodus (Knoten), M=Metastasen
TSH	thyreoideastimulierendes Hormon
TUR	transurethrale Resektion
UICC	Union Internationale contre le Cancer
ÜLZ	Überlebenszeit
uPA	Plasminogenaktivator vom Urokinasetyp
UV	ultraviolett
V.	Vena (Vene)
V. a.	Verdacht auf
v. a.	vor allem
VAIN	vaginale intraepitheliale Neoplasie
VMAT	volumetric modulated arc therapy; volumenmodulierte Radiotherapie
vs.	versus (gegen)
WHO	World Health Organization (Weltgesundheitsorganisation)
Z. n.	Zustand nach
ZNS	zentrales Nervensystem
ZV	Zielvolumen
ZVK	zentraler Venenkatheter

Adressen

Frau Dr. med. Imke Stöver
Gemeinschaftspraxis für Strahlentherapie
Ambulantes Tumorzentrum
Essen, Deutschland

Prof. Dr. med. Petra Feyer
Klinik für Strahlentherapie und Radioonkologie - Onkologisches Zentrum
Vivantes Klinikum Neukölln
Berlin, Deutschland

Allgemeine Onkologie

© Springer-Verlag GmbH Deutschland, ein Teil von Springer Nature 2018
I. Stöver, P. Feyer, *Praxismanual Strahlentherapie*, https://doi.org/10.1007/978-3-662-56577-3_1

1

1.1   Epidemiologie

1.1.1 Begriffe

- **Inzidenz:** Gesamtzahl der Personen einer Bevölkerungsgruppe, die in einem bestimmten Zeitraum eine Erkrankung entwickeln (z. B. Neuerkrankungsfälle in Deutschland pro Jahr)
- **Prävalenz:** Gesamtzahl der zu einem angegebenen Zeitpunkt erkrankten Personen
- **Morbidität:** Krankheitshäufigkeit bezogen auf eine Bevölkerungsgruppe; Oberbegriff für Inzidenz und Prävalenz; Begriff auch gebraucht als Angabe der Komplikationsrate eines therapeutischen Verfahrens
- **Mortalität:** Gesamtzahl der Personen einer Bevölkerungsgruppe, die in einem bestimmten Zeitraum an einer Erkrankung verstirbt (z. B. tumorbedingte Todesfälle in Deutschland pro Jahr)
- **Letalität:** Gesamtzahl der Personen mit einer bestimmten Erkrankung, die in einem bestimmten Zeitraum an dieser Erkrankung verstirbt (z. B. Anteil an ihrer Tumorerkrankung verstorbener Patienten pro erkrankter Patienten pro Jahr)

1.1.2 Typische Risikofaktoren für Tumorerkrankungen

- Genetische Disposition (vererbbare Neoplasien, erbliche Neoplasiedisposition, familiäre Häufung, geschlechtsspezifische Disposition, rassenspezifische Disposition)
- Rauchen
- Alkohol
- Ernährungsfaktoren (z. B. Fett-, Ballaststoffgehalt der Nahrung, Adipositas, Lebensmittelhygiene)
- Sonstige Parameter des Lebensstils (Bewegungsmangel u. a.)
- Chemische Noxen (Asbest, Schwermetalle u. a.)
- Ionisierende Strahlung (Latenzzeit für Leukämien ca. 2–25 Jahre, für solide Tumoren ca. 10–40 Jahre)
- UV-Strahlung
- Virale Karzinogene
- Chronische Reizzustände (Druck, Reflux u. a.)

1.1.3 Epidemiologie maligner Tumorerkrankungen in Deutschland

- Inzidenz ca. 300.000 pro Jahr; Prävalenz ca. 900.000
- Nach Herz-Kreislauf-Erkrankungen zweithäufigste Todesursache (ca. 25 %)
- Von den Tumorerkrankungen haben Bronchialkarzinome insgesamt die höchste Mortalität; geschlechtsspezifisch bei Männern ebenfalls Bronchialkarzinome, bei Frauen Mammakarzinome

1.1.4 Prävention

- **Primäre Prävention:** Verhinderung der Tumorentstehung (z. B. Vermeidung/ Reduktion von Risikofaktoren)
- **Sekundäre Prävention:** Tumor-Früherkennung (z. B. Screening)
- **Tertiäre Prävention:** Rezidiv-Früherkennung (Nachsorge)

1.2 Klassifikation des Allgemeinzustands

Der Allgemeinzustand wird nach WHO in die Grade 0–4 bzw. nach dem Karnofsky-Index in Prozent angegeben (◻ Tab. 1.1).

◻ **Tab. 1.1** Klassifikation des Allgemeinzustands nach WHO/ECOG und Karnofsky-Index

Grad (WHO/ECOG)		Index (Karnofsky)	
0	Normale körperliche Aktivität; keine besondere Pflege erforderlich	100 %	Normale Aktivität; keine Beschwerden; keine manifeste Tumorerkrankung
		90 %	Normale Leistungsfähigkeit; minimale Krankheitssymptome
1	Gering eingeschränkte körperliche Aktivität; leichte Arbeit möglich; nicht bettlägerig	80 %	Normale Aktivität nur mit Anstrengung; geringe Krankheitssymptome
		70 %	Unfähig zu normaler Aktivität oder Arbeit; Selbstversorgung
2	Arbeitsunfähig; selbstständige Lebensführung; Pflege und Unterstützung notwendig; weniger als 50 % bettlägerig	60 %	Gelegentliche Unterstützung notwendig, aber noch weitgehende Selbstversorgung
		50 %	Ständige Unterstützung und Pflege; häufige ärztliche Hilfe notwendig
3	Nur sehr begrenzte Selbstversorgung möglich; kontinuierliche Pflege oder Hospitalisierung erforderlich; mehr als 50 % bettlägerig	40 %	Überwiegend bettlägerig; spezielle Pflege erforderlich
		30 %	Dauernd bettlägerig; geschulte Pflege notwendig
4	100 % krankheitsbedingt bettlägerig	20 %	Schwerkrank; Hospitalisierung notwendig; aktive supportive Therapie erforderlich
		10 %	Moribund

1.3   TNM-Klassifikation

- **Klinische Klassifikation (cTNM):** basiert auf prätherapeutisch erhobenen Befunden (klinische Untersuchung, bildgebende Verfahren, Endoskopie, Biopsie etc.)
- **Pathologische Klassifikation (pTNM):**
  - pT: histopathologische Sicherung durch Methoden, die zur Bestimmung der höchsten pT-Kategorie erforderlich sind (im Normalfall durch Resektion des Primärtumors; gelegentlich auch Biopsie ausreichend (z. B. bioptische Sicherung des Befalls eines Nachbarorgans)
  - pN: Entfernung von Lymphknoten in einem Ausmaß, welches eine Aussage über das Fehlen regionärer Lymphknotenmetastasen verlässlich macht und zur Bestimmung der höchsten pN-Kategorie ausreicht; wenn die untersuchten Lymphknoten tumorfrei sind, aber die Zahl der üblicherweise untersuchten Lymphknoten nicht erreicht wird, soll (dennoch) pN0 klassifiziert werden und in Klammern die Zahl der untersuchten Lymphknoten hinzugefügt werden; Größenangaben beziehen sich auf die Metastasengröße (nicht auf die Größe des befallenen Lymphknotens)
  - pM: histologische Untersuchung
  - Isolierte Tumorzellen (ITC): einzelne Tumorzellen (weniger als 200 Tumorzellen) oder kleine Zellkluster unter 0,2 mm

1.3.1   T: Primärtumor

- Tx: Primärtumor kann nicht beurteilt werden
- T0: kein Anhalt für Primärtumor
- T1–4: zunehmende Größe/lokale Ausbreitung des Primärtumors

1.3.2   N: regionäre Lymphknoten

- Nx: regionäre Lymphknoten können nicht beurteilt werden
- N0: kein regionärer Lymphknotenbefall
  - pN0:
    - Histologisch keine Lymphknotenmetastasen
    - Keine Untersuchung zum Nachweis isolierter Tumorzellen erfolgt
  - pN0(i-):
    - Histologisch keine Lymphknotenmetastasen
    - Auch immunhistochemisch kein Nachweis von isolierten Tumorzellen
  - pN0(i+):
    - Histologisch keine Lymphknotenmetastasen
    - Aber: immunhistochemischer Nachweis von isolierten Tumorzellen
  - pN0(mol-):
    - Histologisch keine Lymphknotenmetastasen
    - Auch molekulargenetisch kein Nachweis von isolierten Tumorzellen
  - pN0(mol+):
    - Histologisch keine Lymphknotenmetastasen
    - Aber: molekulargenetischer Nachweis von isolierten Tumorzellen
- N1–3: zunehmender Befall regionärer Lymphknoten

1.3.3 M: Fernmetastasen

- cMX: sollte vermieden werden, da klinische Untersuchung für Festlegung des cM-Status ausreichend ist
- pMx/pM0: sind keine anwendbaren Kategorien (Angabe aM0 möglich nach Autopsie)
- M0: keine Fernmetastasen (Nachweis isolierter Tumorzellen z. B. im Knochenmark analog zu N)
- M1: Fernmetastasen
- Weitere Spezifizierung:
    - PUL: Lunge
    - PLE: Pleura
    - OSS: Knochen
    - MAR: Knochenmark
    - HEP: Leber
    - ADR: Nebenniere
    - PER: Peritoneum
    - BRA: Hirn
    - LYM: Lymphknoten
    - SKI: Haut
    - OTH: andere Organe

1.3.4 Weitere Angaben

- L: Lymphgefäßinvasion
    - Lx: Lymphgefäßinvasion kann nicht beurteilt werden
    - L0: keine Lymphgefäßinvasion
    - L1: Lymphgefäßinvasion
- V: Veneninvasion
    - Vx: Veneninvasion kann nicht beurteilt werden
    - V0: keine Veneninvasion
    - V1: mikroskopische Veneninvasion
    - V2: makroskopische Veneninvasion
- R: Residualtumor nach Behandlung
    - Rx: Vorhandensein von Residualtumor kann nicht beurteilt werden
    - R0: kein Residualtumor
    - R1: mikroskopischer Residualtumor
    - R2: makroskopischer Residualtumor
- Pn: perineurale Invasion
    - Pnx: perineurale Invasion kann nicht beurteilt werden
    - Pn0: keine perineurale Invasion
    - Pn1: perineurale Invasion
- m: multiple simultane Tumoren in einem Organ; Klassifikation des Tumors mit der höchsten T-Kategorie
- y: Klassifikation im Verlauf einer multimodalen Therapie (postoperativ nach neoadjuvanter Vorbehandlung)
- r: Rezidivtumor nach krankheitsfreiem Intervall
- a: Klassifikation erst anlässlich Autopsie

1

- C: Diagnosesicherheit („certainty") durch
  - C1: allgemeine Untersuchungsmethoden wie klinischer Untersuchungsbefund, Standarduntersuchungen
  - C2: spezielle Untersuchungsmethoden wie CT, ERCP u. Ä.
  - C3: zyto-/histopathologische Sicherung durch Zytologie, Biopsie u. Ä.
  - C4: histopathologische Sicherung durch operative Tumor(teil)-Entfernung; entspricht der pTNM-Klassifikation
  - C5: Autopsie einschließlich histopathologischer Untersuchung

1.3.5 Histopathologisches Grading

- GX: Differenzierungsgrad kann nicht bestimmt werden
- G1: gut differenziert
- G2: mäßig differenziert
- G3: schlecht differenziert
- G4: undifferenziert

1.4 Beurteilung des Therapieerfolgs

- **Komplette Remission (CR):** vollständige Rückbildung aller messbaren bzw. nicht messbaren, aber evaluierbaren Tumorbefunde (z. B. Pleurakarzinose, Peritonealkarzinose, Lymphangiosis carcinomatosa, diffuse kutane oder zerebrale Metastasierung, Meningeosis carcinomatosa); dokumentiert durch 2 Kontrolluntersuchungen in mindestens vierwöchigem Intervall (so streng im klinischen Alltag selten praktiziert; Angabe einer kompletten Remission meist bereits nach erstem Restaging ohne nachweisbaren Resttumor)
- **pathologische Komplettremission (pCR):** keine vitalen Tumorzellen in histologischer Aufarbeitung des Resektats eines primär tumorbefallenen Organ(teils) nach neoadjuvanter Therapie mehr nachweisbar
- **partielle Remission (PR):** Größenabnahme aller messbaren Tumorbefunde um mindestens 50 % für mindestens 4 Wochen; keine neuen Tumormanifestationen; kein Progress irgendeiner Tumormanifestation
- **„no change" (NC):** keine Größenänderung („stable disease") der Tumorbefunde für mindestens 4 Wochen oder Tumorbefundreduktion um weniger als 50 % oder Tumorbefundzunahme um höchstens 25 %
- **Progression (PD):** Auftreten neuer Tumorbefunde oder Tumorbefundzunahme um mehr als 25 % eines oder mehrerer Herde

1.5 Indikationsstellung

- **Kurativ:**
  - Heilender Therapieansatz
  - Hierfür werden ggf. ein höheres Maß an therapiebedingten Nebenwirkungen und Risiken in Kauf genommen
  - Therapie sollte, soweit vorhanden und sinnvoll möglich, nach Leitlinien und Standards oder im Rahmen klinischer Studien erfolgen

- **Palliativ:**
  - Symptom- und patientenorientierter Therapieansatz, wenn eine Tumorheilung nicht (mehr) möglich ist
  - Ziel ist in erster Linie eine Verbesserung der Lebensqualität durch Symptomkontrolle, in zweiter Linie (soweit möglich) auch eine Lebenszeitverlängerung
  - Die Akuttoxizität der Therapie sollte möglichst gering sein; die Langzeitrisiken bzw. -folgen sind gegen den kurzfristigen Benefit und die zu erwartende Lebenszeit abzuwägen
- **Neoadjuvant:** Anwendung zusätzlicher Therapieverfahren vor einer Tumoroperation im Rahmen eines kurativen Konzepts zur Verbesserung der Operabilität sowie zur Elimination bzw. Verhinderung von Mikrometastasen und damit Verbesserung des Gesamtüberlebens
- **Adjuvant:** Anwendung zusätzlicher Therapieverfahren nach einer Tumoroperation (in sano) im Rahmen eines kurativen Konzepts zur Elimination von potenziellen okkulten Tumorresten
- **Additiv:** Anwendung zusätzlicher Therapieverfahren nach inkompletter operativer Tumorentfernung zur möglichst langfristigen (palliativen) Tumorkontrolle
- **Konsolidierend:** sequenzielle Strahlentherapie nach systemischer Chemotherapie zur Stabilisierung oder Erreichung einer Vollremission
- **Salvagetherapie/-maßnahme:** zweiter (sekundär kurativ intendierter) Therapieansatz bei unvollständiger Remission nach primär kurativ intendierter Therapie

1.6 Juristische Aspekte

1.6.1 Ärztlicher Eingriff

- Sowohl diagnostische als auch therapeutische Maßnahmen
- Stellen tatbestandliche Körperverletzung unabhängig von Durchführung und Erfolg dar (Tatbestand: gesetzliche Formulierung im StGB)
- Aufhebung der Unrechtsbewertung (Rechtswidrigkeit) durch Gründe, die das tatbestandsmäßige Verhalten rechtfertigen (doppelte Legitimation: medizinische Indikation und Einwilligung des aufgeklärten Patienten, „informed consent")

1.6.2 Aufklärung

- Mündlich und persönlich geführtes Aufklärungsgespräch und Intervall bis zur geplanten Maßnahme müssen den Patienten in die Lage versetzen, eine eigenverantwortliche Risiko-Nutzen-Abwägung für oder gegen die vorgeschlagene medizinische Maßnahme treffen zu können
- Je elektiver, je weniger etabliert und je risikoreicher eine Maßnahme ist, umso umfassender muss die Aufklärung erfolgen
- In der Strahlentherapie muss die Aufklärung unter besonderer Berücksichtigung der Strahlenschutzverordnung erfolgen („rechtfertigende Indikation", ▶ Kap. 38)
- **Selbstbestimmungsaufklärung (Eingriffs- und Risikoaufklärung):**
  - Diagnose: umfassende Information über Art und Verlauf der Erkrankung unter Berücksichtigung der individuellen Patientensituation

1

- Therapie: umfassende Information über Indikation, Durchführung, mögliche Alternativen
- Risiko: umfassende Information über mögliche mit der Therapie verbundene Risiken und Nebenwirkungen
- **Sicherungsaufklärung (therapeutische Aufklärung):**
  - Notwendiges Verhalten des Patienten zur Sicherung des Therapieerfolgs (z. B. Hinweise zur Lebensführung)
  - Sonstige Verhaltensmaßnahmen zum Selbstschutz oder Schutz Dritter (z. B. Hinweis auf Fahruntüchtigkeit)

1.6.3 Einwilligungsunfähigkeit durch fehlende natürliche Einsichts- und Urteilsfähigkeit

Bevollmächtigung
- Bevollmächtigter wird in einer Vorsorgevollmacht vom Betroffenen selbst bestellt
- Sollte zumindest dann schriftlich verfasst werden, wenn sie sich auch auf schwerwiegende Eingriffe und Maßnahmen und auf den Verzicht auf lebenserhaltende Maßnahmen erstreckt
- Bei schwerwiegenden, nicht-eiligen Eingriffen und wenn Uneinigkeit zwischen Arzt und Bevollmächtigtem besteht, ist zusätzlich die Zustimmung des Vormundschaftsgerichts notwendig
- Hinterlegungsstelle bei Bundesnotarkammer

Betreuung
- Betreuer wird vom Vormundschaftsgericht gesetzlich bestellt
- Bei schwerwiegenden, nicht-eiligen Eingriffen und wenn Uneinigkeit zwischen Arzt und Betreuer besteht, ist zusätzlich die Zustimmung des Vormundschaftsgerichts notwendig
- Eine Betreuung darf vom Vormundschaftsgericht nicht angeordnet werden, wenn ein (bereits bestellter) Bevollmächtigter die Funktion ebenso gut erfüllen kann

Betreuungsverfügung/Vorsorgevollmacht
- Wenn aktuell noch keine Person bevollmächtigt werden soll, kann in der Betreuungsverfügung die Person bestimmt werden, die im Betreuungsfall vom Vormundschaftsgericht zum Betreuer ernannt werden soll

Patientenverfügung
- Schriftliche oder mündliche Willensäußerung eines einwilligungsfähigen Patienten zu einer zukünftigen Behandlung für den Fall der Äußerungsunfähigkeit (bedarf keiner Form, sollte aber möglichst schriftlich vorliegen)
- Bevollmächtigter, Betreuer und behandelnder Arzt müssen nach dem mutmaßlichen aktuellen Willen des Patienten handeln (frühere mündliche und schriftliche Äußerungen, Patientenverfügung, Einschätzung naher Angehöriger, allgemein geltende ethische Normen als Anhaltspunkte)
- Sowohl die Bestellung eines Betreuers als auch die Benennung eines Bevollmächtigten entmündigt den Patienten nicht, d. h., solange dieser zu einer (auch schwachen) Willensäußerung fähig ist, muss er befragt werden und sein Wille gilt verbindlich

1.6.4 **Patientenrechtegesetz**

- Amtliche Bezeichnung: „Gesetz zur Verbesserung der Rechte von Patientinnen und Patienten"; 2013 in Kraft getreten
- Mit dem Ziel einer Verbesserung von Transparenz und Rechtsicherheit wurden (in weiten Teilen bereits bestehende) Patientenrechte zusammenfassend bearbeitet sowie strukturell und inhaltlich konkretisiert
- Schwerpunkte:
  - Informations- und Aufklärungspflichten des Behandelnden (u. a. Information über Behandlungsfehler auf Verlangen und/oder zur Abwendung von Gefahren, die aus der fehlerhaften Behandlung resultieren können; Information über eventuelle zusätzliche Kosten in Textform, wenn bekannt oder zu vermuten ist, dass die Kostenübernahme durch Dritte nicht gewährleistet ist)
  - Dokumentations- und Beweislastregelungen; grundsätzlich liegt wie bisher die Beweislast eines (vermuteten) Behandlungsfehlers beim Patienten, allerdings Beweislast beim behandelnden Arzt bei:
    - Verletzung der Aufklärungspflicht
    - Verletzung der Dokumentationspflicht
    - Verletzung des Facharztstandards
    - Eintreten eines Behandlungsrisikos, das für den behandelnden Arzt voll beherrschbar war und zu einer Verletzung von Gesundheit, Körper, Leben des Patienten geführt hat
    - groben Behandlungsfehlern
  - Verpflichtendes internes Qualitäts- und Beschwerdemanagement für Krankenhäuser; finanzielle Anreize für Etablierung eines Risiko- und Fehlermanagements
  - Verstärkte Unterstützung der Patienten bei Behandlungsfehlern durch die gesetzlichen Krankenkassen (aus „Kann-" wurde „Soll-"Regelung)
  - Stärkung der Patienten gegenüber den Leistungsträgern (z. B. Fristen für Leistungszusagen)
  - Stärkung der Patientenbeteiligung (Mitwirkung entsprechender Organisationen an Beschlüssen des Gemeinsamen Bundesausschusses)

1.6.5 **Sterbehilfe**

- **Selbsttötung(sversuch):**
  - In Deutschland straffrei (sofern dabei nicht andere zu Schaden kommen)
- **Mitwirkung an Selbsttötung** (assistierter Suizid):
  - Prinzipiell nicht strafbar
  - Der letzte kausale Akt muss vom Patienten eigenhändig ausgeführt werden („Tatherrschaft" des Patienten)
  - Der Suizidhelfer darf nicht geschäftsmäßig handeln (neue Rechtslage seit 2015)
  - Ggf. Verstoß gegen Betäubungsmittelgesetz
  - Rechtliche Problematik der unterlassenen Hilfeleistung bei Eintreten von Bewusstlosigkeit mit Verpflichtung zu wiederbelebenden Maßnahmen
  - Für Ärzte prinzipiell problematisch und laut (Muster-)Berufsordnung standesrechtlich untersagt; unterschiedliche Formulierungen bzw. Umsetzung durch die einzelnen Landesärztekammern

1

- **Aktive Sterbehilfe** („Tötung auf Verlangen"):
  - Zielgerichtete Maßnahmen, um das vorzeitige Ableben eines Sterbenden herbeizuführen
  - In Deutschland verboten
- **Indirekt aktive Sterbehilfe:**
  - Therapie mit dem unbeabsichtigten, aber unvermeidlichen Risiko einer (fakultativen) Lebenszeitverkürzung, sofern sie der adäquaten Symptomkontrolle beim Sterbenden dient und (mutmaßlich) dem Patientenwillen entspricht
  - In Deutschland erlaubt
  - Begriff in Fachkreisen umstritten; stellt im Rahmen einer professionellen palliativmedizinischen Versorgung eher eine akademische Problematik dar
- **Passive Sterbehilfe:**
  - „Sterbenlassen", Zulassen des natürlichen Sterbeprozesses
  - Abbruch oder Nicht-Einleitung einer lebensverlängernden Maßnahme beim sterbenden Patienten
  - In Deutschland nicht strafbar, wenn Maßnahme medizinisch nicht sinnvoll und/oder entsprechende rechtlich wirksame Willenserklärung des Patienten diesbezüglich vorliegt und/oder dem mutmaßlichen Willen des Patienten entspricht
  - Betrifft nur nicht-einwilligungsfähige Patienten; beim einwilligungsfähigen (autonomen) Patienten, der eine Therapie ablehnt, handelt es sich nicht um passive Sterbehilfe, sondern um eine freie, von der Verfassung geschützte Willensentscheidung des Patienten, ein Therapieangebot anzunehmen oder abzulehnen

1.7 Unkonventionelle (komplementäre) Therapien

1.7.1 Allgemeines

- (Noch) experimentelle bzw. ohne (ausreichend) gesicherten Wirkungsnachweis angewandte Therapiemaßnahmen
- Zielen meist auf eine allgemeine Stärkung der körpereigenen Abwehrkräfte, nicht auf lokale Tumorzerstörung
- Ca. 60–70 % aller Tumorpatienten unterziehen sich im Krankheitsverlauf einer Alternativtherapie; bei ca. 25 % Behandlung über einen längeren Zeitraum, meist ohne Wissen der (schulmedizinisch) behandelnden Ärzte
- Häufigkeit der Anwendung in frühen wie in fortgeschrittenen Krankheitsstadien gleichmäßig verteilt

1.7.2 Motivation

- Todesangst, letzte Hoffnung bei Versagen der Schulmedizin
- Angst/Ressentiments gegenüber moderner, technisierter, als unmenschlich und anonym empfundener Schulmedizin
- Wunsch nach sanfter, natürlicher, nebenwirkungsarmer Medizin
- Wunsch nach Eigeninitiative, Angst vor Kontrollverlust
- Regression mit Wunsch nach Wunderheilung

- Persönliche Krebskonzepte, nach denen innere Faktoren/Immunlage Hauptrolle in der Tumorentstehung und Tumortherapie spielen
- Nur ca. 10–25 % der Patienten erwarten eine Heilung; ein deutlich höherer Anteil erwartet eine Verhinderung eines Rezidives, Vermeidung eines Progresses oder Minderung von Nebenwirkungen der konventionellen Therapie

1.7.3 Methoden

- Ernährungsempfehlungen: oft ähnlich den allgemeinen Empfehlungen der Deutschen Gesellschaft für Ernährung; aber auch radikale Ernährungsgebote und -verbote, Vitamine, Spurenelemente hochdosiert u. a.
- Medikamente: Pflanzen oder Pflanzenbestandteile und -zubereitungen, Organe oder Organbestandteile, Enzympräparate, Mikroorganismen und deren Stoffwechselprodukte, Homöopathika, chemisch definierte Stoffe
- Psychologische Maßnahmen
- Gesamtkonzepte: anthroposophische Medizin, Homöopathie, Ayurveda, traditionelle chinesische Medizin etc.
- Sonstiges: Magnetwellen, Mikrowellen, Ausschaltung der Erdstrahlung, Sauerstofftherapie etc.

1.7.4 Kritikpunkte

- Ungenügende Prüfung der Methoden (Pharmakologie, Wirkung, Nebenwirkungen)
- Polypragmasie, unklare Wechselwirkungen
- Undifferenzierter Einsatz (bezogen auf Morphologie, Lokalisation, Stadium etc.)
- Kosten, Aufwand
- Mögliches Unterlassen wirksamer Therapien

1.8 Onkologische Nachsorge

1.8.1 Allgemeines

- Onkologische Nachsorge beginnt mit Abschluss der primären Therapie und endet (zunächst) bei Auftreten eines behandlungsbedürftigen Rezidives bzw. Fortschreiten der Erkrankung mit Aufnahme einer erneuten Therapie
- Aspekte:
  - Medizinische Nachsorge im engeren Sinn:
    - Frühzeitige Diagnose eines therapiebedürftigen Rezidives/Krankheitsprogresses
    - Erkennung therapiebedingter (Spät-)Toxizitäten
  - Psychoonkologische Anbindung/Betreuung
  - Soziale Aspekte (z. B. familiär/beruflich)
  - Versicherungstechnische/finanzielle Aspekte (z. B. Rehabilitation, Wiedereingliederungsmaßnahmen, Versorgung mit medizinischen Hilfsmitteln)

1

- Sozioökonomische/gesundheitspolitische Aspekte (z. B. Effektivität einer strukturierten Nachsorge, Kostenübernahme durch Versicherungsträger, Datenerhebung für Krebsregister)
  - Wissenschaftliche Aspekte (Erfolgskontrolle einer Behandlungsmethode, medizinische Forschung, Studien)
- Für die meisten Tumorerkrankungen existieren spezifische Nachsorgeempfehlungen der entsprechenden Fachgesellschaften
- Insgesamt basieren Empfehlungen zur Nachsorge im Wesentlichen auf Expertenmeinungen
- Nur wenig abgesicherte Belege für den Nutzen einer strukturierten Nachsorge bezüglich Morbidität und Mortalität für den einzelnen Patienten
- Traditionelle Nachsorgeintervalle nach onkologischer Therapie in kurativer Intention z B.:
  - In den ersten 2–3 Jahren alle 3 Monate
  - Im (3.) 4.–5. Jahr alle 6 Monate
  - Im weiteren Verlauf jährlich
- Inhalt der Nachsorge meist Anamnese und körperliche Untersuchung, darüber hinaus Tumormarker und Bildgebung abhängig von Tumorerkrankung
- Grundsätzlich sollten systematische/routinemäßige Nachsorgeuntersuchungen nur dann durchgeführt werden, wenn sich aus dem Ergebnis eine mögliche (therapeutische) Konsequenz mit einem zu erwartenden Nutzen für die Prognose und/oder die Lebensqualität des Patienten (z. B. durch Verlängerung eines symptomarmen Intervalls) ableiten lässt
- Je kurativer eine Erkrankungssituation und/oder je besser die Optionen einer möglichen (Salvage-)Therapie, um so intensiver die Nachsorge; je palliativer und/oder je geringer die Möglichkeiten einer Behandlung, um so zurückhaltender bzw. ausschließlich symptomorientiert sollten Kontrolluntersuchungen durchgeführt werden
- Mögliche negative Folgen einer (unsachgemäßen) Nachsorge:
  - Inkaufnahme von für den Patienten belastenden Untersuchungen und/oder Untersuchungsergebnissen ohne adäquate Therapieoptionen
  - Erhebung unklarer Tumormarker-Erhöhungen/unklarer Bildbefunde bei fehlender klinischer Korrelation
  - Anstieg der Kosten im Gesundheitswesen ohne therapeutische/prognostische Vorteile für den einzelnen Patienten

1.8.2 Radioonkologische Nachsorge

- Die radioonkologische Nachsorge unterliegt einigen Besonderheiten:
  - Neben den rein medizinischen Anforderungen an die Verlaufskontrolle der behandelten Patienten müssen in der Strahlentherapie die besonderen Vorgaben der Strahlenschutzverordnung, der Richtlinie Strahlenschutz in der Medizin sowie die Empfehlungen der Strahlenschutzkommission beachtet werden (▶ Kap. 38)
  - Anders als meist durch den Hausarzt, Onkologen, Gynäkologen und sonstigen weiter betreuenden Facharzt findet durch den Radioonkologen eine umschriebene, zeitlich begrenzte Behandlung statt; eine jahrelange Anbindung (z. B. auch durch Laborkontrollen, Arzneimittel-Verordnungen, Konsultationen aus anderen

Gründen) besteht in den seltensten Fällen; das Verständnis für eine regelmäßige Wiedervorstellung beim Strahlentherapeuten nach Abschluss der Strahlenbehandlung seitens der Patienten und der zuweisenden Ärzte ist häufig gering; die zeitlichen/personellen Ressourcen zur persönlichen Verlaufskontrolle aller behandelten Patienten durch den Strahlentherapeuten sind begrenzt

— Rechtliche Vorgaben die radiotherapeutische Nachsorge betreffend:
 — Richtlinie Strahlenschutz in der Medizin:
  „Die Qualitätssicherung der strahlentherapeutischen Behandlungen erfordert, dass die Daten aller Patienten auf ihr Behandlungsergebnis hin durch den behandelnden Arzt überprüft werden. Hierdurch werden Erkenntnisgewinn und optimaler therapeutischer Nutzen für den einzelnen Patienten und Vergleiche im Allgemeinen ermöglicht. Daher muss der für die Durchführung der Behandlung verantwortliche Arzt mit der erforderlichen Fachkunde im Strahlenschutz die Wirkungen und Nebenwirkungen der strahlentherapeutischen Behandlung durch geeignete, in angemessenen Zeitabständen erfolgende Kontrolluntersuchungen erfassen und dokumentieren. Der Arzt mit der erforderlichen Fachkunde im Strahlenschutz kann Teile der Kontrolluntersuchungen an einen fachlich geeigneten Arzt übergeben, der diesem die Ergebnisse dann übermittelt.“
 — Strahlenschutzkommission:
  „Die Nachsorge von Patienten nach einer Strahlenapplikation zur Überprüfung des Behandlungserfolges ist nicht nur ein essentieller Bestandteil der individuellen Behandlung, sondern auch der Qualitätssicherung der angewandten Therapiemethode. Die Ergebnisse der Nachsorge dienen dabei der Optimierung des Verfahrens und stellen eine der Grundlagen für dessen Rechtfertigung nach der Strahlenschutzverordnung dar.“

— **Empfehlungen zur praktischen Umsetzung (DEGRO):**
 — Grundsätzlich Betreuung bis zum Abklingen der Akutreaktionen durch behandelnden Strahlentherapeuten; Häufigkeit und Intervalle symptomorientiert
 — Nach kurativer Strahlentherapie:
  – Erste Nachsorge durch behandelnden Strahlentherapeuten persönlich innerhalb der ersten drei Monate
  – Im weiteren Verlauf risikoadaptiert (bezogen auf mögliche Toxizitäten und Rezidivwahrscheinlichkeit) Verlaufskontrollen mindestens nach einem, drei und fünf Jahren:
   (1) Bei höherem Risiko (z. B. nach Radiochemotherapie, neuen Therapietechniken/-konzepten): durch behandelnden Strahlentherapeuten persönlich
   (2) Bei moderatem Risiko: Übertragung nach Absprache an anderen Arzt möglich (Nachfrage bei Ausbleiben einer Rückmeldung) oder strukturierte telefonische oder schriftliche Befragung der Patienten (lokalisationsbezogene Standardfragebögen)
 — Nach palliativer Strahlentherapie: eine Verlaufskontrolle innerhalb der ersten 4–8 Wochen (individuell abhängig von Gesamtkonstellation persönlich oder telefonische/schriftliche Befragung des Patienten oder des weiter betreuenden Arztes); weitere Verlaufskontrollen abhängig von individueller Gesamtkonstellation
 — Nach Bestrahlung gutartiger Erkrankungen: mindestens eine Verlaufskontrolle z. B. nach 2–3 (–6) Monaten (persönlich/telefonisch/schriftlich)

Unerwünschte Strahlentherapiefolgen

© Springer-Verlag GmbH Deutschland, ein Teil von Springer Nature 2018
I. Stöver, P. Feyer, *Praxismanual Strahlentherapie*, https://doi.org/10.1007/978-3-662-56577-3_2

2

2.1   Klassifikationen

- Grad 0: keine Symptome
- Grad 1: leichte Symptome, keine Therapie notwendig bzw. geringes/leichtes unerwünschtes Ereignis
- Grad 2: mäßige Symptome, ggf. (lokale/orale) Therapie notwendig bzw. mäßiges/deutliches unerwünschtes Ereignis
- Grad 3: ausgeprägte Symptome; (i. v.) Therapie notwendig bzw. starkes/ausgeprägtes unerwünschtes Ereignis
- Grad 4: massive/lebensbedrohliche Symptome; intensivmedizinische/operative Therapie notwendig bzw. lebensbedrohliches/invalidisierendes unerwünschtes Ereignis
- Grad 5: letaler Verlauf bzw. unerwünschtes Ereignis mit Todesfolge

2.1.1 CTC-Skala zur Klassifikation akuter Therapiefolgen

CTC-Skala (CTC = Common Toxicity Criteria) zur Klassifikation akuter Therapiefolgen
■ Tab. 2.1

2.1.2 CTCAE-Kriterien zur Klassifikation unerwünschter Ereignisse

- CTCAE: Common Toxicity Criteria for Adverse Events
- Differenzierung zwischen therapie-, erkrankungsbedingten sowie davon unabhängigen Ereignissen und insbesondere im Rahmen multimodaler Therapiekonzepte Zuordnung zu ursächlichem Zusammenhang oft schwierig bzw. nicht eindeutig; daher Einführung der CTCAE
- Erfassung jeglicher unerwünschter/nicht beabsichtigter Ereignisse ohne kausale Zuordnung
- Anwendung durch Detailgenauigkeit im klinischen Alltag oft zu aufwändig; Verwendung in internationalen multizentrischen Studien

2.1.3 RTOG/EORTC-Skala zur Klassifikation chronischer Nebenwirkungen

RTOG/EORTC-Skala (Radiation Therapy Oncology Group der European Organization for Research and Treatment of Cancer) zur Klassifikation chronischer Nebenwirkungen ■ Tab. 2.2

2.1.4 LENT-SOMA-Skala zur Klassifikation chronischer Nebenwirkungen

- LENT-SOMA: Late Effects of Normal Tissues - Subjective/Objective/Management/Analysis
- Organspezifische Klassifikation radiogener Spätfolgen mit Schweregraden 0–5
- Aufgrund von Umfang und Detailgenauigkeit insbesondere für die Anwendung in Studien geeignet

Tab. 2.1 CTC-Skala zur Klassifikation akuter Nebenwirkungen (Common Toxicity Criteria; modifizierter, gekürzter Auszug)

Toxizität	Grad 1	Grad 2	Grad 3	Grad 4
Blut				
Leukozyten	3,0–3,9/nl	2,0–2,9/nl	1,0–1,9/nl	Unter 1,0/nl
Thrombozyten	75,0–99,9/nl	50,0–74,9/nl	25,0–49,9/nl	Unter 25,0/nl
Hämoglobin	10,0–10,9 g/dl	8,0–9,9 g/dl	6,5–7,9 g/dl	Unter 6,5 g/dl
Kreatinin	Bis 1,5-fach Normalbereich	1,6 bis 3-fach Normalbereich	3,1 bis 6-fach Normalbereich	Über 6-fach Normalbereich
Harnstoff	21–30 mg/dl	31–50 mg/dl	über 50 mg/dl	–
Bilirubin	–	Unter 1,5-fach Normalbereich	1,6 bis 3-fach Normalbereich	Über 3-fach Normalbereich
Transaminasen	Unter 2,5-fach Normalbereich	2,6 bis 5,0-fach Normalbereich	5,1 bis 20-fach Normalbereich	Über 20-fach Normalbereich
Blutung	Gering, keine Transfusion notwendig	Mäßig, 1–2 Transfusionen/Episode	Ausgeprägt, 3–4 Transfusionen/Episode	Lebensbedrohlich, mehr als 4 Transfusionen/Episode
Infektion	Gering	Mäßig	Ausgeprägt	Lebensbedrohlich
Allergie	Transientes Erythem/Fieber unter 38°C	Urtikaria, Fieber über 38°C, geringer Bronchospasmus	Serumkrankheit, Brochospasmen mit i. v.-Therapienotwendigkeit	Anaphylaxie
Haut und Hautanhangsorgane				
Haut/Unterhaut (im Strahlenfeld)	Geringes Erythem, Epilation, trockene Desquamation, reduzierte Schweißsekretion	Mäßiges Erythem, vereinzelt feuchte Epitheliolyse (unter 50 %), mäßiges Ödem	Ausgeprägtes Erythem, konfluierende feuchte Epitheliolyse (über 50 %), starkes Ödem	Tiefe Ulzera, Hämorrhagie, Nekrose
Alopezie	Minimal	Mäßig, fleckig; deutlich erkennbar	Komplett, reversibel	Komplett, irreversibel

(Fortsetzung)

2

Tab. 2.1 (Fortsetzung)

Toxizität	Grad 1	Grad 2	Grad 3	Grad 4
Appetit	Gering vermindert	Kurzfristig, kürzer als 1 Woche vermindert	Langfristig, länger als 1 Woche vermindert	Völlige Appetitlosigkeit
Gewichtszu- bzw. -abnahme	5–9,9 %	10–19,9 %	mehr als 19,9 %	–
Verdauungswege				
Übelkeit	Gering; normale Nahrungsaufnahme möglich	Mäßig; Nahrungsaufnahme vermindert	Stark; keine Nahrungsaufnahme möglich	–
Erbrechen	Gering (1-mal/Tag)	Mäßig (2 bis 3-mal/Tag)	Stark (6 bis 10-mal/Tag)	Bedrohlich (öfter als 10-mal/Tag) oder parenterale Ernährung
Stomatitis	Geringes Wundsein, Erytheme oder schmerzlose Erosionen	Mäßig schmerzhafte Erytheme, Ödeme oder Erosionen; feste Nahrung möglich	Stark schmerzhafte Erytheme, Ödeme oder Ulzera; flüssige Nahrung nötig	Enterale oder parenterale Ernährung nötig
Speicheldrüsen	Geringe Mundtrockenheit oder Geschmacksstörung; zäher Speichel; normale Kost möglich	Mäßige Mundtrockenheit oder Geschmacksstörung; Speichel sehr zäh; feste bis breiige Nahrung möglich	Komplette Mundtrockenheit; kompletter Geschmacksverlust; flüssige Nahrung nötig	Akute Nekrose, tiefe Ulzera; parenterale Ernährung; PEG-Sonde
Geschmackssinn	Gering verändert, z. B. metallisch	Deutlich verändert	–	–
Ösophagitis/ Dysphagie	Geringes Wundsein, Erytheme oder schmerzlose Erosionen	Mäßig schmerzhafte Erytheme, Ödeme oder Erosionen oder mäßige Dysphagie, keine Analgetika nötig	Stark schmerzhafte Dysphagie, Ödeme oder Ulzera; keine feste Nahrungsaufnahme möglich oder Analgetika nötig	Kompletter Verschluss oder Perforation; enterale oder parenterale Ernährung

Gastritis/Ulkus	Gering	Mäßig	Stark	Perforation oder Blutung
Dünndarmobstruktion	–	Intermittierend; keine Therapie notwendig	Nichtoperative Intervention notwendig	Operation notwendig
Obstipation	Gering	Mäßig	Stark; beginnender Subileus	Ileus länger als 96 h
Diarrhö	Gering vermehrt im Vergleich zu sonst (2 bis 3-mal/Tag)	Mäßig vermehrt (4 bis 6-mal/Tag) oder nächtliche Stühle oder mäßige Krämpfe	Stark vermehrt (7 bis 9-mal/Tag) oder Inkontinenz oder schwere Krämpfe	Bedrohlich (häufiger als 10-mal/Tag) oder blutige Diarrhö
Mukositis	Geringes Erythem, Beläge oder Schmerz	Fleckige, seroangiöse Mukositis oder Schmerzen ohne Narkotikabedarf	Konfluierend fibrinöse Mukositis, Ulzeration oder Narkotika zur Schmerzbehandlung nötig	Nekrose, tiefe Ulzera oder Hämorrhagie; parenterale Ernährung
Herz				
Arrhythmie	Flüchtig, nicht therapiebedürftig	Wiederkehrend oder persistierend; nicht therapiebedürftig	Persistierend und therapiebedürftig	Monitoring nötig oder ventrikuläre Tachykardie oder Fibrillation
Herzfunktion	Abfall der linksventrikulären Ejektionsfraktion um weniger als 20 % des ursprünglichen Volumens	Abfall der linksventrikulären Ejektionsfraktion um 20 % oder mehr des ursprünglichen Volumens	Geringe kongestive Herzinsuffizienz, auf Therapie ansprechend	Erhebliche kongestive Herzinsuffizienz, therapierefraktär
Ischämie	Asymptomatisch; unspezifische T-Wellen-Abflachungen	Asymptomatisch; deutliche ST- und T-Wellenveränderung (Ischämie)	Mäßige klinische Symptomatik: Angina pectoris ohne Infarktevidenz	Lebensbedrohliche klinische Symptomatik: akuter Infarkt

(Fortsetzung)

Tab. 2.1 (Fortsetzung)

Toxizität	Grad 1	Grad 2	Grad 3	Grad 4
Perikard	Asymptomatischer Erguss, keine Intervention nötig	Perikarditissymptomatik: Reiben, Brustschmerz, EKG-Veränderungen	Symptomatischer Perikarderguss: Drainage oder spezifische Therapie nötig	Perikardtamponade; Drainage dringend nötig
Ödeme	Nur am Abend	Ganztags, keine Therapie nötig	Ganztags, spezielle Therapie nötig	Generalisierte Anasaka
Lunge				
Dyspnoe	Keine Symptome; pathologischer Lungenfunktionstest	Dyspnoe unter starker Belastung	Dyspnoe unter normaler Belastung	Ruhedyspnoe
Lungenfunktion	76–90 % des Ausgangswertes	51–75 % des Ausgangswertes	26–50 % des Ausgangswertes	25 % oder weniger des Ausgangswertes
Lungenfibrose	Röntgenzeichen ohne Symptome	–	Röntgenzeichen mit Symptomen	–
Lungenödem	Röntgenzeichen ohne Symptome	–	Röntgenzeichen, Diuretika nötig	Rasche Intubation nötig
Pneumonitis	Röntgenzeichen ohne Symptome	Geringe Symptome, Steroide nötig	Starke Symptomatik, Sauerstoff nötig	Assistierte Beatmung nötig
Pleuraerguss	Vorhanden	–	–	–
Kehlkopf	Geringe oder intermittierende Heiserkeit, Reizhusten; geringes Schleimhauterythem; keine Therapie nötig	Ständige Heiserkeit, Reizhusten; Hals-, Mund-, Ohrenschmerzen, fibrinöses Exsudat, mäßiges Stimmbandödem; leichte Antitussiva nötig	„Flüstersprache" starke Schmerzen, konfluierendes fibrinöses Exsudat, ausgeprägtes Stimmbandödem; starke Analgetika und Antitussiva nötig	Massive Dyspnoe, Stridor oder Hämoptysen: Intubation oder Tracheostoma nötig

Blase und Harnwege

Inkontinenz	Stressinkontinenz	Spontan, Kontrolle möglich	Unkontrolliert	–
Dysurie	Geringe Schmerzen oder Brennen, keine Therapie	Mäßige Schmerzen oder Brennen; durch Medikamente kontrollierbar	Starke Schmerzen oder Brennen; durch Medikamente nicht kontrollierbar	–
Harnverhalt	Restharn mehr als 100 cm³; gelegentliche Dysurie oder Katheter notwendig	Katheter immer zur Entleerung notwendig	Operativer Eingriff nötig	–
Harndrang (vermehrt im Vergleich zu normal)	Gering vermehrter oder nächtlicher Harndrang	Mäßig vermehrter Harndrang, bis zu 1-mal/h	Stark vermehrter Harndrang häufiger als 1-mal/h oder Katheter nötig	–
Blasenkrämpfe	–	Vorhanden	–	–
Kopfschmerzen	Gering, kurzfristig	Mäßig bis stark, aber vorübergehend	Stark und langfristig anhaltend	–
Schwindel	Gering vorhanden, kontrollierbar	Mäßig, schwer kontrollierbar	Stark, unkontrollierbar, arbeitsunfähig	–

Sexualorgane und -funktion

Libido	Gering herabgesetzt	Mäßig herabgesetzt und gestört	Stark gestört	–
Amenorrhö	Ja	–	–	–

(Fortsetzung)

◻ **Tab. 2.1** (Fortsetzung)

Toxizität	Grad 1	Grad 2	Grad 3	Grad 4
Gynäkomastie	Gering	Deutlich und schmerzhaft	–	–
Hitzewallungen	Gering oder seltener als 1-mal/Tag	Mäßig oder häufiger als 1-mal/Tag	Stark und häufig, sehr beeinträchtigend	–
Cushing-Syndrom	Gering erkennbar	Verstärkt bzw. deutlich erkennbar	–	–
Ohr				
Gehör/Hörvermögen	Asymptomatischer Hörverlust, nur audiometrisch fassbar	Mäßige Symptomatik, Tinnitus, geringe Hypakusis bei Audiometrie	Stark beeinträchtigender Hörverlust, Korrektur mit Hörgerät nötig	Nicht korrigierbare Ertaubung
Otitis	Geringes Erythem, Otitis externa, Pruritus, keine Therapie	Mäßige (seröse) Otitis externa und media, lokale Therapie nötig	Starke seroanguinöse Otitis externa und media, intensive Therapie nötig	–
Auge				
Sehvermögen	Gering vermindert	Mäßig vermindert	Symptomatischer subtotaler Hörverlust	(Uni-/bilaterale) Erblindung
Konjunktivitis/Keratitis	Geringes Erythem, Chemosis oder Konjunktivitis mit/ohne Sklereninjektion, starkes Augentränen, keine Steroide oder Antibiotika	Mäßiges Erythem, Chemosis oder Konjunktivitis mit/ohne Keratitis, Iritis mit Photophobie, Steroide oder Antibiotika nötig	Starke Keratitis mit Kornea-Ulzeration oder Sichttrübung, objektiver Visusverlust, akutes Glaukom, Panophthalmitis	–
„Trockenes Auge"	Gering	Mäßig, artifiziell, Tränenflüssigkeit nötig	–	Enukleation nötig

◻ Tab. 2.2 RTOG/EORTC-Skala zur Klassifikation chronischer Nebenwirkungen (modifizierter Auszug)

Toxizität	Grad 1	Grad 2	Grad 3	Grad 4
Leukozyten	3,0–3,9/nl	2,0–2,9/nl	1,0–1,9/nl	Unter 1,0/nl
Thrombozyten	75,0–99,9/nl	50,0–74,9/nl	25,0–49,9/nl	Unter 25,0/nl, Spontanblutung
Hämoglobin	10,0–10,9 g/dl	8,0–9,9 g/dl	6,5–7,9 g/dl	Unter 6,5 g/dl, Kreislaufkollaps/ anämische Komplikationen
Kreatinin	1,5–2,0 mg/dl	2,1–4,0 mg/dl	Über 4,0 mg/dl	–
Harnstoff	25–35 mg/dl	36–60 mg/dl	Über 60 mg/dl	Über 100 mg/dl
Blutung	Lokal, keine Therapie notwendig	Mäßig, evtl. 1–2 Transfusionen	Ausgeprägt, 3–4 Transfusionen	Massiv, mehr als 4 Transfusionen
Infektion	Lokal, keine Therapie notwendig	Systemisch; Antibiotika p. o.	Sepsis; Antibiotika/Antimykotika i. v.	Lebensbedrohliche Sepsis
Haut	Geringe Atrophie, Pigmentveränderungen, geringer Haarausfall	Flächige Atrophie, mäßige Teleangiektasien (bis zu 50 %), vollständiger Haarverlust	Ausgeprägte Atrophie, ausgeprägte Teleangiektasien (über 50 %)	Ulzeration, Nekrose; (operative Therapie nötig)
Unterhautgewebe	Geringe asymptomatische Fibrose, ohne Kontraktur, gering reduziertes subkutanes Fettgewebe	Mäßige asymptomatische Fibrose mit bis zu 10 % linearer Kontraktur, mäßig reduziertes subkutanes Fettgewebe	Ausgeprägte symptomatische Fibrose, mit über 10 % linearer Kontraktur, stark reduziertes subkutanes Fettgewebe	Ulzeration, Nekrose (operative Therapie nötig)
Schleimhäute	Geringe Atrophie oder Trockenheit der Schleimhäute	Mäßige Atrophie und Teleangiektasien, reduzierte Schleimproduktion	Ausgeprägte Atrophie und Teleangiektasien, Verlust der Schleimproduktion	Ulzeration, Nekrose (operative Therapie nötig)
Kehlkopf	(Geringe) Heiserkeit (oder Reizhusten), geringes Stimmbandödem	(Mäßige Heiserkeit oder Reizhusten), mäßiges Stimmbandödem, Chondritis (symptomatische Therapie)	(„Flüstersprache"), ausgeprägtes Stimmbandödem, massive Chondritis (intensive Lokaltherapie, Analgetika)	(Massive Dyspnoe und Stridor), (Ulzeration), Nekrose (Intubation oder Tracheotomie)

(Fortsetzung)

◻ Tab. 2.2 (Fortsetzung)

Toxizität	Grad 1	Grad 2	Grad 3	Grad 4
Lunge	Keine oder geringe Symptomatik (trockener Reizhusten), geringe radiologische Zeichen (geringe Belastungsdyspnoe)	Mäßig symptomatische Lungenfibrose oder Pneumonitis (massiver Husten), geringes Fieber, radiologisch fleckige Veränderungen (mäßige Belastungsdyspnoe)	Ausgeprägte symptomatische Lungenfibrose oder Pneumonitis, radiologisch dichte Veränderungen (starke Ruhedyspnoe), (intensive medikamentöse Therapie)	Massive respiratorische Insuffizienz, permanente Sauerstoffgabe und kontrollierte Beatmung nötig (intensivmedizinische Maßnahmen)
Herz	Keine oder geringe Symptome, kurzfristige EKG-Veränderungen: T-Inversion, ST-Veränderungen, Sinustachykardie über 110 in Ruhe	Mäßige Angina pectoris bei Belastung, mäßige Perikarditis, normale Herzgröße, ständige EKG-Veränderungen: T-, ST-Veränderung, niedriges QRS (Medikamente bei Bedarf)	Ausgeprägte Angina pectoris, Perikarderguss, konstriktive Perikarditis, mäßige Herzinsuffizienz, deutliche Herzvergrößerung, pathologische EKG-Veränderungen (Perikardpunktion nötig)	Perikardtamponade, ausgeprägte Herzinsuffizienz, ausgeprägte konstriktive Perikarditis (Operation oder intensivmedizinische Maßnahmen)
Speicheldrüsen	Geringe Mundtrockenheit, aber gute Stimulierbarkeit (normale Ernährung)	Mäßige Mundtrockenheit, geringe Stimulierbarkeit (viel Flüssigkeit, breiige Nahrung)	Komplette Mundtrockenheit, keine Stimulierbarkeit (keine festen Speisen, flüssige Nahrung)	Fibrose (komplette Atrophie) (PEG/parenterale Ernährung)
Pharynx/Ösophagus	Geringe Fibrose, geringe Schluckstörung bei festen Speisen, keine Schmerzen beim Schlucken (normale Ernährung)	(Mäßige Fibrose), keine normale Aufnahme von festen Speisen, halbfeste (breiige) Nahrung nötig, Dilatation ggf. indiziert	Ausgeprägte Fibrose (oder Dysphagie), nur Aufnahme von Flüssigkeit möglich, Schmerzen beim Schlucken möglich, Dilatation nötig	Nekrose, Perforation, Fistel (operativer Eingriff nötig oder PEG/parenterale Ernährung)
Oberer Gastrointestinaltrakt	Geringe Anorexie (bis zu 5 % Gewichtsverlust), Übelkeit (einmal Erbrechen), geringe abdominelle Schmerzen, keine spezifische Therapie (Parasympatholytika oder Analgetika)	Mäßige Anorexie (bis zu 5 % Gewichtsverlust), Übelkeit oder Erbrechen (2 bis 5-mal), Antiemetika nötig, mäßige Bauchschmerzen, leichte (Parasympatholytika oder) Analgetika nötig	Ausgeprägte Anorexie (mehr als 15 % Gewichtsverlust), Übelkeit oder Erbrechen (6 bis 10-mal), PEG-Sonde oder parenterale Ernährung nötig, ausgeprägte Bauchschmerzen trotz Medikation, Hämatemesis, Melaena, starke Blähungen (Röntgen: weitgestellte Darmschlingen)	Nekrose, Perforation, Fistel, komplette Obstruktion (Ileus), gastrointestinale Blutung, PEG-Sonde oder parenterale Ernährung, Transfusionen, Operation nötig

Unterer Gastrointestinaltrakt (Dünn-, Dickdarm)	Gering reduzierte Stuhlkonsistenz, geringe Krämpfe, Stuhl bis zu 5-mal/Tag, geringer Schleim- oder Blutabgang	Deutlich verminderte Stuhlkonsistenz und Bauchkrämpfe, Stuhl häufiger als 5-mal/Tag, viel Schleim- oder zeitweilig Blutabgang	(Massiv vermehrte [wässrige] Stühle) operationsbedürftige Darmobstruktion, (Ileus) oder Blutung	Nekrose, Perforation, Fistel (sonstige lebensbedrohliche Darmkomplikation)
Leber	Geringe Müdigkeit, Übelkeit, Dyspepsie, geringfügig pathologische Leberfunktionen und Leberenzyme	Mäßige Symptomatik (Müdigkeit, Übelkeit, Dyspepsie), einige pathologische Leberfunktionen und Leberenzyme, normales Serumalbumin	Ausgeprägte Leberinsuffizienz, ausgeprägt pathologische Leberfunktionen und Leberenzyme, niedriges Albumin, Ödeme oder Aszites	Lebernekrose, hepatogene(s) Koma oder Enzephalopathie, (parenterale Ernährung, portokavaler Shunt erforderlich)
Niere	Vorübergehende Albuminurie, keine renale Hypertonie, geringe renale Funktionsstörung	Andauernde mäßige Albuminurie (2+), geringe renale Hypertonie, keine renale Anämie, mäßige Funktionsstörung	Ausgeprägte Albuminurie (4+), ausgeprägte Hypertonie, Anämie (unter 10 g/dl), ausgeprägte Nierenfunktionsstörung	Maligne Hypertonie, urämisches Koma (chronisches Nierenversagen oder nephrotisches Syndrom; Dialyse)
Harnleiter/ Harnblase	Geringe Schleimhautatrophie, geringe (kleinflächige) Teleangiektasie, (Harndrang gering verstärkt), Mikrohämaturie	Mäßig verstärkter Harndrang, generalisierte Teleangiektasie, zeitweilig Makrohämaturie, (Polyurie häufiger als 6-mal/ Tag aber seltener als 1-mal/h)	Massiver Harndrang (häufiger als 1-mal/h) und Dysurie, ausgeprägte generalisierte Teleangiektasie (oft mit Petechien), häufig Hämaturie, (stark) reduzierte Blasenkapazität (unter 150–100 cm)	Nekrose, (Perforation, Fistel), schwere Blasenkontraktur, stark reduzierte Blasenkapazität (unter 100 cm^3), schwere hämorrhagische Zystitis (Zystektomie nötig)
Knochen	Keine Symptome, keine Wachstumsverzögerung, (gering) reduzierte Knochendichte	Mäßige Schmerzen oder Spannungsgefühl, (mäßige) Wachstumsstörung, irreguläre Knochensklerosierung	Ausgeprägte Schmerzen oder Spannungsgefühl, völliger Wachstumsstillstand, dichte Knochensklerosierung	Nekrose bzw. Osteoradionekrose, Spontanfraktur

(Fortsetzung)

□ Tab. 2.2 (Fortsetzung)

Toxizität	Grad 1	Grad 2	Grad 3	Grad 4
Gelenke	Geringe Gelenksteife, (keine Symptomatik), geringe Funktionseinbußen	Mäßige Gelenksteife, zeitweilige oder mäßige Gelenkschmerzen, mäßige Funktionseinbußen	Ausgeprägte Gelenksteife, ausgeprägte Gelenkschmerzen mit ausgeprägten Funktionseinbußen	Nekrose, vollständige Gelenksteife (Ankylose mit Funktionsverlust)
Gehirn (ZNS)	Geringe Kopfschmerzen, geringe Lethargie, (geringe neurologische Ausfälle)	Mäßige Kopfschmerzen, deutliche Lethargie, (Somnolenz bis zu 50 %/Tag), (mäßige neurologische Ausfälle)	Starke Kopfschmerzen und ausgeprägte ZNS-Störungen, z. B. teilweiser Kraftverlust oder Dyskinesie (und Somnolenz mehr als 50 %/Tag), (ausgeprägte neurologische Ausfälle)	Krampfanfälle oder Lähmung Bewusstlosigkeit (massive oder lebensbedrohliche neurologische Ausfälle)
Rückenmark (PNS)	Diskretes Lhermitte-Zeichen (Parästhesien, reduzierte Reflexe)	Ausgeprägtes Lhermitte-Zeichen (mit Parästhesien oder Muskelschwäche)	Objektive (segmentale) neurologische Ausfälle (mit Parästhesien oder Paresen)	Mono-, Para-, Tetraplegie
Augen	Asymptomatische Linsentrübung, geringe Korneaulzeration oder Keratitis (und/oder Konjunktivitis)	Symptomatische Linsentrübung, mäßige Korneaulzeration (Keratitis), mäßige Retinopathie oder Glaukom	Ausgeprägte Keratitis (Ulzeration), ausgeprägte Retinopathie mit Netzhautablösung, ausgeprägtes Glaukom	Massive ophthalmologische Störungen, Panophthalmitis, (uni-/bilateraler) Visusverlust
Ohren	Geringe Otitis externa mit Atrophie oder Fibrose, keine Therapie, Audiogramm: Hörverlust unter 10 dB	Mäßige Otitis externa mit Atrophie oder Fibrose, (Tinnitus), lokale Therapie, Audiogramm: mäßige Hypakusis 10–15 dB	Ausgeprägte Otitis externa und media, (ständiger Tinnitus nicht medikamentös bedingt), Audiogramm: starke Hypakusis über 15–20 dB	Schwere Osteochondritis, Ulzerationen, Nekrose, vollständige uni-/bilaterale Taubheit (über 20 dB)

2.2 Strahlenfolgen im zeitlichen Verlauf

2.2.1 Allgemeines

Toleranzdosis

- **Toleranzdosis:** Dosis, die bei der (Mit-)Bestrahlung eines bestimmten Organs oder Gewebes mit einer allgemein akzeptierten Toxizität verbunden ist
- **TD 5/5 und 50/5:** Dosis, bei der 5 bzw. 50 % aller bestrahlten Patienten innerhalb von 5 Jahren eine entsprechende Nebenwirkung entwickeln
- Im klinischen Sprachgebrauch entspricht „Toleranzdosis" in etwa TD 5/5 (Abweichungen u. a., wenn wegen einer schwerwiegenden klinischen Konsequenz die allgemein akzeptierte Inzidenz unter 5 % liegt, z. B. Rückenmarksschädigung)
- Traditionelle Angaben (Emani 1991) zu Toleranzdosen stellen keine wissenschaftliche Daten, sondern Experten-Erfahrungen bzw. Meinungen dar; entsprechen den Dosen, bei denen die Bestrahlung in konventioneller Fraktionierung allgemein akzeptiert wurde; also eher Konvention als echte Inzidenz; stammen überwiegend aus der 2D-Ära
- Aktualisierung durch systematische Literaturanalyse und Bildung eines neuen Konsenses (**QUANTEC:** Quantitative Analysis of Normal Tissue in the Clinic 2010)
- Grundsätzliche Problematik einer verlässlichen Toleranzdosisermittlung:
    - Insgesamt stellen insbesondere chronische und schwere Nebenwirkungen seltene Ereignisse dar, für statistische Aussagekraft hohe Fallzahlen nötig
    - In Studien werden klinische Symptome/Komplikationen oft unterschiedlich (z. T. sehr subjektiv) bewertet und erfasst
    - Spättoxizität bei überlebenszeitverkürzenden Erkrankungen schwer zu beurteilen
    - Verlängerung der Überlebenszeiten durch Therapieerfolge der modernen Onkologie führt zu geänderter Einschätzung/Wertung von Langzeittherapiefolgen
    - Entwicklung moderner Therapieformen (technische Weiterentwicklung der Strahlentherapie mit geänderten Dosisprofilen, häufigerer Einsatz hypofraktionierter Konzepte; vermehrter Einsatz von Systemtherapien, neue Substanzen u. a.)
    - Zahlreiche Einflussfaktoren auf Toleranz der bestrahlten Gewebe:
        - Bestrahlungstechnik/Fraktionierung/bestrahltes Volumen
        - Begleitende Systemtherapie
        - Sonstige externe Faktoren (Komorbidität, Lebensstil u. a.)
        - Primäre Erkrankung und Krankheitsverlauf
    - Für einzelne betrachtete Organe/Gewebe sind unterschiedliche akute und chronische und nicht zwingend in Zusammenhang stehende unerwünschte Therapiefolgen möglich
    - Definition/Konturierung von Risikoorganen z. T. differierend (z. B. Festlegung von Organgrenzen, Definition von Hohlorganen als tubuläre oder solide Strukturen) mit daraus resultierenden unterschiedlichen errechneten Dosisbelastungen; Beeinflussung der tatsächlichen Dosis durch (ggf. nicht erfasste) Organbeweglichkeit/Größenveränderung
- Grundsätzlich können angegebene Toleranzdosen nur der groben Orientierung dienen, da die Einschätzung der tatsächlich akzeptablen Dosis neben den Unsicherheiten der Datenlage auch von der individuellen Gesamtsituation abhängig ist (Lebensalter, Vorerkrankungen, simultane/sequenzielle multimodale Therapie, kurativer/palliativer Therapieansatz, subjektive Akzeptanz einer potenziellen Toxizität in Relation zu Therapieziel, Lebenserwartung etc.)

2

Zeitfaktor

- Effekt der Gesamtbehandlungszeit für akute Strahlenfolgen ausgeprägter als für chronische Schäden; akzelerierte Repopulation durch Verlust der Teilungsasymmetrie, Akzeleration der Stammzellteilungen, begrenzte Anzahl abortiver Teilungen der geschädigten Zellen (im Allgemeinen führt eine längere Behandlungszeit bei gleicher Dosis zu geringeren akuten Strahlenfolgen)

Fraktionierungseffekt

- Durch linear-quadratisches Modell (Glossar) beschrieben; v. a. bedeutsam für Spätfolgen, da spät reagierende Gewebe eine hohe Erholungsfähigkeit vom subletalen Strahlenschaden besitzen (im Allgemeinen führt eine niedrigere Einzeldosis zu geringeren späten Strahlenfolgen)
- Zur Erholung gesunder Zellen vom subletalen Strahlenschaden zwischen den Fraktionen sind mindestens 6–8 Stunden Intervall notwendig

Volumeneffekt

- Abhängigkeit der Toleranzdosis der Organe/Gewebe vom bestrahlten Volumen
- Darstellung der Normalgewebsbelastung im Dosisvolumenhistogramm (DVH; Glossar)
- Serielle (z. B. Rückenmark) bzw. parallele Organisation der funktionellen Untereinheiten (z. B. Leber) berücksichtigen

Zweitbestrahlung

- Zunehmende Bedeutung durch verbesserte Überlebensraten mit häufigerem Erleben von Rezidiven/Zweittumoren in bereits bestrahlten Regionen
- Die Option einer Zweitbestrahlung ist im Einzelfall u. a. abhängig von Therapieziel, Lebenserwartung, Region/Risikoorganen, Dosis/Latenz der Erstbestrahlung zu prüfen; häufig aber bei fehlenden alternativen Therapiemöglichkeiten und ggf. unter Nutzung entsprechender Techniken (hochkonformale Bestrahlungsplanung, Brachytherapie, Stereotaxie, Hyperfraktionierung etc.) unter Inkaufnahme eines höheren Risikos früher und insbesondere später Strahlenfolgen möglich
- Gewebespezifische Empfindlichkeit:
  - Haut: frühe Nebenwirkungen bei Zweitbestrahlung nicht erhöht, für Spätfolgen Resttoleranz ca. 50 %
  - Schleimhaut: insbesondere höhergradige frühe Nebenwirkungen können bei Zweitbestrahlung evtl. früher auftreten, für Spätfolgen Resttoleranz ca. 50 %
  - Lunge: deutliche Langzeiterholung bezüglich Pneumonitis; bezüglich Fibrose unklar (Toleranz wohl vermindert)
  - Herz, Niere und Harnblase: unterliegen keiner Langzeiterholung; vielmehr progrediente Abnahme der Resttoleranz im Verlauf
  - Rückenmark: Langzeiterholung; nach mehr als einem Jahr Latenz sind nochmals ca. 40 % der Toleranzdosis applizierbar (zuzüglich der bei der Erstbestrahlung nicht ausgeschöpften Toleranzdosis)
  - Knochenmark: stark abhängig von der Toxizität der Erstbestrahlung; auch bei normalen peripheren Blutwerten kann hämatopoetische Stammzellpopulation noch reduziert sein

2.2.2 Akute Strahlenfolgen

- Auftreten bis 90 Tage nach Bestrahlungsbeginn
- Fraktionierungsempfindlichkeit niedrig (α/β-Wert hoch)
- Reversibel
- Meist Gewebe mit hierarchischer Struktur (H-Typ; strenge Ordnung von Stammzellen über sich vermehrende Transitzellen bis zu den reifen Funktionszellen) betroffen (Epithelien und Hämatopoese)
- Anzahl und intrinsische Strahlenempfindlichkeit der Stammzellen bestimmt Strahlentoleranz eines Gewebes
- Bis auf wenige Ausnahmen (Lymphozyten, Drüsenzellen der Speicheldrüsen) beeinflussen die in der Therapie verwendeten Bestrahlungsdosen nicht die Lebensdauer und Funktionstüchtigkeit postmitotischer Zellen

2.2.3 Chronische Strahlenfolgen

- Auftreten ab 90 Tage nach Bestrahlungsbeginn
- Fraktionierungsempfindlichkeit hoch (α/β-Wert niedrig)
- Irreversibel
- Meist Gewebe mit flexibler Struktur (F-Typ; keine eindeutige Trennung von Stamm- und Funktionszellen) betroffen (Leber, Lunge, Niere, Nervengewebe); solange sie sich nicht teilen, bleiben sie funktionell aktiv
- Neben direkter Schädigung der spezifischen Organzellen auch indirekte Schädigung durch Beeinträchtigung der versorgenden Gefäße (Teleangiektasien, Atrophie, Abnahme der Kapillardichte) und des Bindegewebes (unspezifischer reparativer Umbau; Fibrosen, Stenosen)

2.2.4 Consequential late effects

- Strahlenspätfolgen, die sich aus (besonders ausgeprägten) Frühreaktionen und/oder durch Herabsetzung der Schutzfunktion gegenüber weiteren z. B. mechanischen, chemischen, thermischen Noxen entwickeln
- Ähneln bezüglich der Abhängigkeit von strahlenbiologischen Parametern den Frühreaktionen, bezüglich Morphologie und Irreversibilität den Spätreaktionen
- Im Kopf-Hals-Bereich, am Darm und an der Harnblase von größerer klinischer Bedeutung als „echte" Spätfolgen

2.3 Allgemeine und organspezifische Strahlenfolgen

- Allgemeine Nebenwirkungen können in unterschiedlichem Ausmaß bei jeder Radiotherapie auftreten, spezifische Organnebenwirkungen treten abhängig von Region und Dosis auf; entsprechend sind diese bei Aufklärung und Bestrahlungsplanung zu berücksichtigen

- Bei kurativen Konzepten mit zu erwartendem Langzeitüberleben sind allgemein chronische Strahlenfolgen von besonderer Bedeutung und sollten möglichst gering gehalten werden; unter adäquater intensiver Supportivtherapie werden ggf. auch stärkere akute Strahlenfolgen in Kauf genommen
- Bei (hoch-)palliativen Konzepten steht die Symptomkontrolle durch eine möglichst gut verträgliche (akut nebenwirkungsarme) Therapie im Vordergrund; aufgrund der geringen Lebenserwartung sind Langzeiteffekte häufig bei der Therapieplanung zu vernachlässigen
- Weitere Details ▶ Abschn. 3.2

2.3.1 Allgemeine Strahlenfolgen

- Ausmaß mitbestimmt von Patientenfaktoren und Therapiefaktoren:
  - **Patientenfaktoren** u. a.:
    - Allgemeinzustand
    - (Biologisches) Lebensalter
    - Geschlecht
    - Komorbidität
  - **Therapiefaktoren** u. a.:
    - Vorbehandlung/begleitende Therapie
    - Größe und Lage des Zielvolumens
    - Einzel- und Gesamtdosis
- **Fatigue:** reduzierte körperliche, geistige, seelische Belastbarkeit; Abgeschlagenheit; reduzierte Aktivität; Verlust der individuellen Spannkraft
- **Nausea/Emesis:**
  - Hohes emetogenes Potenzial: abdominelles Bad, totallymphatische Bestrahlung, obere Halbkörperbestrahlung, Ganzkörperbestrahlung
  - Mittleres emetogenes Potenzial: Beckenbestrahlung, Oberbauchbestrahlung, untere Thoraxbestrahlung, untere Halbkörperbestrahlung
  - Niedriges emetogenes Potenzial: Kopf-Hals-Bestrahlung, Extremitätenbestrahlung
- **Inappetenz/Anorexie:** multifaktorielle Genese, sekundäre Folge u. a. von:
  - Nausea und Emesis
  - Therapiebedingter bzw. tumorbedingter Dys-, Odynophagie
  - Fatigue

2.3.2 Organspezifische Strahlenfolgen

- Bezüglich der angegebenen Toleranzdosen beachte ▶ Abschn. 2.2.1
- Soweit nicht anders angegeben, beziehen sich die Dosiswerte auf eine normofraktionierte (ED 1,8–2 Gy) Bestrahlung
- Angaben aus der QUANTEC-Analyse sind mit (QUANTEC) gekennzeichnet; die sonstigen Toleranzdosen stammen aus meist älteren Quellen (im wesentlichen Emani)
- Volumen/Dosis-Angaben: (DVH, Glossar)
  - $V_x < y$ bedeutet: Das Volumen, das die Dosis x Gy erhält, sollte kleiner als y (z. B. in % oder cm^3) sein
  - $D_x < y$ bedeutet: Die Dosis, die das Volumen x (z. B. in % oder cm^3) erhält, sollte unter y Gy liegen

Haut und Hautanhangsorgane

Strahlenfolgen an Haut und Hautanhangsorganen ◘ Tab. 2.3
- Empfindlichkeit abhängig von Lokalisation (höher an Hals, Hautfalten, Gelenkbeugeseiten)
- Ggf. verstärkte Hautreaktion durch zusätzliche Faktoren (UV-Strahlung, mechanische Reizung, Systemtherapie u. a.)
- Akutes (gefäßvermitteltes) Strahlenerythem ab ca. 3. Bestrahlungswoche (bei Normofraktionierung); im weiteren Verlauf trockene Desquamation, ggf. feuchte Epitheliolyse
- Regenerative Prozesse bereits während laufender Radiotherapie; feuchte Epitheliolysen heilen meist innerhalb von ca. 2 Wochen nach Radiotherapieende ab
- Ulzerationen treten akut fast nur in tumorinfiltrierter Haut auf
- Spätfolgen: Atrophie, Teleangiektasien, Fibrose, Ulkus, persistierende Epilation, Hyperpigmentation, Aussetzen von Talg- und Schweißdrüsenfunktion (unter 40 Gy meist keine erkennbaren Spätschäden; ab ca. 50 Gy meist irreversibler Talg- und Schweißdrüsenfunktionsverlust)
- Ab ca. 20 Gy reversibler Haarverlust, ab ca. 40–50 Gy meist kompletter, irreversibler Haarverlust (große individuelle Schwankungsbreite); Farbveränderung möglich
- Bei komplikationsloser Wundheilung Strahlentherapie nach Entfernung des Nahtmaterials frühestens ca. 2 Wochen postoperativ in der Regel ohne erhöhtes Risiko möglich; bei Vorliegen chronischer Strahlenfolgen jedoch erhöhtes Risiko für Wundheilungsstörungen für spätere operative Eingriffe im ehemaligen Strahlenfeld

Bindegewebe

Strahlenfolgen am Bindegewebe ◘ Tab. 2.4
  Klinische Folgen der Fibrose abhängig von Manifestationsort:
- Subkutanes Bindegewebe: Vulnerabilität, Ulzeration, Wundheilungsstörungen
- Hohlorgane: Schrumpfneigung (Stenosierungen an Darm, ableitenden Harnwegen, „Schrumpfblase"); möglichst nicht das gesamte Organ bzw. die gesamte Zirkumferenz bestrahlen
- Lymphgefäße und Venen: Einschränkung der Elastizität, verminderte Funktionsfähigkeit; Lymphödem
- Gelenke: Reduktion der Gelenkbeweglichkeit

◘ **Tab. 2.3**   Strahlenfolgen an Haut und Hautanhangsorganen

Organ/Gewebe mit spezifischen Strahlenfolgen	Toleranz- bzw. Grenzdosisparameter	
Haut: Teleangiektasien, Nekrose, Ulkus	10 cm^2	70 Gy
	100 cm^2	55 Gy
Haarfollikel: Haarausfall		40 Gy
Schweißdrüsen: Hauttrockenheit, Ausfall der Transpiration (lang anhaltend/dauerhaft)		30–40 Gy
Talgdrüsen: Hauttrockenheit (temporär)		12 Gy

2

▣ Tab. 2.4 Strahlenfolgen am Bindegewebe	
Organ/Gewebe mit spezifischen Strahlenfolgen	**Toleranz- bzw. Grenzdosisparameter**
Bindegewebe: Fibrose	60 Gy

▣ Tab. 2.5 Strahlenfolgen an Knochen und Gelenken	
Organ/Gewebe mit spezifischen Strahlenfolgen	**Toleranz- bzw. Grenzdosisparameter**
Knochen	
Kind: Wachstumsstillstand	20 Gy
Erwachsener: Nekrose, Fraktur	60 Gy
Knorpel	
Kind: Wachstumsstillstand	10 Gy
Erwachsener: Nekrose	60–70 Gy
Muskeln	
Kind: Entwicklungsstillstand	20–30 Gy
Erwachsener: Atrophie	100 Gy

Knochen und Gelenke

Strahlenfolgen an Knochen und Gelenken ▣ Tab. 2.5
- Radiogene Knochen- oder Knorpelschädigung direkt und indirekt (durch Störung der Gefäßversorgung)
- Manifestation als Wachstumsstörung, Osteoradionekrose (insbesondere Kiefer: Latenz ca. 1–2 Jahre; höheres Risiko bei bezahntem Kiefer, Knocheninfiltration; Beckenring: Latenz ca. 5–10 Jahre; Schenkelhals: Latenz ca. 5–10 Jahre, bei alten Menschen), chronische Osteomyelitis, sekundäre Knochentumoren
- Knorpelschädigung (z. B. Larynx) selten
- Bei Kindern Knochen und Wachstumsfugen entweder ganz aussparen oder symmetrisch belasten

Hämatologische und immunologische Nebenwirkungen

Hämatologische und immunologische Nebenwirkungen ▣ Tab. 2.6
- Bei Dosen unter 30 Gy Wiederbesiedlung des bestrahlten Knochenmarks aus nicht bestrahlten Regionen; bei Dosen über 30–40 Gy wird im bestrahlten Knochenmark kaum eine Rekonstitution beobachtet („leeres Mark"); die Kompensation erfolgt hauptsächlich über die Hyperplasie anderer Knochenmarksbereiche (ggf. auch Reaktivierung der Blutbildung in langen Röhrenknochen, Milz, Leber möglich)
- Klinisch relevante Blutbildveränderungen ab Bestrahlung von mehr als 10–15 % des blutbildenden Knochenmarks
- Cave: langfristige subklinische Minderung der Knochenmarksreserve auch nach Normalisierung des peripheren Blutbildes
- Reduzierte Toleranz bei Vorbehandlung mit Zytostatika

◻ Tab. 2.6 Hämatologische und immunologische Nebenwirkungen

Organ/Gewebe mit spezifischen Strahlenfolgen	Toleranz- bzw. Grenzdosisparameter	
Knochenmark	teilweise	30 Gy
	gesamt	2 Gy

◻ Tab. 2.7 Strahlenfolgen in der Mundhöhle

Organ/Gewebe mit spezifischen Strahlenfolgen	Toleranz- bzw. Grenzdosisparameter
Mundschleimhaut: Ulkus, Atrophie, Fibrose, Nekrose	60–70 Gy
Speicheldrüsen: Xerostomie	Oberhalb 10–20 Gy vorübergehender Funktionsverlust
	Oberhalb 25 Gy dauerhafter Funktionsverlust
Geschmackspapillen	Oberhalb 30 Gy vorübergehender Funktionsverlust

- Immunsystem: auch nach lokalisierten Bestrahlungen in moderaten Dosen (ca. 14 Gy) bereits nachweisbare Beeinträchtigung des Immunsystems (fehlende Proliferationsantwort der Lymphozyten auf Stimulation), jedoch ohne Erhöhung der Infektionsrate
- Milz und Lymphknoten: über 20 Gy vorübergehende Aufhebung der Milzfunktion (lymphoide Atrophie); nicht dauerhaft, da lymphatisches Gewebe wieder einwandert

Mundhöhle

Strahlenfolgen in der Mundhöhle ◻ Tab. 2.7
- **Mundschleimhaut:**
  - Reaktion der Schleimhaut ab ca. 20 Gy mit Mukositis Grad I (Erythem), ab ca. 30 Gy mit Mukosits Grad II (kleinflächige Erosion) bis III (konfluierend)
  - Dosisspitzen durch metallhaltige Zahnfüllungen; Retraktionszahnschienen als Abstandshalter
  - Strahleninduzierte Repopulierung, dadurch beginnende Abheilung bereits während der letzten Bestrahlungswochen (bei konventioneller Fraktionierung)
  - Abheilung in der Regel nach ca. 2–4 Wochen, bei kombinierter Radiochemotherapie bis ca. 6 Wochen
- **Speicheldrüsen:**
  - Individuell z. T. sehr unterschiedliche Empfindlichkeit
  - Änderung der Konsistenz (durch höhere Empfindlichkeit der serösen Drüsen), der Zusammensetzung und des pH-Wertes, dadurch Begünstigung einer atypischen Flora, Soorbefall
  - Indirekte Folgen der Xerostomie: Geschmackssinnänderung, sekundäre Infektionen, Zahnschädigung
  - Möglichst Schonung eines Drittels der Speicheldrüsen (für Speichelproduktion ausreichend)

2

- **Zähne:**
  - Direkte (Zellschädigung mit Vaskularisations- bzw. Stoffwechselbeeinträchtigung) und indirekte Schädigung (Sekundärfolge der Speicheldrüsen- und Mundschleimhautschädigung)
  - Protektive Flouridierung der Zähne auch bereits vor Beginn der Strahlentherapie (Flouridierungsschienen)
  - Zahnsanierung oder -extraktion (einschließlich Wundheilung) vor Aufnahme der Radiotherapie
  - Sorgfältige Mundhygiene, engmaschige zahnärztliche Kontrollen
  - Spätere notwendige Zahnextraktionen (möglichst) nicht vor Ablauf eines Jahres nach Radiotherapie, dann unter Antibiotikaschutz; definitive prothetische Versorgung ebenfalls nicht vor Ablauf eines Jahres, da es noch zu erheblichen Verformungen des Kiefers kommen kann
- **Geschmackssinn:**
  - Direkte Schädigung der Geschmackspapillen; sekundär durch Xerostomie
  - Erhöhung der Geschmacksschwelle ab ca. 20 Gy; Erholung innerhalb von ca. 2–6 Monaten
  - Nur bei Dosen über 60 Gy an gesamter Zunge dauerhafter Verlust des Geschmackssinns

Ösophagus und Magen

Strahlenfolgen an Ösophagus und Magen ◻ Tab. 2.8
- Akute Effekte ausgehend von der Strahlenreaktion der Schleimhaut, chronische Strahlenfolgen durch die Strahlenwirkung an Gefäßen und Fibroblasten

◻ **Tab. 2.8** Strahlenfolgen an Ösophagus und Magen

Organ/Gewebe mit spezifischen Strahlenfolgen	Toleranz- bzw. Grenzdosisparameter	
Ösophagus: Ulkus, Stenose, Striktur, Perforation	Ein Drittel des Ösophagus	60 Gy
	Zwei Drittel des Ösophagus	58 Gy
	Gesamtes Organ	55 Gy
Ösophagus: akute Ösophagitis ab Grad 2 unter 30 %	V35 <50 % (QUANTEC)	
	V50 <40 % (QUANTEC)	
	V70 <20 % (QUANTEC)	
Magen: Ulkus, Perforation, Blutung	Ein Drittel des Magens	60 Gy
	Zwei Drittel des Magens	55 Gy
	Gesamtes Organ	50 Gy
	Gesamtes Organ	45 Gy (QUANTEC)
	SBRT – 3 Fraktionen	V22,5 <4 % (QUANTEC) D_{max} <30 (QUANTEC)

- **Ösophagus:**
  - Akute Ösophagitis (Odynophagie, evtl. retrosternale Schmerzen mit Ausstrahlung in den Rücken) ab ca. 2.–3. Bestrahlungswoche (bei Normofraktionierung)
  - Bei bis zu 30 % der Mukositiden liegt eine begleitende Pilzinfektion vor
  - Schwere Spätfolgen (Fisteln, Strikturen, Ulzerationen) sehr selten; Perforation mit Mediastinitis ist meist Folge eines Tumorprogresses und nicht radiogen bedingt
- **Magen:**
  - Schleimhautveränderungen manifestieren sich früher am Magen als am Ösophagus
  - Bei Gesamtdosen unter 30 Gy außer Nausea/Emesis keine schwerwiegenden Folgen zu erwarten

Darm und Rektum

Strahlenfolgen an Darm und Rektum ◘ Tab. 2.9
- Akute Effekte ausgehend von der Strahlenreaktion der Schleimhaut, chronische Strahlenfolgen durch die Strahlenwirkung an Gefäßen und Fibroblasten

◘ Tab. 2.9 Strahlenfolgen an Darm und Rektum

Organ/Gewebe mit spezifischen Strahlenfolgen	Toleranz- bzw. Grenzdosisparameter	
Dünndarm: Ulkus, Striktur, Perforation	Ein Drittel des Dünndarms	50 Gy
	Gesamtes Organ	40 Gy
Dünndarm: akute Toxizität ab Grad 3 unter 10 %	Bei Konturierung einzelner Darmschlingen	V15 <120 cm³ (QUANTEC)
	Bei Konturierung gesamter potentieller Dünndarmlage in Peritonealhöhle	V45 <195 cm³ (QUANTEC)
	SBRT – Einzeit – 3–5 Fraktionen	V12,5 <30 cm³ (QUANTEC) D_{max} < 30 Gy (QUANTEC)
Dickdarm: Ulkus, Obstruktion, Perforation, Fistel	Ein Drittel des Dickdarms	55 Gy
	Gesamtes Organ	45 Gy
Rektum: hämorrhagische Proktitis, Nekrose, Stenose, Fistel	Ein Drittel des Rektums	70 Gy
	Gesamtes Organ	60 Gy
Rektum: Spättoxizität ab Grad 2 unter 15 % bzw. ab Grad 3 unter 10 %	V50 <50 % (QUANTEC)	
	V60 <35 % (QUANTEC)	
	V65 <25 % (QUANTEC)	
	V70 <20 % (QUANTEC)	
	V75 <15 % (QUANTEC)	

2

- **Dünndarm:**
    - Ggf. lange Latenz bis zum Auftreten von Spätfolgen; cave: durch Narben im Strahlenfeld fixierte Darmschlingen
    - Diarrhö ab ca. 2.–3. Bestrahlungswoche (bei Normofraktionierung); Folge komplexer Vorgänge mit veränderter Darmflora, Enzyminsuffizienz, Motilitätsstörung, Permeabilitätsstörung
- **Rektum:** steiler Anstieg der Strahlenfolgen oberhalb 70 Gy

Leber und Pankreas

Strahlenfolgen an Leber und Pankreas ◘ Tab. 2.10
- **Leber:**
    - Akute Strahleneffekte: Leberstauung mit Ödem und Hyperämie (streng auf Bestrahlungsfeld begrenzt), Strahlenhepatitis (prinzipiell reversibel) typischerweise ca. 2–6 Wochen nach Bestrahlung (protrahiert bis zu 6 Monate nach Radiotherapie)
    - Primäre Zielstrukturen der Leberschädigung nicht Leberparenchymzellen, sondern Endothelzellen; sekundäre Schädigung der Leberzellen durch Druck
    - Klinische Bedeutung abhängig von Volumen, physiologischer Leistung der unbestrahlten Leber; höhere Strahlenempfindlichkeit bei vorbestehender Lebererkrankung und primärem hepatozellulären Karzinom, zusätzlichen Noxen; prinzipiell bei Teilbestrahlungen hohe Kompensationsfähigkeit

◘ **Tab. 2.10** Strahlenfolgen an Leber und Pankreas

Organ/Gewebe mit spezifischen Strahlenfolgen	Toleranz- bzw. Grenzdosisparameter	
Leber: Leberversagen, Fibrose	Ein Drittel der Leber	50 Gy
	Gesamtes Organ	30 Gy
Leber: Radiotherapie-induzierter Leberschaden	Gesamtes Organ	
	Bei Metastasen	30 Gy (ED 2 Gy) bzw. 21 Gy (ED 3 Gy) (QUANTEC)
	Bei primärem Leberkarzinom	28 Gy (ED 2 Gy) bzw. 21 Gy (ED 3 Gy) (QUANTEC)
	SBRT	Mittlere Dosis gesundes Lebergewebe (Leber abzüglich GTV)
	Bei Metastasen	
	– 3 Fraktionen – 6 Fraktionen	<15 Gy (QUANTEC) <20 Gy (QUANTEC)
	Bei primärem Leberkarzinom	
	– 3 Fraktionen – 6 Fraktionen	<13 Gy (QUANTEC) <18 Gy (QUANTEC)
Pankreas: Fibrose	Teilbereiche	80 Gy
	Gesamtes Organ	50–60 Gy

- Bestrahlung der gesamten Leber nicht über 30 Gy; Dosen über 30 Gy kommen einer Teilhepatektomie in dieser Region gleich
- Strahlenresistenz von Gallenblasen- und Gallengangsepithel höher
- **Pankreas:**
  - Exokrine Zellen primäre Zielstrukturen der Strahlenreaktion, schwere Veränderungen an den Langerhans-Zellen lassen sich nicht nachweisen
  - Akute Reaktionen nicht beschrieben
  - Durch das Kompensationsvermögen des Pankreas treten bei konventioneller Bestrahlung im Oberbauchbereich trotz Dosen von 45–50 Gy nur geringe Funktionseinschränkungen auf

Atemwege

Strahlenfolgen an den Atemwegen ◘ Tab. 2.11
- **Larynx:**
  - Veränderung der Sprachqualität möglich
  - Larynxödem kann zu Tracheotomiepflichtigkeit führen
- **Lunge:**
  - Hohe Abhängigkeit der Reaktion von Höhe der Einzeldosis; keine Repopulierung bzw. Regeneration
  - Dosis-Effekt-Kurve für Lunge verläuft sehr steil
  - Genetische Disposition der Empfindlichkeit gegenüber Bestrahlung; erhöhte Empfindlichkeit möglich durch Chemotherapie, höheres Lebensalter, vorbestehende schlechte Lungenfunktion

◘ **Tab. 2.11** Strahlenfolgen an den Atemwegen

Organ/Gewebe mit spezifischen Strahlenfolgen	Toleranz- bzw. Grenzdosisparameter	
Larynx: Knorpelnekrose, chronisches Larynxödem	Ein Drittel des Larynx	80 Gy
	Gesamtes Organ	70 Gy
Larynxödem (akut)	Gesamtes Organ	45 Gy
Larynx: Ödem, Verminderte Sprachqualität	Nicht-involvierter Larynx	40–45 Gy (QUANTEC) D_{max} < 63-66 Gy (falls seitens Tumorausdehnung möglich) (QUANTEC)
Lunge: Pneumonitis	Ein Drittel der Lunge	45 Gy
	Zwei Drittel der Lunge	30 Gy
	Gesamtes Organ	17,5 Gy
	Bei RT wegen Lungentumor	V20 <30-35 % (QUANTEC)
	Mittlere Lungendosis	<20-23 Gy (QUANTEC)
Lunge: Fibrose	Teilbereich	45 Gy
Brochialbaum: Striktur		<80 Gy (QUANTEC)

2

- Pneumonitis auch als Recallphänomen unter Systemtherapie (z. B. Taxane, Gemcitabin, Antikörper-/Immuntherapie) lange Zeit nach durchgeführter Strahlentherapie möglich
- Mit mehr als 20–30 Gy bestrahlte Lungenvolumina sind irreversibel geschädigt; das verbleibende Volumen sollte nach Abzug des so bestrahlten Anteils funktionell ausreichend sein (kritische Grenze ca. 1–1,2 l FEV1)
- Pneumonitisrate ca. 5–50 % bei Lungenbestrahlung, ca. 5–10 % bei Bestrahlung mediastinaler Lymphknoten und 1–5 % bei Brustbestrahlung
- Fibrosen können sich im Anschluss an Pneumonitis oder davon unabhängig entwickeln; wegen Schrumpfungstendenz kleiner als ehemaliges Strahlenfeld; symptomlos, solange Restlungenkapazität ausreicht
- Sporadische Pneumonitis innerhalb und außerhalb des Strahlenfeldes Wochen bis Monate nach Radiotherapieende aufgrund einer immunologischen Reaktion möglich; folgenloses Ausheilen
- Bei SBRT zentraler Tumoren Bronchialläsionen/-stenosen möglich

Herz und Gefäße

Strahlenfolgen an Herz und Gefäßen ◘ Tab. 2.12
- **Herz:**
    - Cave: Senkung der Toleranz durch kardiotoxische Zytostatika; Interaktion von Trastuzumab und Strahlentherapie nicht nachgewiesen
    - (Reversible) EKG-Veränderungen nicht prädiktiv für Spätfolgen
    - (Meist reversible) Perikarditiden innerhalb von 6 Monaten bis 2 Jahren
    - Entwicklung einer Kardiomyopathie über Jahrzehnte möglich; Kombination aus direkter Schädigung des Myokards und indirekt durch Koronargefäßschädigung
    - Verschiedene Bereiche des Herzens unterschiedlich radiosensibel (proximale Abschnitte der Koronarien z. B. besonders empfindlich)

◘ **Tab. 2.12** Strahlenfolgen an Herz und Gefäßen

Organ/Gewebe mit spezifischen Strahlenfolgen	Toleranz- bzw. Grenzdosisparameter	
Reversible EKG-Veränderungen, Herzrhythmusstörungen	Gesamtes Organ	20 Gy
Kardiomyopathie, Perikarditis	Ein Drittel des Herzens	60 Gy
	Gesamtes Organ	40 Gy
	V25 <10 % (QUANTEC) Mittlere Herzdosis bei Lymphomen mit CTX <15 Gy (QUANTEC)	
Kapillaren: Teleangiektasien, Sklerose	60 Gy	
Größere Gefäße: arterioskleroseähnliche Veränderungen	70 Gy	
Lymphgefäße: Sklerose	90 Gy	

- **Gefäße:**
  - Gefäßveränderungen (erhöhte Fragilität, erniedrigte Permeabilität, Rarifizierung der Kapillaren) ursächlich mitverantwortlich für die meisten Organparenchymschäden
  - An Darm, Harnblase und Gehirn erhöhte Blutungsneigung durch Teleangiektasien
  - Lymphgefäße selbst sehr strahlenresistent; Funktionsbeeinträchtigung meist Folge der umgebenden Bindegewebsschädigung

Niere und harnableitende Organe

Strahlenfolgen an Niere und harnableitenden Organen ■ Tab. 2.13
- **Niere:**
  - Neben Gonaden und Augenlinsen strahlenempfindlichstes Organ; Toleranz durch nephrotoxische Chemotherapeutika herabgesetzt

■ Tab. 2.13 Strahlenfolgen an Niere und harnableitenden Organen

Organ/Gewebe mit spezifischen Strahlenfolgen	Toleranz- bzw. Grenzdosisparameter	
Niere: Nephropathie	Ein Drittel der Niere	50 Gy
	Gesamtes Organ	20 Gy
	Mittlere Nierendosis	<10 Gy (bei TBI) (QUANTEC) <18 Gy (bei Nicht-TBI) (QUANTEC)
	V12 <55 % (beide Nieren) (QUANTEC)	
	V20 <32 % (beide Nieren) (QUANTEC)	
	V23 <30 % (beide Nieren) (QUANTEC)	
	V28 <20 % (beide Nieren) (QUANTEC)	
	V6 <30 % (eine Niere, wenn mittlere Dosis der kontralateralen Niere >18 Gy) (QUANTEC)	
Harnblase: Ulkus, Schrumpfung	Ein Drittel der Harnblase	65 Gy
	Gesamtes Organ	50 Gy
	Gesamtes Organ/Teilbereiche bei RT Harnblasenkarzinom	<65 Gy (QUANTEC)
	bei RT Prostatakarzinom – V65 <50 % (QUANTEC) – V70 <35 % (QUANTEC) – V75 <25 % (QUANTE C) – V80 <15 % (QUANTEC)	
Ureter: Striktur	60–70 Gy	
Urethra: Striktur	60–70 Gy	

2

- — Wegen des überwiegend parallelen anatomisch-funktionellen Aufbaus kann eine Teilschädigung (bis 50 %) funktionell vom Rest kompensiert werden (Erreichen der Toleranzdosis in einem Drittel der Niere bedeutet in dieser Region vollständigen Funktionsverlust)
  - — Keine akuten Veränderungen; radiogene Nephropathie (Hypertonus, Anämie, Proteinurie): klinisch Beginn ca. 6–12 Monate nach Radiotherapie; keine Langzeiterholung, sondern progrediente Schädigung
  - — Einzeldosis sollte bei Mitbestrahlung nicht über 2 Gy an der Niere liegen; bei Großfeldtechniken sollten die Nieren ab 12–14 Gy geschont werden
- — **Harnblase:**
  - — Als akute Reaktion ab 2.–3. Bestrahlungswoche (bei Normofraktionierung) im Gegensatz zu den meisten anderen Organen an der Harnblase keine Schädigung des Epithels (Urothelumsatzzeit mehrere Monate), sondern auf einer Barrierestörung und einer Störung des Prostaglandinstoffwechsel basierend (Dysurie, Pollakisurie, Infektanfälligkeit)
  - — Erst zu Beginn der chronischen Phase urotheliale Veränderungen, außerdem Gefäßschäden (Pollakisurie, Inkontinenz, Blutungsneigung aus Teleangiektasien, Fisteln)
  - — Nach Radiotherapie der Prostata mit Dosen über 70 Gy Spätfolgen an der Harnblase 3-4 % (auch noch 10 Jahre nach Therapie)
  - — Stärke der Akutreaktion beeinflusst Spätfolgen (consequential late effect); keine Langzeiterholung, sondern vielmehr progrediente Schädigung
- — **Urethra:**
  - — Akute Mukositis; chronischer fibrotischer Umbau, Strikturen
  - — Nach postoperativer perkutaner Radiotherapie Inkontinenzraten nicht signifikant erhöht, jedoch Zunahme nach Brachytherapie; höhere Empfindlichkeit nach transurethraler Resektion

Geschlechtsorgane

Strahlenfolgen an den Geschlechtsorganen ◘ Tab. 2.14
- — **Hoden:**
  - — Fraktionierung führt zu einem höheren Effekt an den Keimzellen (negativer Fraktionierungseffekt; dauernde Sterilität ab ca. 4 Gy Einzeitdosis, ab ca. 1,5 Gy fraktionierte Radiotherapie)
  - — Spermatiden am empfindlichsten; Spermatogonien und Spermien widerstandsfähig
  - — Erhebliche Langzeiterholung der Spermatogenese; Azoospermie daher erst nach ca. 3 Jahren als irreversibel einzuschätzen
  - — Die Bestrahlung der paraaortalen und ipsilateralen iliakalen Lymphabflusswege beim Seminom führt zu einer Belastung der verbliebenen Hoden mit 0,3–1,8 Gy, temporäre Oligo-, Azoospermie, Erholung ca. 70 % nach 1–2 Jahren, bei ca. 90 % nach über 2 Jahren
  - — Dauerhafte FSH-/LH-Erhöhung nach ca. 3 Gy; Testosteron erniedrigt ab ca. 12 Gy
- — **Penis:** erektile Dysfunktion möglich durch:
  - — Hormonelle Funktionsstörung (Schädigung der Leydig-Zellen)
  - — Vaskuläre Schädigung
  - — Neurogene Schädigung
  - — Strukturellen Schaden (Fibrosierung des Corpus cavernosum)

◘ Tab. 2.14	Strahlenfolgen an den Geschlechtsorganen	
Organ/Gewebe mit spezifischen Strahlenfolgen	**Toleranz- bzw. Grenzdosisparameter**	
Hoden (Keimzellen): permanente Sterilität	Gesamtes Organ	1,5 Gy
Peniswurzel: erektile Dysfunktion	Mittlere Dosis für 95 %	<50 Gy (QUANTEC)
	D60–70 <70 Gy (QUANTEC) D90 <50 Gy (QUANTEC)	
Ovar (Keimzellen): permanente Sterilität	Gesamtes Organ	2–3 Gy
Uterus beim Erwachsenen: Atrophie	Gesamtes Organ	100 Gy
Mamma beim Kind: komplette Entwicklungsstörung	Gesamtes Organ	10 Gy
Mamma beim Erwachsenen: Atrophie, Fibrose	Gesamtes Organ	60 Gy
	Teilbereiche	70 Gy
Vagina: Ulkus, Fibrose, Fistel	Gesamtes Organ	Bis 90 Gy (nach distal zunehmende Empfindlichkeit)

- **Ovar:**
  - Toleranzdosis stark altersabhängig (abnehmend mit zunehmendem Lebensalter); 3–20 Gy fraktioniert führen zu Sterilität
  - Negativer Fraktionierungseffekt wie bei männlichen Keimzellen zu vermuten
  - Oogonien (in der Fetalphase) am empfindlichsten; Oozyten mit zunehmendem Reifegrad empfindlicher
  - Zum Erhalt der hormonellen Funktion reicht Schonung eines Ovars
- **Uterus:**
  - Keine akuten Strahlenfolgen bekannt
  - Beim Erwachsenen relativ strahlenunempfindlich
  - Bei Bestrahlung im Kindesalter durch Reduktion des Uterusvolumens und Atrophie des Endometriums Erschwerung der Implantation, erhöhtes Risiko für Schwangerschaftskomplikationen als Spätfolge
- **Gravider Uterus (Fetus):**
  - Blastogenese (bis 9. Tag): Alles-oder-Nichts-Gesetz
  - Organogenese (10.–42. Tag): sensible Phase für Organmissbildungen, Wachstumsstörung, seltener Tod des Embryos
  - Fetogenese (43. Tag bis Geburt): Missbildungen, Reifestörungen; abnehmende Empfindlichkeit
- **Vagina:**
  - Ab 2.–3. Bestrahlungswoche (bei Normofraktionierung): akute Kolpitis
  - Als Spätfolge trockenes, atrophisches Vaginalepithel, leicht blutend
  - Adhäsionen der Vaginalwände können nach einigen Wochen entstehen

2

Zentrales und peripheres Nervengewebe

Strahlenfolgen am zentralen und peripheren Nervengewebe ◘ Tab. 2.15
- Hohe Abhängigkeit der Reaktion von Höhe der Einzeldosis
- Regeneration innerhalb von Monaten bis Jahren möglich
- **Gehirn:**
  - Primäres Zielgewebe bei früher Manifestation Oligodendrozyten, bei später Manifestation (in erster Linie) Gefäßendothelien
  - Radionekrose:
    - Klinik: intellektuelle Beeinträchtigung, Demenz, Ataxie; motorische und sensible Ausfälle
    - Verschiedene Gehirnareale nicht empfindlicher für Entwicklung einer Radionekrose; klinische Relevanz der Nekrose jedoch von Lokalisation abhängig
    - Medianes Auftreten 1–2 Jahre nach Strahlentherapie
  - Ca. 1–6 Monate nach Bestrahlungsende gelegentlich Somnolenzsyndrom (insbesondere bei Kindern)
  - Gesundes Gehirn toleriert höhere Dosen als tumorbefallenes Gewebe; besonders empfindlich bei primären ZNS-Lymphomen insbesondere bei älteren Patienten

◘ **Tab. 2.15** Strahlenfolgen am zentralen und peripheren Nervengewebe

Organ/Gewebe mit spezifischen Strahlenfolgen	Toleranz- bzw. Grenzdosisparameter	
Gehirn: permanente zentrale Neuropathie, Nekrose	Ein Drittel des Gehirns	60 Gy
	Gesamtes Organ	45 Gy
	Partiell	72 Gy (Nekroserate 5 %) bzw. <60 Gy (Nekroserate unter 3 %) (QUANTEC)
	STX (Einzeit)	V12 <5–10 cm³ (strengere Begrenzung in eloquenten Arealen; QUANTEC)
Hirnstamm: permanente zentrale Neuropathie, Nekrose	Gesamt	54 Gy (QUANTEC)
	Partiell (1–10 cm³)	59 Gy (QUANTEC)
		D_{max} <64 Gy (QUANTEC)
	STX (Einzeit) bei Akustikusneurinom	D_{max} <12,5 Gy (QUANTEC)
Rückenmark: Nekrose, sensibler/motorischer Querschnitt		50–55 Gy
	Gesamter Querschnitt	54 Gy (Risiko unter 1 %; QUANTEC) 61 Gy (Risiko unter 10 %; QUANTEC)
	STX	
	– Einzeit – 3 Fraktionen	13 Gy (QUANTEC) 20 Gy (QUANTEC)
Periphere Nerven, Plexus: klinisch fassbare Neuropathie		60 Gy

- Bei Kindern: Dosen unter 14–18 Gy werden gut toleriert (cave: deutlich höhere Empfindlichkeit bis zum 1. Lebensjahr; prinzipiell indizierte Strahlentherapie möglichst entsprechend hinauszögern), 40–60 Gy induzieren bei ca. 40 % funktionell relevante Defizite; diffuse nekrotisierende Leukenzephalopathie nach mehr als 20 Gy und Methotrexat
  - Hormone: Wachstumshormonproduktion radiosensitiv (Symptome ab 25 Gy), die anderen Hormonwerte sinken ab Dosen von über 40 Gy
- **Rückenmark/PNS:**
  - Auftreten Myelopathie typischerweise 6 Monate bis 3 Jahre nach Bestrahlung (DD: Tumorrezidiv)
  - Partielle Erholung von (subklinischen) Strahlenfolgen ab 6 Monate nach Bestrahlung und weiter zunehmend über die nächsten zwei Jahre
  - Dys-, Parästhesien entlang der Wirbelsäule ggf. mit Ausstrahlung in die Extremitäten (Lhermitte-Syndrom) nach Radiotherapie möglich (durch reversible Demyelinisierung)
  - Bestrahlte Länge am Rückenmark hat wohl nur relativ geringen Einfluss auf Toleranz (kontrovers diskutiert)
  - Akutreaktion an peripheren Nerven: Parästhesien, lancierende Schmerzen; bei chronischen Symptomen (DD: Reaktion des umgebenden (Binde-)Gewebes, Tumorrezidiv)

Auge

Strahlenfolgen am Auge ◘ Tab. 2.16
- Auftreten von Visusminderungen meist innerhalb von 3 Jahren nach Bestrahlung; deutliche Zunahme oberhalb 60 Gy
- Schwere Nebenwirkungen am Tränensystem wie Stenose der Tränenwege, sekundäre Folgen einer Benetzungsstörung (Photophobie, Fremdkörpergefühl, Hornhautulzerationen, Trübung, Vaskularisierung der Kornea) unter 45 Gy selten, über 60 Gy häufig
- Schäden an Kornea und Tränensystem dosislimitierend
- Katarakt aufgrund der einfachen operativen Versorgung unproblematisch; Auftreten ca. 1–2 Jahre nach Bestrahlung

◘ **Tab. 2.16** Strahlenfolgen am Auge

Organ/Gewebe mit spezifischen Strahlenfolgen	Toleranz- bzw. Grenzdosisparameter	
Hornhaut: Keratitis	50 Gy	
Linse: Katarakt	5–10 Gy	
Netzhaut: Retinopathie	45 Gy	
Sehnerv, Chiasma: Visusminderung, Erblindung	50–55 Gy	
	55 Gy (Risiko unter 3 %; QUANTEC) 55–60 Gy (Risiko 3–7 %; QUANTEC)	
	STX (Einzeit)	12 Gy (Risiko unter 10 %; QUANTEC)
Tränensystem	40 Gy	

2

▣ Tab. 2.17 Strahlenfolgen am Ohr		
Organ/Gewebe mit spezifischen Strahlenfolgen	**Toleranz- bzw. Grenzdosisparameter**	
Innenohr: Hörverlust	Gesamt	30 Gy
	Gesamt	35–45 Gy (QUANTEC)
	STX bei Akustikusneurinom	
	– Einzeit – Hypofraktioniert	– 12–14 Gy (QUANTEC) – 21–30 Gy (ED 3–7 Gy; QUANTEC)
N. vestibularis: Menière-Krankheit	Gesamt	60 Gy
Mittelohr: chronische Otitis		55 Gy

Ohr

Strahlenfolgen am Ohr ▣ Tab. 2.17
- Ab 2.–3. Bestrahlungswoche (bei Normofraktionierung): akute Otitis externa und media; spontane Abheilung
- Hörminderung um 15 dB ab 30 Gy werden subjektiv oft nicht wahrgenommen
- Bei Hörminderung als (vermeintlich) chronische Bestrahlungsfolge: DD altersbedingte Hörminderung, sonstige radiotherapieunabhängige Ursachen prüfen (insbesondere ototoxische Chemotherapie)

Endokrine Organe

- Gelten im Erwachsenenalter als relativ strahlenresistent
- Nach hohen Dosen Organverkleinerung durch Fibrose
- Im hypophysär-hypothalamischen System Wachstumshormonproduktion am strahlenempfindlichsten
- Selten Insuffizienz der endokrinen Pankreasfunktion
- Hypothyreose auch noch nach Jahren möglich (insbesondere nach Ganzkörperbestrahlungen)
- Hyperparathyroidismus als Strahlenreaktion (durch Hyperplasie der Hauptzellen oder Adenome) möglich; Hypoparathyroidismus sehr selten

2.4 Sekundäre Neoplasien

- Zunächst Anstieg der Transformationsrate mit der Bestrahlungsdosis bis zu einem Maximum, dann wieder Abfall (durch zunehmende Elimination potenziell transformierter Zellen)
- Auftreten nach Exposition: Leukämien nach ca. 10 Jahren, solide Tumoren nach bis zu 30 Jahren
- Kinder durch größere Empfindlichkeit und höhere Lebenserwartung besonders gefährdet

2.5 Akute Strahlenkrankheit

- Als Folge einer unfallbedingten einzeitigen Ganzkörper- oder ausgedehnten Teilkörperbestrahlung
- 0,25 Gy: Gefährdungsdosis (erste Schäden möglich)
- 1 Gy: kritische Dosis (Behandlungsbedürftigkeit, Todesfälle möglich)
- 3–4 Gy: LD 50/30 (50 % Letalität in 30 Tagen) für den Menschen (ohne Therapie)
- 7 Gy: (wahrscheinlich) immer letale Dosis für den Menschen
- Dosisbereich 1–10 Gy: bestimmendes Organ Knochenmark; bei Therapie Prognose gut
- Dosisbereich 5–20 Gy: bestimmendes Organ Dünndarm; auch bei Therapie Prognose eingeschränkt
- Dosisbereich 20–50 Gy: bestimmendes Organ ZNS; Prognose infaust

Supportivtherapie

© Springer-Verlag GmbH Deutschland, ein Teil von Springer Nature 2018
I. Stöver, P. Feyer, *Praxismanual Strahlentherapie*, https://doi.org/10.1007/978-3-662-56577-3_3

3

3.1 Allgemeines

— Prophylaktische und therapeutische Maßnahmen zur Verhinderung bzw. Minimierung unerwünschter Therapiefolgen und tumorbedingter Symptome
— Steigende Bedeutung mit zunehmendem Einsatz multimodaler Konzepte und verbesserten Optionen der Supportivtherapie; intensivierte Therapieschemata sind oft nur unter adäquater supportiver Therapie durchführbar
— Primäre Prophylaxe unerwünschter früher und später Strahlentherapiefolgen durch optimale Bestrahlungsplanung, Einsatz moderner Bestrahlungstechniken, reproduzierbare Lagerung, prophylaktische antiemetische Therapie, ggf. Einsatz radioprotektiver Substanzen u. a.
— Beachte aktuelle S3-Leitinie Supportive „Therapie bei onkologischen PatientInnen" und S2e-Leitlinie „Supportive Maßnahmen in der Radioonkologie"

3.2 Systemische Probleme

3.2.1 Fatigue

— Multifaktorielles Syndrom gekennzeichnet durch Müdigkeit, Leistungs- und Konzentrationsschwäche, zum Teil in Kombination mit einer Depression
— Häufig deutliche Einschränkung der Lebensqualität; Bedeutung für den Patienten oft von behandelnden Ärzten unterschätzt

Ursachen
— Direkte Folge der Tumorerkrankung
— Indirekt: Anämie, Schmerzen, Nausea, Emesis, Hypothyreose
— Therapiebedingt: Chemotherapie, Radiotherapie, Medikamente
— Psychische Faktoren, Krankheitsbewältigung

Therapieoptionen
— Kausal (Tumortherapie, suffiziente Schmerztherapie, Behebung einer Anämie etc.)
— Psychoonkologische Betreuung
— Physiotherapie, Ergotherapie, moderate körperliche Belastung
— Entspannungstechniken, Atemtherapie

3.2.2 Mangelernährung und Kachexie

— Bei ca. 70 % aller Tumorpatienten
— Starker Gewichtsverlust (mehr als 10 % des Körpergewichts in 6 Monaten) stellt negativen prognostischen Faktor dar

Ursachen
— Direkte Folge der (konsumierenden) Tumorerkrankung
— Indirekt, z. B. Schmerzen, Mukositis, Mundtrockenheit, Dysphagie, Nausea und Emesis, Geschmackssinnverlust, verzögerte Magenentleerung, (Sub-)Ileus, Obstipation, Diarrhö, Schwäche, Immobilität

– Therapiebedingt: Radiotherapie, Chemotherapie, sonstige Medikamente, operative Eingriffe
– Psychische Faktoren, z. B. antizipatorische Übelkeit, Depression

Komplikationen

– Schwäche
– Infektanfälligkeit
– Dekubitus durch Verlust des Unterhautfettgewebes
– Minderung der Lebensqualität
– Psychosoziale Belastung des Patienten und der Angehörigen

Therapieoptionen

– Prophylaxe und Behandlung therapiebedingter Nebenwirkungen (Antiemetika, Prokinetika, Antidepressiva, Laxanzien, suffiziente Schmerztherapie, Therapie der Mukositis etc.)
– Ernährungsberatung, psychosoziale Beratung, körperliche Aktivität
– Alleinige erhöhte Nährstoffzufuhr führt wegen kataboler Stoffwechsellage meist nicht zur Zunahme von Körpergewicht oder Lebensqualität
– Möglichst Aufrechterhaltung der enteralen Ernährung (Erhalt von Morphologie und Funktion des Darms, Vermeidung einer darmassoziierten bakteriellen Translokation); ggf. (vorübergehende) PEG-(PEJ-)Sondenversorgung; insbesondere längerfristige parenterale Ernährung nur, wenn enterale Ernährung nicht sinnvoll möglich ist
– Ggf. (vorübergehende) medikamentöse Maßnahmen:
  – Niedrig dosiert kurzfristig Dexamethason
  – Megesterol (sehr teuer; Erhöhung von Appetit und Gewicht; keine Zunahme der Muskelmasse, keine Besserung der körperlichen Funktion und Schwäche, Gefahr thrombembolischer Ereignisse)
  – Dronabinol (zwar Appetitsteigerung und Minderung von Übelkeit, aber Hemmung der Peristaltik und Verstärkung der Insulinresistenz; insgesamt wenig nutzbringend)
  – Zink (Zinkmangel von Bedeutung bei Geschmackssinnverlust und Kachexie)
  – Omega-3-Fettsäuren
  – Anamorelin (Agonist des appetitanregenden Hormons Ghrelin)

3.2.3 Nausea und Emesis

– Bei ca. 60 % aller Patienten mit fortgeschrittener Tumorerkrankung

Therapiebedingte Nausea und Emesis

– Einteilung:
  – Akute Form (innerhalb von 24 h nach Therapie)
  – Verzögerte Form (2.–4. Tag nach Therapie)
  – Antizipatorisch (konditioniertes Erbrechen bei disponierten Patienten, die bereits therapiebedingtes Erbrechen erlebt haben)
– Chemotherapie: Einteilung der Chemotherapeutika nach ihrem emetogenen Potenzial in 4 Risikogruppen

3

Risiko	Häufigkeit von Nausea und Emesis	Bestrahlte Region	Empfohlene antiemetische Prophylaxe (▶ Abschnitt Therapie)
Hoch	über 90 %	Ganzkörperbestrahlung	5-HT3-Antagonisten und Dexamethason
Moderat	30–90 %	Oberes Abdomen kraniospinal	5-HT3-Antagonisten und ggf. Dexamethason
Niedrig	10–30 %	Kranium Kopf-Hals-Region Thorax Becken	5-HT3-Antagonisten oder Rescue-Therapie
Minimal	unter 10 %	Extremitäten Brust	Keine Routineprophylaxe

▫ **Tab. 3.1** Emetogenität der Radiotherapie in Abhängigkeit von der bestrahlten Region

- Radiotherapie: Emetogenität abhängig von:
  - Therapieassoziierten Faktoren:
    - Bestrahlte Region (▫ Tab. 3.1)
    - Fraktionierungsschema (erhöht bei hoher Einzeldosis, kurzem Zeitintervall)
    - Bestrahlungsvolumen
    - Simultane Chemotherapie
  - Patientenbezogene Risikofaktoren:
    - Nausea und/oder Emesis während vorausgegangener Therapien
    - Geschlecht (Frauen häufiger betroffen)
    - Ängstliche Primärpersönlichkeit
    - Alter (Patienten unter 50. Lebensjahr häufiger betroffen)
    - Alkoholkonsum (Patienten mit geringem Alkoholkonsum häufiger betroffen)

Andere Ursachen
- Direkt (Obstruktion, Tumortoxine etc.) oder indirekt tumorbedingt (Aszites etc.)
- Sonstige gastrointestinale Ursachen: Ulzera, Infektionen (z. B. Kandida), Obstipation, (Sub-)Ileus etc.
- Sonstige Medikamente: im Prinzip kann jedes Medikament emetogen wirken, v. a. Opioide, Antibiotika, NSAR, Carbamazepin
- Metabolische Veränderungen: Hyperkalzämie, Hyponatriämie, Urämie
- ZNS-Veränderungen: erhöhter intrakranieller Druck, Meningitis carcinomatosa, vestibuläre Irritationen etc.
- Husten
- Schmerzen
- Psychische Faktoren

Komplikationen
- Schwäche, Appetitlosigkeit, Kachexie
- Exsikkose, Elektrolytentgleisungen

- Schmerzen
- Lokale Infektanfälligkeit
- Schleimhautblutungen, Mallory-Weiss-Läsionen
- Aspiration
- Unsichere Wirkung von Medikamenten
- Hospitalisierung

Therapie

- **Therapiebedingte Nausea und Emesis**: suffiziente Antiemese in Akutphase verringert Nausea und Emesis in verzögerter Phase, gute Antiemese in Akut- und verzögerter Phase verringert Risiko des antizipatorischen Erbrechen:
  - Antiemetische Prophylaxe bei hohem/moderatem (ggf. auch niedrigem) emetogenen Risiko:
    - 5-HT3-Antagonisten: z. B. Ondasetron (z. B. Zofran® 2-mal 8 mg), Granisetron (z. B. Kevatril® 1-mal 1–2 mg)
    - Steroide (Dexamethason (z. B. Fortecortin®) 4–20 mg; insbesondere zur Prophylaxe, Fraktion 1–5 der Radiotherapie)
    - NK1-Antagonist: z. B. Aprepitant (Emend® Tag 1: 125 mg, Tag 2 und 3: je 80 mg); in Kombination mit Dexamethason und 5-HT3-Antagonisten als Prophylaxe der verzögerten Emesis bei cisplatinhaltiger Radiochemotherapie (weitere NK1-Antagonisten: Fosaprepitant, Rolapitant, Netupitant)
    - Benzodiazepine (insbesondere bei antizipatorischem Erbrechen)
- **Andere Ursachen:**
  - Kausale Therapie, wenn möglich (Hirndruck, Schmerzen, Husten etc.)
  - Absetzen verzichtbarer Medikamente
  - Ernährungsberatung
  - Psychologische Beratung, verhaltenstherapeutische Maßnahmen (insbesondere bei antizipatorischem Erbrechen)
  - (Ggf. vorübergehende) medikamentöse Prophylaxe bei Opioidtherapie
  - Prokinetika (D2-Antagonisten) bei gastraler Stase/funktioneller Obstruktion (Kontraindikation: totale Obstruktion):
    - Metoclopramid (z. B. Paspertin® 4- bis 6-mal 10–20 mg)
    - Domperidon (z. B. Motilium® 3- bis 4-mal 10–20 mg)
  - Antihistaminika bei erhöhtem intrakraniellen Druck/gastrointestinaler Obstruktion: Promethazin (z. B. Atosil® 3- bis 4-mal 25 mg), Dimenhydrinat (z. B. Vomex® 3- bis 4-mal 50–100 mg)
  - Bei gastrointestinaler Obstruktion/metabolischen/chemischen Ursachen:
    - Neuroleptika: Haloperidol (z. B. Haldol® 3-mal 0,5–1 mg/1,5–3 mg zur Nacht), Levomepromazin (z. B. Neurocil® 1- bis 2-mal 1–5 mg)
    - Anticholinergika: Scopolamin (z. B. Scopoderm® 1 mg/72 h transdermal)

3.2.4 Hyperkalziämie

- Bei ca. 10–20 % aller Tumorpatienten (ca. 50 % beim Plasmozytom)

3

Ursachen

- Knochenmetastasen
- Hämatologische Systemerkrankungen, v. a. Plasmozytom
- Endokrine Tumoren
- Paraneoplastisch (parathormonähnliche Substanzen)
- Immobilisation
- Medikamente (Hormone)
- Niereninsuffizienz

Klinik

- Schwäche
- Fieber
- Unruhe, psychische Veränderungen, Somnolenz
- Erbrechen, Obstipation
- Polyurie, Exsikkose
- Herzrhythmusstörungen
- Oberbauchbeschwerden (Pankreatitis)

Therapie

- Flüssigkeitsgabe (2000–3000 ml 0,9 % NaCl); ggf. mit Furosemid (z. B. Lasix® 40–80 mg) unter engmaschiger Kontrolle der Retentionswerte
- Bisphosphonate: Ibandronat (z. B. Bondronat® 6 mg) oder Pamidronsäure (z. B. Aredia® 90–120 mg) oder Zolendronsäure (z. B. Zometa® 4 mg); Normalisierung des Kalziumspiegels in 3–4 Tagen
- Rankligand-Inhibitor: Denosumab (z. B. Xgeva® 120 mg, Prolia® 60 mg)
- Glukokortikoide: 100 mg Prednisolon (oder 4–8 mg Dexamethason)
- Calcitonin (z. B. Karil® 100 IE (1 Ampulle) s. c./i. v.)

3.2.5 Hyponatriämie

Ursachen

- Syndrom der inadäquaten ADH-Sekretion (SIADH; Schwartz-Bartter-Syndrom): u. a. als paraneoplastisches Syndrom (insbesondere bei SCLC)
- Schwere Diarrhö, Exsikkose
- Nebennierenrinden-, Hypophyseninsuffizienz, Hypothyreose
- Schwere Herzinsuffizienz
- Leberzirrhose
- Medikamente (z. B. Diuretika, ACE-Hemmer, Carbamazepin, Antidepressiva)

Klinik

- Kopfschmerzen
- Psychische Veränderungen
- Bewusstseinsstörung bis zu Koma
- Übelkeit, Erbrechen
- Muskelschwäche, Myoklonien, Krämpfe, epileptische Anfälle

Therapie

- Wenn asymptomatisch, ggf. Trinkmengenbegrenzung ausreichend
- Kochsalzzufuhr (cave: zu rascher Natriumspiegelanstieg mit Gefahr einer zentralen pontinen Myelinolyse)

3.2.6 Therapiebedingte Leukopenie, Thrombopenie und Anämie

- Klinisch relevante Blutbildveränderungen ab Bestrahlung von mehr als 10–15 % des blutbildenden Knochenmarks
- Im Rahmen vermehrter Anwendung multimodaler Therapiekonzepte zunehmende Bedeutung in der Strahlentherapie

Leukopenie

- Neutropenie: unter 1/nl
- Maßnahmen:
  - Umkehrisolation
  - Engmaschige Temperaturkontrolle, körperliche Untersuchung, Röntgen-Thorax, Urinkultur; weitere Diagnostik abhängig von Klinik
  - Meidung von Nahrungsmitteln mit hohem Infektionsrisiko (z. B. rohe Speisen, frische Säfte, Honig, unpasteurisierte Milchprodukte)
  - Erregerspezifische Antibiotika, Antimykotika, Virustatika
  - Wachstumsfaktor G-CSF; z. B. Filgrastim (z. B. Neupogen® 1-mal 1 Fertigspritze/Tag) oder Pegfilgrastim (z. B. Neulasta® 1-mal 1 Fertigspritze/Tag) oder Lenograstim (z. B. Granocyte® 1-mal 1 Fertigspritze/Tag) an den bestrahlungsfreien Tagen, Dynamik beachten

Thrombopenie

- Thrombopeniebedingt erhöhtes Blutungsrisiko ab unter 100/nl, spontane Blutungen ab 20/nl möglich
- Therapie (bei Symptomatik und/oder ab 10/nl): Thrombozytenkonzentrat-Transfusion

Anämie

- Verzögertes Auftreten durch lange Generationszeit der Erythrozyten
- Prognostische Bedeutung der Anämie kontrovers diskutiert
- Therapie (bei Hämoglobin unter 10 g/dl während Strahlentherapie und klinischer Symptomatik, ansonsten individuelle Entscheidung abhängig von Verlauf, durchgeführter Therapie, Gesamtsituation etc.)
  - Erythrozytenkonzentrattransfusion:
    - Vorteil: rascher Anstieg des Hämoglobinwertes
    - Nachteil: immunologischer Stress, relativ kurzzeitiger Effekt, Risiko von Transfusionszwischenfällen, Kontamination und Eisenüberladung bei häufigen Transfusionen
  - Erythropoetin bei chemotherapieinduzierter oder renaler Anämie:
    - Vorteil: länger anhaltender Effekt, minimales Infektionsrisiko
    - Nachteil: relativ hohe Kosten, verzögerter Wirkungseintritt, mögliche Wachstumsförderung bestimmter Tumoren wird diskutiert

3.3 Schmerztherapie

3.3.1 Allgemeines

- Schmerzen bei ca. 50–90 % der Tumorpatienten; starke Varianz; zunehmend mit Progredienz der Tumorerkrankung
- Ca. 80 % nicht befriedigend analgetisch eingestellt; mögliche Gründe:
  - Unterschätzung der Schmerzintensität durch den Arzt
  - Ressentiments der Patienten und/oder Ärzte gegenüber Einsatz von Opioiden
  - BTM-Formalitäten
  - Fehlender Einsatz von Begleitmedikamenten
  - Verschreibung nur nach Bedarf
  - Fehlende/inadäquate Dosisanpassung
  - Außerachtlassen nicht-medikamentöser analgetischer Optionen (z. B. Radiotherapie, Radionuklidtherapie, interventionelle/operative Maßnahmen)
- Subjektive Wahrnehmung (wie auch bei allen anderen Symptomen) durch psychische, soziale und spirituelle Aspekte moduliert
- Depressivität, Schlafstörungen, Appetitlosigkeit, Konzentrationsstörungen, sozialer Rückzug, Angst sowohl sekundäre Schmerzfolgen als auch schmerzverstärkende Faktoren

Ursachen

- Direkt tumorbedingt (ca. 60–90 %): Kompression und Infiltration von Nerven und Gefäßen, Infiltration schmerzempfindlicher Gewebe, Kompression oder Abflussbehinderung von Hohlorganen, Tumornekrose, Ulzeration, pathologische Fraktur, Schwellung von kapsel- oder faszienumgebenem Gewebe
- Indirekt tumorbedingt (ca. 5–20 %): paraneoplastische Syndrome, (Post-)Zosterneuralgie, Dekubitus, Thrombose, (Pilz-)Infektion etc.
- Therapiebedingt (ca. 10–25 %): Nervenschädigung, Lymphödem, Narbenzug, Fibrose, Neuropathie, Mukositis etc.
- Tumorunabhängig (ca. 5–10 %)

Pathophysiologie

Pathophysiologie des Schmerzes ◻ Tab. 3.2

3.3.2 Medikamentöse Schmerztherapie

- So wenig invasiv wie möglich (oral, transdermal)
- Individuelle schrittweise Titration gegen den Schmerz
- Fester Zeitplan abhängig von Wirkdauer des Präparates, Anpassung an tagesrhythmische Schwankungen
- Antizipatorische Gabe
- Immer zusätzliche Bedarfsmedikation
- Ausreichende Prophylaxe und Therapie der Nebenwirkungen

Tab. 3.2	Pathophysiologie des Schmerzes			
Ursachen		**Charakter**	**Lokalisier-barkeit**	**Anmerkungen**
Nozizeptiv	Direkte Reizung der Schmerzrezep-toren, Gewebe-schädigung, Schmerzmediator-ausschüttung			Primär Gabe Prostaglan-din hemmender Substanzen
	Somatisch (Knochen, Weichteile)	Dumpf, drückend, pochend, bohrend, stechend	Gut	Dauerschmerz oder (bewegungsabhängiger) Durchbruchschmerz
	Viszeral	Dumpf, krampf-, kolikartig	Schlecht	Vegetative Begleitsymp-tome
	Ischämisch	Hell, pochend	Extremität bzw. viszeral	Belastungsabhängig (Nahrungsaufnahme)
Neuropa-thisch	Durch Kompres-sion/Infiltration von Nervenwur-zeln oder -bahnen	Einschie-ßend, elektrisie-rend, brennend	Versorgungs-gebiet der betroffenen Nervenstruk-tur	Meist nicht gut mit Nicht-Opioid-Analgetika einstellbar, Kombination mit Koanalgetika, oft mit neurologischen Sympto-men verbunden (Hyp-, An-, Par-, Dysästhesie, Allodynie)

Nicht-Opioid-Analgetika (WHO-Stufe I)

- Keine Kombination mehrerer NSAR (Toxizitätssteigerung)
- Cave: antipyretische Wirkung der Nicht-Opioid-Analgetika (insbesondere bei immunsupprimierten Patienten)
- NSAR: gastrointestinale Nebenwirkungen (ca. 30–40 %), Nierenschädigung, Natri-umretention (insbesondere bei Vorschäden), Kopfschmerzen, Seh-, Hörstörung, Schwindel, Bronchokonstriktion, ASS-Asthma (prinzipiell durch alle Nicht-Opioid-Analgetika möglich; bei Paracetamol nur bei ca. 5 %), kardiovaskuläre Schädigung
- COX-Hemmung-unabhängige Nebenwirkungen: toxische Knochenmarksschädi-gung, allergische/anaphylaktoide Reaktion, Hepatotoxizität; außerdem: Reye-Syn-drom (Acetylsalicylsäure), Lebernekrosen bei Intoxikation (Paracetamol)
- COX-2-Hemmer für Tumorschmerzen nicht zugelassen; Vorteil der geringeren gastrointestinalen Nebenwirkungen wird durch höheres thrombembolisches Risiko aufgehoben
- Acetylsalicylsäure in der Onkologie ohne Stellenwert, da in den dort notwendigen Dosen mit zu hohem Nebenwirkungsprofil verbunden
- Substanzen ◻ Tab. 3.3

3

◻ Tab. 3.3   Nicht-Opioid-Analgetika

Substanz	Dosierung	Wirkprofil	Hauptindikation	Anmerkungen
Metamizol (z. B. Novalgin®)	z. B. 4- bis 6-mal 500–1000 mg	– Hemmung der Erregungsübertragung im nozizeptiven System, Aktivierung der Hemmung im periaquäduktalen Grau, in hohen Dosen – Prostaglandinsynthesehemmung – Antipyretisch – Analgetisch – Spasmolytisch – Nicht antiphlogistisch	Viszeraler und Knochenschmerz	Höchste analgetische Potenz der Nicht-Opioid-Analgetika, Inzidenz Agranulozytose 1/500.000–1.000.000, anaphylaktoide Reaktionen (cave: keine i.v.-Bolusgabe)
Paracetamol (z. B. Ben-u-ron®)	z. B. 4- bis 6-mal 500–1000 mg	– Zentrale Prostaglandinsynthesehemmung (daher nicht antiphlogistisch, keine gastrointestinalen Nebenwirkungen) – Antipyretisch – Analgetisch	Leichte Schmerzen	Hepato- und Nephrotoxizität
Ibuprofen	z. B. 3-mal 400–600 mg oder 2-mal 800 mg	– Periphere und zentrale Prostaglandinsynthesehemmung – Antipyretisch – Analgetisch – Antiphlogistisch	Schmerzen mit entzündlicher Komponente, Knochenschmerzen	Übelkeit, Bronchospasmus
Diclofenac	z. B. 2-mal (bis 3-mal) 50–150 mg	– Prostaglandinsynthesehemmung – Antipyretisch – Analgetisch – Antiphlogistisch	Schmerzen mit entzündlicher Komponente, Knochenschmerzen	Geringeres Risiko gastrointestinaler Nebenwirkungen als andere NSAR, Störung der Hämatopoese, Natrium-, Wasserretention, Kopfschmerzen
Flupirtin (z. B. Katadolon®)	z. B. 3- bis 4-mal 100–200 mg	– Selektiver neuronaler Natriumkanalblocker, NMDA-Antagonismus – Muskelrelaxierend – Nicht antipyretisch – Nicht antiphlogistisch	Muskuloskelettale Schmerzen, neuropathische Schmerzen	Nebenwirkungsprofil ähnlich wie Opioide

Opioidanalgetika (WHO-Stufe II und III)

- Opiate: Extrakte des Schlafmohns (Codein, Hydromorphon, Heroin)
- Opioide: (halb-)synthetische opiatähnliche Stoffe
- Periphere und zentrale Bindung an Opioidrezeptoren (Anzahl der Rezeptoren individuell unterschiedlich); Hemmung der aszendierenden Schmerzleitung auf der Ebene der Umschaltung im Rückenmark; Aktivierung des deszendierenden schmerzmodulierenden Systems; Hemmung der Schmerzausbreitung im Hirnstamm und Thalamus sowie Linderung des Schmerzerlebens durch Wirkung auf das limbische System
- Bei Schmerzpatienten keine psychische Abhängigkeit (kaum euphorisierende Wirkung durch Retardpräparate), wegen physischer Abhängigkeit schrittweise Reduktion, wenn indiziert; steigender Opioidbedarf durch Tumorprogress, nicht durch Toleranzentwicklung gegenüber analgetischem Effekt
- Auch Langzeitanwendung führt nicht zu Organschäden
- Wirkstärke und -dauer bestimmt durch:
  - Rezeptoraffinität
  - Intrinsische Aktivität
  - Applikationsform
  - Bindung an Plasmaproteine
  - Lipophilie
- WHO-Stufe II möglichst kurz halten und frühzeitig auf WHO-Stufe III wechseln bzw. bei entsprechender Schmerzintensität sofortiger Beginn mit WHO-Stufe III; bei Unwirksamkeit eines Stufe-II-Analgetikums kein zweiter Versuch mit anderem Präparat der Stufe II
- Nebenwirkungen der Opioide ◘ Tab. 3.4
- Außerdem beachten:
  - Erhöhung des intrakraniellen Druckes durch CO_2-Anstieg
  - Histaminliberatorisch wirksam, daher bei Asthma bronchiale kontraindiziert
  - Konstriktion des Sphincter odii, daher nicht bei Gallenkolik (außer Tilidin/Naloxon)
  - (Sub-)Ileus: (relative) Kontraindikation
- Substanzen WHO-Stufe II ◘ Tab. 3.5
- Präparate der WHO-Stufe III (◘ Tab. 3.6) unterliegen der BTM-Verordnung
- BTM-Rezept:
  - Persönliche Ausgabe/Zuordnung verschreibender Arzt; nummeriert
  - Aus der Einnahmeanweisung muss Einzel- und Tagesgesamtdosis eindeutig ersichtlich sein (z. B. „2-mal täglich 1 Tablette" (nicht: „2-mal 1"), „bei Bedarf bis zu 4-mal 1 Tablette" (nicht: „bei Bedarf", „bei Schmerzen" o. Ä.)
  - Handschriftliche Änderungen/Ergänzungen müssen mit Arztunterschrift und Datum bestätigt werden
  - 7-Tage-Gültigkeit
  - Opioidbedarf bis 30 Tage
  - Bis zu maximal 2 verschiedene Opioidsubstanzen, aber pro Substanz beliebig viele Darreichungsformen (Ampullen, Tropfen, Tabletten, Retardtabletten etc.) auf einem Rezept gestattet
  - Höchstmengen für einzelne Opioide

3

□ Tab. 3.4   Nebenwirkungen der Opioide

Nebenwirkung	Häufigkeit	Tachyphylaxie (Toleranzentwicklung)	Therapie
Obstipation (v. a. durch Tonuszunahme der glatten Muskulatur; Reduktion der intestinalen Sekretion, zentrale Wirkung)	Bis 90 %	Keine	– Obligate Prophylaxe: osmotisch wirksames Laxans (z. B. Macrogol); wenn nicht ausreichend: zusätzlich propulsives Laxans (z. B. Natriumpicosulfat) – Wenn nicht ausreichend: zusätzlich Weichmacher (z. B. Paraffin) – Ausreichend Flüssigkeit
Nausea und Emesis (durch Dopaminrezeptorstimulation der Chemorezeptorentriggerzone)	Ca. 20–40 %	Ja (innerhalb von 5–10 Tagen)	– Initiale Prophylaxe empfohlen: Metoclopramid oder/und Haloperidol – Ergänzend Domperidon, Kortikoide, 5-HT3-Blocker
Sedierung	Ca. 20 %	Ja (innerhalb weniger Tage nach stabiler Einstellung)	Überprüfung der Opioiddosis, ggf. Opioidwechsel bei Persistenz
Alpträume, Halluzinationen	Selten (erfragen!)	Keine	Überprüfung der Opioiddosis, ggf. Opioidwechsel; Haloperidol
Atemdepression (wenige tiefe Atemzüge)	Zeichen einer relativen Überdosierung; bei adäquater Dosierung selten; vigilanzsteigernder Effekt der Schmerzen antagonisiert Atemdepression (cave: Schmerzreduktion durch andere Maßnahmen, z. B. Radiotherapie)		– Opioid absetzen – Engmaschige Beobachtung von Atemfrequenz und Vigilanz – Bei ansprechbaren Patienten Kommandoatmung – Bei nicht ansprechbaren Patienten Naloxon (langsam titrieren)
Xerostomie	Häufig	Keine	Lokale symptomatische Therapie
Schwitzen	Selten	Keine	Anticholinergika, Opioidwechsel

(Fortsetzung)

◘ Tab. 3.4 (Fortsetzung)

Nebenwirkung	Häufigkeit	Tachyphylaxie (Toleranzent-wicklung)	Therapie
Juckreiz	Selten	Keine	– Antihistaminika, Hautpflege, ggf. Opioidwechsel – Therapieversuch mit 5-HT3-Antagonisten, trizyklischen Antidepressiva
Harnverhalt (durch Tonuszunahme der glatten Muskulatur)	Selten	Ja	– Medikamentenrevision (Synergismus mit anderen Medikamenten?) – Cholinesterasehemmer Distigminbromid – Überprüfung der Opioiddosis, ggf. Opioidwechsel
Myoklonien	Selten (häufiger bei Niereninsuffizienz)	Keine	Überprüfung der Opioiddosis, ggf. Opioidwechsel; Clonazepam
Opioidinduzierter Schmerz (Zunahme der Schmerzen bei Dosiserhöhung mit Allodynie, Hyperalgesie, neuropsychiatrischen Nebenwirkungen)	Sehr selten		

— In begründeten Sonderfällen können Begrenzungen überschritten werden (Kennzeichnung des Rezeptes mit „A")
— Aufheben der Durchschläge über 5 Jahre
— Im Notfall auch Verordnung auf normalem Rezept mit Kennzeichnung „Notfallverschreibung" und unmittelbares Nachreichen eines BTM-Rezeptes mit Kennzeichnung „N" an abgebende Apotheke
— Aktive Morphinmetaboliten werden renal ausgeschieden (Akkumulation bei Niereninsuffizienz, daher eher unretardierte Morphingabe zur besseren Steuerbarkeit und niedrigere Startdosen, ansonsten Titration gegen den Schmerz wie bei nierengesunden Patienten)
— Zur Einstellung unretardierte Zubereitung gegen den Schmerz titrieren (nach halber Wirkdauer Kontrolle: wenn gute Schmerzstillung, Dosis als Einzeldosis weiter, wenn keine Schmerzkontrolle, gleiche Dosis sofort, nächste Dosis verdoppeln), wirksame Dosis alle 4 h; 24-h-Dosis entspricht 6-facher wirksamer Einzeldosis, bei dauerhafter Schmerzfreiheit Umstellung auf retardierte Form 1:1

3

■ **Tab. 3.5**   Opioidanalgetika WHO-Stufe II

Substanz	Dosierung	Ä	Anmerkungen
Codein	z. B. 6- mal 30–100 mg	1/10	Stärker antitussiv als analgetisch; wegen kurzer Wirkdauer, unvorhersehbarer Bioverfügbarkeit und Verstoffwechselung in aktiven Metaboliten bei Tumorschmerz weniger geeignet (Aufführung im WHO-Schema aus traditionellen Gründen)
Dihydro-codein (z. B. Para-codein®)	z. B. 2- mal 60–120 mg	1/6	Stark obstipierend
Tramadol	z. B. Tramal®: 50–200 mg alle 2–4 h z. B. Tramal long®: 2-mal 50–200 mg	1/10	Häufiger emetogen, schwächer obstipierend als andere Opioide; Halluzinationen, Krampfanfälle möglich (keine Kombination mit Neuroleptika, Antidepressiva); Verminderung der analgetischen Wirkung bei gleichzeitiger Gabe von Carbamazepin, möglicher Vorteil bei neuropathischen Schmerzen
Tilidin/ Naloxon	z. B. Valoron N®: 50–100 mg alle 2–4 h z. B. Valoron N retard® retardiert: 2- bis 3-mal 100–300 mg	1/10	Weniger obstipierend, bei Leberinsuffizienz Wirkungsabschwächung

Ä = analgetische Äquivalenz zu Morphin

- Rasche Einstellung: z. B. 5 mg i. v.; wenn weiter Schmerzen: nach 5 min 2,5 mg; wenn weiter Schmerzen, nach 10 min 2,5 mg; wiederholen, bis Schmerzfreiheit
- Schmerznotfall: z. B. 5–10 mg Morphin i. v., alle 10–20 min wiederholen, bis Schmerzfreiheit erreicht oder Nebenwirkungen auftreten
- Opioidwechsel (Rotation) bisher nur in unkontrollierten Studien/Fallberichten untersucht; kann bei ungünstigem Verhältnis von Nebenwirkungen und Analgesie oder bei unzureichender Schmerzstillung trotz schmerzadäquater Gabe von Koanalgetika und angemessener Dosissteigerung versucht werden (die rechnerisch ermittelte Äquivalenzdosis wird um ca. 30–50 % reduziert und dann wiederum gegen den Schmerzt titriert)
- Bei Einsatz anderer erfolgreicher analgetischer Maßnahmen (z. B. Radiotherapie) unter laufender Opioidtherapie im Verlauf Dosisreduktion prüfen, da sonst ggf. relative Überdosierung
- Opioide bei bestimmungsmäßiger, verordneter Einnahme im konkreten Krankheitsfall beim Führen eines Kraftfahrzeuges keine Ordnungswidrigkeit (Bescheinigung mitführen); durch Opioideinnahme ist sensomotorische Leistungsfähigkeit nicht immer beeinflusst und bei einzelnen Patienten unter stabiler Einstellung sogar gebessert; bei stabiler Einstellung, verantwortungsbewusstem Patienten, gutem Allgemeinzustand ist Fahrtüchtigkeit gegeben (Vigilanztests, ggf. Überprüfung durch TÜV)

◘ Tab. 3.6 Opioidanalgetika WHO-Stufe III

Substanz		Dosierung	Ä	Anmerkungen
Morphin	Oral	Nicht retardiert: ab 5 mg (WD 4 h)	1	Referenzsubstanz (am besten untersucht, am häufigsten verwendet, in allen Applikationsformen verfügbar); Dosisfindung, Bedarfs- bzw. Basismedikation
		Retardiert: ab 10 mg (WD 8–12 h)		
		Ultraretardiert: ab 20 mg (WD 12–24 h)		
	Rektal	Ab 10 mg (WD 4 h)		
	Subkutan/i. v.	Ab 2,5 mg (WD 4 h)		
	Epidural/ intrathekal	Individuelle Dosisfindung		
Fentanyl		z. B. Durogesic SMAT®: ab 12 µg/h (WD (48–)72 h)	100	– Weniger stark ausgeprägte Obstipation als unter Morphin; hohe Lipophilie – Wirkeintritt nach 12 h; Abklingzeit nach Entfernung des Pflasters ca. 16 h; bei Fieber Resorption erhöht
		z. B. Actiq®: ab 100 mg (WD 1 h)		
Buprenorphin		z. B. Temgesic®: – i. v. 0,3 mg (WD 6–8 h) – s. l. 0,2–0,4 mg (WD 6–8 h)	50	– Agonist-Antagonist, dadurch Ceiling-Effekt – Höchste Rezeptoraffinität, daher längste Halbwertszeit, nicht antagonisierbar – Weniger stark ausgeprägte Obstipation als unter Morphin
		z. B. Transtec®: ab 35 µg/h (WD 72–96 h)		
Oxycodon		z. B. Oxigesic®: ab 10 mg (WD 8–12 h)	2	– Prodrug (hepatische Aktivierung notwendig), Vorteil bei neuropathischen Schmerzen – Ca. 50 % höhere Plasmaspiegel bei Nieren- oder Leberinsuffizienz
Hydromorphon		z. B. Palladon®: – nicht retardiert: ab 1,3 mg (WD 4 h) – retardiert: ab 4 mg (WD 8–12 h)	7,5	– Hohe orale Bioverfügbarkeit – Geringe Plasmaeiweißbindung, keine Kumulation bei Niereninsuffizienz – Gut geeignet für multimorbide und ältere Patienten
		Bei Schmerzattacken unter Methadontherapie z. B. Dilaudid®: ab 2 mg (WD 4 h)		

(Fortsetzung)

Tab. 3.6 (Fortsetzung)			
Substanz	Dosierung	Ä	Anmerkungen
L-Methadon	L-Polamidon®: oral: ab 2 mg (WD 6–12 h) i.v.: ab 1 mg (WD 6–12 h)	4–20	– Individuelle Kinetik mit Gefahr der Kumulation (Ausweichpräparat bei Opioidrotation) – u. U. vorteilhaft bei neuropathischen Schmerzen – Fraglich auch Wirkung über Serotonin-, Noradrenalin-Wiederaufnahmehemmung (wie Antidepressiva) und NMDA-Antagonismus (wie Flupirtin)

Ä analgetische Äquivalenz zu Morphin, *WD* Wirkdauer

- Äquivalenzdosen (äquivalenzanalgetische Dosen sind Näherungswerte, im Einzelfall können Dosen deutlich über- oder unterschritten werden):
  - Unretardierte Tagesdosis entspricht retardierter Tagesdosis
  - Verhältnis orale/rektale Dosis zu i. v.-/s. c.-Dosis ca. (2–)3 zu 1
  - Verhältnis orale Dosis zu transdermale Fentanyldosis ca. 1:100 (z. B. 30 mg Morphin/Tag entsprechen in etwa 0,3 mg Fentanyl/Tag=12 μg/h)
  - Bedarfsmedikation (unretardiert) entspricht $^1/_6$ der Gesamttagesdosis

Koanalgetika
- Medikamente mit primär anderen Indikationen, die insbesondere bei neuropathischen Schmerzen (meist auf empirischer Basis) unterstützend zum Einsatz kommen
- Indikationen und Substanzen ◻ Tab. 3.7
- Antidepressiva: analgetische Wirkung tritt schneller ein (nach wenigen Tagen) als antidepressive Wirkung; keine feste Dosis-Wirkungsbeziehung, niedrigere Dosen meist ausreichend
- Antiepileptika: membranstabilisierend; Dosierung in etwa wie bei antiepileptischer Therapie
- Benzodiazepine: Verstärkung des inhibitorischen GABA-Transmitterkomplexes

3.3.3 Invasive und nicht medikamentöse Schmerztherapie

Rückenmarksnahe und intraventrikuläre Verfahren
- Opioide, ggf. mit Lokalanästhetika kombiniert, Clonidin; außer für Morphin für die meisten anderen Opioide und sonstigen Medikamente keine explizite Zulassung für die rückenmarksnahe Applikation
- Epidural/peridural: außerhalb der Dura mater in bindegewebigen Spalt (Diffusion in Intrathekalraum und Venenplexus); intrathekal (Subarachnoidalraum; direkt über Liquor an Rückenmark, Spinalnerven)
- Nebenwirkungen:
  - Opioide: typische Opioidnebenwirkungen, häufiger Pruritus
  - Clonidin: Hypotension
  - Lokalanästhetika: kardiovaskuläre Nebenwirkungen

◰ Tab. 3.7 Koanalgetika: Indikationen und Substanzen

Schmerztyp	Koanalgetikum	Anmerkungen
Neuropathischer Schmerz		
Hell, beißend, brennend	Amitryptilin, z. B. Saroten®: 10–25–50(–150) mg	Einschleichend dosieren, höhere Dosierung zur Nacht, Sedierung, anticholinerge Nebenwirkungen
	Imipramin, z. B. Tofranil®: 25–75(–150) mg	Einschleichend dosieren, ggf. Alternative bei kardialen Kontraindikationen, Sedierung, anticholinerge Nebenwirkungen
Einschießend	Carbamazepin, z. B. Tegretal®: 2-mal 100–200 (–400) mg	Einschleichend dosieren, zahlreiche Kontraindikationen und Wechselwirkungen; Nebenwirkungen u. a. Hautausschlag, Leberschädigung, Blutbildveränderungen
	Gabapentin, z. B. Neurontin®: 3-mal 100(–400) mg	Einschleichend dosieren, kaum Kontraindikationen und Wechselwirkungen; Anpassung bei Niereninsuffizienz; cave: Beeinflussung des Blutzuckerspiegels
	Pergabalin, z. B. Lyrica®: 1- bis 2-mal 25–50 mg	Benommenheit, Euphorie, Ataxie, Tremor
Krampfartig, Phantomschmerz	Phenytoin, z. B. Zentropil®: 100(–300) mg	Einschleichend dosieren, Anpassung bei Niereninsuffizienz, unterschiedliche Beurteilung
	Clonazepam, z. B. Rivotril®: 3-mal 0,3(–0,7) mg	Einschleichend dosieren
	Baclofen, z. B. Lioresal®: 3-mal 5(–20) mg	Einschleichend dosieren
Lokal (Postzoster-, Postmastektomieschmerz)	Capsaicin, z. B. Capsamol®: 4-mal 0,02 % Salbe)	Anwendung lokal ca. 4 Wochen, lokal hyperämisierend, nervenschädigend
Muskelschmerz		
Myogelosen, Muskelspastik	Baclofen, z. B. Lioresal®: 3-mal 5(–20) mg	Einschleichend dosieren; v. a. bei zentral/spinal bedingten Muskelspasmen (Multipe Sklerose, Querschnittssyndrom)
Knochenschmerzen		
	Bisphosphonate	Signifikante Schmerzlinderung erst nach ca. 12 Wochen)
	Denosumab (XGeva®, Prolia®)	
	Calcitonin (z. B. Karil®)	Ausweichsubstanz

(Fortsetzung)

3

⊡ Tab. 3.7   (Fortsetzung)

Schmerztyp	Koanalgetikum	Anmerkungen
Viszeraler Schmerz		
Mit Kolik	Butylscopolamin, z. B. Buscopan®: 40–80 mg	Nur im Gastrointestinaltrakt wirksam
	Metamizol	An Urogenital- und Gastrointestinaltrakt wirksam
Mit Ödem, Kapselspannung	Kortikoid	Vermutlich auch direkt analgetischer Effekt durch zentrale Prostaglandinsynthesehemmung

- Kein endgültiger Beweis, dass rückenmarksnahe Verfahren wirksamer sind oder ein günstigeres Nebenwirkungsprofil aufweisen; nur bei ca. 2 % aller Schmerzen bei Tumorpatienten sinnvoll angewandt
- Über Periduralkatheter (Lebenserwartung unter 3 Monate; höhere Störanfälligkeit, Fibrosierungen; Lokalanästhetikagabe komplikationsloser möglich, Infektionsgefahr geringer), sonst eher intrathekaler Kathether mit subkutanem Portsystem; intraventrikuläre Opioidgabe in Ausnahmefällen (hohe Nebenwirkungsrate)

Elektrostimulationsverfahren
- Besitzen insgesamt bei tumorbedingten Schmerzen geringen Stellenwert

Destruktive Verfahren
- Chemoneurolyse (Alkohol, Phenol, Glykol), Kryoneurolyse; Blockade für 3–6 Monate; destruktive neurochirurgische Verfahren (selten indiziert)
- Neurolyse des Plexus coeliacus: gutes Ansprechen, wenn auf viszerale Afferenzen beschränkt; v. a. Pankreas
- Nachteil: räumlich und zeitlich begrenzt, durch Deafferationsschmerz und Alkoholneuritis können schwer therapierbare Schmerzsyndrome entstehen; meist ist eine weitere medikamentöse Schmerztherapie notwendig

Andere Verfahren
- Radiotherapie, Chirurgie, Radionuklidtherapie (▶ Abschn. 34.1)
- Physiotherapie, Massage
- Akupunktur: kurzfristig wirksam bei ca. 50–70 %, längerfristig weniger; unklar, ob Effekt durch natürliche Fluktuation, Placeboeffekt etc. (Problem der Kontrollgruppe)
- Psychotherapie, Entspannungstechniken

3.4   Pflege bestrahlter Haut

3.4.1   Prophylaxe

- Vermeidung mechanischer, chemischer und thermischer Reizung
- Haut- und Haarreinigung: kurzes Duschen, milde Seifen, vorsichtiges Abtrocknen (cave: Anzeichnungen)

- Hautpflege:
  - Neutrale (harnstoffhaltige) Cremes (cave: Anzeichnungen) empfohlen
  - Calendula-Creme (Ringelblume) kann Radiodermatitis reduzieren (cave: allergenes Potenzial)
  - Aloe vera ohne günstigen Effekt (in Studien z. T. sogar häufiger trockene Schuppung, Schmerzen)
  - Puder zur Hautpflege prinzipiell nicht empfohlen; zur besseren Fixierung der Anzeichnungen ggf. bei sehr fettigen Hautverhältnissen, starkem Schwitzen
  - Zur Prophylaxe stärkerer perinealer Hautreaktionen ggf. silberhaltige Verbände (z. B. Silverlon®)

3.4.2 Behandlung von Hautreaktionen

- Therapieempfehlungen entsprechen den allgemeinen Regeln der Wundversorgung
- Bezüglich der Präparate z. T. sehr unterschiedliche Präferenzen in den einzelnen Institutionen
- Hautreaktionen CTC-Grad I–II:
  - Wie Prophylaxe
  - Abhängig von Befund und Lokalisation zusätzlich ggf. Salbenbehandlung, Sitzbäder, z. B. Dexpanthenol (z. B. Bepanthen®), Linolsäure (z. B. Linola®), Sulfasazin (z. B. Flammazine®), Phenol-Methanal-Harnstoff-Polykondensat (z. B. Tannolact®), kortisonhaltige Präparate (Mometasonfuroat, z.B. Euceral®), sonstige Wirkstoffe (z. B. Leviaderm®)
- Bei größeren feuchten Epitheliolysen, wenn möglich, ungehinderte Luftzirkulation; ggf. Hydrokolloid-/Alginatverbände (z. B. Varihesive®, Tegaderm®) oder Polyurethan-schaumverbände (z. B. Mepilex®) (können während der Bestrahlung belassen werden)
- Ggf. antibiotische bzw. antimykotische Therapie
- Bei chronischen Ulzera ggf. individueller Therapieversuch mit Tocopherol/Pentoxifyllin (für mindestens 3 Monate), hyperbarem Sauerstoff, Lasertherapie; chirurgische Sanierung
- Cave: bei sequenzieller Systemtherapie Recall-Phänomen möglich

3.5　ZNS

3.5.1　Symptomatik

- Akut: fokale oder generalisierte Symptomatik als Ausdruck eines erhöhten intrakraniellen/intraspinalen Drucks durch Ödembildung (Schmerzen, Übelkeit, Sehstörungen, Schwindel, Krampfanfälle, Verschlechterung einer vorbestehenden neurologischen Symptomatik)
- Subakut: Symptomatik 6–10 Wochen nach Strahlentherapie (Inappetenz, Verlangsamung; selbstlimitierend)
- Chronisch: Nekrosen (z.T. mit raumfordernder Wirkung), neurokognitive Defizite
- ▶ Abschn. 2.3.2 Zentrales und peripheres Nervengewebe

3

3.5.2 Prophylaxe

- Bei fehlender Symptomatik keine prophylaktische Dexamethasongabe (allenfalls sinnvoll bei Rezidiven vormals symptomatischer Prozesse)
- Prophylaktische antikonvulsive Therapie nicht empfohlen
- Wenn sinnvoll möglich, ggf. Reduktion des bestrahlten Hirnvolumens zur Verringerung neurokognitiver Defizite (stereotaktische Radiotherapie; Hippocampus-Schonung, bei indizierter Ganzhirnbestrahlung in Studien; ggf. individuelle Einzelfallentscheidung); ▶ Abschn. 35.3.4 Radiotherapie

3.5.3 Therapie

- Hirndrucksymptomatik:
  - Symptomorientierte Dexamethasongabe (z. B. Fortecortin®):
    - Moderate Beschwerden: z. B. 4–8 mg p. o.
    - Ausgeprägte Beschwerden: z. B. initial 24–32 mg i. v. (bis 50–100 mg i. v.), dann 4–8 mg p. o.
    - Jeweils Einmalgabe morgens; unter Magenschutz; symptomorientiert ausschleichendes Absetzen
  - Ggf. alternativ Mannitol, Glycerol (nur kurz anhaltender Effekt)
- Krampfanfälle: antikonvulsive Therapie entsprechend neurologischer Therapieempfehlungen/Leitlinien
- Nekrosen:
  - Bei Umgebungsödem: Dexamethason
  - Bei raumfordernder Wirkung: ggf. Operation
  - Ggf. individuell in Einzelfällen Einsatz hyperbare Sauerstofftherapie, Bevacizumab prüfen

3.6   Lunge

- Pneumonitis als akute Strahlenreaktion der Lunge; typischerweise Auftreten 4–12 Wochen nach der Bestrahlung
- Erhöhtes Risiko bei simultaner/sequenzieller Chemotherapie (Recall-Phänomen möglich), vorbestehend eingeschränkter Lungenfunktion (Rauchen kontrovers diskutiert), Alter über 70 Jahre, schlechtem Allgemeinzustand
- ▶ Abschn. 2.3.2 Atemwege

3.6.1 Symptomatik

- Trockener Husten; evtl. zähflüssiges Sputum
- Dyspnoe
- Fieber
- Pleuritischer Schmerz
- Reduzierter Allgemeinzustand

▫ **Tab. 3.8** Mögliches Prednisolonschema bei radiogener Pneumonitis (Beispiel S3-Leitlinie)	
Behandlungstag	**Prednisolon-Dosis**
1.–4 .	60 mg/Tag
5.–8.	30 mg/Tag
9.–14.	12 mg/Tag
15.–42.	6 mg/Tag

3.6.2 Prophylaxe

- Lungenschonende Bestrahlungsplanung: 20–30 Gy gelten als Schwellenwert für eine irreversible Schädigung an Teilvolumina der Lunge; Faustregel: 20 % der Lunge sollten nicht mehr als 30 Gy erhalten bzw. 30 % der Lunge sollten nicht mehr als 20 Gy erhalten
- Nikotinkarenz (zwar hat Nikotin selbst einen protektiven Effekt bezüglich der Komponente der Pneumonitis, relevanter ist jedoch der negative Einfluss auf die Lungenfunktion)
- Kritische Prüfung simultan applizierter Substanzen (cave: Bevacizumab parallel zur Strahlentherapie vermeiden u. a.)

3.6.3 Therapie

- Prednisolon (z. B. Decortin®) 20–60 mg/Tag in über Wochen ausschleichender Dosierung unter Magenschutz
- Beispiel (S3-Leitlinie) für mögliches Therapieschema bei radiogener Pneumonitis
  ▫ Tab. 3.8
- Ggf. Antibiotika bei Superinfektion
- Im Einzelfall bei Bedarf ggf. Reduktion der Steroiddosis durch zusätzliche Gabe von Azathioprin (z. B. Imurek®) oder Cyclosporin A (z. B. Immunosporin®)

3.7 Herz

3.7.1 Symptomatik

- Akut: Herzrhythmusstörungen (meist reversibel)
- Chronisch: Schäden an allen Herzstrukturen möglich (KHK, Perikarditis, Kardiomyopathie, Überleitungsstörungen, Klappenfehler); Auftreten nach Jahrzehnten
- Bei einerseits zunehmendem Einsatz (potentiell kardiotoxischer) Systemtherapie, andererseits moderner Bestrahlungstechniken mit anderer Dosisverteilung als vor Jahren/Jahrzehnten Langzeitfolgen aktueller Therapieregime schwer abschätzbar
- ▶ Abschn. 2.3.2 Herz und Gefäße

3

3.7.2 **Prophylaxe**

- Herzschonende Bestrahlungsplanung
- Vermeidung weiterer kardiovaskulärer Risikofaktoren
- Kritische Prüfung simultan applizierter Substanzen (keine Anthrazykline parallel zur Strahlentherapie; Trastuzumab selbst Risikofaktor für kardiale Dysfunktion, Interaktion mit Strahlentherapie jedoch bisher nicht nachgewiesen, simultane Applikation zugelassen; cave: Radiotherapie der parasternalen Lymphabflusswege)

3.7.3 **Therapie**

- Entsprechend kardiologischer Therapieempfehlungen/Leitlinien

3.7.4 **Vorgehen bei liegendem Schrittmacher/implantierbarem Defibrillator**

- Gefährdung der Funktionsfähigkeit:
  - Durch elektromagnetische Interferenzen (z. B. durch Ein-/Ausschalten des Beschleunigers; stochastischer Effekt (auch bei Dosen unter 2 Gy), meist nicht reversibel)
  - Durch direkte Einwirkung ionisierender Strahlung (kumulative Schädigung)
  - Auch bei geringen Dosen ohne messbare Beeinflussung der Geräteparameter wird die Lebensdauer des Schrittmachers/Defibrillators verkürzt
  - Herstellerangaben bezüglich Strahlentherapie variieren z. T. stark
- Allgemeine Maßnahmen:
  - Dokumentation/Ablage Kopie des Geräte-Ausweises
  - Vor Beginn und nach Ende der Radiotherapie kardiologische Vorstellung; während der Radiotherapie sowie nach Abschluss im weiteren Verlauf individuell festzulegen
  - Durchführung der Radiotherapie mit max. 6 MV
- **Schrittmacher (SM):**
  - Vor Beginn der Strahlentherapie kardiologische Vorstellung mit SM-Kontrolle, Klärung einer eventuellen SM-Abhängigkeit, Abwägung Gefährdungsrisiko, Festlegung notwendiger SM-Kontrollen im Verlauf
  - Aufklärung des Patienten über Gefahr und Symptome eines SM-Ausfalls/-Fehlfunktion; Verkürzung der Gerätelebenszeit
  - SM nicht im direkten Strahlenfeld (ggf. vorab SM-Verlagerung); SM im Rechnerplan als Risikoorgan definieren; ggf. In-Vivo-Messung bei erster Bestrahlung; maximale Dosis sollte in jedem Falle unter 2 Gy liegen
  - Bei SM-Unabhängigkeit:
    - Aufforderung des Patienten, kardiale Symptome unmittelbar mitzuteilen
    - Engmaschige SM-Kontrollen entsprechend Absprache mit Kardiologen
  - Bei SM-Abhängigkeit:
    - Bei Dosis unter 2 Gy: vor jeder Bestrahlung SM-Programmierung in asynchronen Modus, alternativ Deaktivierung durch Magnetauflage während der Bestrahlung, ggf. Reprogrammierung nach der Bestrahlung; EKG-Kontrolle

während täglicher Therapie; Aufforderung des Patienten, kardiale Symptome unmittelbar mitzuteilen, engmaschige SM-Kontrollen entsprechend Absprache mit Kardiologen (mindestens 1-mal/Woche)
- – Bei unvermeidbarer Dosis über 2 Gy: vor jeder Bestrahlung SM-Programmierung in asynchronen Modus, ggf. Reprogrammierung nach der Bestrahlung; tägliche Strahlentherapie unter EKG-(und/oder Pulsoximetrie-)Kontrolle und in Reanimationsbereitschaft; ggf. Bestrahlung mit passagerem externem SM; Aufforderung des Patienten, kardiale Symptome unmittelbar mitzuteilen, engmaschige SM-Kontrollen entsprechend Absprache mit Kardiologen (mind. 1-mal/Woche)
- **Implantierbarer Defibrillator** (ICD; implantable cardioverter defibrillator):
  - Aufklärung des Patienten über Gefahr und Symptome eines ICD-Ausfalls/-Fehlfunktion; Verkürzung der Gerätelebenszeit
  - ICD nicht im direkten Strahlenfeld (ggf. vorab ICD-Verlagerung); ICD im Rechnerplan als Risikoorgan definieren; ggf. In-Vivo-Messung bei erster Bestrahlung; maximale Dosis sollte in unter 1 Gy liegen, maximale Energie 6MV-Photonen (Fehlfunktion a. e. durch Neutronen); Deaktivierung durch Magnetauflage während der Bestrahlung; tägliche Strahlentherapie unter EKG-(und/oder Pulsoximetrie-)Kontrolle und in Reanimationsbereitschaft; ICD-Kontrollen nach jeder Bestrahlung und mehrere Wochen nach Abschluss der Therapie

3.8   Gastrointestinaltrakt

3.8.1 Mundtrockenheit

- Bei ca. 40–80 % aller Tumorpatienten

Ursachen
- Radiotherapie
- Operation
- Medikamente: Anticholinergika, Antidepressiva, Neuroleptika, Opioide, Antikonvulsiva, Diuretika, Antihistaminika, Hypnotika etc.
- Dehydratation
- Mundatmung, eingeschränktes Kauen
- Sauerstoffgabe

Komplikationen
- Geschmackssinnbeeinträchtigung, Appetitlosigkeit, Kachexie
- Odynophagie, Schmerzen
- lokale Infektanfälligkeit
- Karies
- Parotitis

Therapie
- Mundpflege, regelmäßige Mundbefeuchtung, Spülungen
- Kritische Überprüfung der Medikamente

3

- Kaugummi, säurehaltige Getränke, Bonbons, Eiswürfel
- Ausreichende Luftfeuchtigkeit
- Ausreichende Flüssigkeitszufuhr
- Ggf. Speichelersatzmittel
- Ggf. Cholinergika (Pilocarpin, z. B. Salagen®), Sialagoga
- Frühzeitige lokale fungizide Therapie

3.8.2 Mukositis und Stomatitis

- Häufige und dosislimitierende Nebenwirkung der Strahlentherapie; kann Lebensqualität und Compliance der Patienten erheblich beeinträchtigen und durch erforderliche Therapiepausen oder Therapieabbrüche das kurative Ziel der Therapie gefährden; bei Neutropenie Risikofaktor einer Sepsis
- Zahnsanierung inkl. Abwarten der Wundheilung vor Beginn der Radio(chemo)therapie im Kopf-Hals-Bereich; Retraktionsschiene zur Vermeidung von Dosisspitzen bei metallhaltigen Zahnfüllungen; zusätzlich Flouridierungsschiene (z. B. mit Elmex Gelee®) als Prophylaxe

Ursachen
- Radiotherapie
- Chemotherapie
- Sonstige Medikamente: Antibiotika, Kortikoide
- Infektionen: Pilze, Bakterien, v. a. gramnegativ
- Mundtrockenheit
- Immunsupression
- Mangelernährung: Eiweiß-, Vitaminmangel, Anämie
- Neutropenische Ulzerationen: scharf begrenzt, gelblich belegt, leicht zu lösen, sehr schmerzhaft

Komplikationen
- Schmerzen
- Appetitlosigkeit, Kachexie
- Lokale Infektanfälligkeit
- Schleimhautblutungen

Therapie
- Sorgfältige Mund-, Zahnpflege, Mundspülungen
- Sicherstellung der ausreichenden Ernährung
- Lokalanästhetika:
  - Benzydamin (auch prophylaktisch, z. B. Tantum verde® bis 5-mal 15 ml zum Gurgeln bzw. 5-mal 3 Sprühstöße)
  - Morphingel (3- bis 6-mal 3 ml für 10 min im Mund behalten)
  - Cholinsalicylat (z. B. Mundisal® Gel bis 8-mal auf erkrankte Stellen)
  - Lidocain (z. B. Xylocain® Spray bis 6-mal)
- Systemische Schmerztherapie (▶ Abschn. 3.3)
- Antiinfektiöse Therapie bei Superinfektion

- Antimykotika lokal:
  - Nystatin (z. B. Moronal® 4- bis 6-mal 1 Pipette)
  - Amphotericin B (z. B. Ampho-Moronal® 4- bis 6-mal 1 Pipette)
- Antimykotika systemisch:
  - Fluconazol (z. B. Diflucan® 1-mal 50–150 mg p. o./i. v.)
  - Ketoconazol (z. B. Nizoral® 1-mal 200–400 mg p. o.)
  - Itroconazol (z. B. Semera® 1-mal 200 mg p. o.)
- Lokal antibakteriell:
  - Benzydamin (z. B. Tantum verde® bis 5-mal 15 ml zum Gurgeln bzw. 5-mal 3 Sprühstöße)
  - Metronidazol (z. B. Clont® Injektionslösung lokal)
- Antibiotika systemisch: z. B.
  - Flucloxacillin (z. B. Staphylex® 4-mal 250–400 mg p. o.)
  - Metronidazol (z. B. Clont® 1- bis 2-mal 400–500 mg p. o./i. v.)
- Virustatika lokal/systemisch: Aciclovir (z. B. Zovirax® lokal Creme/systemisch 5-mal 200 mg über 5 Tage)

3.8.3 Dysphagie

- Bei ca. 10–20 % aller Tumorpatienten
- Funktionelle oder mechanische Behinderung des Schluckaktes im Bereich von Mundhöhle, Rachenraum, Ösophagus
- Odynophagie: schmerzhafte Schluckstörung (meist Hinweis auf entzündliche Genese)

Ursachen

- Tumorwachstum: lokale Infiltration, Obstruktion, Schädigung nervaler Strukturen
- Mundtrockenheit, Mukositis
- Infektionen: Pilze, Bakterien, v. a. gramnegativ
- Operation
- Radiotherapie
- Medikamente, z. B. Muskeldystonien durch Neuroleptika, Metoclopramid
- Neurologische Erkrankungen
- Allgemeine Schwäche
- Psychische Faktoren

Therapie

- Kausale Therapie, wenn möglich: Tumortherapie, Antidepressiva, suffiziente Schmerztherapie etc.
- Ernährungsberatung; Alkoholkarenz; keine scharfen, sauren, heißen Speisen/Getränke
- Mundpflege, Mundspülungen
- Medikamentös:
  - Ggf. Lokalanästhetikum
  - Ggf. systemische Analgetika (▶ Abschn. 3.3)
  - Ggf. Steroid zum Abschwellen

3

- Bei störendem Speichelfluss:
    - Amitryptilin (z. B. Saroten® 25–75 mg)
    - Haloperidol (z. B Haldol® 3-mal 0,5–1 mg)
    - Scopolamin (z. B. Scopoderm® Pflaster)
    - Ultima Ratio ggf. Radiotherapie der Speicheldrüsen
- Invasiv symptomatisch (Stent, Bougierung, PEG)

3.8.4 Obstipation

- Bei ca. 50 % aller Tumorpatienten (über 90 % der mit Opioiden behandelten Patienten; ca. 30 % der Gesamtbevölkerung)

Ursachen
- Tumorbedingt: Obstruktion, neurogene Störungen durch Tumorinfiltration
- Immobilität, Schwäche
- Verminderte Nahrungszufuhr, Übelkeit und Erbrechen
- Medikamente: Opioide, Anticholinergika (trizyklische Antidepressiva, Phenothiazine, Butylscopolamin), Antihistaminika, Sedativa, Laxanzienabusus etc.
- Metabolische Veränderungen: Hyperkalzämie, Hypokaliämie
- Andere Erkrankungen: Diabetes mellitus, Divertikulose, Analfissuren, Hämorrhoiden
- Psychische Faktoren

Komplikationen
- Ileus
- Durchwanderungsperitonitis

Therapie
- Allgemeine Maßnahmen (ballaststoffreiche Kost, Erhöhung der Trinkmenge, Bewegung), wenn möglich
- Osmotische Laxanzien:
    - Lactulose (z. B. Bifiteral® 10–30 ml)
    - Macrogol (z. B. Movicol® 1- bis 3-mal 1 Beutel)
    - Sorbit (z. B. Mikroklist® rektal)
- Stimulierende Laxanzien:
    - Natriumpicosulfat (z. B. Laxoberal® 10–15 Tropfen)
    - Bisacodyl (z. B. Dulcolax® oral 10 mg, rektal 1–2 Suppositorien)
- Gleitmittel:
    - Paraffin (z. B. Obstinol® oral 10–30 ml)
    - Glycerin (z. B. Glycilax® rektal 1–2 Suppositorien)
- Aminotrizoesäure (z. B. Gastrografin® 30–100 ml oral; nur in schwersten Fällen zur primären Darmentleerung; cave: hoher Jodgehalt; osmotisch wirksam)

3.8.5 Diarrhö

- Bei ca. 5–10 % aller Tumorpatienten

Ursachen
- Radiotherapie
- Operation
- Chemotherapie
- Sonstige Medikamente, z. B. Antibiotika, Diuretika, NSAR
- Paradoxe Diarrhö
- Infektionen
- Sondenernährung

Komplikationen
- Mangelernährung, Flüssigkeits-, Elektrolytverluste
- Abwehrschwäche
- Wundsein der Perianalregion

Therapie
- Ausreichende Flüssigkeitszufuhr
- Smektit (z. B. Colina® 3-mal 1 Beutel)
- Loperamid (z. B. Lopedium® primär 2 Kapseln, dann 1 Kapsel (2 mg) nach jedem Durchfall)
- Saccharomyces boulardii (z. B. Perenterol® 3-mal 2 Kapseln)
- Opiumtinktur bis 6-mal 5–20 Tropfen (hat bei gleichzeitiger analgetischer Opioid-therapie einen additiven obstipierenden Effekt)

3.8.6 Radiogene Proktitis

- ▶ Abschn. 2.3.2 Darm und Rektum

Prophylaxe
- Rektumschonende Bestrahlungsplanung

Therapie
- Bufexamac, Kortikoid, Lokalanästhetikum einzeln oder in Kombination, insbesondere bei vorbestehendem Hämorrhoidalleiden; z. B.:
  - Fluocinonid und Lidocain (z. B. Jelliproct®) Salbe, Suppositorien
  - Prednison und Cinchocain (z. B. Scheriproct®) Salbe, Suppositorien
  - Bufexamac und Lidocain (z. B. Faktu akut®) Salbe, Suppositorien
  - Hydrokortison (z. B. Colifoam®) Schaum
- Andere Substanzen, z. B.:
  - Sulfasalazin (z. B. Azulfidine®) Klysmen
  - Hamamelis (Posterine®) Salbe, Suppositorien
- Systemische Analgetika entsprechend Symptomatik (▶ Abschn. 3.3)
- Therapieoptionen bei chronischer Proktitis:
  - Hydrokortison (z. B. Colifoam®) Schaum
  - Hamamelis (Posterine®) Salbe, Suppositorien
  - Sulcrafat

— Optimierung Darmfunktion, Stuhlkonsistenz; ggf. Überprüfung Notwendigkeit vorbestehender Antikoagulation
— Ggf. endoskopische Lasertherapie von Blutungsquellen; Versuch mit hyperbarer Sauerstofftherapie; chirurgische Intervention

3.9 Urogenitale Strahlentherapiefolgen

— ▶ Abschn. 2.3.2 Niere und harnableitende Organe und Geschlechtsorgane

3.9.1 Radiogene Zystitis

Prophylaxe

— Harnblasenschonende Bestrahlungsplanung, Bestrahlung mit reproduzierbar gefüllter Harnblase

Therapie

— Viel trinken
— Tamsolusin (z. B. Omnic®; Alna® 1-mal 0,4 mg)
— Oxybutynin (z. B. Dridase® 3-mal 2,5–5 mg)
— Trospiumchlorid (z. B. Trospi®; Spasmex®; Spasmo-Urgenin® 3-mal 15 mg)
— Ggf. Antibiose
— Systemische Analgetika entsprechend Symptomatik (▶ Abschn. 3.3)
— Therapieoptionen bei chronischer Zystitis:
  — Symptomatisch
  — Ggf. Katheterisierung; chirurgische Intervention als Ultima Ratio (Zystektomie)

3.9.2 Radiogene Vulvovaginitis

Therapie

— Dexpanthenol (z. B. Bepanthen®) Creme
— Phenol-Methanal-Harnstoff-Polykondensat (z. B. Tannolact®) Creme, Badezusatz für Sitzbäder
— Lactobacillus (z. B. Vagiflor®) Vaginaltabletten, Suppositorien
— Kamillensitzbäder
— Östradiol/Prednisolon (z. B. Linoladiol®) Creme (cave: hormonabhängige Tumore)
— Ggf. Antimykotika
— Systemische Analgetika entsprechend Symptomatik (▶ Abschn. 3.3)
— Prophylaxe vaginaler Verklebungen/Schrumpfung: regelmäßiges Einführen von Tampons mit Panthenol, Dilatatoren; frühzeitige Wiederaufnahme des Geschlechtsverkehrs nach abgeschlossener Wundheilung

3.9.3 Radiogene Keimzellschädigung

— Keimzellen zählen zu den strahlenempfindlichsten Strukturen
— Keimbahnmutationen: Mutationsverdoppelungsdosis 1 Gy

- Grundsätzlich allen Patienten in fertilem Alter Beratung zu konservierenden Maßnahmen anbieten
- Männliche Keimzellen:
  - Vor Radiotherapie oder Chemotherapie Spermakryokonservierung diskutieren
  - Bei Azoospermie testikuläre Spermienextraktion möglich (ca. 60 % Erfolgschance)
  - In den ersten 1–3 Jahren nach Radiotherapie sollte zur Verhütung geraten werden, da subletal geschädigte Keimzellen Mutationsträger sein können
- Weibliche Keimzellen: Prophylaxe einer Schädigung durch Ovariopexie

Medikamentöse Tumortherapie für Radioonkologen

© Springer-Verlag GmbH Deutschland, ein Teil von Springer Nature 2018
I. Stöver, P. Feyer, *Praxismanual Strahlentherapie*, https://doi.org/10.1007/978-3-662-56577-3_4

4

4.1 Allgemeines

4.1.1 Allgemeines zur zytostatischen Chemotherapie

- **Indikationsstellung und Dosierung** individuell u. a. abhängig von:
  - Therapieziel (kurativ/palliativ)
  - Therapiekonzept (Mono-, Polychemotherapie, Radiochemotherapie)
  - Allgemeinzustand, (biologischem) Lebensalter
  - Leber-, Nierenfunktion
  - Knochenmarkreserve
  - Vortherapie
- **Unerwünschte Therapiefolgen** aller Zytostatika (in unterschiedlichem Ausmaß):
  - Knochenmarkssuppression (bis auf wenige Ausnahmen; DD: Zytopenie durch Knochenmarkinfiltration); Leukopenie und Thrombopenie ggf. dosis-/therapielimitierend; Anämie aufgrund des langsamen Verlaufs meist nicht (chemo-) therapierelevant; jedoch im Rahmen einer Radiochemotherapie ggf. rechtzeitig auszugleichen), Immunsuppression
  - Nausea, Emesis, Mukositis, Stomatitis, Diarrhö
  - Alopezie (zahlreiche Ausnahmen), Nagelwachstumsstörung
  - Allergische Reaktionen
  - Potenziell mutagen, kanzerogen und teratogen
  - Organspezifizität (z. B. Neurotoxizität, Nephrotoxizität) der einzelnen Zytostatika in den meisten Fällen ungeklärt

4.1.2 Kombinierte Radiochemotherapie

- Ziel:
  - Erhöhung der lokalen Tumorkontrolle
  - Vernichtung okkulter Fernmetastasen
- Interaktionsmöglichkeiten:
  - Unabhängige Zellabtötung
  - Sich gegenseitig verstärkende Wirkung (additiver oder superadditiver Effekt)
  - Radiosensibilisierung (Verstärkung der Strahlenwirkung durch nicht notwendigerweise zytotoxisch dosierte Chemotherapie)
  - Räumliche Kooperation (lokale Tumorkontrolle durch Radiotherapie, Abtötung okkulter Fernmetastasen durch Chemotherapie; aufgrund der niedrigen Dosierung der Chemotherapie bei kombinierter Therapie in der Praxis fraglich)
- Synergie auf Zell(kern)ebene:
  - Unterdrückung der Reparatur subletaler DNA-Schäden
  - (Teil-)Synchronisierung einer Tumorzellpopulation mit möglichst vielen Zellen zeitgleich in vulnerabler Phase
  - Hemmung der Repopulierung
  - Selektive Abtötung (therapieresistenterer) Zellen durch unter Hypoxie aktivierten oder in saurem Milieu akkumulierten Substanzen
- Probleme des kombinierten Einsatzes von System- und Radiotherapie:

— Bei Einführung/Zulassung neuer Substanzen meist keine explizite Prüfung der Wechselwirkungen mit ionisierender Strahlung
— Insbesondere Wechselwirkungen bei sequenziellem Einsatz in Studien/Anwendungsbeobachtungen sowie im klinischen Alltag oft kaum erfasst
— Neben etablierten und gezielt eingesetzten kombinierten Therapiekonzepten zunehmend auch nicht geplanter, kaum oder nicht mit Studiendaten abgesicherter simultaner oder sequenzieller Einsatz (durch generell vermehrten Einsatz und neuen Substanzen der Systemtherapie, längere Krankheitsverläufe, individuellere Indikationsstellung insbesondere in palliativen Situationen, z. T. mit zeitgleichem dringlichen lokalen und systemischen Handlungsbedarf u. a.)

4.2 Klassische Zytostatika

4.2.1 Substanzgruppen

Substanzgruppen klassischer Zytostatika ◘ Tab. 4.1

4.2.2 Strahlentherapeutisch relevante Aspekte

Alkylanzien

— Insgesamt unterschiedlich gute Datenlage zur kombinierten Strahlenchemotherapie; allgemein mehr additive als strahlensensibilisierende Wirkung
— **Cyclophosphamid:**
  — Bei simultanem Einsatz mit Radiotherapie erhöhte Harnblasen- und Lungentoxizität
— **Ifosfamid:**
  — Bei simultanem Einsatz mit Radiotherapie erhöhte Harnblasentoxizität
— **Busulfan/Melphalan:**
  — Bei Standarddosen keine wesentliche Verstärkung radiogener Toxizitäten
  — Bei Hochdosistherapie mit Radiotherapie erhöhte Lungen- und Myelotoxizität
— **Temozolomid:**
  — In der Erstlinie als kombinierte Radiochemotherapie mit nachfolgender Monotherapie sowie als Rezidivtherapie
  — Kombinierter Einsatz gut untersucht; Überlebensvorteil der kombinierten Radiochemotherapie gegenüber der alleinigen Radiotherapie
  — Patienten mit methyliertem MGMT-Gen profitieren stärker
  — Hirnnekroserate in Hochdosisregionen erhöht („Pseudoprogression"; im MRT oft nur schwer von Tumorrezidiv zu unterscheiden; ggf. MET(Methionin)- oder FET(Fluoroethyl-Tyrosin)-PET), spontane Rückbildungen möglich
  — Nebenwirkungen/Risiken (Auswahl): (moderate) Knochenmarkstoxizität und gastrointestinale Toxizität
— **Mitomycin C:**
  — Wirkt auf hypoxische Tumorzellen zytotoxisch
  — Etabliert in der primären kombinierten Radiochemotherapie des Analkarzinoms

4

◻ **Tab. 4.1**   Substanzgruppen klassischer Zytostatika

	Wirkmechanismus	Einzelsubstanzen (Auswahl)
Alkylanzien	– Älteste Zytostatikagruppe – DNA-Vernetzung, DNA-Protein-Vernetzung; DNA-Einzel-/Doppelstrangbrüche – Prinzipiell in allen Zyklusphasen wirksam	Nitrosoharnstoffe – Carmustin (BCNU) – Gliadel® Implantat – Lomustin (CCNU) Stickstoff-Lost-Verbindungen – Busulfan – Bendamustin – Cyclophosphamid – Ifosphamid – Melphalan Sonstige – Temozolomid – Mitomycin C – Dacarbazin – Procarbacin
Anthrazykline	– Antineoplastisch wirksame Antibiotika – DNA-Doppelstrangbrüche; Polymerasehemmung (dadurch Hemmung der DNA-Replikation und DNA-Transkription, also der Zellteilung und Zellfunktion) – Zyklusspezifisch (G1-/S-Phase)	Doxorubicin/Adriamycin – liposomales Doxorubicin (Myocet®) – liposomales pegyliertes Doxorubicin (Caelyx®) Epirubicin Mitoxantron
Antimetabolite	– Einbau als falsche Substrate in DNA und RNA, Verhinderung des Einbaus der korrekten Bausteine; Hemmung der DNA-Synthese und DNA-Reparatur – Zyklusspezifisch (M-Phase)	5-Flourouracil (5-FU) (Pyrimidinanalogon) – Capecitabin (Prodrug; wird in (Tumor-)Zellen zu 5-FU umgewandelt) Gemcitabin (Pyrimidinanalogon) Methotrexat (Folsäureanalogon)
Platinderivate	DNA-Vernetzung; Hemmung der DNA-Reparatur und der Telomerase (Cisplatin)	Cisplatin Carboplatin Oxaliplatin
Taxane	– Semisynthetische Derivate von Alkaloiden der pazifischen Eibe – Spindelgift (pathologische Stabilisierung von Mikrotubuli) – Zyklusspezifisch (M-Phase)	Paclitaxel Docetaxel Cabazitaxel
Topoisomerasehemmer	– Topoisomerasen schaffen Voraussetzung für DNA-Replikation/-Transkription durch reversible DNA-Unterbrechungen und Veränderungen der DNA-Molekülstruktur; Hemmung bewirkt irreguläre, nicht-behebbare DNA-Brüche und spontane Vernetzungen – Zyklusspezifisch (G1-/S-Phase)	Topotecan Irinotecan Etoposid

- Vorteil kombinierter gegenüber alleiniger Strahlentherapie gut belegt für HNO-Tumoren, Anal- und Zervixkarzinom
- Bei simultaner Anwendung erhöhte Haut- und Schleimhauttoxizität
- Bei großvolumiger Lungenbestrahlung möglicherweise erhöhte Lungentoxizität
- Nebenwirkungen/Risiken (Auswahl): (lang anhaltende) Knochenmarkssuppression (ggf. dosislimitierend), gastrointestinale Toxizität, Pneumonitis, Lungenfibrose, Paravasat gewebenekrotisierend

Anthrazykline

- **Nebenwirkungen/Risiken** (gruppenübergreifend; Auswahl):
  - Myelosuppression (dosislimitierend)
  - Gastrointestinale Toxizität
  - Kardiotoxizität (Risikofaktoren: Lebensalter über 65. Lebensjahr, Adipositas (BMI über 27 kg/m^2), Strahlentherapie im Thoraxbereich, rasche Bolusgabe; akute Toxizität (dosisunabhängig; Spektrum von asymptomatischen EKG-Veränderungen bis zu schwerer Myokarditis, sehr seltener), chronische Toxizität (chronische Herzinsuffizienz)
  - Sekundäre Leukämie (auch bereits nach kurzer Latenz)
  - Alopezie
  - Paravasat gewebenekrotisierend
- **Strahlentherapeutische Aspekte** (gruppenübergreifend):
  - Wegen der superadditiven Kardiotoxizität simultane und sequenzielle Anwendung von Anthrazyklinen und Radiotherapie prinzipiell nicht empfohlen, jedoch bei z. B. beim Mammakarzinom sequenziell etablierter Therapiestandard
  - Simultane Anwendung vermeiden, bei sequenzieller Anwendung größtmögliche Herzschonung
  - Bei sequenzieller Anwendung Recall-Phänomene möglich

Antimetabolite

- **5-FU/Capecitabin:**
  - Nebenwirkungen/Risiken (Auswahl): Mukositis, Ulzerationen, Blutungen im Gastrointestinaltrakt; Knochenmarkstoxizität; Kardiotoxizität; Hand-Fuß-Syndrom (bei 5-FU v. a. bei Dauerinfusion; bei Capecitabine ggf. dosislimitierend); cave (seltene) DPD-Mutation mit deutlich erhöhter Toxizität
  - Überlebensvorteil in der Kombination mit simultaner Strahlentherapie bei HNO-Tumoren, Ösophaguskarzinom, Rektumkarzinom
  - Verstärkte Schleimhautoxizität; verstärkte Knochenmarkstoxizität bei Bestrahlung größerer Knochenmarksanteile
  - Optimale Verabreichung in der kombinierten Therapie scheint die kontinuierliche Gabe zu sein
- **Gemcitabin:**
  - Nebenwirkungen/Risiken (Auswahl): Knochenmarkstoxizität (stärker bei längeren Infusionszeiten, ggf. dosislimitierend); Dyspnoe, Pneumonitis, Bronchospasmus; grippeähnliche Beschwerden inkl. Fieber
  - Bei kombinierter Anwendung mit Radiotherapie verstärkte Schleimhautoxizität; verstärkte Knochenmarkstoxizität bei Bestrahlung größerer Knochenmarksanteile; erhöhte Lungentoxizität; simultane Bestrahlung der Lunge nicht empfohlen

4

> ▬ Außerhalb etablierter Therapieschemata hohes Interaktionspotenzial berücksichtigen; möglichst zeitliches Intervall einhalten (mindestens eine Woche bzw. Abklingen der strahlentherapeutischen Akutreaktionen)
> ▬ **Methotrexat:**
>> ▬ Erhöhte Leukenzephalie-Rate insbesondere bei Kindern bei simultanem oder kurz aufeinanderfolgendem Einsatz einer Hirnbestrahlung (stärker bei systemischer als bei intrathekaler Gabe)
>> ▬ Erhöhtes Risiko einer Weichteil-/Knochennekrose bei Radiotherapie; simultaner Einsatz nur innerhalb von Studien

Platinderivate

▬ Gute Datenlage zu simultaner und sequenzieller Radiotherapie; Vorteil der Kombinationstherapie nachgewiesen (insbesondere für Cisplatin) bei HNO-Tumoren, Ösophaguskarzinom, Bronchialkarzinome, Zervixkarzinom
▬ Geringe bis moderate Verstärkung der strahlentherapeutischen Akuttoxizität, insbesondere an den Schleimhäuten
▬ **Cisplatin:**
> ▬ Nebenwirkungen/Risiken (Auswahl): Nephrotoxizität, Ototoxizität, Polyneuropathie; relativ geringe Knochenmarkstoxizität
> ▬ Am besten in der Kombinationstherapie mit Radiotherapie untersucht
> ▬ Erhöhte Oto- und Nephrotoxizität bei simultaner (und auch sequenzieller) Bestrahlung
▬ **Carboplatin:**
> ▬ Nebenwirkungen/Risiken (Auswahl): höhere Knochenmarkstoxizität, kaum Organtoxizität
▬ **Oxaliplatin:**
> ▬ Nebenwirkungen/Risiken (Auswahl): Knochenmarkstoxizität, Polyneuropathie

Taxane

▬ Bei simultaner Radiochemotherapie erhöhte akute Hauttoxizität
▬ Höhere Infektionsrate bei simultaner Radiochemotherapie von HNO-Tumoren
▬ Bei simultaner Radiochemotherapie erhöhte Lungentoxizität; geringeres Risiko bei rein sequenzieller Anwendung, aber immer noch erhöht gegenüber alleiniger Radiotherapie
▬ Verstärkung der radiogenen Kardiotoxizität nicht nachgewiesen

Topoisomerasehemmer

▬ Bei simultaner Radiochemotherapie Erhöhung der Knochenmarkstoxizität und der gastrointestinalen Toxizität

4.3   „Neue Substanzen"

▬ Sammelbegriff neuartige Wirkstoffgeneration, die auf die wachsenden Erkenntnisse der molekularbiologischen Zusammenhänge zellulärer Signalkaskaden aufbaut
▬ Synonym gebraucht: „molecular therapies", „targeted therapies", „biological therapies"

4.3.1 Substanzgruppen

Untergruppen „neuer Substanzen" nach Wirkmechanismus ◘ Tab. 4.2

4.3.2 Strahlentherapeutisch relevante Aspekte

Insgesamt ist die Datenlage zur Kombinationstherapie von „neuen Substanzen" und Radiotherapie sehr spärlich und z. T. widersprüchlich bei gleichzeitig zunehmender klinischer Relevanz.

Monoklonale Antikörper

— Rezeptorbindung an epidermalen Wachstumsfaktorrezeptor (Epidermal Growth Factor Receptor EGFR), vaskulären Wachstumsfaktor (Vascular Endothelial Growth Factor, VEGF) oder CD20-Antigen; Zellproliferationshemmung durch Blockierung von Signalkaskaden
— Bedeutung der Wortendungen:
  — -mab: monoclonal antibody
  — (-omab: muriner Antikörper; von der Maus stammend; klinisch nicht im Einsatz)
  — -imab: Primaten-Antikörper

◘ **Tab. 4.2** Untergruppen „neuer Substanzen" nach Wirkmechanismus

	Angriffspunkt	Einzelsubstanzen (Auswahl)
Monoklonale Antikörper	Anti-EGFR-Antikörper	– Cetuximab (Erbitux®) – Panitumumab (Vectibix®)
	Anti-EGFR HER2/neu-Antikörper	– Trastuzumab (Herceptin®)
	Anti-VEGF-Antikörper	– Bevacizumab (Avastin®)
	Anti-CD20-Antikörper	– Rituximab (MabThera®)
	Anti-RANKL-Antikörper	– Denosumab (Xgeva®, Prolia®)
	Anti-PD-(L)1-Antikörper, CTLA-4-Antikörper, (Checkpointinhibitoren)	– Nivolumab (Opdivo®) – Pembrolizumab (Keytruda®) – Ipilimumab (Yervoy®)
Small molecules	Tyrosinkinase-Inhibitoren	– Erlotinib (Tarceva®) – Imatinib (Glivec®) – Lapatinib (Tyverb®) – Sorafenib (Nexavar®) – Sunitinib (Sutent®)
	mTOR-Inhibitoren	– Everolimus (Afinitor®) – Temsirolimus (Torisel®)
	Proteasom-Inhibitoren	– Bortezomib (Velcade®)
Sonstige	Sonstige Immunmodulatoren	Thalidomid Lenalidomid
	PARP-Inhibitoren	Olaparib

4

- ═ -ximab: chimärer Antikörper (nur der variable Antikörperteil stammt von der Maus)
- ═ -zumab: humanisierter Antikörper (nur die Anbindungsstellen stammen von der Maus)
- ═ -umab: humaner Antikörper
- ═ **Cetuximab:**
  - ═ Wirksam bei Patienten mit nichtmutiertem RAS-Tumorsuppressorgen (Wildtyp)
  - ═ Einzige simultan zur Radiotherapie zugelassene „neue Substanz"
  - ═ Z. T. divergierende Angaben zur möglichen Erhöhung der Hauttoxizität (das akneiforme Exanthem als typische Nebenwirkung des Cetuximab sowie die Radiodermatitis betreffend) und der Schleimhauttoxizität bei simultaner Anwendung zur Radiotherapie
  - ═ Mögliche Risikoerhöhung für Pneumonitis nicht ausgeschlossen
  - ═ Simultane Anwendung außer bei HNO-Tumoren nur in Studien empfohlen; ggf. insbesondere in palliativen Situationen Einzelfallentscheidung nach sorgfältiger Nutzen-Risiko-Abwägung und entsprechender Patientenaufklärung
- ═ **Panitumumab:**
  - ═ Wirksam bei Patienten mit nichtmutiertem RAS-Tumorsuppressorgen (Wildtyp)
  - ═ Kaum Daten zur kombinierten Therapie
  - ═ Wohl ähnliche Wirkungsverstärkung wie bei Cetuximab
- ═ **Trastuzumab:**
  - ═ Keine erhöhte Kardiotoxizität bei simultaner und sequentieller Radiotherapie nachgewiesen (cave: relativ kurze Nachbeobachtungszeit); möglichst gute Herzschonung anstreben
- ═ **Bevacizumab:**
  - ═ Erhöhtes Risiko ischämischer Darmkomplikationen, Blutungen, Ulzerationen, Wunddehiszenzen, Anastomoseninsuffizienz, Fistelbildung (auch im Thoraxbereich) bei kombiniertem Einsatz; vorangegangene Radiotherapie bis zu 6 Monate signifikanter Risikofaktor für Perforationen im Gastrointestinaltrakt, nach 6 Monaten immer noch Trend zu Risikoerhöhung; Hinweise auf erhöhtes Risiko für Weichteils- und Osteonekrosen (bei HNO-Tumoren) und Pneumonitis
  - ═ Simultane und sequenzielle Anwendung bis zu mindestens 6 Monaten nur in Studien empfohlen; ggf. insbesondere in palliativen Situationen Einzelfallentscheidung nach sorgfältiger Nutzen-/Risiko-Abwägung und entsprechender Patientenaufklärung
- ═ **Rituximab:**
  - ═ Zeitlich naher sequenzieller Einsatz einer Radiotherapie in vielen (NHL-)Therapieprotokollen vorgesehen
  - ═ Bisher keine wesentliche Erhöhung der Toxizitäten nachgewiesen
  - ═ Simultane Anwendung nur in Studien empfohlen; ggf. insbesondere in palliativen Situationen Einzelfallentscheidung nach sorgfältiger Nutzen-Risiko-Abwägung und entsprechender Patientenaufklärung
- ═ **Denosumab:**
  - ═ Hemmung der Osteoklastenaktivität
  - ═ Einsatz bei ossärer Metastasierung, Osteoporose; Schmerzreduktion und Senkung von Frakturereignissen
  - ═ Unerwünschte Therapiefolgen: u. a. Harnwegs-, obere Atemwegsinfektionen, Katarakt, Obstipation, Exanthem, Ischias-,Gelenkschmerzen, Elektrolytstörungen, Kieferosteonekrose (Kofaktoren: z. B. vorab bestehende Zahn(fleisch)erkrankungen,

Kiefermetastasen, Radiotherapie im Kopf-Hals-Bereich, kieferchirurgische Eingriffe, Chemotherapie, Kortisontherapie; Zahnsanierung vor Therapiebeginn, sorgfältige Mundhygiene, engmaschige zahnärztliche Kontrollen)
  - Keine expliziten Empfehlungen zur Radiotherapie vorliegend; simultaner und sequentieller Einsatz möglich
- **Checkpointinhibitoren:**
  - Gehören zur Gruppe der monoklonalen Antikörper
  - Hemmung der immunsuppressiven Wirkung von Tumorzellen, die über Beeinflussung der Regulationsmechanismen des Immunsystems der körpereigene Tumorabwehr entgehen
  - Tumoren, die eine erhöhte Mutationslast durch exogene Noxen haben (z. B. Rauchen, UV-Strahlung), scheinen besonders gut anzusprechen
  - Synergistischer Effekt mit Radiotherapie nachgewiesen

Tyrosinkinaseinhibitoren

- Gehören zur Gruppe der small molecules; passieren Zellmembran und hemmen intrazellulär Tyrosinkinasen verschiedener Wachstumsfaktorrezeptoren
- Bisher keine Substanz zum simultanen Einsatz mit Radiotherapie zugelassen
- **Erlotinib:**
  - Hinweise auf erhöhtes Risiko für Radiodermatitis, Diarrhö, Pneumonitis
  - Simultane und zeitlich nahe sequentielle Radiotherapie nur in Studien empfohlen; ggf. insbesondere in palliativen Situationen Einzelfallentscheidung nach sorgfältiger Nutzen-Risiko-Abwägung und entsprechender Patientenaufklärung
- **Sorafenib:**
  - Hinweise auf erhöhtes Risiko für Darmperforationen bei simultaner (und auch noch 2 Tage nach Absetzen von Sorafenib beginnender) Radiotherapie
  - Simultane und zeitlich nahe sequentielle Radiotherapie nur in Studien empfohlen; ggf. insbesondere in palliativen Situationen Einzelfallentscheidung nach sorgfältiger Nutzen-Risiko-Abwägung und entsprechender Patientenaufklärung
- **Sunitinib:**
  - Hinweise auf erhöhtes Risiko für Fistelbildung und Blutungen (im HNO-Bereich Blutungskomplikationen auch bei sequenzieller Anwendung); höhergradige Zytopenien bei Radiotherapie von Lebermetastasen
  - Simultane und zeitlich nahe sequentielle Radiotherapie nur in Studien empfohlen; ggf. insbesondere in palliativen Situationen Einzelfallentscheidung nach sorgfältiger Nutzen-Risiko-Abwägung und entsprechender Patientenaufklärung

mTOR-Inhibitoren

- Gehören zur Gruppe der small molecules; passieren Zellmembran und hemmen intrazellulär mTOR (Serintheorinkinase; Bestandteil von Signalkaskaden im Rahmen von Zellproliferation, Zellmetabolismus und Angiogenese)
- Bisher keine Substanz zum simultanen Einsatz mit Radiotherapie zugelassen
- Hinweise auf deutliche Knochenmarkstoxizität auch bei sequenziellem Einsatz, eventuell auch erhöhtes Thrombose- oder Blutungsrisiko und erhöhte Rate an Wundheilungsstörungen; insgesamt wegen mangelnder Datenlage keine weiteren Empfehlungen vorliegend

Proteasom-Inhibitoren

- Proteasom (großer Proteinkomplex) spielt zentrale Rolle im Proteinabbau
- Bei mäßiger Datenlage bisher gute Verträglichkeit einer kombinierten Therapie ohne unerwartete Toxizitätssteigerung

Sonstige Substanzen

- **Thalidomid:**
  - Angionesehemmernd, immunmodulierend, antiinflammatorisch
  - Simultan und sequenziell zu Radiotherapie wohl weitgehend unkritisch; cave: größere Anteile von Herz und Lunge im Bestrahlungsfeld
- **Lenalidomid:**
  - Dem Thalidomid sehr ähnliche Weiterentwicklung; geringerer sedativer Effekt
  - Anzunehmendes ähnliches Interaktionsmuster; weniger Daten zur Strahlentherapie; daher Vorsicht
- **Olaparib:**
  - PARP-Inhibitor; Hemmung der Reparatur von DNA-Einzelstrangbrüchen durch Hemmung dafür notwendiger Polymerasen
  - Wegen mangelnder Datenlage zur kombinierten Radiotherapie wird vor simultanem Einsatz gewarnt; präklinische Daten mit Hinweisen auf hohes Interaktionspotenzial; bei sicherem zeitlichen Abstand sequentieller Einsatz prinzipiell wohl möglich

4.4   Hormontherapie

4.4.1 Allgemeines

- **Antineoplastische Hormontherapie:**
  - Wirkmechanismen der antineoplastischen Hormontherapie ◘ Abb. 4.1
  - Blockade der Hormonrezeptoren („Antihormone"): Antiöstrogene (z. B. Tamoxifen), Antiandrogene (z. B. Cyproteronacetat, Flutamid, Bicalutamid); ohne Einfluss auf zirkulierende Hormonkonzentration
  - Hemmung der Hormonsynthese: z. B. Aromatasehemmer (Anastrozol, Letrozol, Exemestan, Fulvestrant u. a.; Hemmung der Östrogensynthese auf zellulärer Ebene; nicht im Ovar, somit nicht sinnvoll bei prämenopausalen Frauen)
  - Hormonentzug: operative Kastration oder medikamentös, z. B. mit GnRH-Analoga (z. B. Buserelin, Goserelin, Leuprorelin); durch starke, lang anhaltende Stimulation der GnRH-Rezeptoren nach initialem Flare-up-Phänomen Down-Regulation der GnRH-Rezeptoren und Hormonsynthese
  - Applikation kontrasexueller Hormone
  - Antineoplastische Hormontherapie und Radiotherapie parallel möglich; Hormontherapie und Chemotherapie sollten sequenziell erfolgen
- **Hormontherapie zur Substitution** (z. B. nach Thyreoidektomie, beidseitiger Adrenektomie)
- **Hormontherapie zur Supportion** (z. B. Kortikoide zur Hirnödemtherapie oder Antiemese bei Chemotherapie)

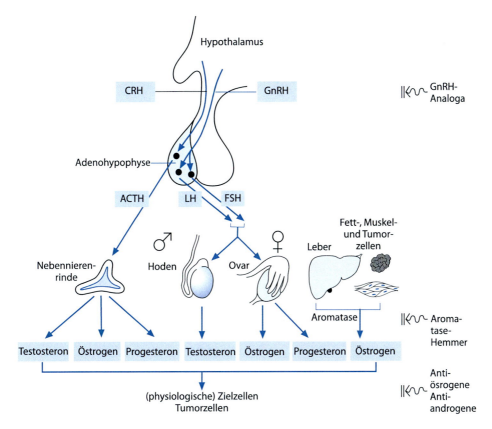

○ **Abb. 4.1** Angriffspunkte der Hormontherapie

4.4.2 Substanzen der antineoplastischen Hormontherapie

Substanzen der antineoplastischen Hormontherapie ○ Tab. 4.3

4.5 Wachstumsfaktoren

4.5.1 Erythropoetin

- Hormon, das die Erythrozytenbildung aus den Stammzellen der Erythropoese im Knochenmark steuert; Hauptbildungsort Nieren, geringer auch in der Leber
- Biotechnisch produziertes Erythropoetin zugelassen für die Behandlung Chemotherapie-induzierter symptomatischer Anämie bei nicht-myeloischen malignen Erkrankungen (sowie der Anämie durch chronisches Nierenversagen und zur Steigerung der autologen Blutgewinnung)
- In Kombination mit einer Radiotherapie kontrovers diskutiert; kombinierter Einsatz prinzipiell nicht empfohlen (ggf. Einzelfallprüfung bei in palliativen Situationen unter Nutzen-Risiko-Abwägung)

4

☐ **Tab. 4.3**   Substanzen der antineoplastischen Hormontherapie

Substanz	Wirkmechanismus	Indikation/Anmerkungen
Abirateron (z. B. Zytiga®)	Hemmung der Androgensynthese	– Bei fortgeschrittenem Prostatakarzinom bei Versagen einer Androgenblockade vor/nach Docetaxel – In Kombination mit Prednison/Prednisolon
Anastrozol (z. B. Arimidex®)	Aromatasehemmer; Hemmung der adrenalen Östrogensynthese	– Bei Mammakarzinom (postmenopausal) adjuvant/palliativ – 80 % Reduktion des Östrogenspiegels in der Menopause
Bicalutamid (z. B. Casodex®)	Androgenrezeptor-Blockade	– Bei fortgeschrittenem Prostatakarzinom zusammen mit anderen Maßnahmen zur Suppression des Testosteronspiegels auf Kastrationsniveau
Buserelin (z. B. Profact®)	GnRH-Analogon	– Bei fortgeschrittenem Prostatakarzinom – Cave zu Therapiebeginn: verminderte Konzentrationsfähigkeit; Anstieg von Testosteron (daher bei Therapieeinleitung 3–4 Wochen simultane Antiandrogentherapie)
Cyproteronacetat (z. B. Androcur®)	Androgenrezeptor-Blockade	– Bei fortgeschrittenem Prostatakarzinom
Degarelix (z. B. Firmagon®)	GnRH-Antagonist	– Bei fortgeschrittenem Prostatakarzinom – Kein initialer Anstieg von Testosteron
Enzalutamid (z. B. Xtandi®)	Androgenrezeptor-Blockade	– Bei fortgeschrittenem Prostatakarzinom bei Versagen einer Androgenblockade vor/nach Docetaxel
Exemestan (z. B. Aromasin®)	Aromatasehemmer; Hemmung der adrenalen Östrogensynthese	– Bei Mammakarzinom (postmenopausal) adjuvant/palliativ – 80 % Reduktion des Östrogenspiegels in der Menopause
Flutamid (z. B. Fugerel®, Prostica®)	Hemmung der Androgenaufnahmne und nukleären Bindung in den Zielorganen	– Bei fortgeschrittenem Prostatakarzinom
Fulvestrant (z. B. Faslodex®)	Blockade und Downregulation der Östrogenrezeptoren	– Bei Mammakarzinom – Bei Versagen Antiöstrogentherapie (keine Kreuzresistenz)
Goserelin (z. B. Zoladex®)	GnRH-Analogon	– Bei Mammakarzinom (prä-, perimenopausal) – Bei fortgeschrittenem Prostatakarzinom – Anstieg von Testosteron (bei Therapieeinleitung 3–4 Wochen simultane Antiandrogengabe)
Letrozol (z. B. Femara®)	Aromatasehemmer; Hemmung der adrenalen Östrogensynthese	– Bei Mammakarzinom (postmenopausal) adjuvant/palliativ – 80 % Reduktion des Östrogenspiegels in der Menopause

(Fortsetzung)

Substanz	Wirkmechanismus	Indikation/Anmerkungen
Leuprorelin (z. B. Enantone®, Trenantone®)	GnRH-Analogon	– Bei Mammakarzinom (prä-, perimenopausal) – Bei fortgeschrittenem Prostatakarzinom – Anstieg von Testosteron (bei Therapieeinleitung 3–4 Wochen simultane Antiandrogengabe)
Tamoxifen (z. B. Nolvadex®)	Östrrogenrezeptor-Blockade	– Bei Mammakarzinom adjuvant/palliativ – Endometriumhyperplasie; erhöhte Karzinominzidenz (jährliche Kontrolle) – Erhöhtes Thromboserisiko

◻ **Tab. 4.3** (Fortsetzung)

4.5.2 G-CSF

- Granulozytenkolonie-stimulierender Faktor; in verschiedenen Geweben produziert
- Hormon, das die Proliferation unreifer Vorläuferzellen, Loslösung von Vorläuferzellen aus dem Knochenmark mit Abgabe an das periphere Blut sowie Aktivierung reifer Granulozyten stimuliert
- Biotechnisch produziertes G-CSF zugelassen zur Verkürzung einer Chemotherapie-induzierten Neutropenie
- Routinemäßiger prophylaktischer Einsatz im Rahmen einer Radiochemotherapie nicht empfohlen; therapeutischer Einsatz ggf. im Einzelfall an bestrahlungsfreien Tagen (z. B. an Wochenenden) zur Vermeidung neutropeniebedingter Strahlentherapiepausen
- Primärer Einsatz ggf. im Einzelfall zu prüfen, wenn Neutropenie-assoziierte febrile Komplikationen mit hoher Wahrscheinlichkeit zu erwarten sind (z. B. bereits deutlich verminderte Knochenmarkreserve durch intensive chemotherapeutische Vorbehandlung, vorausgegangene Knochenmarktransplantation, ausgedehnte Radiotherapie von Arealen mit großem Anteil an hämatopoetischen Knochenmark, Knochenmarkinfiltration; erhöhtes Infektionsrisiko durch offene Wunden, begleitende Immunsuppression sonstiger Genese)

4.6 Bisphosphonate

- Substanzen: z. B. Clodronat (z. B. Ostac®), Ibandronat (z. B. Bondronat®), Pamidronat (z. B. Aredia®), Zoledronat (z. B. Zometa®)
- Hohe Affinität an Regionen verstärkten neoplastischen Knochenumbaus; Hemmung der Osteoklasten-vermittelten Demineralisation
- Reduktion von Osteolysen, pathologischen Frakturen, hyperkalzämischen Krisen und osteolytisch bedingten Schmerzen
- Unerwünschte Therapiefolgen (bei allen Bisphosphonaten ähnlich): u. a. Kieferosteonekrose (ca. 5–10 % beim Plasmozytom, ca. 5 % beim Mammakarzinom; Kofaktoren: z. B. vorab bestehende Zahn(fleisch)erkrankungen, Kiefermetastasen, Radiotherapie im Kopf-Hals-Bereich, kieferchirurgische Eingriffe, Chemotherapie, Kortisontherapie; Zahnsanierung vor Therapiebeginn, sorgfältige Mundhygiene, engmaschige zahnärztliche Kontrollen), Elektrolytstörungen, grippeähnliche Beschwerden, Knochenschmerzen

Gliome

© Springer-Verlag GmbH Deutschland, ein Teil von Springer Nature 2018
I. Stöver, P. Feyer, *Praxismanual Strahlentherapie*, https://doi.org/10.1007/978-3-662-56577-3_5

5.1   Allgemeines

5.1.1 Epidemiologie

- Inzidenz in Westeuropa ca. 5–10/100.000 pro Jahr
- Ca. 30-40 % aller intrakraniellen Tumoren
- Altersgipfel ca. 60.–75. Lebensjahr (Ausnahmen: pilozytisches Astrozytom, Ependymom der hinteren Schädelgrube; Vorkommen meist im Kindesalter;
  ▶ Abschn. 34.2.3)

5.1.2 Ätiologie/Risikofaktoren

- Genetische Disposition/hereditäre Syndrome
- Ionisierende Strahlung

5.1.3 Anatomie

Gliederung des Großhirns in Frontal-, Parietal-, Temporal-, Okzipitalregion ◘ Abb. 5.1

5.1.4 Histologie

- **Unterteilung der neuroepithelialen Tumoren** (Auszug WHO-Klassifikation):
  - Astrozytäre Tumoren (Astroglia: Kontrolle des Wasser- und Elektrolytmilieus; Bildung der Grenzmembran zu Blutgefäßen und Hirnoberfläche):
    - Astrozytome
    - Glioblastom
  - Oligodendrogliale Tumoren (Oligodendroglia: elektrische Isolation der Axone; entspricht den Schwannschen Zellen des peripheren Nervensystems):
    - Oligodendrogliome (Neigung zu scholligen Verkalkungen)
  - Gemischte Gliome:
    - Oligoastrozytome
  - Ungeklärte Abstammung:
    - Gliomatosis cerebri (diffuses Wachstumsmuster mit Befall von mindestens 3 Hirnlappen, wird daher dem Malignitätsgrad WHO III zugeordnet, auch wenn Zellen selbst geringeren Malignitätsgrad aufweisen können)
  - Ependymale Tumoren (Ependym: Auskleidung der inneren Liquorräume: Ventrikelsystem, Zentralkanal)
    - Ependymom ▶ Abschn. 34.4.2
  - Embryonale Tumoren
    - Medulloblastom ▶ Abschn. 34.4.1
- Neigung der niedrigmalignen Tumoren zur Malignisierung im Verlauf (bei Patienten unter 40. Lebensjahr ca. 30 % in 5 Jahren; bei älteren Patienten häufiger; insgesamt ca. 65 %)
- **Molekulare Marker:**
  - Zunehmende Bedeutung; gehen zukünftig neben dem histopathologischem Grading in die formale Diagnose mit ein (z. B. „Anaplastisches Astrozytom, IDH1-mutiert")

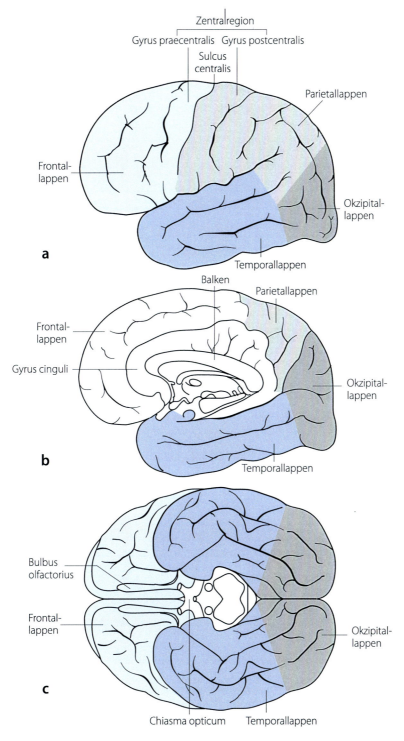

Abb. 5.1 a–c **Hirnregionen. a** Seitenansicht, **b** Medianansicht, **c** Basalansicht

- 1p/19q-Mutation:
  - Kodeletionen 1p/19q; Verlust von genetischem Material auf den Chromosomenarmen von 1p und 19q
  - Bei Oligodendrogliomen und Oligoastrozytomen günstiger prognostischer und prädiktiver Parameter für das Ansprechen auf PCV-Chemo(radio)therapie
- IDH1/2-Mutationen:
  - Veränderung des Enzyms Isozitrat-Dehydrogenase
  - Vorkommen bei über 80 % der niedrigmalignen Gliome
  - Primäre Glioblastome weisen in der Regel keine IDH1/2-Mutation auf
  - Günstiger Prognosefaktor
- MGMT-Promotor-Mutation:
  - MGMT-Promotor schützt (Tumor-)Zelle vor Schädigung durch ionisierende Strahlung und Alkylanzien
  - MGMT-Promotor-Methylierung; Funktionseinschränkung durch Veränderung der Promotorregion des O^6-Methylguanin-DNA-Methyltransferase (MGMT)-Gens
  - Vorkommen bei ca. 40–50 % der Glioblastome
  - Günstiger prädiktiver Parameter bei IDH-Wildtyp-Astrozytomen und Glioblastom
  - Sollte generell bei allen Patienten mit anaplastischem Astrozytom und Glioblastom bestimmt werden
  - Erneute Bestimmung bei Rezidiv entbehrlich, da Wahrscheinlichkeit einer Änderung des MGMT-Status gering

5.1.5 Ausbreitung

- Absiedlung im Liquorraum selten
- Extrakranielle Ausbreitung Rarität

5.1.6 Diagnostik

- Anamnese, Klinik, körperliche einschließlich neurologischer Untersuchung, Routinelabor
- MRT(CT) Schädel
- Ggf. (MR-)Angiographie
- Ggf. Liquorpunktion
- Ggf. Aminosäure-PET

5.1.7 Klassifikation

Die Klassifikation erfolgt anhand der WHO-Grade I–IV ◘ Tab. 5.1

5.1.8 Allgemeines zur Therapie

Prinzipielle Therapieoptionen: ◘ Tab. 5.2; Details ▶ Abschn. 5.2–Abschn. 5.4
- Cave: bei Gliomen besondere Bedeutung der Gesamtkonstellation ((biologisches) Lebensalter, Komorbidität, Symptomatik durch Tumor etc.; individuelles Therapiekonzept immer im interdisziplinären Konsens zu erstellen)

◨ Tab. 5.1 WHO-Klassifikation der Gliome

WHO-Grad	Beschreibung
I	Pilozytisches Astrozytom
II	Astrozytom Oligodendrogliom Oligoastrozytom
III	Anaplastisches Astrozytom Anaplastisches Oligodendrogliom Anaplastisches Oligoastrozytom Gliomatosis cerebri
IV	Glioblastom

◨ Tab. 5.2 Therapieoptionen bei Gliomen

WHO-Grad	Tumor	Primärtherapie
I	Pilozytisches Astrozytom (▶ Abschn. 34.4)	- Alleinige Resektion
II	Astrozytom	- Alleinige Resektion - Resektion mit postoperativer Radiotherapie - Alleinige Radiotherapie - Verlaufsbeobachtung
	Oligodendrogliom Oligoastrozytom	- Alleinige Resektion - Resektion mit postoperativer Chemotherapie - Resektion mit postoperativer Radiotherapie - Alleinige Chemotherapie - Alleinige Radiotherapie - Verlaufsbeobachtung
III	Anaplastisches Astrozytom Anaplastisches Oligodendrogliom Anaplastisches Oligoastrozytom	- Resektion mit postoperativer Radiotherapie - Resektion mit postoperativer Chemotherapie - Resektion mit postoperativer Radiochemotherapie - Alleinige Chemotherapie - Alleinige Radiotherapie - Alleinige Radiochemotherapie
	Gliomatosis cerebri	- Alleinige Chemotherapie - Alleinige Radiotherapie - Verlaufsbeobachtung
IV	Glioblastom	- Resektion mit postoperativer Radiotherapie - Resektion mit postoperativer Chemotherapie - Resektion mit postoperativer Radiochemotherapie - Alleinige Chemotherapie - Alleinige Radiotherapie - Alleinige Radiochemotherapie

- Therapie im Rezidivfall auch abhängig von Latenz, Vortherapie
- Heranziehen molekularer Marker zur Therapieentscheidung:
  - 1p/19q-Mutation bei anaplastischen oligodendroglialen Tumoren
  - MGMT-Mutation bei Glioblastomen ab ca. 65.–70. Lebensjahr

Operation

- Möglichst weitgehende Resektion unter Vermeidung (weiterer) dauerhafter neurologischer Defizite; postoperatives MRT innerhalb der ersten 48–72 Stunden zur Dokumentation des Ergebnisses und Erfassung möglicher früher postoperativer Komplikationen empfohlen
- Beschränkung auf stereotaktische Biopsie bei:
  - Ungünstiger Lokalisation
  - Multiplen Läsionen/Gliomatosis cerebri
  - V. a. primäres zentrales Lymphom (dann Chemotherapie, ggf. Radiotherapie ► Abschn. 30.2.5) oder Germinom (dann Radiotherapie ► Abschn. 34.2.4)
  - Älteren Patienten in schlechtem Allgemeinzustand
- Verzicht auf histologische Diagnosesicherung nur in seltenen Ausnahmefällen

Radiotherapie

- **Indikation:** ► Abschn. 5.2–Abschn. 5.4
- **Zielvolumen:**
  - Festlegung anhand des Planungs-CT unter Berücksichtigung der vorab erfolgten bildgebenden Diagnostik
  - Beachtung der internationalen Konturierungsempfehlungen zu Zielvolumenvergabe, Sicherheitssäumen, Risikoorganschonung Anhang: Materialien zur Konturierung
  - Tumorregion/Resektionshöhle: im MRT (T1-gewichtet mit KM; Tumoren ohne KM-Aufnahme: T2-gewichtet/FLAIR) sichtbare (ehemalige) Tumorregion/Resektionshöhle mit Sicherheitssaum (zunehmend mit Malignitätsgrad); Sicherheitssäume anatomisch sinnvoll adaptiert (klinisches Zielvolumen (CTV) nicht in als nicht-infiltriert angesehene Knochen-/Knorpelstrukturen hineinreichend)
  - Gliomatosis cerebri: Neurokranium mit Boost auf makroskopische Tumorregionen
- **Dosierung:**
  - WHO-II-Tumore: 5-mal 1,8–2 Gy/Woche bis 50/50,4–54 Gy
  - WHO-III-Tumore: 5-mal 1,8–2 Gy/Woche bis (54–)59,4/60 Gy
  - Glioblastom: 5-mal 1,8–2 Gy/Woche bis 59,4/60 Gy
  - Ggf. hypofraktionierte Konzepte bei rezidivierten anaplastischen Astrozytomen, Glioblastom und schlechtem Allgemeinzustand: z. B. 5-mal 3 Gy/Woche bis 36–45 Gy
  - Gliomatosis cerebri: z. B. 5-mal 1,8–2 Gy/Woche bis 45/46 Gy; Boost bis 59,4/60 Gy
- **Technik:**
  - Perkutane Radiotherapie:
    - Rückenlage
    - Thermoplastische Maske
    - Ggf. Stereotaxie oder stereotaktisch geführte CT-gestützte 3D-konformale oder IMRT(VMAT)-Technik
  - Brachytherapie (Jod^{125}-; Iridium^{192}-Seeds); in Einzelfällen (z. B. bei umschriebenen gutartigen Gliomen in eloquenten Regionen, Rezidiven nach Radiotherapie), ggf. in Kombination mit perkutaner RT (in Zentren)

▣ Tab. 5.3	Nebenwirkungen und Risiken der Radiotherapie bei Gliomen	
Organ/Gewebe	**Akut**	**Spät**
Allgemein	Abgeschlagenheit, verminderte Belastbarkeit, Störung der Merk- und Konzentrationsfähigkeit	
Haut, Unterhaut	(Reversibler) Haarausfall, Erythem, Rötung, trockene (selten feuchte) Epitheliolysen	Dauerhafte Alopezie (nach Dosen von über 40–50 Gy), Teleangiektasien, Pigmentverschiebungen, trophische Störungen (selten)
Nervengewebe	(Vorübergehende Zunahme der vorbestehenden) Hirndrucksymptomatik (Kopfschmerzen, Übelkeit, Sehstörungen)	Leukenzephalopathie (selten; nicht mit Klinik korrelierend), Radionekrose (selten)
Optisches System (abhängig von Lokalisation)	Konjunktivitis, Lid-, Korneaödem, Glaukom	Katarakt, trockenes Auge, Ulkus, Visusminderung, Teleangiektasien
Akustisches System (abhängig von Lokalisation)	Seröse Otitis media, Paukenhöhlenerguss	Dauerhafter Hörverlust (cave: ototoxische Chemotherapie)
Neuroendokrine Organe (abhängig von Lokalisation)		Entsprechende Zeichen der Hormoninsuffizienz (TSH und GH besonders radiosensibel; Symptomatik ab 25 Gy möglich)

- **Nebenwirkungen und Risiken:**
  - Nebenwirkungen und Risiken der Radiotherapie bei Gliomen ▣ Tab. 5.3
  - Nähere Ausführungen zu Nebenwirkungen und Risiken sowie zu supportiver Prophylaxe und Therapie ▶ Kap. 2 und 3
  - Kein Einfluss der Radiotherapie auf maligne Transformation (weder günstig noch ungünstig)

Systemtherapie

- Oligodendrogliome mit 1p/19q-Mutation sind chemotherapiesensibler als Astrozytome gleichen Malignitätsgrades ohne 1p/19q-Mutation
- **Indikation:** ▶ Abschn. 5.2–Abschn. 5.4
- **Substanzen:** Temozolomid (bei vergleichbarer Wirksamkeit günstigeres Nebenwirkungsprofil, einfachere Applikation) oder PCV-Schema (Procarbazin/CCNU/Vincristin; bessere Evidenz für Einsatz nach Radiotherapie)

5.1.9 Nachsorge

- Durchführung gemäß den Empfehlungen der Fachgesellschaften sowie symptomorientiert
- Nach Radio(chemo)therapie abhängig von Akuttoxizität ggf. zunächst engmaschig, dann ca. 6–8 Wochen nach Therapieende; im weiteren Verlauf abhängig von individueller Gesamtkonstellation

- Abhängig von Histologie, Differenzierungsgrad, Allgemeinzustand, Lebensalter, durchgeführtem Therapiekonzept
- Cave: „Pseudoprogression" (vermehrte KM-Aufnahme nach Radio(chemo)therapie); innerhalb der ersten 12 Wochen nach durchgeführter Therapie nur in gut begründeten Ausnahmefällen Diagnose einer Tumorprogression zu stellen, ansonsten Diagnose einer Progression erst nach erneuter kurzfristiger Verlaufskontrolle (ca. 4–8 Wochen)
- Weitere Ausführungen zur Nachsorge ▶ Abschn. 1.8

5.1.10 Prognose

- Abhängig von Histologie, WHO-Grad, Mutationsstatus, Allgemeinzustand, Lebensalter (niedrigeres Lebensalter günstiger)
- Zunehmende prognostische und prädiktive Bedeutung molekularer Marker (▶ Abschn. 5.1.4)
- Kurative Therapie nur bei pilozytischen Astrozytomen möglich
- Überlebensraten: ▶ Abschn. 5.2–Abschn. 5.4

5.2 WHO-Grad II

5.2.1 Astrozytom

Therapie

- **Abwartendes Verhalten unter Verlaufskontrollen:**
  - Möglich bei asymptomatischen Astrozytomen, insbesondere bei jüngeren Patienten
- **Operation:**
  - Primär: symptomatische, operable Astrozytome; notwendige Radikalität kontrovers diskutiert
  - Rezidiv (wenn technisch möglich)
- **Radiotherapie:**
  - Primär: symptomatische, inoperable Astrozytome
  - Progress/Rezidiv
  - Postoperativ auf Patientenwunsch nach inkompletter Resektion (günstigster Zeitpunkt der postoperativen Radiotherapie kontrovers diskutiert; nach inkompletter Resektion Verbesserung der lokalen Tumorkontrolle, keine Verlängerung der Überlebenszeit, da Salvage-Radiotherapie bei Progress möglich)
- **Chemotherapie:**
  - In der Primärtherapie als alleinige Therapiemaßnahme nicht indiziert
  - Hinweise auf einen Überlebensvorteil durch eine auf die primäre Radiotherapie folgende zusätzliche Chemotherapie
  - Individuelle Prüfung bei Rezidiv nach Radiotherapie, v. a. bei Hinweis auf Malignisierung

Nachsorge

- In den ersten Jahren z. B. alle 6 Monate klinisch-neurologische Untersuchung und MRT
- Bei stabilem Befund individuelle Verlängerung der Intervalle

Prognose

- Prognosefaktoren: Lebensalter (unter 40. Lebensjahr günstiger), (Rest-)Tumorgröße (unter 6 cm günstiger), neurologische Symptomatik, Überschreitung der Mittellinie
- 2-JÜR ca. 65 %
- 5-JÜR ca. 50 %

5.2.2 Oligodendrogliom und Oligoastrozytom

Therapie

- **Operation:**
  - Primär (aggressives chirurgisches Vorgehen weniger indiziert als bei rein astrozytären Tumoren, da häufig gutes Ansprechen auf Radio-oder Chemotherapie)
- **Radiotherapie (eher bei älteren Patienten):**
  - Inoperabilität
  - Progress/Rezidiv
  - Patientenwunsch nach inkompletter Resektion (nach inkompletter Resektion Verbesserung der lokalen Tumorkontrolle, keine Verlängerung der Überlebenszeiten)
- **Chemotherapie (eher bei jüngeren Patienten):**
  - Inoperabilität
  - Progress/Rezidiv
  - Patientenwunsch nach inkompletter Resektion (nach inkompletter Resektion Verbesserung der lokalen Tumorkontrolle, keine Verlängerung der Überlebenszeiten)
- Das Vorgehen, bei älteren Patienten eher eine Radiotherapie, bei jüngeren Patienten eher eine Strahlentherapie zu favorisieren, basiert auf (nicht belegter) Annahme, dass ältere Patienten eine Chemotherapie eher schlechter tolerieren und bei jüngeren Patienten die Neurotoxizität der Radiotherapie stärker ins Gewicht fällt; Wirksamkeit ist als etwa gleichwertig einzuschätzen

Nachsorge

- In den ersten Jahren z. B. alle 6 Monate klinisch-neurologische Untersuchung und MRT
- Später abhängig von Verlauf

Prognose

- Günstiger als bei reinen Astrozytomen
- 2-JÜR ca. 80 %
- 5-JÜR ca. 65 %

5.3   WHO-Grad III

5.3.1 Anaplastisches Astrozytom

Therapie

- **Operation:**
  - Primär
  - Rezidiv (wenn technisch möglich)

- **Radiotherapie:**
  - Postoperativ Standard
  - Ggf. Rezidiv
- **Chemotherapie:**
  - Primär ggf. alternativ zur postoperativen Strahlentherapie
  - Progress/Rezidiv nach Strahlentherapie
  - Ggf. bei Rezidiv nach Radiotherapie und alkylierender Chemotherapie Bevacizumab in Studien/als Einzelfallentscheidung

Nachsorge

- In den ersten Jahren alle z. B. 3 Monate klinisch-neurologische Untersuchung und MRT (wenn keine klinische Symptomatik zu früherer Bildgebung zwingt)
- Später abhängig von Verlauf

Prognose

- 2-JÜR ca. 45 %
- 5-JÜR ca. 30 %

5.3.2 Anaplastisches Oligodendrogliom und anaplastisches Oligoastrozytom

Therapie

- **Operation:**
  - Primär; aggressives chirurgisches Vorgehen weniger indiziert als bei rein astrozytären Tumoren, da häufig gutes Ansprechen auf Radiotherapie oder Chemotherapie
  - Rezidiv, wenn möglich
- **Radiotherapie:**
  - Postoperativ (v. a. bei älteren Patienten)
  - Progress/Rezidiv (nach Chemotherapie in Primärtherapie)
  - Bei Vorliegen einer 1p/19q-Mutation keine alleinige Radiotherapie, sondern in Kombination mit Chemotherapie (ggf. alleinige Chemotherapie)
- **Chemotherapie:**
  - Postoperativ (v. a. bei jüngeren Patienten)
  - Progress/Rezidiv (nach Radiotherapie in Primärtherapie)
  - Ggf. bei Rezidiv nach Radiotherapie und alkylierender Chemotherapie Bevacizumab in Studien/als Einzelfallentscheidung

Nachsorge

- In den ersten Jahren alle z. B. 3 Monate klinisch-neurologische Untersuchung und MRT (wenn keine klinische Symptomatik zu früherer Bildgebung zwingt)
- Später abhängig von Verlauf

Prognose

- 2-JÜR ca. 60 %
- 5-JÜR ca. 40 %

5.3.3 Gliomatosis cerebri

Therapie
- **Operation:** nur zur bioptischen Diagnosesicherung
- **Radiotherapie:** primär
- **Chemotherapie:** evtl. Versuch einer primären Chemotherapie
- **Abwartendes Verhalten unter Verlaufskontrollen:** evtl. bei asymptomatischen, jüngeren Patienten

Nachsorge
- Im ersten Jahr alle 3 Monate klinisch-neurologische Untersuchung und MRT (wenn keine klinische Symptomatik zu früherer Bildgebung zwingt)
- Später abhängig von Verlauf

Prognose
- Mediane ÜLZ ca. 12 Monate

5.4 WHO-Grad IV

5.4.1 Glioblastom

Therapie
- **Operation:**
  - Primär, wenn möglich
  - Ggf. bei Rezidiv, wenn möglich; ggf. mit Carmustin-Wafer-Einlage
- **Radio(chemo)therapie:**
  - Primär bzw. postoperativ Standard
  - Bei jüngeren Patienten (unter 70. Lebensjahr) möglichst als Radiochemotherapie; insbesondere Patienten mit MGMT-Mutation
  - Ggf. bei älteren Patienten/eingeschränktem Allgemeinzustand alternativ hypofraktionierte Radio(chemo)therapie (z. B. 5-mal 2,5–3 Gy/Woche bis 30–45 Gy)
  - Ggf. Rezidiv
- **Chemotherapie:**
  - Postoperativ als Radiochemotherapie mit anschließender Erhaltungschemotherapie für 6 Monate
  - Alleinige Chemotherapie alternativ bei älteren Patienten (über 70. Lebensjahr) mit MGMT-Mutation
  - Ggf. bei Rezidiv, abhängig von Vorbehandlung, ggf. Dosisintensivierung
  - Ggf. bei Rezidiv nach Radiotherapie und alkylierender Chemotherapie Bevacizumab in Studien/als Einzelfallentscheidung

Nachsorge
- Im ersten Jahr z. B. alle 3 Monate klinisch-neurologische Untersuchung und MRT (wenn keine klinische Symptomatik zu früherer Bildgebung zwingt)
- Später abhängig von Verlauf

Prognose

- 1-JÜR ca. 30–40 %
- 2-JÜR ca. 10 %
- 5-JÜR ca. 3 %
- Mediane ÜLZ:
    - Alleinige Operation: ca. 4–5 Monate
    - Operation und Radiotherapie: ca. 9–12 Monate
    - Operation und Radiochemotherapie: ca. 14–15 Monate

5

HNO-Tumoren

© Springer-Verlag GmbH Deutschland, ein Teil von Springer Nature 2018
I. Stöver, P. Feyer, *Praxismanual Strahlentherapie*, https://doi.org/10.1007/978-3-662-56577-3_6

6.1 Allgemeines

6.1.1 Epidemiologie

- Inzidenz in Deutschland ca. 4–5/100.000 pro Jahr; Männer ca. 3-mal häufiger betroffen
- In den letzten Jahrzehnten deutliche Zunahme, insbesondere bei Frauen
- Deutliche regionäre Unterschiede
- Altersgipfel ca. 60. Lebensjahr
- Feldkanzerogenese: aufgrund ähnlicher kanzerogener Noxen gehäuftes Auftreten von synchronen und metachronen HNO- und Lungentumoren sowie Harnblasenkarzinomen

6.1.2 Ätiologie/Risikofaktoren

- Rauchen und Alkohol (multiplikativer Effekt; in Kombination für ca. 75 % der Plattenepithelkarzinome im HNO-Bereich verantwortlich)
- Schlechter Zahnstatus, chronische mechanische Irritation
- Schleimhautveränderungen im Rahmen einer sideropenischen Dysphagie
- (Vitamin-)Mangelernährung
- Viren (humanes Papillomavirus, v. a. HPV 16, Epstein-Barr-Virus)
- Chemische Noxen (Gummi, Kautschuk, Blei, Asbest, Nickel)
- Genetische Disposition
- Nasen(nebenhöhlen)karzinom: Holzstaub
- Lippenkarzinom: UV-Strahlung
- Speicheldrüsenkarzinom: ionisierende Strahlung

6.1.3 Anatomie

- Anatomische Unterbezirke ❏ Abb. 6.1, ❏ Abb. 6.2
- Lymphabflusswege ❏ Tab. 6.1, ❏ Abb. 6.3, ❏ Abb. 6.4
- Kaum Lymphgefäße: Glottis, Nasennebenhöhlen, Mittelohr
- Primär bilaterale Lymphabflusswege: weicher Gaumen, Tonsille, Zungengrund, Rachenhinterwand, Nasopharynx
- Primär unilaterale Lymphabflusswege: übrige Regionen

6.1.4 Histologie

- Mehr als 90 % (nicht-)verhornende Plattenepithelkarzinome (Sonderform: unverhornendes Plattenepithelkarzinom des Nasopharynx, früher: lymphoepitheliales Karzinom, Schmincke-Tumor)
- Selten: undifferenzierte Karzinome, Adenokarzinome
- Bei Speicheldrüsenkarzinomen große histologische Varianz (▶ Abschn. 6.12)

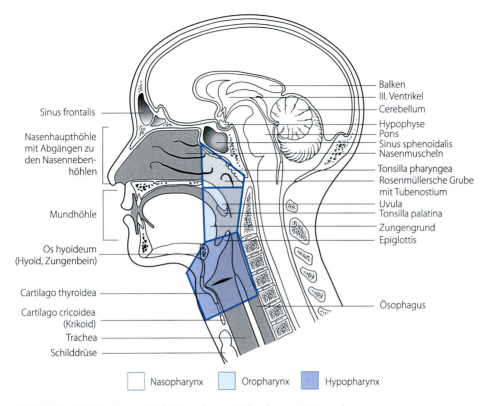

Balken
III. Ventrikel
Cerebellum
Hypophyse
Pons
Sinus sphenoidalis
Nasenmuscheln
Tonsilla pharyngea
Rosenmüllersche Grube
mit Tubenostium
Uvula
Tonsilla palatina
Zungengrund
Epiglottis

Sinus frontalis

Nasenhaupthöhle
mit Abgängen zu
den Nasenneben-
höhlen

Mundhöhle

Os hyoideum
(Hyoid, Zungenbein)

Cartilago thyroidea

Cartilago cricoidea
(Krikoid)

Trachea

Schilddrüse

Ösophagus

☐ Nasopharynx   ☐ Oropharynx   ☐ Hypopharynx

☐ **Abb. 6.1**   HNO-Region sagittal. I Nasopharynx, II Oropharynx, III Hypopharynx

– EGFR-Expression: bei mehr als 90 % der Plattenepithelkarzinome und z. T. auch bei Adenokarzinomen Überexpression des epidermalen Wachstumsfaktors EGFR

6.1.5 Ausbreitung

– Lymphknotenbefall: ca. 50–60 % (Plattenepithelkarzinome; bei anderen Histologien z. T. deutlich seltener) bei Diagnosestellung; Skip-Metastasen selten
– Fernmetastasen: primär selten; Ausnahmen: Nasopharynxkarzinom, adenoidzystisches Karzinom der Speicheldrüsen

6.1.6 Diagnostik

– Anamnese, Klinik, körperliche Untersuchung, Routinelabor; ggf. AK-Titer bei EBV-assoziiertem Nasopharynxkarzinom, HPV-Status
– Panendoskopie
– CT/MRT zervikal/obere Thoraxapertur
– Sonographie zervikal

6

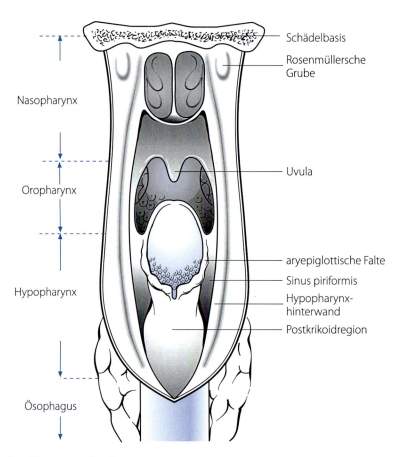

Schädelbasis

Rosenmüllersche Grube

Nasopharynx

Uvula

Oropharynx

aryepiglottische Falte

Sinus piriformis

Hypopharynx

Hypopharynx-hinterwand

Postkrikoidregion

Ösophagus

□ **Abb. 6.2**   Pharynx von dorsal

- CT Thorax bei lokal fortgeschrittenen Tumoren, Lymphknotenbefall
- Ggf. FDG-PET/CT
- Weiteres Staging bei klinischem V. a. primäre Metastasierung sowie bei Nasopharynxkarzinomen und adenoidzystischem Karzinom der Speicheldrüsen

6.1.7   Stadieneinteilung

- Unterschiedliche TNM-Klassifikation abhängig von anatomischer Region
- TNM-Klassifikation der Oropharynxkarzinome abhängig von immunhistochemischem p16-Nachweis
- TNM-Klassifikation und UICC-Stadieneinteilung Anhang: Weiterführende Literatur

6.1.8   Therapie

- Therapiekonzept abhängig von Tumorstadium, Lokalisation, Komorbidität, gewünschtem/möglichem Organ(funktions)erhalt

◘ Tab. 6.1 Lymphknotenlevel (Robbins/Gregoire)	
Level	**Beschreibung**
Ia	Submentale Lymphknotengruppe
Ib	Submandibuläre Lymphknotengruppe
II	Obere Jugularislymphknotengruppe (kranial vom Hyoid)
III	Mittlere Jugularislymphknotengruppe (Hyoid bis Krikoid)
IVa IVb	Untere Jugularislymphknotengruppe (kaudal vom Krikoid) mediale Supraklavikularregion
V Va Vb Vc	Hinteres Halsdreieck (dorsal vom M. sternocleidomastoideus) Oberes hinteres Halsdreieck (kranial vom Krikoid) Unteres hinteres Halsdreieck (kaudal vom Krikoid) Laterale Supraklavikularregion
VI VIa VIb	Anteriores Kompartiment Anteriore jugulare Lymphknotengruppe Prälaryngeale (inkl. „Delphi-Lymphknoten"), prä- und paratracheale Lymphknotengruppe
VII VIIa VIIb	Prävertebrales Kompartiment Retropharyngeale Lymphknotengruppe Retrosyloidale Lymphknotengruppe
VIII	Parotidale Lymphknotengruppe
IX	Bukkofaziale Lymphknotengruppe
X Xa Xb	Hinteres Schädelkompartiment Retroaurikuläre und subaurikuläre Lymphknotengruppe Okzipitale Lymphknotengruppe

— Besonderheiten der einzelnen Tumorlokalisationen ▶ Abschn. 6.2–Abschn. 6.11
— Allgemeine stadienadaptierte Therapiestandards ◘ Tab. 6.2

Operation
— Indikation: frühe Stadien (I/II); bei fehlenden Risikofaktoren ggf. alleinig, ansonsten postoperativ Radio(chemo)therapie
— Tendenz zu schonenderen Operationsverfahren; Ziel immer R0-Resektion, da postoperative Radio(chemo)therapie die schlechtere Prognose der Non-in-sano-Resektion nicht ausgleichen kann
— **Neck dissection:**
  — Radikale Neck dissection: Resektion sämtlicher oberflächlicher und tiefer Halslymphknoten (Level I–V) sowie von M. sternocleidomastoideus, M. omohyoideus, V. jugularis, N. accessorius, Gl. submandibularis
  — Funktionelle Neck dissection: Resektion der Halslymphknoten (Level I–V) unter Erhalt der anatomischen Strukturen
  — Selektive Neck dissection: Resektion einzelner Halslymphknotenlevel abhängig vom Primärtumorsitz
— Salvage-Eingriffe nach primärer Radiochemotherapie:

6

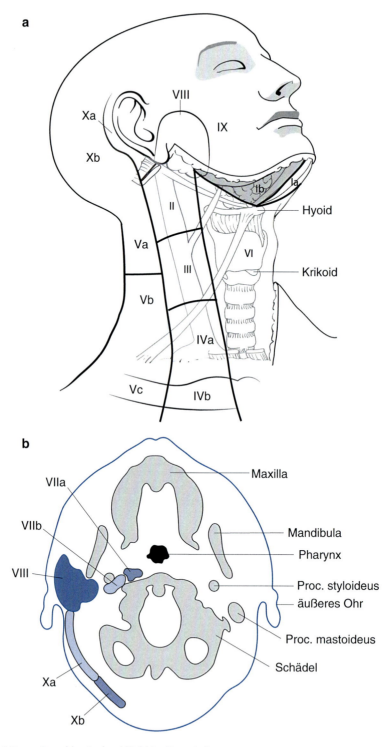

□ **Abb. 6.3**   a-c Lymphknotenlevel (Robbins/Gregoire)

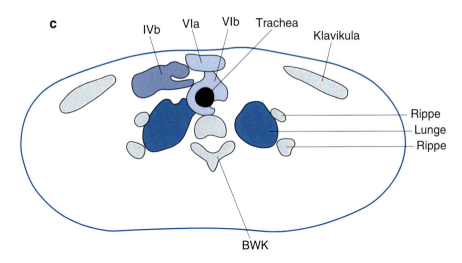

c

IVb   VIa   VIb   Trachea   Klavikula

Rippe
Lunge
Rippe

BWK

🔲 **Abb. 6.3** (Fortsetzung)

— Bei kurativer Intention in den ehemaligen Tumorgrenzen, sodass ein „downsizing" nicht zu einer Verringerung des Operationsausmaßes führt; daher individuelle Entscheidung; Intervall mindestens 3 Monate
— Ergänzende Neck dissektion bei cN+ im FDG-PET/CT (Intervall mindestens 3 Monate)

Radiotherapie

— **Indikation definitive Radiochemotherapie:**
  — Nasopharynxkarzinom
  — Internistische Inoperabilität, Ablehnung der Operation
  — Funktionelle Inoperabilität (ohne Verstümmelung)
  — Fortgeschrittene Tumoren
  — Als Alternative zur Operation bei:
    – T1/T2 Larynxkarzinomen
    – Gewünschtem Organerhalt bei T3 Larynxkarzinomen
    – p16-positiven Oropharynxkarzinomen
— **Indikation postoperative Radiochemotherapie:**
  — Knappe (weniger als 5 mm) oder Non-in-sano-Resektion
  — Kapseldurchbruch
— **Indikation postoperative Radiotherapie mit optionaler Chemotherapie:**
  — Stadium III/IV
  — Nerveninfiltration
  — Primärtumor am weichen Gaumen
  — Rezidiv
  — Ggf. T1/2 N1 (kontrovers diskutiert)
— **Lymphabflusswege:**
  — N0: elektive Radiotherapie bei den meisten Lokalisationen (in der Regel nicht bei kleinen Karzinomen der Lippe, Nasen(neben)höhle(n), Glottis) und Rezidiven
  — Bei Lymphknotenbefall: Radiotherapie in der Regel beidseits (bei streng lateralisierten, kleinen Tumoren Bestrahlung der kontralateralen, nicht-befallenen Lymphabflusswege individuell prüfen)

6

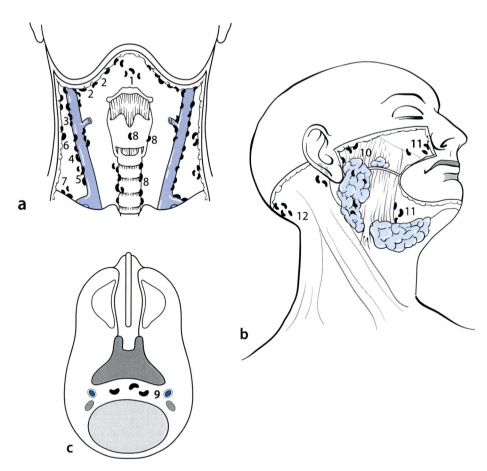

a

b

c

🔲 **Abb. 6.4   a–c Regionäre Kopf-Hals-Lymphknoten. a** Ansicht von vorne, **b** seitlich, **c** von oben.
1 submentale Lymphknoten, 2 submandibuläre LK, 3 kraniale jugulare (tiefe zervikale) LK, 4 mittlere
jugulare (tiefe zervikale) LK, 5 kaudale jugulare (tiefe zervikale) LK, 6 dorsale zervikale (oberflächliche
zervikale LK entlang des N. accessorius, 7 supraklavikuläre LK, 8 prälaryngeale, prätracheale und
paratracheale LK (Level IV), 9 retropharyngeale LK, 10 Parotis-LK, 11 Wangen-LK, 12 retroaurikuläre und
okzipitale LK

- **Radiotherapie von Metastasen** ▶ Kap. 35 Palliative Radiotherapie und ▶ Kap. 36
  Strahlentherapeutische Notfallsituationen
- **Zielvolumen:**
  - Festlegung anhand des Planungs-CT unter Berücksichtigung der vorab erfolgten
    bildgebenden Diagnostik
  - Beachtung der internationalen Konturierungsempfehlungen zu Zielvolumenver-
    gabe, Sicherheitssäumen, Risikoorganschonung Anhang: Materialien zur Kontu-
    rierung
  - Tumorregion: (ehemalige) Tumorregion mit Sicherheitssaum
  - Lymphabflusswege: abhängig von Lokalisation/Ausdehnung
  - Sicherheitssaum anatomisch sinnvoll adaptiert (klinisches Zielvolumen (CTV)
    nicht in Lufträume und in als nicht-infiltriert angesehene Knochen-/Knorpel-/
    Muskelstrukturen hineinreichend)

◻ Tab. 6.2 Allgemeine stadienadaptierte Therapiestandards

Stadium	Therapiestandard
Frühe Stadien (T1/2 N0(/1) ohne Risikofaktoren)	Alleinige Operation oder Radiotherapie
Intermediäre Stadien (T2/3 N0(/1) mit Risikofaktoren (Non-in-sano-Resektion, kapsel- überschreitender Lymphknotenbe- fall, perineurales Tumorwachstum))	Kombiniertes Vorgehen Operation, postoperativ Radio(chemo)therapie (ggf. primäre Radiochemotherapie mit nachfolgender Salvage-Operation)
Fortgeschrittene Tumorstadien (T3/4 N2/3) Inoperabilität, Ziel Erhalt von Organ(funktion)	Primäre Radiochemotherapie Bei Kontraindikationen gegen Chemotherapie ggf. alternativ Cetuximab
Fernmetastasierung	Systemtherapie: klassische Chemotherapie/Antikörperthe- rapie (Cetuximab; neuere Substanzen (in Studien)) Ggf. lokoregionäre Therapie (OP/RT) abhängig vom klinischen Befund, Symptomatik, Therapieansprechen

— **Technik:**
  — In der Regel perkutane Radiotherapie:
    – CT-gestützte 3D-konformale oder (bevorzugt) IMRT(VMAT)-Technik
    – Rückenlage
    – Thermoplastische Maske
    – Ggf. Zahnschienen (Flouridierungsschienen (z. B. nachts) zur Zahnpflege; Retraktionsschienen (während der Radiotherapie) bei metallhaltigen Implanta- ten zur Reduktion von Schleimhautschäden durch Streustrahlung)
    – Ggf. Bisskeil
  — Insbesondere im Lippen-, Mundhöhlen-, Oropharynxbereich, bei Rezidiven ggf. auch interstitielle Brachytherapie oder intraorale Techniken (Tubus; Elektronen, Orthovolt) alleinig (bei kleinen Tumoren) oder als Boost
  — Bei Nasopharynxkarzinomen ggf. Stereotaxie- oder Brachytherapie-Boost
  — Radiotherapiebeginn innerhalb von 6 Wochen postoperativ anstreben, jedoch 3 Wochen Mindestabstand zwischen OP und Radiotherapie einhalten
— **Dosierung:**
  — Tumorregion definitiv: 5-mal 1,8–2 Gy/Woche bis 70/70,2 Gy
  — Tumorregion postoperativ: 5-mal 1,8–2 Gy/Woche bis 59,4/60 Gy (R0), 66/66,6 Gy (knapp R0 (weniger als 5 mm), R1, extrakapsuläres Wachstum) bzw. 70/70,2 Gy (R2)
  — Lymphabflusswege, adjuvant/elektiv: 5-mal 1,8–2 Gy/Woche bis 50/50,4 Gy; Lymphknotenbefall: s. Tumorregion
  — Alternative Fraktionierungsschemata (Hyperfraktionierung/Akzeleration/ concommitent/simultan integrierter Boost): bei alleiniger Radiotherapie; Nutzen der Hyperfrakionierung gut gesichert, Nutzen der Akzeleration kontrovers diskutiert; bei fortgeschrittenen Tumoren und Kontraindikationen gegen Chemo- therapie hyperfraktionierte Schemata empfohlen (primäre alleinige Radiotherapie, z. B. 2-mal 1,1 Gy/Tag bis 80,3 Gy)

Organ/ Gewebe	Akut	Spät
Allgemein	Abgeschlagenheit, verminderte Belastbarkeit, Gewichtsverlust	
Haut, Unterhaut	Rötung, trockene/feuchte Epitheliolysen (insbesondere retroaurikulär), Haarausfall	Teleangiektasien, Pigmentverschiebungen, trophische Störungen, Wundheilungsstörungen, Lymphödem, dauerhafte Alopezie, fehlender Bartwuchs
HNO-Bereich	Pharyngitis, Laryngitis, Xerostomie, Geschmackssinnstörung/-verlust, Dysphagie, Otitis externa und media	Schleimhautatrophie, Ulzeration, Stenosierung, Fibrosierung, Karies, Lymphödem, Hypothyreose, Dysgeusie, Xerostomie

◘ Tab. 6.3 Nebenwirkungen und Risiken der Radiotherapie bei HNO-Tumoren

Sehr selten: Knorpelschäden, Nervenschädigung (Temporallappennekrose bei Nasopharynxkarzinom)

6

- Wirkverlust bei Therapiepausen ca. 0,33 Gy/Tag; ggf. kompensieren (durch Akzelerierung 2-mal tägliche RT einmal pro Woche mit gleicher Einzeldosis), nicht durch Erhöhung der Fraktionen/Gesamtdosis/Einzeldosis)
- **Nebenwirkungen und Risiken:**
  - Nebenwirkungen und Risiken der Radiotherapie bei HNO-Tumoren ◘ Tab. 6.3
  - Vor Radiotherapie Zahnsanierung, ggf. Zahnextraktion (spätestens 10–14 Tage vor Strahlentherapiebeginn)
  - Ggf. PEG-Anlage
  - Frühzeitige und intensive Supportivtherapie (▶ Kap. 3); ggf. spezielle Merkblätter zu Zahnpflege, Ernährung u. a.
  - Nach Radiotherapie Zahneingriffe immer unter Antibiotikaprophylaxe
  - Nähere Ausführungen zu Nebenwirkungen und Risiken sowie zu supportiver Prophylaxe und Therapie ▶ Kap. 2 und 3

Systemtherapie

- **Indikation:**
  - Als Radiochemotherapie:
    - Definitiv (bei Plattenepithelkarzinomen): Standardverfahren
    - Postoperative Radiochemotherapie (insbesondere) bei Risikofaktoren
    - Über 70. Lebensjahr nimmt der Nutzen einer zusätzlichen Chemotherapie ab; daher abhängig vom (biologischen) Alter ggf. Verzicht auf begleitende Chemotherapie
    - Bei Kontraindikationen für eine platinhaltige Chemotherapie alternativ EGFR-Inhibitor Cetuximab (weniger gut gesichert)
  - Bei Larynx-/Hypopharynxkarzinom ggf. Induktionstherapie mit Cisplatin/5-FU/ Docetaxel
  - In palliativer Situation (Fernmetastasierung)
- **Substanzen:** Cisplatin (mit/ohne 5-FU), Mitomycin C, Carboplatin, Docetaxel. Paclitaxel; Cetuximab; neuere Antikörper/PD-L1-Inhibitoren (in Studien)

Rezidiv

- Option einer (Re-)Operation prüfen
- Option einer (Re-)Bestrahlung prüfen (Intervall länger als 6 Monate; Vorbelastung Risikoorgane beachten; 50 Gy Gesamtdosis einer erneuten fraktionierten perkutanen Radiotherapie sollten appliziert werden können, ansonsten nicht sinnvoll); ggf. als (interstitielle) Brachytherapie/Stereotaxie; akute Toxizität nicht wesentlich erhöht, Spätfolgen Grad III–IV ca. 40 % bei kumulativen Dosen bis 120 Gy

6.1.9 Nachsorge

- Durchführung gemäß den Empfehlungen der Fachgesellschaften sowie symptomorientiert
- Nach Radio(chemo)therapie abhängig von Akuttoxizität ggf. zunächst engmaschig, dann ca. 6–8 Wochen nach Therapieende; im weiteren Verlauf abhängig von individueller Gesamtkonstellation
- Cave: Spättoxizität (insbesondere Xerostomie, Karies), Osteoradionekrose; metachrone Zweitkarzinome
- Motivierung zur Tabak-, Alkoholkarenz
- Weitere Ausführungen zur Nachsorge ▶ Abschn. 1.8

6.1.10 Prognose

- Abhängig von Tumorstadium (v. a. Lymphknotenbefall), Histologie, Lokalisation (Tonsillenkarzinom und Larynxkarzinom, insbesondere Glottis, günstiger, Hypopharynxkarzinom ungünstiger)
- Deutlich günstigere Prognose bei HPV-positiven Tumoren
- Ca. 80–90 % der Rezidive innerhalb der ersten 2 Jahre
- 5-JÜR:
    - Stadium I: ca. 75–90 %
    - Stadium II: ca. 40–70 %
    - Stadium III: ca. 20–50 %
    - Stadium IV A–B: ca. 10–30 %
    - Stadium IV C: mediane ÜLZ ca. 8 Monate

6.2 Lippenkarzinom

6.2.1 Anatomie

- Lymphabflusswege primär:
    - Unterlippe: submandibulär, submental
    - Oberlippe: submandibulär, bukkal, Parotisregion

6.2.2 Ausbreitung

- Lokalisation: ca. 90 % an der Unterlippe
- Ausbreitung in den Anfangsstadien oberflächlich; meist gut differenziert

- Lymphknotenbefall spät:
  - Unterlippe: ipsilateral ca. 5–15 %; kontralateral unter 5 %
  - Oberlippe: ipsilateral ca. 40 %; kontralateral unter 5 %

6.2.3 Therapie

- Allgemeines ▶ Abschn. 6.1.8
- Bei Tumoren an der Kommissur wegen höherem Risikoprofil Therapie wie Wangen-karzinome (▶ Abschn. 6.5)

Operation
- Alleinige Operation bei kleinen Tumoren (unter 2 cm)
- Primäre Operation bei Knochenbeteiligung im Kieferbereich (wegen Radioosteonek-rosegefahr)

Radiotherapie
- Alleinige Radiotherapie bei größeren Tumoren (2–4 cm) ohne Knochenbeteiligung im Kieferbereich (bessere kosmetische Ergebnisse)
- Lymphabflusswege: keine Bestrahlung bei T1/T2 ohne (klinischen Verdacht auf) Lymphknotenbefall
- Ggf. Nahbestrahlungstechniken (mit guten Ergebnissen; ▶ Abschn. 6.1.8)

6.3   Zungenkarzinom

6.3.1 Anatomie

- Vordere zwei Drittel bis Papillae circumvalatae im Sulcus terminalis (hinteres Drittel (Zungengrund) gehört zu Oropharynx)
- Lymphabflusswege: primär submandibulär, subdigastrisch, jugulär

6.3.2 Ausbreitung

- Lokalisation: ca. 80 % am Zungenrand; rasche Ausbreitung innerhalb der Zunge, Übergriff auf Mundboden
- Lymphknotenbefall: ipsilateral ca. 15–75 %; kontralateral ca. 5–25 %

6.3.3 Therapie

- Allgemeines ▶ Abschn. 6.1.8

Radiotherapie
- Ggf. Nahbestrahlungstechniken (▶ Abschn. 6.1.8)

6.4   Mundbodenkarzinom

6.4.1   Anatomie

- Lymphabflusswege: primär submandibulär, subdigastrisch

6.4.2   Ausbreitung

- Lokalisation meist im Bereich der vorderen Mittellinie; rasche Infiltration von Zunge, Gingiva, Periost der Mandibula
- Lymphknotenbefall: ipsilateral ca. 10–55 %; kontralateral ca. 10–45 %

6.4.3   Therapie

- Allgemeines ▶ Abschn. 6.1.8

Operation
- Primäre Operation bei Mandibulanähe oder Knochenbeteiligung im Kieferbereich (wegen Radioosteonekrosegefahr)

Radiotherapie
- Lymphabflusswege elektiv: beidseits, ggf. nur ipsilateral, wenn streng laterale Lage ohne Mittellinienbeteiligung (selten)
- Ggf. Nahbestrahlungstechniken (▶ Abschn. 6.1.8)

6.5   Wangenkarzinom

6.5.1   Anatomie

- Lymphabflusswege: primär submandibulär, subdigastrisch, submental

6.5.2   Ausbreitung

- Lymphknotenbefall: ipsilateral ca. 25–45 %; kontralateral unter 5 %

6.5.3   Therapie

- Allgemeines ▶ Abschn. 6.1.8

Operation
- Alleinige Operation bei kleinen Tumoren (unter 2 cm) ohne Beteiligung der Kommissur
- Primäre Operation bei Knochenbeteiligung im Kieferbereich (wegen Radioosteonekrosegefahr)

6

Radiotherapie

- Primäre Radiotherapie (ggf. nach Exzision des Primärtumors) bei größeren Tumoren oder Beteiligung der Kommissur
- Lymphabflusswege elektiv: ipsilateral (bei T1 evtl. auch Verzicht unter engmaschiger Kontrolle)

6.6 Gingiva-, Alveolarkamm-, Harter-Gaumen-, Trigonum-retromolare-Karzinom

6.6.1 Histologie

- Am harten Gaumen meist adenoidzystische und mukoepidermoidale Karzinome; Plattenepithelkarzinome selten

6.6.2 Anatomie

- Lymphabflusswege primär:
    - Unterkiefer: submandibulär, subdigastrisch, submental
    - Oberkiefer/harter Gaumen: submandibulär, retropharyngeal, bukkal, Parotisregion
    - Trigonum retromolare: submandibulär, subdigastrisch

6.6.3 Ausbreitung

- Gingiva: frühe Infiltration in den Knochen
- Trigonum retromolare: frühe Ausbreitung in benachbarte Regionen; Knocheninfiltration Spätsymptom
- Lymphknotenbefall: ipsilateral Unterkiefer ca. 35–70 %, Oberkiefer ca. 35–45 %, Trigonum retromolare ca. 10–70 %; kontralateral unter 5 %

6.6.4 Therapie

- Allgemeines ▶ Abschn. 6.1.8

Operation

- Primäre Operation bei Knochenbeteiligung im Kieferbereich (wegen Radioosteonekrosegefahr)

Radiotherapie

- Gingiva und harter Gaumen: wegen häufiger Knochenbeteiligung keine primäre Radiotherapie
- Trigonum retromolare: bei Infiltration von Tonsillenregion, Wangenschleimhaut, weichem Gaumen wegen notwendiger ausgedehnter Resektion eher primäre Radiotherapie
- Lymphabflusswege: beidseits; Ausnahme: Trigonum retromolare elektiv und bei sicher lateralem, kleinen Tumor mit ipsilateraler Lymphknotenmetastase ggf. nur ipsilateral

6.7   Oropharynxkarzinom

6.7.1   Anatomie

- Projektion harter Gaumen auf Hinterwand bis Zungenbein: Tonsillenloge, Zungengrund, weicher Gaumen mit Uvula, seitliche/hintere Rachenwand (■ Abb. 6.5)
- Lymphabflusswege: primär subdigastrisch, jugulär

6.7.2   Ausbreitung

- Lokalisation:
    - Tonsillenloge ca. 60 %
    - Zungengrund ca. 25 %
    - Weicher Gaumen ca. 10 %
    - Pharynxhinterwand ca. 5 %
- Zungengrund: oft Mittellinienüberschreitung, früher Lymphknotenbefall
- Vorderer Tonsillenstiel: selten kontralateraler Lymphknotenbefall
- Lymphknotenbefall: ipsilateral ca. 25–75 %; kontralateral ca. 30 %

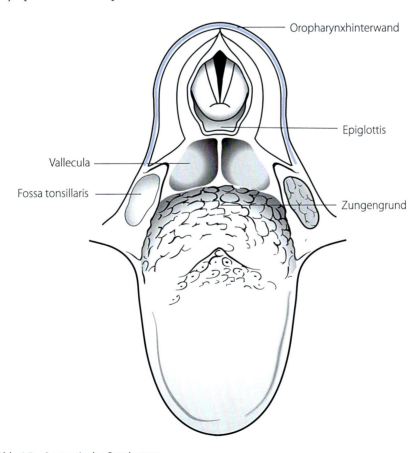

■ **Abb. 6.5**   Anatomie des Oropharynx

6.7.3 Therapie

— Allgemeines ▶ Abschn. 6.1.8

Radiotherapie

— Lymphabflusswege elektiv: beidseitig (einschließlich supraklavikulär); Ausnahme: kleine Tonsillenkarzinome ohne Erreichen von Mittellinie oder Zungengrund nur ipsilateral

6.8   Nasen- und Nasennebenhöhlenkarzinom

6.8.1 Histologie

— Etwa 20 % mesenchymale Tumoren (am häufigsten NHL)
— Ästhesioneuroblastom: vom Olfaktoriusepithel ausgehend; NSE-positiv; zwei Altersgipfel: ca. 10.–20. und ca. 50.–60. Lebensjahr; (Klassifikation nach Kadish ◨ Tab. 6.4)
— Invertierte Papillome: gutartig, jedoch bei ca. 10–15 % mit Plattenepithelkarzinom einhergehend

6.8.2 Anatomie

— Vestibulum nasi, Nasenhaupthöhle, Kiefer-, Stirnbein-, Keilbeinhöhlen, Siebbeinzellen
— Unterteilung durch Öhngren-Linie (Verbindungslinie zwischen innerem Augen- und Kieferwinkel) in Suprastruktur (dorsokranial) und Infrastruktur (ventrokaudal)
— Lymphabflusswege: geringe lymphatische Versorgung; bei ausgedehnten Tumoren subdigastrisch, submandibulär, retropharyngeal, jugulär; Ausnahme: Vestibulum nasi: ausgeprägte lymphatische Versorgung submandibulär, submental

6.8.3 Ausbreitung

— Lokalisation: Kieferhöhle ca. 50 %, Siebbeinzellen ca. 25 %, Nasenhaupthöhle ca. 25 %
— Lymphknotenbefall: selten (Ausnahme: Vestibulum nasi; frühzeitig ipsilateral)

◨ **Tab. 6.4**   Klassifikation des Ästhesioneuroblastoms nach Kadish

Stadium	Ausdehnung
A	Auf Nasenhaupthöhle begrenzt
B	Ausbreitung auf Nasennebenhöhle
C	Weitere Tumorausdehnung

6.8.4 Therapie

— Allgemeines ▶ Abschn. 6.1.8

Radiotherapie

— Vestibulum nasi: Operation häufig funktionell-kosmetisch problematisch, daher eher primäre Radiotherapie, einschließlich regionale Lymphabflusswege beidseits (fazial, submandibulär, subdigastrisch)
— Sonstige Lokalisationen: keine elektive Radiotherapie der Lymphabflusswege
— Zielvolumen: bei Übergreifen auf benachbarten Hohlraum diesen komplett ins Zielvolumen einbeziehen

6.8.5 Prognose

— Infrastruktur günstiger als Suprastruktur

6.9 Nasopharynxkarzinom

6.9.1 Allgemeines

— In Mitteleuropa und Nordamerika selten
— Mit EBV-Infektion assoziiert

6.9.2 Anatomie

— Schädelbasis bis weicher Gaumen, Rosenmüller-Gruben, Choanen
— Ausgeprägte lymphatische Versorgung
— Lymphabflusswege: primär paravertebral

6.9.3 Ausbreitung

— Lokalisation: primär häufig am Nasopharynxdach; frühzeitige submuköse Ausbreitung
— Lymphknotenbefall: früh; ipsilateral ca. 85–95 %; kontralateral ca. 50 %; nuchal ca. 25 %, supraklavikulär ca. 15 %
— Fernmetastasierung: beim undifferenzierten Karzinom häufig; insgesamt ca. 30 %

6.9.4 Therapie

— Allgemeines ▶ Abschn. 6.1.8

Operation

— Technisch aufgrund anatomischer Verhältnisse oft schwierig, daher meist primäre Radiochemotherapie

Radiotherapie

- Primäre Radiotherapie (bevorzugt als Radiochemotherapie; immer bei höheren Stadien/Risikofaktoren); meist hohe Radiosensibilität
- Lymphabflusswege: beidseits (einschließlich supraklavikulär, retroaurikulär, nuchal)
- Ggf. Brachytherapie-, Stereotaxie-Boost

6.10   Hypopharynxkarzinom

6.10.1   Anatomie

- Zungenbein bis Ringknorpel (hinter Larynx; Höhe HWK 3–6): Sinus pirirformis, Pharynxhinterwand, Postkrikoidregion
- Lymphabflusswege: primär subdigastrisch, jugulär, retropharyngeal

6.10.2   Ausbreitung

- Lokalisation:
  - Sinus piriformis ca. 65 %
  - Pharynxhinterwand ca. 25 %
  - Postkrikoidregion ca. 10 %
- Rasches infiltratives Wachstum; submuköses Wachstum mehrere Zentimeter über sichtbare Grenze hinaus
- Lymphknotenbefall: ca. 75 %; ca. 15 % bilateral; ca. 20 % supraklavikulär

6.10.3   Therapie

- Allgemeines ▶ Abschn. 6.1.8

Operation

- Bei ca. 5–10 % der Fälle sofortige Tracheostomaanlage wegen Atemwegsverlegung durch Tumor erforderlich
- Wegen Tumorlokalisation und -ausdehnung meist mit erheblichen funktionelle Einbußen und schlechter Prognose verbunden
- Ggf. Salvage-Operation bei unzureichendem Ansprechen nach Radiochemotherapie

Radiotherapie

- Lymphabflusswege: beidseits (einschließlich supraklavikulär)
- Zielvolumen: Einschluss des Tracheostomas; bei supraklavikulärem Lymphknotenbefall Einschluss des oberen Mediastinums

6.10.4   Prognose

- Meist späte Diagnose, da geringe Symptomatik; schlechteste Prognose aller Kopf-Hals-Tumoren

6.11 Larynxkarzinom

6.11.1 Allgemeines

- Häufigster HNO-Tumor (ca. 30–40 %)

6.11.2 Anatomie

- Lokalisation ca. Höhe HWK 3–6 (■ Abb. 6.6)
- Supraglottis:
  - Epiglottis, Taschenbänder, aryepiglottische Falten
  - Lymphabflusswege: jugulodigastrisch, mittig jugulär
- Glottis:
  - Stimmbänder
  - Lymphabflusswege: lediglich in der Region der Aryknorpel (mittig/tief jugulär)
- Subglottis:
  - Region unterhalb der Stimmbänder bis zum Ringknorpel
  - Lymphabflusswege: tief jugulär, paratracheal

6.11.3 Ausbreitung

- Supraglottis: ca. 40–45 %; ca. 60 % Lymphknotenbefall bei Diagnosestellung; ca. 15–30 % bilateral
- Glottis: ca. 55 %; meist an den vorderen zwei Dritteln der Stimmbänder; T1/T2: unter 5 % Lymphknotenbefall, T3/T4: ca. 20 % Lymphknotenbefall
- Subglottis: unter 5 %; häufig undifferenzierte Tumoren, die anatomische Grenzen kaum respektieren, oft zirkuläres Wachstum und Einwachsen in die Trachea; vergleichsweise häufig Adenokarzinome oder adenoidzystische Karzinome
- Prälaryngealer („delphischer") Lymphknotenbefall von prognostischer Bedeutung

6.11.4 Therapie

- Allgemeines ▶ Abschn. 6.1.8
- Supraglottis: bei prinzipiell operablen, jedoch nicht funktionserhaltend operablen Tumoren Vorgehen kontrovers diskutiert: Laryngektomie und (meist notwendige) postoperativ Radio(chemo)therapie oder primäre Radiochemotherapie
- Glottis: wegen Frühdiagnose meist organerhaltende Operation möglich
- Subglottis: wenig Erfahrungen; meist empfohlen: Laryngektomie (einschließlich Thyreoidektomie) mit „neck dissection", postoperativ Radio(chemo)therapie bei resektablen Tumoren; ansonsten primäre Radiochemotherapie

Operation

- Wenn möglich, funktionserhaltende Operation
- Bei chronischen Lungenerkrankungen erhöhte Aspirationsgefahr; daher eher Radiochemotherapie
- Ggf. Salvage-Operation bei unzureichendem Ansprechen nach primärer Radiochemotherapie

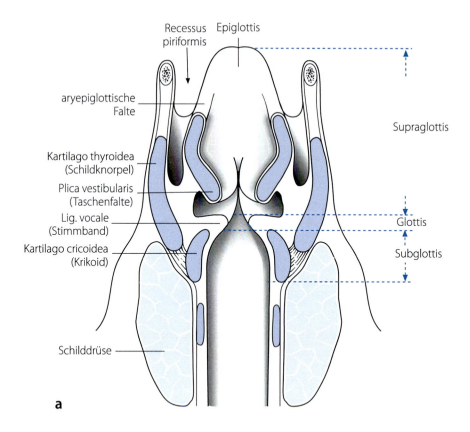

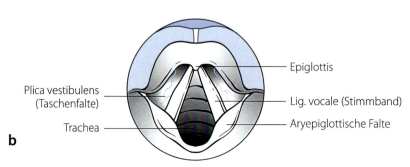

■ **Abb. 6.6**   a,b **Larynx. a** Ansicht von dorsal, **b** laryngoskopische Ansicht

Radiotherapie

– Supraglottis:
  – Lymphabflusswege: beidseits
  – Zielvolumen: Einschluss des Tracheostomas; bei supraklavikulärem Lymphknotenbefall Einschluss des oberen Mediastinums
– Glottis:
  – Lymphabflusswege: keine elektive Radiotherapie bei T1/T2
  – Zielvolumen: Einschluss des Tracheostomas; bei supraklavikulärem Lymphknotenbefall Einschluss des oberen Mediastinums

- Subglottis: Lymphabflusswege: zervikal, supraklavikulär bzw. mediastinal bis Bifurkation beidseits

6.11.5 Prognose

- Glottis: wegen früher Symptomatik (Heiserkeit) und fehlender lymphatischer Versorgung günstigere Prognose
- Subglottis: schlecht

6.12 Speicheldrüsenkarzinom

6.12.1 Allgemeines

- Ionisierende Strahlung einziger sicherer ätiologischer Faktor
- Selten (ca. 5 % der HNO-Tumoren)
- Große histologische Varianz; häufiger Fernmetastasierung (v. a. Lunge)

6.12.2 Anatomie

- Kleine Speicheldrüsen im gesamten oberen Aerodigestivtrakt, v. a. harter Gaumen (◘ Abb. 6.7)
- Lymphabflusswege primär:
  - Gl. parotis: hoch jugulär
  - Gl. submandibularis/kleine Speicheldrüsen: submandibulär, hoch/mittig jugulär
  - Gl. sublingualis: submandibulär, tief jugulär, submental

6.12.3 Histologie

- **Benigne Tumoren:**
  - Pleomorphes Adenom: häufigster gutartiger Tumor; ca. 5 % karzinomatöse Entartung („Karzinom in pleomorphem Adenom"/maligner Mischtumor)
  - Adenolymphom: Warthin-Tumor, Zystadenolymphom; von intraglandulären Parenchymeinschlüssen in den regionären Lymphknoten ausgehend
  - Onkozytom/Myoepitheliom: sehr selten, gelegentlich Entartung
- **Maligne Low-Grade-Tumoren:**
  - Mukoepidermoidkarzinom G1/2 (häufigstes Speicheldrüsenkarzinom, ungewöhnlich gleichförmige Altersverteilung 20.–80. Lebensjahr; gering, intermediär und hoch maligne Varianten)
  - Azinuszellkarzinom (zweithäufigstes Speicheldrüsenkarzinom)
- **Maligne high-grade-Tumoren:**
  - Mukoepidermoidkarzinom G3
  - Adenokarzinom
  - Adenoidzystisches Karzinom: Tendenz zu makroskopisch nicht sichtbarer Ausbreitung entlang der Gefäß-Nerven-Strukturen; typischerweise langsamer Verlauf auch bei Vorliegen von Lungenmetastasen; langfristig schlechte Prognose

6

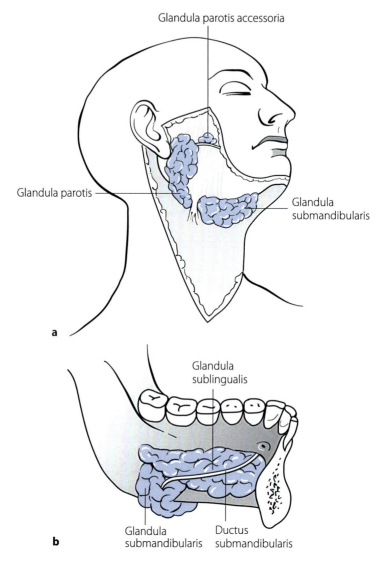

Glandula parotis accessoria

Glandula parotis

Glandula submandibularis

a

Glandula sublingualis

Glandula submandibularis

Ductus submandibularis

b

▫ **Abb. 6.7**   Anatomie der großen Speicheldrüsen

- Plattenepithelkarzinom: selten; meist Metastasen von Hautkarzinomen aus dem Gesichtsbereich
- Maligne Mischtumoren
- Undifferenziertes Karzinom: sehr aggressiv; Ausschluss Metastasierung eines anderen Karzinoms

6.12.4   **Ausbreitung**

- Lokalisation :
  - Gl. parotis ca. 80 % (ca. 25–30 % der Parotistumoren sind maligne)
  - Gl. submandibularis ca. 20 % (ca. 70 % der Submandibularistumoren sind maligne)

- Gl. sublingualis ca. 1 % (ca. 80–95 % der Sublingualistumoren sind maligne)
- Kleine Speicheldrüsen
- Lymphknotenbefall:
  - Azinuszellkarzinom ca. 15 %
  - Mukoepidermoidkarzinom G3 ca. 35–60 %
  - High-Grade-Adenokarzinom ca. 10–35 %
  - Adenoidzystisches Karzinom ca. 5–15 %
  - Maligne Mischtumoren ca. 20 %
  - Plattenepithelkarzinom ca. 15–40 %
  - Undifferenziertes Karzinom ca. 35–90 %
- Fernmetastasierung:
  - Azinuszellkarzinom ca. 10 %
  - Mukoepidermoidkarzinom G3 ca. 20–70 %
  - High-Grade-Adenokarzinom ca. 30–45 %
  - Adenoidzystisches Karzinom ca. 30–50 %
  - Maligne Mischtumoren bis zu 20 %
  - Plattenepithelkarzinom ca. 15 %
  - Undifferenziertes Karzinom bis zu 100 %

6.12.5 Therapie

- Allgemeines ▶ Abschn. 6.1.8

Operation
- Primäre Operation Therapie der Wahl

Radiotherapie
- **Indikation** postoperativ:
  - High-Grade-Tumoren
  - Stadium III/IV
  - Perineurale Tumorausbreitung
  - Non-in-sano-Resektion (ggf. um N. facialis zu schonen), intraoperative Tumoraussaat
  - Rezidiv
- Primär nur bei Inoperabilität
- **Lymphabflusswege:**
  - Regionale Lymphabflusswege immer
  - Darüber hinausgehend ipsilateral zervikal: Lymphknotenbefall, High-Grade-Tumoren (außer adenoidzystisches Karzinom), Rezidiv
  - Zervikal beidseits: bei massivem Lymphknotenbefall oder Kapseldurchbruch; ggf. bei sonstigen Risikofaktoren
- **Zielvolumen:** kleine Speicheldrüsen: wie Plattenepithelkarzinom der entsprechenden Region
- **Technik:** CT-gestützte 3D-konformale oder (bevorzugt) IMRT (VMAT-)-Technik (ggf. Neutronen, Schwerionentherapie)

6.13   Zervikales CUP-Syndrom

CUP = „cancer of unknown primary", Lymphknotenmetastase(n) bei unbekanntem Primärtumor

6.13.1   Allgemeines

- Primärtumor entgeht der Diagnostik aufgrund zu geringer Größe oder spontaner Rückbildung
- Ca. 3–5 % aller Malignome im Kopf-Hals-Bereich
- Diagnose des Primärtumors bei ca. 30 % im weiteren Krankheitsverlauf

6.13.2   Histologie

- Plattenepithelkarzinome ca. 70 %
- Undifferenzierte Karzinome ca. 20 %
- Adenokarzinome ca. 10 %

6.13.3   Ausbreitung

Ausbreitung des zervikalen CUP-Syndroms ◘ Tab. 6.5

6.13.4   Diagnostik

- Anamnese, Klinik, körperliche Untersuchung, Routinelabor einschließlich Tumormarker
- Panendoskopie; Biopsien aus auffälligen Regionen und Nasopharynx, Zungenboden, Hypopharynx (Sinus piriformis, Postkrikoidregion)

◘ **Tab. 6.5** Ausbreitung des zervikalen CUP-Syndroms

Befallene Lymphknotenregion	Potenzielle Primärtumorlokalisation
Präaurikulär	Haut, Parotis
Submental	Nase, Lippe, vorderer Mundboden
Submandibulär	Lippe, Mundhöhle, Mundboden
Kraniojugulär	Nasopharynx, Oropharynx
Subdigastrisch	Rachenring, Tonsillen, hintere Mundhöhle, Oropharynx, Hypopharynx
Mediojugulär	Zunge, supraglottischer Larynx, Hypopharynx, Schilddrüse
Tief jugulär	Subglottischer Larynx, Hypopharynx, zervikaler Ösophagus
Supraklavikulär	Zervikaler Ösophagus, Schilddrüse, Lunge

- CT/MRT Kopf, Hals, Thorax bzw. Abdomen
- (Ggf.) FDG-PET/CT
- Ggf. Mammographie
- Ggf. Schilddrüsensonographie, -szintigramm
- Bei entsprechender Histologie: gynäkologische, urologische, gastrointestinale Abklärung
- Ggf. Tonsillektomie ipsilateral/beidseitig

6.13.5 Therapie

- Alleinige Radiotherapie vs. alleinige Operation vs. Operation mit postoperativer Radiotherapie; Stellenwert kombinierte Radiochemotherapie, Ausmaß der Behandlung (ipsilaterale/beidseitige Behandlung der zervikalen Lymphabflusswege bzw. Mitbestrahlung des gesamten Pharynx: optimale Therapiestrategie wird kontrovers diskutiert; daher immer interdisziplinäre, stadienadaptierte, individuelle Entscheidung

Operation
- „Neck dissection" zumindest der befallenen Seite; Wert der kontralateralen „neck dissection" kontrovers diskutiert
- Bei primärer technischer Inoperabilität und Residualbefund nach Radiotherapie individuell erneute Prüfung der Operationsindikation

Radiotherapie
- **Indikation:**
  - N1 ohne Risikofaktoren: postoperative Radiotherapie fakultativ
  - Ansonsten (N2 oder N3 und/oder Risikofaktoren): Radiotherapie
- **Zielvolumen:**
  - Lymphabflusswege: bei geringem einseitigen Befall nach beidseitiger Neck dissection nur ipsilateral; ansonsten beidseits erwägen
  - Kontrovers diskutiert: Mitbestrahlung des gesamten Pharynx unter Einschluss von Tonsillenloge und Zungengrund; bei Befall von Level I/II Einschluss der Mundhöhle; bei solitärem Befall von jeweils Level I, III oder IV ggf. Schonung der oberen Pharynxanteile
- Wert einer Radiochemotherapie unklar; individuelle Prüfung insbesondere bei Non-in-sano-Resektion des Lymphknotenbefalls oder sonstigen Risikofaktoren

6.13.6 Prognose

- Kurativer Therapieansatz bei ca. 10–20 %
- 5-JÜR: kranialer Lymphknotenbefall günstiger (ca. 60 %) als kaudaler Lymphknotenbefall (ca.10 %)

Schilddrüsenkarzinom

© Springer-Verlag GmbH Deutschland, ein Teil von Springer Nature 2018
I. Stöver, P. Feyer, *Praxismanual Strahlentherapie*, https://doi.org/10.1007/978-3-662-56577-3_7

7.1   Epidemiologie

- Häufigster endokriner maligner Tumor
- Inzidenz in Deutschland ca. 3–6/100.000 pro Jahr
- Frauen etwa doppelt so häufig betroffen
- Deutliche regionäre Unterschiede
- Weltweit Inzidenz deutlich ansteigend; v. a. durch verbesserte Frühdiagnostik mit Zunahme insbesondere der kleinen papillären Karzinome; somit Verschiebung der Häufigkeitsverteilung zu prognostisch günstigeren Formen
- In Deutschland Karzinomnachweis in unter 1 % der Schilddrüsenknoten; in Autopsien bei bis zu ca. 30 % der Bevölkerung Nachweis von okkulten (papillären) Mikrokarzinomen
- Altersgipfel:
  - Papilläres Karzinom ca. 40.–60. Lebensjahr
  - Follikuläres Karzinom ca. 40.–50. Lebensjahr
  - Medulläres Karzinom bei den familiären Formen in früheren Lebensjahren, bei sporadischem Auftreten ca. 40.–50. Lebensjahr
  - Anaplastisches Karzinom über 60. Lebensjahr

7.2   Ätiologie/Risikofaktoren

- Ionisierende Strahlung (externe Strahlentherapie, Inkorporation von radioaktivem Jod im Kindes-, Jugendalter)
- Jodmangel
- Genetische Disposition; hereditäre Syndrome (z. B. MEN-2)

7.3   Anatomie

- Anatomie der Schilddrüse ◘ Abb. 7.1
- Lymphabflusswege:
  - Zervikal
    - Zentral: submental, para-, prälaryngeal, para-, prätracheal (Level I und VI)
    - Lateral: submandibulär, jugulär, dorsal zervikal, supraklavikulär (Level II–V)
  - Oberes Mediastinum

7.4   Histologie

- **Differenzierte Karzinome** (von den Thyreozyten ausgehend; ca. 80–90 %):
  - Papilläres Karzinom (ca. 70–80 %)
  - Follikuläres Karzinom (ca. 10–30 %)
- **Medulläres Karzinom** (von den parafollikulären Kalzitonin-produzierenden C-Zellen ausgehend; ca. 5 %);
  - Sporadische Form ca. 75 %
  - Familiäre Form ca. 25 % (meist im Rahmen eines MEN-2-Syndroms)
- **Anaplastisches Karzinom** (ca. 2–5 %; aus ehemals differenziertem Karzinom transformiert)

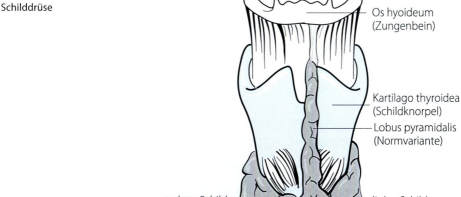

□ Abb. 7.1   Anatomie der
Schilddrüse

Os hyoideum
(Zungenbein)

Kartilago thyroidea
(Schildknorpel)

Lobus pyramidalis
(Normvariante)

rechter Schild-
drüsenlappen

linker Schild-
drüsenlappen

Isthmus

**zervikale
Lymphknoten**

Trachea

Klavikula

**mediastinale
Lymphknoten**

7.5   Ausbreitung

- Papilläres Karzinom:
    - Lymphknotenbefall ca. 10–45 %
    - Fernmetastasen ca. 10 % (v. a. Lunge; insbesondere bei Patienten unter dem 40.
      Lebensjahr selten)
- Follikuläres Karzinom:
    - Lymphknotenbefall ca. 5–30 %
    - Fernmetastasen ca.15 % (v.a. Lunge und Skelett; auch schon bei kleineren
      Tumoren)
- Medulläres Karzinom:
    - Zervikaler Lymphknotenbefall ca. 50–65 %
    - Mediastinaler Lymphknotenbefall ca. 10 %
- Anaplastisches Karzinom:
    - Rasches lokal infiltrierendes Wachstum mit Kompression von Trachea und
      Ösophagus
    - Zervikaler Lymphknotenbefall oft nicht von ausgedehnter Primärtumormasse zu
      unterscheiden
    - Ca. 85 % Fernmetastasen

7

7.6 Diagnostik

- Anamnese, Klinik, körperliche Untersuchung, Routinelabor, TSH, fT_3, fT_4, Kalzitonin, CEA
- Sonographie Schilddrüse/Abdomen
- CT/ggf. MRT zervikal
- Schilddrüsenszintigraphie (Basisuntersuchung mit 99m-Technetium; weitere Abklärung des Jodmetabolismus mit 131- und 123-Jod)
- Ggf. FDG-PET (insbesondere bei radiojodrefraktären Karzinomen; FDG-Uptake antiproportional zu Radiojodaufnahme)
- Punktionszytologie
- CT-Thorax
- Bei medullärem Karzinom: familiäre Mutationsanalyse; Abklärung eines MEN-2-Syndroms

7.7 Stadieneinteilung

- UICC-Stadieneinteilung unterschiedlich für differenzierte, medulläre und anaplastische Karzinome
- TNM-Klassifikation und UICC-Stadieneinteilung Anhang: Weiterführende Literatur

7.8 Therapie

7.8.1 Allgemeines

- Standardtherapie: Operation; bei differenzierten Karzinomen postoperative Radiojodtherapie (Ausnahme:7 ▶ Abschn. 7.8.3) und TSH-Suppression
- Postoperative Radiotherapie bei Non-in-sano-Resektion mit fehlender Option einer Nachresektion bei medullärem Karzinom und radiojodrefraktären differenzierten Karzinomen
- Kombinierte Radiochemotherapie beim anaplastischen Karzinom (ggf. postoperativ, wenn primäre Operation möglich (selten), ggf. sekundäre Operation nach primärer Radiochemotherapie)

7.8.2 Operation

- Thyreoidektomie ggf. mit (zentraler) Lymphadenektomie (Lymphadenektomie immer bei verdächtigen Lymphknoten, High-risk-Karzinomen und umso eher, umso größer der Primärtumor)
- Alleinige Lobektomie bei papillären Mikrokarzinomen (kleiner 1 cm) ohne Hinweis auf Lymphknotenbefall
- Bei differenzierten Karzinomen ersetzt eine (ohnehin geplante) Radiojodtherapie nicht die notwendige Nachresektion bei inadäquater Primäroperation

- Anaplastisches Karzinom: radikale Resektion (R0/R1) anstreben, meist jedoch aufgrund des lokal aggressiven Wachstums nicht möglich, kein Benefit durch R2-Resektion; eventuell sekundäre Resektion nach primärer Radiochemotherapie
- Bei Rezidiven und Metastasen operative Tumorentfernung bzw. Tumorverkleinerung anstreben

7.8.3 Radiojodtherapie

- Applikation von 131-Jod (emittiert sowohl Gamma-Strahlung (genutzt zur diagnostischen Darstellung speichernden Gewebes) als auch Beta-Strahlung (Zerstörung tumoröser – und gesunder – jodspeichernder Schilddrüsenzellen)
- **Indikation:** bei allen Patienten mit differenzierten Karzinomen adjuvant indiziert zur Ablation von potenziell postoperativ verbliebenem Restgewebe und okkulter Mikrometastasen (Ausnahme: papilläres Mikrokarzinomen ohne Lymphknotenbefall und ohne sonstige Risikofaktoren)
- **Durchführung:** ca. 3–4 Wochen postoperativ nach endogener (Hypothyreose durch Verzicht auf Hormonsubstitution) oder exogener TSH-Stimulation (Gabe von rekombinantem humanen TSH bei euthyreoter Stoffwechsellage); vorher keine Gabe jodhaltiger Medikamente und Kontrastmittel; zunächst Durchführung eines Radiojodtests (bei einem Uptake über 20 % ist von einem großen Schilddrüsenrest auszugehen, der möglichst operativ entfernt werden sollte; bei einem Uptake unter 5 % kann die notwendige Aktivität einzeitig verabreicht werden; ansonsten Gabe in 2 Sitzungen im Intervall von 3–4 Monaten; Kontrollszintigramm nach 3–6 Monaten)
- Bei lokoregionären Tumorresten, Rezidiven oder Metastasen differenzierter Karzinome in kurativer und palliativer Intention; ca. 70 % der Lymphknotenmetastasen und ca. 50 % der Lungenmetastasen lassen sich eliminieren
- Erzielbare Herddosis in Metastasen (über 100 Gy) geringer als in Schilddrüsengewebe (über 300 Gy)
- Wirkungseintritt nach 1–3 Monaten
- Fernmetastasen häufig erst nach Eliminierung des Schilddrüsengewebes darstellbar
- Unerwünschte Wirkungen:
  - Akut: schmerzhafte Schwellung des speichernden Gewebes, strahleninduzierte Gastritis bei oraler Gabe höherer Aktivitäten, passagere Leuko- und Thrombozytopenien
  - Chronisch: radiogene Sialadenitis, strahleninduzierte Leukämie innerhalb von 5 Jahren ca. 1 %, bei disseminierter Lungenmetastasierung ca. 1–10 % Lungenfibrose; selten Knochenmarksdepression, Azoospermie

7.8.4 Radiotherapie

Indikation

- Differenzierte Karzinome/medulläres Karzinom:
  - Non-in-sano-Resektion (wenn Reoperation bzw. Ausschaltung der Restgewebes durch Radiojodtherapie nicht möglich)
  - Ggf. bei T4 (kontrovers diskutiert)
  - Ggf. bei N1 (kontrovers diskutiert; abhängig von weiteren Risikofaktoren)

- Anaplastisches Karzinom (möglichst als Radiochemotherapie)
- Radiotherapie von Metastasen ► Kap. 35 Palliative Radiotherapie und ► Kap. 36 Strahlentherapeutische Notfallsituationen

Zielvolumen

- Festlegung anhand des Planungs-CT unter Berücksichtigung der vorab erfolgten bildgebenden Diagnostik
- Beachtung der internationalen Konturierungsempfehlungen zu Zielvolumenvergabe, Sicherheitssäumen, Risikoorganschonung Anhang: Materialien zur Konturierung
- Tumorregion: Schilddrüsenbett/(Rest-)Tumorregion mit Sicherheitssaum
- Lymphabflusswege: zervikal beidseits, supra-, infraklavikulär beidseits, oberes Mediastinum
- Sicherheitssäume anatomisch sinnvoll adaptiert (klinisches Zielvolumen (CTV) nicht in Lufträume und in als nicht-infiltriert angesehene Knochen-/Knorpel-/Muskelstrukturen hineinreichend)

Dosierung

- Tumorregion: 5-mal 1,8–2 Gy/Woche bis 59,4/60–70/70,2 Gy (abhängig vom Resektionsstatus)
- Lymphabflusswege: 5-mal 1,8–2 Gy/Woche bis 50/50,4–59,4/60 Gy (abhängig vom Lymphknotenbefall)
- Anaplastisches Karzinom: wie oben; ggf. hyperfraktioniert, z. B. 2-mal 1,4–1,6 Gy/Tag bis ca. 50–56 Gy

Technik

- Thermoplastische Maske
- Rückenlage
- CT-gestützte 3D-konformale oder (bevorzugt) IMRT(VMAT)-Technik

Nebenwirkungen und Risiken

- Nebenwirkungen und Risiken der Radiotherapie beim Schilddrüsenkarzinom ◘ Tab. 7.1
- Nähere Ausführungen zu Nebenwirkungen und Risiken sowie zu supportiver Prophylaxe und Therapie ► Kap. 2 und 3

◘ **Tab. 7.1**   Nebenwirkungen und Risiken der Radiotherapie beim Schilddrüsenkarzinom

Organ/Gewebe	Akut	Spät
Allgemein	Abgeschlagenheit, verminderte Belastbarkeit (v. a. bei großen Zielvolumina, sonst eher selten), Gewichtsverlust	
Haut, Unterhaut	Rötung, trockene/feuchte Epitheliolysen	Teleangiektasien, Pigmentverschiebungen, trophische Störungen, subkutane und tiefe Bindegewebsfibrose, Wundheilungsstörungen, Lymphödem
HNO-Bereich	Pharyngitis, Laryngitis, Dysphagie	Schleimhautatrophie, Ulzeration, Stenosierung, Fibrosierung, Lymphödem, Knorpelschäden (sehr selten)

7.8.5 Systemtherapie

- **Hormontherapie:**
  - Differenzierte Karzinome: Hormonsubstitution mit TSH-Suppression (wenn bei Mikrokarzinomen keine Radiojodtherapie notwendig, auch keine TSH-Suppression, sondern TSH im Normbereich anstreben)
  - Medulläres Karzinom/anaplastisches Karzinom: Hormonsubstitution; TSH im Normbereich
  - Substanz: L-Thyroxin
- **Tyrosinkinaseinhibitoren:**
  - Bei progredienter Metastasierung und fehlendem Ansprechen auf Radiojodtherapie/TSH-Suppression
  - Substanzen: Sorafinib, Lenvatinib
- **Chemotherapie:**
  - Differenzierte Karzinome/medulläres Karzinom: in palliativer Situation (Fernmetastasierung) erst in zweiter Linie nach Tyrosinkinaseinhibitoren, da deutlich schlechteres Ansprechen
  - Anaplastisches Karzinom: im Rahmen einer Radiochemotherapie (wenn möglich)
  - Substanzen: Doxorubicin, Paclitaxel

7.9   Nachsorge

- Durchführung gemäß den Empfehlungen der Fachgesellschaften sowie symptomorientiert
- Cave: wegen der guten Prognose (außer beim anaplastischen Karzinom), langen Verläufen und des gelegentlichen Auftretens von Spätrezidiven Nachbeobachtungszeiten von 10–20 Jahren empfohlen
- Tumormarker:
  - Bei differenzierten Karzinomen nach Thyreoidektomie: Thyreoglobulin
  - Beim medullären Karzinom: Kalzitonin
- Nach Radio(chemo)therapie abhängig von Akuttoxizität ggf. zunächst engmaschig, dann ca. 6–8 Wochen nach Therapieende; im weiteren Verlauf abhängig von individueller Gesamtkonstellation
- Weitere Ausführungen zur Nachsorge ▶ Abschn. 1.8

7.10   Prognose

- Prognose abhängig von Histologie (s. unten), Lebensalter (jüngere Patienten unter 45 Jahre mit differenzierten Karzinomen haben deutlich günstigere Prognose), Geschlecht (Männer erkranken seltener, haben aber ungünstigere Prognose); Überlebensrate wird von Lymphknotenbefall zwar nicht beeinflusst, Lokalrezidivrate steigt jedoch
- 10-Jahres-Überlebensrate: (über alle Stadien gemittelt)
  - Papilläres Karzinom: ca. 95 %
  - Follikuläres Karzinom: ca. 90 %
  - Medulläres Karzinom: ca. 60 %
  - Anaplastisches Karzinom: 0 %; mittlere Überlebenszeit unter 12 Monate

Bronchialkarzinom

© Springer-Verlag GmbH Deutschland, ein Teil von Springer Nature 2018
I. Stöver, P. Feyer, *Praxismanual Strahlentherapie*, https://doi.org/10.1007/978-3-662-56577-3_8

8.1   Epidemiologie

- Unterteilung der Bronchialkarzinome aufgrund spezifischer Unterschiede bezüglich biologischem Verhalten, therapeutischem Vorgehen und Prognose in:
  - NSCLC (non small cell lung cancer)
  - SCLC (small cell lung cancer)
- Inzidenz:
  - NSCLC: ca. 45/100.000 pro Jahr (Inzidenz des Adenokarzinoms insbesondere bei Frauen und Nichtrauchern zunehmend)
  - SCLC: ca. 10/100.000 pro Jahr (Inzidenz abnehmend)
- Männer etwa 4-mal so häufig betroffen; Inzidenz bei Männern sinkend, bei Frauen steigend
- Häufigste krebsbedingte Todesursache
- Altersgipfel ca. 55.–65. Lebensjahr

8.2   Ätiologie/Risikofaktoren

- (Aktiv-)Rauchen mit Abstand wichtigster Risikofaktor; Passivrauchen
- Chemische Karzinogene: Arsen, Asbest (Rauchen hat multiplikativen Effekt), Beryllium, Cadmium, Chrom, polyzyklische aromatische Kohlenwasserstoffe, Vinylchlorid, Nickel u. a.
- Wohnen in mit radioaktivem Radon (natürlich vorkommendes Edelgas) höher belasteten Räumen (regionale Unterschiede; höhere Belastung z. B. in Sachsen, Thüringen, östlichem Bayern)
- Ionisierende Strahlung (z. B. Radiotherapie bei Mammakarzinom; Rauchen hat multiplikativen Effekt)
- Benigne Lungenerkrankungen, z. B. Silikose, chronisch-entzündliche Reizzustände
- Genetische Disposition; Frauen haben bei gleicher Risikoexposition ein höheres Risiko

8.3   Anatomie

- Gliederung der Lunge (◘ Abb. 8.1):
  - Rechter Lungenflügel:
    - Oberlappen (Segment 1–3)
    - Mittellappen (Segment 4 und 5)
    - Unterlappen (Segment 6–10)
  - Linker Lungenflügel:
    - Oberlappen (Segment 1–5)
    - Unterlappen (Segment 6–10; Segment 7 fehlt meist)
- Lymphabflusswege:
  - Zentripedal entlang der Bronchiolen und Bronchien bzw. subpleural in subsegmentale, segmentale, lobäre, hiläre, mediastinale, Skalenus- und supraklavikuläre Lymphknoten
  - Klassifikation der Lymphknotenstationen (◘ Abb. 8.2):
    - Obere mediastinale Lymphknoten: 1–4
    - Aortale Lymphknoten: 5 und 6
    - Untere mediastinale Lymphknoten: 7–9
    - N1-Lymphknoten (hilär, (inter-)lobär, (sub-)segmental): 10–14

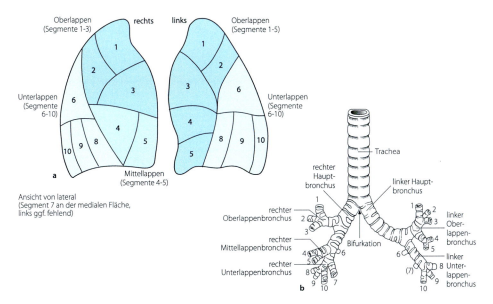

● **Abb. 8.1**   Gliederung der Lunge a Segemente; b Bronchialbaum

8.4   Histologie

- **NSCLC** (ca. 80–85 %):
    - Plattenepithelkarzinom (ca. 30–40 %; meist zentral)
    - Adenokarzinom (ca. 25–30 %; meist peripher; zunehmende klinische Bedeutung genetischer Subgruppenanalysen (Nachweis aktivierender Treibermutationen; z. B. RAS, EGFR, ALK) aufgrund der Option zielgerichteter Therapie)
    - Großzelliges Karzinom (ca. 10–15 %; Ausschlussdiagnose; histogenetisch unein-heitlich, entsprechen wohl zu großem Anteil wenig differenzierten Plattenepithel- und Adenokarzinomen; Variante: großzellig neuroendokrines Karzinom)
- **SCLC** (ca. 15–20 %; meist zentral; hochmalignes neuroendokrines Karzinom; hohe Proliferationsrate; häufig paraneoplastische Syndrome)

8.5   Ausbreitung

- Ca. 70 % zentral, ca. 30 % peripher und ca. 2 % pneumonisch oder multifokal (v. a. im Oberlappen)
- SCLC: Neigung zu früher lymphogener und hämatogener Metastasierung
- Lymphknotenbefall bei Diagnosestellung:
    - Plattenepithelkarzinom: ca. 30 %
    - Adenokarzinom: ca. 50 %
    - Undifferenziertes Karzinom: ca. 50 %
    - Kleinzelliges Karzinom: ca. 80 %
- Fernmetastasen: bei Erstdiagnose v. a. bei SCLC sowie auch bei großzelligem und Adenokarzinom häufig (v.a. Hirn (SCLC: ca. 10–15 % zerebrale Metastasen bei Erstdiagnose; zusätzlich bei 40–50 % im weiteren Verlauf), Knochen, Leber, Neben-nieren)

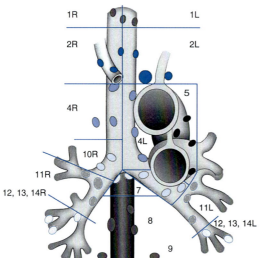

1R   1L

2R   2L

R = rechts
L = links

Obere mediastinale Lymphknoten
1 höchste mediastinale Lymphknoten
2 obere paratracheale Lymphknoten
3 prävaskuläre und retrotracheale Lymphknoten
4 untere paratracheale Lymphknoten

Aortale Lymphknoten
5 aortopulmonale Lymphknoten
6 paraaortale Lymphknoten
   (anteriore mediastinale Lymphknoten)

Untere mediastinale Lymphknoten
7 subkarinale Lymphknoten
8 paraösophageale Lymphknoten
9 Lymphknoten im Lig. pulmonale

N1-Lymphknoten
10 hiläre Lymphknoten
11 interlobäre Lymphknoten
12 lobäre Lymphknoten
13 segmentale Lymphknoten
14 subsegmentale Lymphknoten

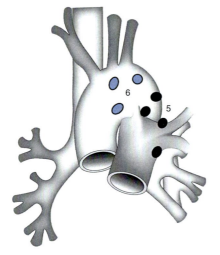

🔲 **Abb. 8.2**   Lymphknotenstationen

— Feldkanzerogenese: aufgrund ähnlicher Risikofaktoren (insbesondere Rauchen, Alkoholkonsum) gehäuftes Auftreten von synchronen und metachronen Lungen-, HNO- und Ösophagustumoren

8.6   Diagnostik

— Anamnese, Klinik, körperliche Untersuchung, Routinelabor
— CT Thorax
— Bronchoskopie
— FDG-PET/CT (bei kurativem Therapieansatz vor geplanten lokalen Maßnahmen)

- Endobronchialer Ultraschall (EBUS)/Mediastinoskopie vor geplanter Operation/ neoadjuvanter Therapie zum exakten Staging (Evaluation von FDG-PET-positiven mediastinalen Lymphknoten aufgrund hoher Rate falsch positiver Befunde)
- Sonographie/CT Abdomen
- MRT Schädel (bei SCLC; bei NSCLC bei kurativem Therapieansatz)
- Skelettszintigramm (SCLC, ggf. auch NSCLC; wenn keine Indikation für PET)
- Ggf. Knochenmarksbiopsie (SCLC)
- Ggf. molekulare Diagnostik (RAS, EGFR, EML-4-ALK, ROS 1, PD-L1 u. a.; v. a. bei Adenokarzinomen in metastasiertem Stadium)

8.7   Stadieneinteilung

- Historische klinische Stadieneinteilung des SCLC ◘ Tab. 8.1, Klassifikation mediastinaler Lymphknotenbefall ◘ Tab. 8.2
- TNM-Klassifikation und UICC-Stadieneinteilung Anhang: Weiterführende Literatur

◘ **Tab. 8.1** Historische klinische Stadieneinteilung des SCLC (z. T. divergierende Definitionen einzelner Arbeitsgruppen; nicht mehr zu verwenden)

Stadium	Ausbreitung	
	Marburg-Klassifikation	**nach VALG**
Very Limited disease (VLD)	Tumor von Lunge/viszeraler Pleura umgeben Maximal kleiner Erguss ohne maligne Zellen Lymphknotenbefall maximal hilär ipsilateral	
Limited disease (LD)	Infiltration von Thoraxwand, mediastinaler Pleura, Diaphragma Lymphknotenbefall kontralateral hilär, ipsi- oder kontralateral mediastinal	Befall eines Hemithorax mit oder ohne ipsilaterale hiläre Lymphknoten, ipsi- oder kontralaterale mediastinale Lymphknoten, Skalenus- oder supraklavikuläre Lymphknoten, ipsilateralen Pleuraerguss
Extensive disease (ED I)	Ausdehnung wie bei LD und/ oder Lymphknotenbefall kontralateral supraklavikulär Maligner Pleura-, Perikarderguss Rekurrens-, Phrenikusparese Vena-cava-superior-Syndrom Infiltration großer mediastinaler Gefäße, Herz, Wirbelkörper, Ösophagus	Jede Ausdehnung über „limited disease" hinaus
Extensive disease (ED IIa)	Fernmetastasen in einem Organ inklusive kontralateraler Lunge	
Extensive disease (ED IIb)	Fernmetastasen in mehr als einem Organ	

(VALG: Veterans Administration Cancer Study Group)

☐ Tab. 8.2	Klassifikation mediastinaler N2-Lymphknotenbefall (Stadium IIIA N2; Robinson)
Stadium	**Ausbreitung**
III A$_1$	(Erst) bei postoperativer Aufarbeitung detektierte Lymphknotenmetastasen in einer N2-Lymphknotenstation
III A$_2$	Intraoperativ detektierte N2-Lymphknotenmetastasen in einer Lymphknotenstation
III A$_3$	Präoperativ detektierte (Mediastinoskopie, Biopsie, PET) Lymphknotenmetastasen in einer oder mehreren N2-Lymphknotenstation(en)
III A$_4$	Bulky disease (ausgedehnte/fixierte Lymphknotenmetastasen oder Metastasen in mehreren N2-Lymphknotenstationen (Lymphknoten über 2–3 cm) mit extrakapsulärer Infiltration, Gruppen multipler befallener kleinerer (1–2 cm) Lymphknoten)

8.8   Therapie

8.8.1 Allgemeines

Operation
- Operabilität:
    - Prognostische Operabilität: Operabilität in kurativer Intention
    - Technische Operabilität: lokale Gegebenheiten erlauben eine komplette Tumorresektion in sano
    - Funktionelle Operabilität: in Abhängigkeit vom Ausmaß der Operation; in der Regel eingeschränkt durch Alter, Allgemeinzustand, internistische Begleiterkrankungen; Lungenperfusionsszintigraphie zur quantitativen Abschätzung der Perfusionsverhältnisse und damit Prognose des postoperativen FEV1-Wertes
- Operationsverfahren:
    - Keilresektion (auch im frühen Stadium keine adäquate kurative Operationsoption)
    - Segmentresektion
    - Lobektomie; rechtsseitig ggf. obere oder untere Bilobektomie
    - Manschettenresektion
    - Pneumektomie
    - Jeweils in Kombination mit ipsilateraler interlobärer, hiliärer und mediastinaler Lymphknotendissektion
    - Palliative Interventionen (bei Tumorblutung, Stenose u. Ä.), z. B. Bronchoskopie mit Tumorabtragung

Radiotherapie
- Für die kurativ intendierte konventionelle Strahlentherapie in 3D/4D-konformale/ IMRT (VMAT-)-Technik gelten prinzipiell analoge Voraussetzungen wie für die Operation (FEV1 über 1 l); auch bei prätherapeutisch ausreichender Lungenfunktion sollten 20 % der Gesamtlunge nicht mit mehr als 30 Gy, 30 % der Gesamtlunge nicht mit mehr als 20 Gy belastet werden, die mittlere Lungendosis sollte unter 20 Gy liegen (diese Restriktionen gelten nicht für die Stereotaxie, SBRT)

□ **Tab. 8.3**	Nebenwirkungen und Risiken der Radiotherapie beim Bronchialkarzinom	
Organ/ Gewebe	**Akut**	**Chronisch**
Allgemein	Abgeschlagenheit, verminderte Belastbarkeit, Gewichtsverlust (v. a. bei großen Zielvolumina, sonst eher selten)	
Haut, Unterhaut	Hautreaktion bei den modernen Bestrahlungstechniken selten; eventuell Rötung, trockene Epitheliolysen	
Lunge	Pneumonitis	Fibrose
Gastrointesti- naltrakt	Ösophagitis, (Dysphagie, Nausea, Emesis)	Ulzeration, Stenosie- rung, Fibrosierung (selten)
Herz	Perikarditis	Kardiomyopathie

- Bei prätherapeutischem FEV1 unter 1 l und lokal fortgeschrittenem Lungentumor oft dennoch Radiotherapie möglich
- **Technik:**
  - Rückenlage
  - CT-gestützte 3D/4D-konformale oder IMRT(VMAT)-Technik
  - Stereotaktische Radiotherapie (SBRT) bei kleinen peripheren Herden (z. B. bei internistischer Inoperabilität eines technisch operablen Tumorstadiums)
  - Cave: Berücksichtigung der Atemverschieblichkeit; ggf. Atemgating
- **Nebenwirkungen und Risiken:**
  - Nebenwirkungen und Risiken der Radiotherapie beim Bronchialkarzinom □ Tab. 8.3
  - Nähere Ausführungen zu Nebenwirkungen und Risiken sowie zu supportiver Prophylaxe und Therapie ▸ Kap. 2 und 3

8.8.2 Therapie des nichtkleinzelligen Bronchialkarzinoms (NSCLC)

Allgemeines
- ▸ Abschn. 8.8
- Multimodale Konzepte von zunehmender Bedeutung
- Potenziell kurative Operation insgesamt bei ca. 15–30 % möglich
- Kombinierte Radiochemotherapie: wenn möglich, frühzeitig simultan:
  - Guter Allgemeinzustand/keine bzw. geringe Komorbidität: frühe simultane Radiochemotherapie
  - Mäßiger Allgemeinzustand/mäßige Komorbidität/großer Tumor: Chemotherapie, sequenzielle Radiotherapie
  - Schlechter Allgemeinzustand/ausgeprägte Komorbidität: alleinige Radiotherapie
- **Stadienadaptierte Therapie:**
  - **Stadium I und II:**
    - Operation; postoperative Radiotherapie bei Non-in-sano-Resektion
    - Adjuvante Chemotherapie ab Stadium I B

- – SBRT bei funktioneller Inoperabilität und peripherem Tumor unter 5 cm (bei zentraler Lokalisation und Größe ab 5 cm erhöhtes Nebenwirkungsrisiko für SBRT)
  - – Primäre Radio(chemo)therapie bei funktioneller Inoperabilität und zu hohem Risiko einer SBRT
- **Stadium III A:**
  - – Operation, wenn möglich (Befall von maximal einer N2-Lymphknotenstation; T4 N0); postoperative Chemotherapie; Radio(chemo)therapie des Mediastinums bei N2
  - – Neoadjuvante Chemotherapie bzw. Radiochemotherapie; anschließend Operation; postoperativ Radiotherapie des Mediastinums, wenn neoadjuvant alleinige Chemotherapie (III A$_3$) erfolgt war
  - – Primäre Radiochemotherapie bei Inoperabilität, Befall von mehr als einer N2-Lymphknotenstation, bulky disease
- **Stadium III B:**
  - – Primäre Radiochemotherapie
  - – Abhängig von Ausdehnung/Lage von Primärtumor und Lymphknotenbefall, Komorbidität, biologischem Alter ggf. alleinige Radiotherapie oder alleinige Systemtherapie
- **Stadium IV:**
  - – Systemtherapie (konventionelle Chemotherapie, „targeted therapy", Immuntherapie ▶ Abschn. 8.8.2 Systemtherapie)
  - – Operation, interventionelle Maßnahmen, Radiotherapie bei (drohender) Symptomatik/raschem Progress
  - – Best supportive care
- **Sonderfall: Pancoast-Tumor** (Tumor der Lungenspitze mit Umgebungsinfiltration):
  - – Neoadjuvante Radiochemotherapie; anschließend Operation
  - – Bei Non-in-sano-Resektion Optionen von Salvage-Maßnahmen (Nachresektion, Radiotherapie und/oder Chemotherapie individuell prüfen)
  - – Primäre Radiochemotherapie bei Inoperabilität

Radiotherapie

- **Indikation**
- **Primär:**
  - Stadium III A mit Befall von mehr als einer N2-Lymphknotenstation, bulky disease
  - Stadium III B
  - Inoperabilität
- **Postoperativ:**
  - Non-in-sano-Resektion im Stadium I/II
  - Stadium III A mit N2/Stadium III B
- **Präoperativ:**
  - Pancoast-Tumor (Radiochemotherapie)
  - In Studien/Zentren (Radiochemotherapie)
- **Palliativ:**
  - Lokal bei (drohender) Symptomatik/raschem Progress
  - Radiotherapie von Metastasen ▶ Kap. 35 Palliative Radiotherapie und ▶ Kap. 36 Strahlentherapeutische Notfallsituationen
- **Prophylaktische Radiotherapie des Neurokraniums:** in Studien

- ■ **Zielvolumen**
- ▬ Festlegung anhand des Planungs-CT unter Berücksichtigung der vorab erfolgten bildgebenden Diagnostik (insbesondere PET/CT); ggf. Verlaufs-CT nach ca. 45–50 Gy zur Definition des Boost-Volumens
- ▬ Beachtung der internationalen Konturierungsempfehlungen zu Zielvolumenvergabe, Sicherheitssäumen, Risikoorganschonung Anhang: Materialien zur Konturierung
- ▬ Definitiv/palliativ: aktuelle (Rest-)Tumorregion bzw. befallene Lymphknotenregion(en) mit Sicherheitssaum (Cave: Atemverschieblichkeit)
- ▬ Postoperativ:
  - ▬ Non-in-sano-Resektion: kleinvolumig auf entsprechende Region
  - ▬ Stadium III A mit N2/Stadium III B: Mediastinum
- ▬ Sicherheitssäume anatomisch sinnvoll adaptiert (klinisches Zielvolumen (CTV) nicht in Lufträume und in als nicht-infiltriert angesehene Knochen-/Knorpel-/Muskelstrukturen hineinreichend)
- ▬ Elektive Behandlung nicht befallener Lymphknotenstationen inzwischen verlassen

- ■ **Dosierung**
- ▬ Primär:
  - ▬ Tumorregion/befallene Lymphabflusswege: 5-mal 1,8–2 Gy/Woche bis 50/50,4 Gy; Boost Tumorregion: 5-mal 1,8–2 Gy/Woche bis 66/66,6 Gy (ggf. abhängig von Ausdehnung/Lage Boost befallene Lymphknoten 5-mal 1,8–2 Gy/Woche bis 59,4/60 Gy)
  - ▬ Stereotaktische Radiotherapie in den Stadien I/II: mindestens 100 Gy BED Gesamtdosis (in Zentren)
- ▬ Postoperativ:
  - ▬ Resttumor-(Non-in-sano-)Region: 5-mal 1,8–2 Gy/Woche bis 59,4/60 Gy
  - ▬ Mediastinum: 5-mal 1,8–2 Gy/Woche bis 50/50,4 Gy
- ▬ Präoperativ: 5-mal 1,8–2 Gy/Woche bis 45/46 Gy
- ▬ Palliativ: z. B. 5-mal 4 Gy bis 20 Gy, 5-mal 3 Gy/Woche bis 30–45 Gy, 5-mal 2 Gy/Woche bis 50–60 Gy (abhängig von Tumorgröße und -lage, Allgemeinzustand, Prognose)

Systemtherapie

- ▬ Bedeutung in den letzten Jahren stetig steigend
- ▬ **Indikation:**
  - ▬ Neoadjuvant noch nicht abschließend gesichert; Durchführung in Studien/Zentren (insbesondere als Radiochemotherapie bei ausgeprägtem N2-Befall)
  - ▬ Adjuvant im Stadium I B–III A
  - ▬ Im Rahmen einer primären Radiochemotherapie Standard bei inoperablem Stadium III A, Stadium III A mit Befall von mehr als einer N2-Lymphknotenstation, bulky disease und bei III B
  - ▬ Palliativ im Stadium IV
- ▬ **Substanzen:**
  - ▬ Z. B. Cisplatin/Vinorelbin, Carboplatin/Paclitaxel, Docetaxel, Gemcitabin, Irinotecan
  - ▬ Überlegenheit einzelner Substanzen/Kombinationen bisher nicht gesichert (neuere Substanzen z. T. geringere Toxizität); Kombination aus Platinderivat und neuerer Substanz wohl am günstigsten

- Bei Nicht-Plattenepithelkarzinomen ggf. Kombination platinhaltige Chemotherapie mit Bevacizumab (Bevacizumab dann auch als Erhaltungstherapie)
- „targeted therapy" bei Nachweis spezifischer molekularer Marker:
  - Tyrosinkinasehemmer (z. B. Erlotinib, Gefitinib) alternativ zu Chemotherapie bei Nachweis einer EGFR-Mutation (häufiger bei Frauen, Nichtrauchern, ca. 10 % der Adenokarzinome)
  - ALK-Inhibitor (Crizotinib) bei Nachweis einer EML4-ALK-Translokation (häufiger bei Frauen, Nichtrauchern, ca. 3–4 % der Adenokarzinome)
  - Immuntherapie: PD-L1-Inhibitoren (Pembrolizumab alternativ oder nach Chemotherapie, Nivolumab nach Chemotherapie)

8.8.3 Therapie des kleinzelligen Bronchialkarzinoms (SCLC)

Allgemeines

- ▶ Abschn. 8.8
- Unbehandelt mittlere Überlebenszeit ca. 2–4 Monate
- Hohe Proliferationsrate, dadurch primär hohe Chemo- und Radiotherapieempfindlichkeit
- Frühe Zytostatikaresistenz
  - Refraktäres Rezidiv: Tumorprogress während laufender oder innerhalb von 90 Tagen nach Chemotherapie
  - Sensitives Rezidiv: Tumorprogress nach mehr als 90 Tagen nach Chemotherapie
- Kurativer Ansatz nur in frühen Stadien mit optimierter Therapie (dann Langzeitüberleben bei ca. 20 % der Patienten möglich)
- **Stadienadapierte Therapie:**
  - **Stadium I:**
    - Operation, wenn möglich; postoperativ Chemotherapie; Radiotherapie bei mediastinalem Lymphknotenbefall (N2–3; N1: individuelle Entscheidung, z. B. wenn keine radikale Lymphadenektomie erfolgt) und bei Non-in-sano-Resektion
    - Primäre Chemotherapie/Radiochemotherapie bei Inoperabilität
  - **Stadium II–III:**
    - Primäre Radiochemotherapie
  - **Stadium IV:**
    - Chemotherapie; ggf. Radiotherapie thorakal insbesondere bei limitierter extrathorakaler Metastasierung
    - Interventionelle Maßnahmen, Radiotherapie bei entsprechender Symptomatik oder raschem Progress

Radiotherapie

- Indikation
- **Definitiv:**
  - Limitierte Stadien: Radiotherapie simultan zur Chemotherapie (Steigerung der 3-JÜR um ca. 5 % im Vergleich zu alleiniger Chemotherapie)
  - Ausgedehnte Stadien: ggf. thorakale Radiotherapie bei Ansprechen auf Chemotherapie thorakal und kompletter Remission extrathorakal und gutem Allgemeinzustand

- **Postoperativ:**
  - Bei mediastinalem Lymphknotenbefall (ab N2 empfohlen; bei N1 individuelle Entscheidung)
  - Nach Non-in-sano-Resektion
- **Prophylaktische Radiotherapie des Neurokraniums:**
  - Bei kontrollierter Tumorerkrankung besteht ca. 60 % Risiko für Entwicklung von Hirnmetastasen innerhalb von 2–3 Jahren
  - Reduktion der Inzidenz von Hirnmetastasen um ca. 50 %; Steigerung der 3-JÜR um ca. 5 %
  - Lokalisierte Stadien: indiziert bei Therapieansprechen (auch bei (nur) guter partieller Remission) unter Berücksichtigung der Gesamtsituation
  - Stadium IV: ggf. bei (gutem) Ansprechen auf Chemotherapie und gutem Allgemeinzustand; widersprüchliche Studienergebnisse; insbesondere hier Indikation individuell prüfen
- **Palliativ:**
  - Lokal bei (drohender) Symptomatik/raschem Progress
  - Radiotherapie von Metastasen ▶ Kap. 35 Palliative Radiotherapie und ▶ Kap. 36 Strahlentherapeutische Notfallsituationen

- **Zielvolumen**
- Festlegung anhand des Planungs-CT unter Berücksichtigung der vorab erfolgten bildgebenden Diagnostik (insbesondere PET/CT); ggf. Verlaufs-CT nach ca. 45–50 Gy zur Definition des Boost-Volumens
- Beachtung der internationalen Konturierungsempfehlungen zu Zielvolumenvergabe, Sicherheitssäumen, Risikoorganschonung Anhang: Materialien zur Konturierung
- Tumorregion/befallene Lymphknotenregion(en): primäre Ausdehnung mit Sicherheitssaum, wenn möglich; ggf. Zielvolumenkompromiss bei zu hoher Normalgewebsbelastung (insbesondere der Lunge; Cave: Atemverschieblichkeit)
- Sicherheitssäume anatomisch sinnvoll adaptiert (klinisches Zielvolumen (CTV) nicht in Lufträume und in als nicht-infiltriert angesehene Knochen-/Knorpel-/Muskelstrukturen hineinreichend)
- Elektive Behandlung nicht-befallener Lymphknotenstationen inzwischen verlassen

- **Dosierung**
- Tumorregion/befallene Lymphabflusswege:
  - Hyperfraktioniert-akzeleriert: 2-mal 1,5 Gy/Tag bis 45 Gy
  - 5-mal 1,8–2 Gy/Woche bis 50/50,4 Gy; ggf. Boost Tumorregion 5-mal 1,8–2 Gy/Woche bis 59,4/60(–66/66,6) Gy
  - Bei ausgedehnten Stadien bei gutem Ansprechen: 5-mal 3 Gy/Woche bis 30 Gy
- Neurokranium (prophylaktisch):
  - 5-mal 1,8–2 Gy/Woche bis 30/30,6 Gy, 5-mal 2,5 Gy/Woche bis 25 Gy

Chemotherapie

- Zentrale Bedeutung aufgrund der frühen Disseminierung
- Hohe primäre Ansprechraten; jedoch kurze Remissionsdauer
- Chemotherapie sollte vor prophylaktischer Bestrahlung des Neurokraniums abgeschlossen sein

- **Substanzen:**
  - Z. B. Cisplatin/Etoposid oder Carboplatin/Etoposid, Topotecan, Doxorubicin, Cyclophosphamid, Vincristin
  - Bisher kein Benefit von „targeted therapy" beim SCLC nachgewiesen

8.9   Nachsorge

- Durchführung gemäß den aktuellen Empfehlungen der Fachgesellschaften sowie symptomorientiert
- Nach Radio(chemo)therapie abhängig von Akuttoxizität ggf. zunächst engmaschig, dann ca. 6–8 Wochen nach Therapieende; im weiteren Verlauf abhängig von individueller Gesamtkonstellation
- Weitere Ausführungen zur Nachsorge ▶ Abschn. 1.8

8.10 Prognose

- Abhängig von Tumorstadium, Histologie, Differenzierungsgrad (beim Plattenepithelkarzinom), Allgemeinzustand, Gewichtsverlust
- Für Pancoast-Tumoren bessere Prognose als für andere Stadium-III-Tumoren (5-JÜR ca. 30–50 %)
- 5-JÜR:
  - NSCLC:
    - Stadium I: ca. 60–80 %
    - Stadium II: ca. 25–40 %
    - Stadium IIIA: ca. 10–30 %
    - Stadium IIIB: unter 5 %
    - Stadium IV: ca. 1 %
    - Singuläre, therapeutisch angehbare Hirn- oder Nebennierenmetastase: ca. 30 %
  - SCLC:
    - Gesamt ca. 5–10 %
    - In limitiertem Stadium ca. 15 %
    - In fortgeschrittenem Stadium mittlere Überlebenszeit 6–8 Monate
    - Langzeitüberleben selten

Pleuramesotheliom

© Springer-Verlag GmbH Deutschland, ein Teil von Springer Nature 2018
I. Stöver, P. Feyer, *Praxismanual Strahlentherapie*, https://doi.org/10.1007/978-3-662-56577-3_9

9.1   Epidemiologie

- Mesotheliome zu über 80 % von der Pleura ausgehend; Perikard- und Peritoneum-mesotheliome deutlich seltener
- Inzidenz aktuell ca. 2/100.000 pro Jahr
- In mehr als 80 % Männer betroffen
- Kontinuierliche Zunahme mit zunehmendem Lebensalter
- Asbestexposition:
  - Bei bis zu 90 % aller Pleuramesotheliome nachzuweisen
  - Latenz 40–50 Jahre
  - Kanzerogenität von Dauer und Intensität der Exposition abhängig ohne erkennbaren Schwellenwert
  - Als Berufskrankheit anerkannt (Meldepflicht bereits bei Verdacht auch bei nicht-erinnerlicher Asbestexposition)
  - Höhepunkt der kommerzielle Nutzung in Deutschland Mitte der 70er Jahre, seit 1993 verboten (in der EU seit 2005); weltweit weiterhin intensiver industrieller Einsatz
  - Nach kontinuierlichem Anstieg der Inzidenzrate in Deutschland Plateau ca. 2015-2030 erreicht, dann perspektivisch mit Rückgang zu rechnen

9

9.2   Ätiologie/Risikofaktoren

- Asbest (s. o.); asbestähnliche Stoffe
- Ionisierende Strahlung
- Thorotrast® (seit Mitte der 1950er Jahre verbotenes Röntgenkontrastmittel)
- SV40-Viren
- Kein direkter Einfluss von Rauchen nachgewiesen

9.3   Anatomie

- Viszerale Pleura überzieht die Lungenlappen mit Aussparung der Hili; parietale Pleura mit diaphragmentalem, kostalem und mediastinalem Anteil kleidet die Pleurahöhle aus; dazwischen kapillärer Spalt mit ca. 5 ml seröser Pleuraflüssigkeit pro Seite
- Lymphabflusswege: primär hilär, mediastinal

9.4   Histologie

- Epitheloider Subtyp (ca. 50–65 %; beste Prognose)
- Sarkomatoider Subtyp
- Biphasischer Subtyp (Mischform mit mindestens 10 % der jeweiligen Subtypen)

9.5   Ausbreitung

- Lokalisation ca. 60 % rechtsseitig; unter 5 % bilateral
- Meist diffuse Ausbreitung in und um Pleurahöhle; lokalisierte Formen selten

- Typisch: Herauswachsen aus chirurgischen Narben, Drainageläsionen u. Ä.
- Lymphknotenbefall: bis zu ca. 70 %
- Fernmetastasen: bisher eher selten klinisch relevant (aber in bis zu 30 % in Autopsie), mit verbesserten Überlebenszeiten zunehmende Bedeutung; v. a. Lunge, kontralaterale Pleura, Peritoneum, Leber; seltener Nieren, Nebennieren, Knochen

9.6　Diagnostik

- Anamnese, Klinik, körperliche Untersuchung, Routinelabor
- CT Thorax; ggf. MRT Thorax (zur (präoperativen) Beurteilung der Infiltrationstiefe)
- Thorako- bzw. Pleuroskopie mit Biopsie
- Ggf. Broncho- oder Mediastinoskopie
- Ggf. PET/CT (SUV über 4 korreliert mit schlechterer Prognose)

9.7　Stadieneinteilung

- TNM-Klassifikation und UICC-Stadieneinteilung Anhang: Weiterführende Literatur

9.8　Therapie

9.8.1　Allgemeines

- Kurativer trimodaler (aggressiver) Therapieansatz (kontrovers diskutiert, in Studien; wegen Nebenwirkungen oder Progress komplettieren nur ca. 50 % der Patienten die vorgesehene Therapie); meist wegen primär fortgeschrittenem Stadium und/oder Komorbidität nicht durchführbar
- Ansonsten palliative Therapiemaßnahmen (symptomorientiert und abhängig vom Allgemeinzustand alleinig oder sequenziell Chemotherapie, neuere Substanzen (in Studien), Strahlentherapie, OP, Pleurodese)

9.8.2　Operation

- Pleurektomie/Dekortikation: im Rahmen eines multimodalen Konzeptes (in Studien) oder palliativ bei (therapieresistenten) Symptomen (Schmerzen, Erguss u. a.; insbesondere bei Patienten, die von Pleurodese nicht profitieren)
- Extrapleurale Pneumektomie mit Perikard- und Zwerchfellresektion und systematische Lymphknotendissektion: ggf. bei ausgewählten Patienten (epitheloider Subtyp, frühes Stadium, guter Allgemeinzustand) im Rahmen eines multimodalen Konzeptes (in Studien)

9.8.3　Radiotherapie

Indikation
- Palliativ: symptomatische Raumforderung
- Lokal prophylaktisch: iatrogen präformierte Metastasierungswege (Drainageeinstichstellen u. Ä.) per continuitatem (Risiko ca. 20-40 %)

- Kurativ intendiert: postoperativ nach extrapleuraler Pneumektomie im Rahmen eines multimodalen Konzeptes (kontrovers diskutiert; in Studien)
- Radiotherapie von Metastasen ▶ Kap. 35 Palliative Radiotherapie und ▶ Kap. 36 Strahlentherapeutische Notfallsituationen

Zielvolumen

- Festlegung anhand des Planungs-CT unter Berücksichtigung der vorab erfolgten bildgebenden Diagnostik
- Beachtung der internationalen Konturierungsempfehlungen zu Zielvolumenvergabe, Sicherheitssäumen, Risikoorganschonung Anhang: Materialien zur Konturierung
- Palliativ: symptomatische Raumforderung möglichst kleinvolumig
- Lokal prophylaktisch: potenziell kontaminierte Region mit Sicherheitssaum
- Sicherheitssäume anatomisch sinnvoll adaptiert (klinisches Zielvolumen (CTV) nicht in Lufträume und in als nicht-infiltriert angesehene Knochen-/Knorpel-/Muskelstrukturen hineinreichend)
- Kurativ intendiert: in Studien meist gesamter Pleuraraum mit ipsilateralem Mediastinum nach extrapleuraler Pneumektomie

Dosierung

- Symptomatischer Tumor: z. B. 5-mal 3 Gy/Woche bis 30–45 Gy, 5-mal 2 Gy/Woche bis 40 Gy (abhängig von Lage, Größe, Allgemeinzustand)
- Einstichstellen etc.: z. B. 3-mal 7 Gy/Woche bis 21 Gy
- Kurativ intendiert in Studien entsprechend Studienvorgaben

Technik

- Rückenlage
- Markierung Einstichstellen etc.
- CT-gestützte 3D-konformale oder IMRT(VMAT)-Technik; ggf. Tomotherapie; ggf. Elektronen/Orthovolt für potenziell kontaminierten Regionen

Nebenwirkungen und Risiken

- Nebenwirkungen und Risiken der Radiotherapie beim Pleuramesotheliom ◘ Tab. 9.1

◘ Tab. 9.1 Nebenwirkungen und Risiken der Radiotherapie beim Pleuramesotheliom		
Organ/Gewebe	**Akut**	**Chronisch**
Allgemein	Abgeschlagenheit, verminderte Belastbarkeit, Gewichtsverlust (v. a. bei großen Zielvolumina, sonst eher selten)	
Haut, Unterhaut	Hautreaktion bei den modernen Bestrahlungstechniken selten; eventuell Rötung, trockene Epitheliolysen, Hyperpigmentierung	
Lunge	Pneumonitis	Fibrose
Gastrointestinaltrakt	Dysphagie, Ösophagitis, Nausea, Emesis	Chronische Ösophagitis, Ulzeration, Stenosierung, Fibrosierung (selten)
Herz	Perikarditis	Kardiomyopathie

— Nähere Ausführungen zu Nebenwirkungen und Risiken sowie zu supportiver Prophylaxe und Therapie ▶ Kap. 2 und 3

9.8.4 Systemtherapie

— **Indikation:** Rolle der Chemotherapie unklar; Indikationsstellung individuell z. B. bei guten prognostischen Parametern oder bei raschem Progress oder Symptomatik
— **Substanzen:**
  — Z. B. Cisplatin, Pemetrexed
  — Zunehmende Bedeutung neuerer Substanzen (z. B. Bevacizumab, Nivolumab u. a.; in Studien)

9.9 Nachsorge

— Bei kurativer Intention entsprechend Studienvorgaben; ansonsten Durchführung gemäß den aktuellen Empfehlungen der Fachgesellschaften sowie symptomorientiert
— Nach Radiotherapie abhängig von Akuttoxizität ggf. zunächst engmaschig, dann ca. 6–8 Wochen nach Therapieende; im weiteren Verlauf abhängig von individueller Gesamtkonstellation
— Weitere Ausführungen zur Nachsorge ▶ Abschn. 1.8

9.10 Prognose

— Abhängig von Stadium, Histologie (epitheloider Subtyp günstiger), Allgemeinzustand, Dauer der Symptome (kürzer als 6 Monate günstiger), Geschlecht (weiblich günstiger), Lebensalter (unter 75. Lebensjahr günstiger)
— Mediane ÜLZ unbehandelt ca. 4–13 Monate; behandelt 6–18 Monate
— 5-JÜR:
  — Stadium I: ca. 60 %
  — Stadium II: ca. 35 %
  — Stadium III: ca. 5–10 %
  — Stadium IV: ca. unter 5 %

Thymom/Thymuskarzinom

© Springer-Verlag GmbH Deutschland, ein Teil von Springer Nature 2018
I. Stöver, P. Feyer, *Praxismanual Strahlentherapie*, https://doi.org/10.1007/978-3-662-56577-3_10

10.1 Epidemiologie

- Inzidenz ca. 0,15/100.000 pro Jahr; nahezu gleichmäßige Geschlechterverteilung (Männer minimal häufiger betroffen)
- Altersgipfel ca. 55. Lebensjahr

10.2 Ätiologie/Risikofaktoren

- Keine Risikofaktoren beschrieben

10.3 Anatomie

- Lokalisation des Thymus: im vorderen oberen Mediastinum; nach Involution nach der Pubertät beim Erwachsenen lediglich Thymusrestkörper vorhanden
- Lymphabflusswege: primär mediastinal

10.4 Histologie

- Nichtinvasives Thymom
- Invasives Thymom
- Thymuskarzinom
- Histologische WHO-Klassifikation ◘ Tab. 10.1

10.5 Ausbreitung

- Lymphknotenbefall:
  - Thymom: selten
  - Thymuskarzinom: häufig
- Fernmetastasen:
  - Thymom: selten (v. a. Lunge, Pleura, Perikard)
  - Thymuskarzinom: häufig (bereits bei Erstdiagnose; auch extrathorakal)

◘ Tab. 10.1 Histologische WHO-Klassifikation (prognosekorreliert)	
WHO	
Typ A	Früher: medulläres/spindelzelliges Thymom
Typ AB	Früher: lymphozytenreiches/spindelzelliges Thymom
Typ B1	Früher: prädominant kortikales/lymphozytenreiches Thymom
Typ B2	Früher: kortikales Thymom
Typ B3	Früher: atypisches Thymom/gut differenziertes Thymuskarzinom
Typ C	Thymuskarzinom

10.6 Diagnostik

- Anamnese, Klinik, körperliche Untersuchung, Routinelabor
- CT Thorax (ca. 20 % aller mediastinalen Tumoren und ca. 45 % Tumoren im vorderen Mediastinum sind Thymome; ca. 50 % der Thymome sind radiologische Zufallsbefunde)
- Mediastinoskopie
- Ggf. Bronchoskopie
- Ggf. Ösophagoskopie
- Sonographie Abdomen
- Klinik: bei ca. 40–50 % der Thymome (nicht Thymuskarzinome) paraneoplastische Symptome (am häufigsten Myasthenia gravis)

10.7 Stadieneinteilung

- TNM-Klassifikation und UICC-Stadieneinteilung Anhang: Weiterführende Literatur
- Bisher gebräuchliche Klassifikation nach Masaoka ◘ Tab. 10.2

10.8 Therapie

10.8.1 Allgemeines

- Standardtherapie: Operation; postoperativ Radiotherapie ab Stadium (II bzw.) III (Masaoka)
- Radio-Chemotherapie bei Inoperabilität
- Neoadjuvante (Radio-)Chemotherapie bei grenzwertiger Inoperabilität
- Wegen hoher prognostischer Bedeutung der vollständigen Resektion ggf. nach durchgeführter primärer Radiochemotherapie erneut kritische Prüfung einer möglichen Operabilität

◘ **Tab. 10.2**   Klassifikation des Thymoms/Thymuskarzinoms nach Masaoka

Stadium	Ausbreitung
I	Makroskopisch komplett kapselbegrenzter Tumor, mikroskopisch keine Kapselinfiltration
II A	Mikroskopische Kapselinfiltration
II B	Makroskopisch Invasion in parathymisches Fettgewebe oder Adhäsion an mediastinale Pleura oder Perikard
III A	Makroskopische Infiltration von Perikard oder Lunge ohne Infiltration der großen mediastinalen Gefäße
III B	Infiltration von Perikard oder Lunge mit Infiltration der großen mediastinalen Gefäße
IV A	Pleurale oder perikardiale Disseminierung
IV B	Lymphknotenbefall oder Fernmetastasen

- **Stadienadaptierte Therapie:**
  - **Stadium I** (Masaoka):
    - Operation; postoperative Radiotherapie nur bei Non-in-sano-Resektion
    - Radio-Chemotherapie bei Inoperabilität
  - **Stadium II** (Masaoka):
    - Operation; postoperative Radiotherapie bei Non-in-sano-Resektion und aggressiverer Histologie (Typ B2, B3, C) oder für alle Fälle (kontrovers diskutiert)
    - Radio-Chemotherapie bei Inoperabilität
  - **Stadium III** (Masaoka):
    - Operation; postoperative Radiotherapie
    - Neoadjuvante (Radio-)Chemotherapie bei grenzwertiger Inoperabilität
    - Radio-Chemotherapie bei Inoperabilität
  - **Stadium IV** (Masaoka):
    - Wenn nur wenige pleurale Metastasen, ggf. Resektion aller Tumormanifestationen
    - Chemotherapie
    - Lokal ggf. palliative symptomorientierte Maßnahmen

10.8.2 Operation

- Primäre vollständige Resektion, wenn möglich
- Sekundäre vollständige Resektion nach neoadjuvanter (Radio-)Chemotherapie
- Ggf. Debulking-OP in fortgeschrittenen Stadien

10.8.3 Radiotherapie

Indikation

- Postoperativ ab Stadium III (Masaoka) (Stadium II (Masaoka) kontrovers diskutiert); Non-in-sano-Resektion
- Definitiv bei Inoperabilität (als Radiochemotherapie)
- Neoadjuvant (als Radiochemotherapie); Stellenwert der Radiotherapie in diesem Setting unklar
- Radiotherapie von Metastasen ▶ Kap. 35 Palliative Radiotherapie und ▶ Kap. 36 Strahlentherapeutische Notfallsituationen

Zielvolumen

- Festlegung anhand des Planungs-CT unter Berücksichtigung der vorab erfolgten bildgebenden Diagnostik
- Beachtung der internationalen Konturierungsempfehlungen zu Zielvolumenvergabe, Sicherheitssäumen, Risikoorganschonung Anhang: Materialien zur Konturierung
- Tumorregion: (ehemalige) Tumorregion mit Sicherheitssaum
- Lymphabflusswege: mediastinale Lymphabflusswege nur bei Befall
- Sicherheitssäume anatomisch sinnvoll adaptiert (klinisches Zielvolumen (CTV) nicht in Lufträume und in als nicht-infiltriert angesehene Knochen-/Knorpel-/Muskelstrukturen hineinreichend)

Organ/Gewebe	Akut	Chronisch
Allgemein	Abgeschlagenheit, verminderte Belastbarkeit, Gewichtsverlust (v. a. bei großen Zielvolumina, sonst eher selten)	
Haut, Unterhaut	Hautreaktion bei modernen Bestrahlungstechniken selten; eventuell Rötung, trockene Epitheliolysen	
Lunge	Pneumonitis	Fibrose
Gastrointestinaltrakt	Dysphagie, Ösophagitis	Chronische Ösophagitis, Ulzeration, Stenosierung, Fibrosierung (selten)
Herz	Perikarditis	Kardiomyopathie

◩ **Tab. 10.3** Nebenwirkungen und Risiken der Radiotherapie beim Thymom/Thymuskarzinom

Dosierung

- Präoperativ: 5-mal 1,8–2 Gy/Woche bis 45/46 Gy
- Postoperativ: 5-mal 1,8–2 Gy/Woche bis 45/46–50/50,4 Gy; Boost bis 59,4/60 Gy (R1) bzw. 66/66,6 Gy (R2)
- Definitiv: 5-mal 1,8–2 Gy/Woche bis 66/66,6–70/70,2 Gy

Technik

- Rückenlage
- CT-gestützte 3D-konformale oder IMRT(VMAT)-Technik

Nebenwirkungen und Risiken

- Nebenwirkungen und Risiken der Radiotherapie beim Thymom/Thymuskarzinom ◩ Tab. 10.3
- Nähere Ausführungen zu Nebenwirkungen und Risiken sowie zu supportiver Prophylaxe und Therapie ▶ Kap. 2 und 3

10.8.4 Chemotherapie

- **Indikation:**
    - Radiochemotherapie bei Inoperabilität
    - Ggf. (Radio-)Chemotherapie neoadjuvant
    - In palliativer Situation (Fernmetastasierung)
- **Substanzen:** meist cisplatinhaltige (Kombinations-)Schemata

10.9 Nachsorge

- Durchführung gemäß den Empfehlungen der Fachgesellschaften sowie symptomorientiert
- Cave: lange Latenz bis zum Auftreten eines Rezidivs möglich (bis zu 25 Jahre)

— Nach Radio(chemo)therapie abhängig von Akuttoxizität ggf. zunächst engmaschig, dann ca. 6–8 Wochen nach Therapieende; im weiteren Verlauf abhängig von individueller Gesamtkonstellation
— Weitere Ausführungen zur Nachsorge ▶ Kap. 1.8

10.10   Prognose

— Abhängig von Stadium, Histologie (spindelzellige, lymphozytenreiche Thymome besser), Resektabilität, Lebensalter (unter 30. Lebensjahr schlechter)
— 10-JÜR:
    — Stadium I: ca. 80–100 %
    — Stadium II: ca. 60–100 %
    — Stadium III: ca. 35–85 %
    — Stadium IV: ca. 10–40 %

10

Mammakarzinom

© Springer-Verlag GmbH Deutschland, ein Teil von Springer Nature 2018
I. Stöver, P. Feyer, *Praxismanual Strahlentherapie*, https://doi.org/10.1007/978-3-662-56577-3_11

11.1   Epidemiologie

- In Industrienationen häufigster maligner Tumor der Frau
- Inzidenz in Deutschland ca. 100/100.000 Frauen (unter 1/100.000 Männer) pro Jahr
- Höchste Inzidenz 45.–75. Lebensjahr
- Stetige Inzidenzsteigerung: echte Zunahme (ca. 1–2 % pro Jahr) und durch frühere Diagnostik (Screening) mit Verschiebung der Häufigkeitsverteilung zu früheren Stadien
- Kumulatives Lebenszeitrisiko: ca. 13 % (entspricht in etwa jeder 8. Frau) zu erkranken, ca. 5 % zu versterben

11.2   Ätiologie/Risikofaktoren

- Hormonelle Faktoren:
    - Frühe Menarche, späte Menopause, Nulliparität, kurze Stillzeit
    - Längerfristige (über 5 Jahre) Hormonsubstitutionstherapie (insbesondere Gestagen-Östrogen-Kombinationen)
- Kontralaterales Mammakarzinom (Risiko ca. 1 % pro Jahr)
- Proliferierende Mastopathie mit Zellatypie (III), In-situ-Karzinome
- Ionisierende Strahlung, v. a. in der (Prä-) Pubertät (z. B. durch thorakale Bestrahlung)
- Familiäre Disposition: bei ca. 5–15 %; z. B. Mutationen des BRCA-1/2-Gen (Lebenszeitrisiko für Mammakarzinom 45 % bzw. 65 %); sonstige hereditäre Syndrome; anamnestisch gehäuftes familiäres Auftreten
- Übermäßiger Alkoholkonsum; Nikotinabusus (insbesondere im Jugendalter)
- Mangelnde körperliche Aktivität; Adipositas; fettreiche Ernährung
- Diabetes mellitus Typ II
- Die meisten Karzinome treten bei Patientinnen ohne Risikofaktoren auf

11

11.3   Anatomie

- Unterteilung der Brust in 4 Quadranten (◘ Abb. 11.1)
- Lymphabflusswege (◘ Abb. 11.2):
    - Axillär:
        - Level I: lateral/kaudal des M. pectoralis minor
        - Level II: unter M. pectoralis minor
        - Level III: medial/kranial des M. pectoralis minor (entspricht infraklavikulär)
    - Supraklavikulär
    - Parasternal

11.4   Histologie

- Nichtinvasive Karzinome (ca. 15–20 %):
    - Duktales Carcinoma in situ (ca. 95 %; DCIS; drei Atypiegrade; B5a zugeordnet, ◘ Tab. 11.3)
    - Präinvasive lobuläre Neoplasien (ca. 5 %; LN; früher: CLIS (Carcinoma lobulare in situ); drei Atypiegrade; LN1 und LN2 B3 zugeordnet, LN3 B5a zugeordnet, ◘ Tab. 11.3)

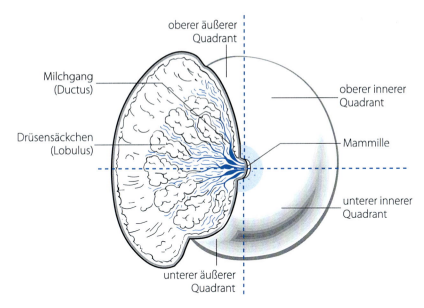

oberer äußerer
Quadrant

Milchgang
(Ductus)

oberer innerer
Quadrant

Drüsensäckchen
(Lobulus)

Mammille

unterer innerer
Quadrant

unterer äußerer
Quadrant

◻ **Abb. 11.1**   Gliederung der Mamma

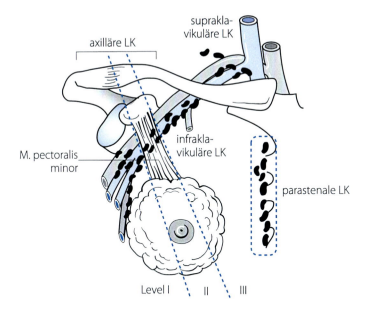

suprakla-
vikuläre LK

axilläre LK

M. pectoralis
minor

infrakla-
vikuläre LK

parastenale LK

Level I   II   III

◻ **Abb. 11.2**   Regionäre Lymphabflusswege Mamma

— Invasive Karzinome (ca. 80–85 %):
  — Non special type (ca. 70–80 %; NST; zum größten Teil dem früheren invasiven duktalen Karzinom entsprechend; weitere seltenere Histologien)
  — Special type (ca. 10–15 %; ST; v. a. invasiv-lobuläres Karzinom; weitere seltenere Histologien)
— Selten Sarkome, Lymphome u. a.

- **Östrogen- und Progesteronrezeptor:**
  - Angabe des Prozentsatzes positiver Tumorzellen:
    - – Für Östrogenrezeptor ab 1 % positiv (1–9 % schwach positiv)
    - – Für Progesteronrezeptor ab 10 % positiv
  - Quantifizierung z. B. durch IRS (immunreaktiver Score): Prozentsatz positiver Kerne (0–4) × Färbeintensität (0–3); ab 3 positiv
  - Prämenopausale Patientinnen: ca. 50–60 % ER-positiv, postmenopausale Patientinnen: ca. 70–80 % ER-positiv
  - Primärtumoren häufiger rezeptorpositiv als Lymphknotenmetastasen
- **Her-2-neu-Onkogen:**
  - Extrazelluläre Domäne des EGF-Rezeptors Typ 2
  - DAKO-Score (immunhistochemische Bestimmung) 0 bis +3:
    - – Bei 0/+1 (negativ) und +3 (positiv) ausreichende Genauigkeit
    - – Bei +2 ergänzend ISH-Analyse (FISH (=Floureszenz-)/SISH (=Silber-)/ CIS (= Chromogene-) In-situ-Hybridisierung)
  - Überexpression bei ca. 20–30 % der Patientinnen
  - Hohe Übereinstimmung des Her-2-neu-Status von Primärtumor und Metastasen (ca. 85–90 %); erneute Bestimmung an Metastasengewebe, wenn möglich und klinisch relevant
- **Ki-67-Antigen:**
  - Marker der Wachstumsfraktion in einem Gewebe
  - MIB-1: molekularer Antikörper zur immunhistochemischen Anfärbung
  - Proliferationsindex: MIB-1-positive Zellen pro 100 Tumorzellen
- **Invasionsfaktoren:**
  - uPA: Plasminogenaktivator vom Urokinasetyp
  - PAI-1: Plasminogenaktivatorinhibitor Typ 1
- **Molekulare (intrinsische) Subtypen:**
  - Prognostische und prädiktive Klassifikation durch Genexpressionsanalyse
  - Im klinischen Alltag Subtypen-Zuordnung durch immunhistochemische Surrogatparameter mit akzeptabler Übereinstimmung; ◘ Tab. 11.1

11

◘ **Tab. 11.1**   Intrinsische Subtypen

Subtyp	Merkmale (immunhistochemische Surrogatparameter)
Luminal A Subtyp	ER und PR positiv und Her-2-neu negativ und Ki-67 niedrig
Luminal B Subtyp	
Her-2-neu negativ Her-2-neu positiv	Her-2-neu negativ und ER positiv und Ki-67 hoch Her-2-neu positiv und ER positiv
Her-2-neu-Subtyp	Her-2-neu positiv und ER negativ und PR negativ
basal like-Subtyp	Her-2-neu negativ und ER negativ und PR negativ (triple negativ)

11.5 Ausbreitung

11.5.1 Lage des Primärtumors

- Oben außen: ca. 50 %
- Unten außen: ca. 10 %
- Oben innen: ca. 15 %
- Unten innen: ca. 5 %
- Zentral: ca. 15 %
- Multizentrisch: ca. 5 % (multizentrisch: in unterschiedlichen Quadranten gelegen oder Abstand über 5 cm, multifokal: in einem Quadranten gelegen mit Abstand unter 5 cm)
- Synchron bilateral: ca. 1 % (Diagnosestellung innerhalb von 2 Monaten)

11.5.2 Lymphknotenbefall

- Befallswahrscheinlichkeit u. a. abhängig von Tumorgröße (bei T1a: bis 5 %, T1b: ca. 15 %, T1c: ca. 30 %, ab T2: ca. 60 %), Tumorlage, histologischem Subtyp
- Axillärer Lymphknotenbefall:
    - Level I: ca. 45 % Level II: ca. 35 %, Level III: ca. 20 %
    - Bei klinisch unauffälliger Axilla (cN0) ca. 30–35 % histologisch nachzuweisender Befall
- Intramammäre Lymphknoten werden als axilläre Lymphknoten klassifiziert

11.5.3 Fernmetastasierung

- V. a. Skelettsystem, ZNS, Leber, Lunge
- Bei Erstdiagnose ca. 5–10 % (T1: ca. 1–2 %, T4: ca. 20 %)

11.6 Diagnostik

- Anamnese, Klinik, körperliche einschließlich gynäkologischer Untersuchung
- Röntgen Thorax
- Sonographie Abdomen
- Skelettszintigraphie
- Mammographie, Mammasonographie (bei Frauen unter 35. Lebensjahr)
- Mamma-MRT (nur) bei V. a. Multizentrizität, Z. n. Operation oder Radiotherapie (DD: Narbe/Rezidiv), okkultem Karzinom, Evaluation des Ansprechens bei neoadjuvanter Chemotherapie; Sensitivität für DCIS schlecht
- BIRADS (Breast Imaging Reporting and Data System): Klassifikation zur Dignitätseinschätzung mammographischer Befunde (analog auch für Mammasonographie und Mamma-MRT); ◘ Tab. 11.2
- B-Klassifikation: Einteilung stanzbioptischer Veränderungen (primär im Rahmen des Screenings); ◘ Tab. 11.3

□ Tab. 11.2 BIRADS-Klassifikation

Kategorie	Bedeutung
0	Keine Beurteilung möglich; weitere (bildgebende) Diagnostik notwendig
1	Unauffällig
2	Benigne Veränderung
3	Vermutlich benigne Veränderung; Malignomwahrscheinlichkeit weniger als 2 %; Kontrolle in 6 Monaten
4	Suspekte Veränderung; Malignomwahrscheinlichkeit 2–95 %; Biopsie erwägen a–c: fakultative Angabe steigender Wahrscheinlichkeit (Screening: nur a und b)
5	Hochverdächtig auf Malignität; Malignomwahrscheinlichkeit über 95 %; histologische Sicherung erforderlich
6	Bereits histologisch gesicherte Malignität; Dokumentation vor definitver Therapie

□ Tab. 11.3 B-Klassifikation

Klassifikation	Definition	Handlungsempfehlung
B 1	Nicht verwertbar oder normales Gewebe	Weitere Diagnostik erforderlich
B 1a	Nicht verwertbar	
B 1b	Ausschließlich normales Gewebe Kein Korrelat für klinischen Befund	
B 2	Benigne Läsion	Diagnostik ist abgeschlossen
B 3	Läsionen mit unklarem Malignitätspoten-tial (z. B. atypische duktale Hyperplasie, lobuläre intraepitheliale Neoplasie, papilläre Läsion, komplex sklerosierende Läsion, radiäre Narbe)	Interdisziplinäre Konferenz (Konkordanz pathologischer/ radiologischer/klinischer Befund?)
B 4	Malignitätsverdächtige Läsion	Weitere (bioptische) Abklärung erforderlich
B 5	Maligne Läsion	Therapie erforderlich
B 5 a	In situ	
B 5 b	Invasiv	
B 5 c	Invasionsstatus nicht beurteilbar	
B 5 d	Anderer maligner Tumor (z. B. Sarkom, Lymphom)	

11.7 Stadieneinteilung

- TNM-Klassifikation und UICC-Stadieneinteilung Anhang: Weiterführende Literatur

11.8 Therapie

11.8.1 Allgemeines

- In den letzten Jahren insgesamt und auch bezüglich der Radiotherapie zunehmend individuellere Differenzierung der Therapiekonzepte; Radiotherapie im Rahmen eines brusterhaltenden Konzeptes jedoch weiterhin prinzipiell für jede Risikogruppe/-konstellation indiziert (▶ Abschn. 11.8.3 Indikation)
- Beste zeitliche Sequenz von Operation, Chemotherapie und Radiotherapie nicht gesichert
- Radiotherapiebeginn postoperativ nach abgeschlossener Wundheilung, spätestens 6–8 Wochen nach Operation anstreben, wenn keine Chemotherapie erfolgt, ansonsten nach Beendigung der Chemotherapie
- Neoadjuvante Systemtherapie: ▶ Abschn. 11.8.4 Chemotherapie
  - In der Regel als Chemotherapie (gelegentlich bei älteren Patientinnen auch Hormontherapie)
  - Indikation:
    - Chemotherapie-Indikation bereits präoperativ absehbar
    - Fortgeschrittene Tumoren bei primärer Inoperabilität oder zur Ermöglichung einer brusterhaltenden Operation
    - Inflammatorisches Karzinom
    - In Studien

11.8.2 Operation

Primärtumor
- **Brusterhaltendes Vorgehen**:
  - Tumorexzision, Segmentresektion, Lumpektomie, Quadrantektomie; ggf. mit zeitgleicher tumoradaptierter (Reduktions-)Onkoplastik, glandulärer Rotation, Korrektur des Mamillen-Areola-Komplexes
  - Indikation: Standardvorgehen, wenn keine Indikation zur Mastektomie besteht; bei ca. 80 % möglich
- **Mastektomie**:
  - Modifiziert radikale/skin sparing/einfache Mastektomie; wenn möglich, unter Erhalt des Mamillen-Areola-Komplexes
  - Indikation:
    - Ungünstige Tumor-Brust-Größenrelation
    - Ggf. Multizentrizität
    - Inflammatorisches Karzinom

- Ausgedehnte Fixation an Haut oder Faszie
- Suspekter diffuser Mikrokalk
- Inkomplette Resektion auch nach (mehrfacher) Nachresektion
- Ablehnung einer postoperativen Radiotherapie oder postoperative Radiotherapie nicht möglich (Z. n. Vorbestrahlung der Brust, Kollagenosen, Schwangerschaft, Lagerungsprobleme)
- Patientinnenwunsch
- Brustrekonstruktion:
  - Art (autolog oder heterolog) und Zeitpunkt (sofort oder im Intervall frühestens 6 Monate nach abgeschlossener Radiotherapie) u. a. abhängig von geplanter adjuvanter Therapie, anatomischen/operationstechnischen Gegebenheiten, Patientinnenwunsch
  - Keine Verzögerung der adjuvanten Therapie durch Rekonstruktion in Kauf nehmen
  - Aspekte zur Radiotherapie ▶ Abschn. 11.8.3
- Geforderter Sicherheitsabstand:
  - Bei invasivem Tumor: tumorfreie Resektionsränder (keine Angabe in mm)
  - Bei DCIS: mindestens 2 mm

Axilläre Lymphabflusswege

- **Sentinel-Node-Biopsie:**
  - Standard bei klinisch unauffälliger Axilla
  - Ggf. nicht bei (ausgedehnt) voroperierter Mamma und Axilla, inflammatorischem Karzinom
  - Bei nachgewiesenem Sentinel-Node-Befall (in der Regel) Axilladissektion; ggf. Verzicht bei klinisch unauffälliger Axilla (cN0), kleinem Primärtumor (T1/T2), begrenztem Sentinel-Node-Befall und geplanter tangentialer Radiotherapie der Mamma im Rahmen eines brusterhaltenden Konzeptes
- **Axilladissektion:**
  - Durchführung ohne Überlebensvorteil bei adäquater multimodaler Therapie, ggf. Verbesserung der lokoregionären Kontrolle; ggf. Bedeutung im Rahmen des Staging

11.8.3 Radiotherapie

Indikation

- Indikationsstellung nach neoadjuvanter Systemtherapie entsprechend der prätherapeutischen Ausgangslage
- **Mamma/Thoraxwand:**
  - Primär: nur bei absoluter internistischer Inoperabilität; 5-JÜR ca. 10–25 % (schlechte Ergebnisse v. a. wegen negativer Selektion); schlechtere Kosmetik wegen notwendiger höherer Dosis
  - Präoperativ: ggf. bei lokal fortgeschrittenem Tumor/inflammatorischem Karzinom zur Erreichung der Operabilität
  - Postoperativ nach brusterhaltender Operation:
    - Reduktion der 10-Jahres-Lokalrezidivrate von ca. 25 % auf ca. 8 %
    - Signifikante Verbesserung der Überlebensrate (auch nach guter Remission nach neoadjuvanter Chemotherapie)

- Ca. 4 verhinderte Lokalrezidive nach 10 Jahren resultieren in einem verhindertem Mammakarzinom-bedingtem Todesfall nach 15 Jahren
- Grundsätzlich Standard
- In Einzelfällen (hohes (biologisches) Lebensalter, ausgeprägte Komorbidität bei Niedrig-Risiko-Karzinomen) nach individueller Nutzen-Risiko-Abwägung ggf. Verzicht auf postoperative Radiotherapie unter Inkaufnahme zumindest eines erhöhten Lokalrezidivrisikos; Compliance bezüglich Hormontherapie und gynäkologischer Nachsorge muss gewährleistet sein
- Boost-Bestrahlung der ehemaligen Tumorregion verbessert in allen Altersgruppen die Lokalrezidivrate ohne nachgewiesenem Einfluss auf die Gesamtüberlebensrate; Durchführung grundsätzlich bei allen Patientinnen unter 50. Lebensjahr; bei älteren Patientinnen (über 60. Lebensjahr) mit kleinen, hormonrezeptorpositiven und lymphknotennegativen Tumoren ohne sonstige Risikofaktoren nimmt der Nutzen mit steigendem Lebensalter ab; in diesen Fällen ggf. Verzicht auf Boost
- Teilbrustbestrahlung:
  (1) Als IORT, IEORT, interstitielle Brachytherapie
  (2) Indikation:
      (a) Ggf. individuell erwägen bei (biologisch) alten Patientinnen mit Niedrig-Risiko-Karzinomen (pT1 pN0 G1-2, Hormonrezeptorpositivität, nicht-lobuläre Histologie, kein (extensives) DCIS)
      (b) Ggf. individuell erwägen bei Rezidivtumor und Z. n. Radiotherapie bei Ablehnung der indizierten Mastektomie
      (c) In Studien
- Postoperativ nach Mastektomie:
  - Bei Vorliegen von Risikofaktoren Reduktion der Lokalrezidive von ca. 25–40 % auf ca. 5–10 %; bei hohem Lokalrezidivrisiko auch Verbesserung der Überlebensrate
  - Indikation:
  (1) Axillärer Lymphknotenbefall mit mehr als 3 befallenen axillären Lymphknoten
  (2) Axillärer Lymphknotenbefall mit 1–3 befallenen axillären Lymphknoten, insbesondere bei Vorliegen weiterer Risikofaktoren (klare DEGRO-Empfehlung; anderenorts z. T. jedoch kontrovers diskutiert)
  (3) T3 und T4 (Sonderfall: bei T3 N0 R0 nur bei Vorliegen weiterer Risikofaktoren (G3, Lymphangiosis carcinomatosa, close resection margins, Prämenopausenstatus, Lebensalter unter 50. Lebensjahr))
  (4) Non-in-sano-Resektion
  (5) Fakultative Indikation bei Vorliegen mehrerer Risikofaktoren:
      (a) Lebensalter unter 40. Lebensjahr/Prämenopausenstatus
      (b) Lymph- bzw. Hämangiosis carcinomatosa
      (c) pT2 (über 2 cm)
      (d) G3
      (e) Invasiv-lobuläre Histologie
      (f) Rezeptornegativität
      (g) Infiltration der Pektoralisfaszie oder weniger als 3 mm Sicherheitsabstand

- Brustrekonstruktion und Radiotherapie:
  (1) Radiotherapie bei liegendem Expander/heterologem Implantat möglich, jedoch erhöhte Rate an Kapselfibrosen
  (2) Radiotherapie auf autologes Gewebe möglich, jedoch erhöhte Rate an Fibrosen, Nekrosen, Wundheilungsstörungen
  (3) Radiotherapie vor autologer freier Lappenrekonstruktion führt zu erhöhter Rate an vaskulären Komplikationen
  (4) Optimaler Zeitpunkt für Expander-/Implantat-Austausch kontrovers diskutiert; wohl am günstigsten nach mehr als 6 Monaten nach Radiotherapie
- **Lymphabflusswege:**
  - In den letzten Jahr(zehnt)en immer wieder kontrovers diskutiert; zukünftig möglicherweise eher wieder Tendenz zu erweiterter Indikationsstellung
  - Axillär:
    - Eindeutiger klinischer Befall bei nicht erfolgter Axilladissektion
    - Positiver SN-Status bei nicht erfolgter Axilladissektion (ggf. Verzicht bei klinisch unauffälliger Axilla (cN0), kleinem Primärtumor (T1 und T2), begrenztem Sentinel-Node-Befall (1–2 befallene Lymphknoten) und tangentialer Radiotherapie der Mamma im Rahmen eines brusterhaltenden Konzeptes)
    - Resttumor nach erfolgter Axilladissektion
  - Supraklavikulär:
    - Indikation zur Radiotherapie der Axilla
    - Axillärer Lymphknotenbefall in Level I und II:
      (1) Bei mehr als 3 befallenen Lymphknoten
      (2) Bei 1–3 befallenen Lymphknoten, (insbesondere) bei Vorliegen weiterer Risikofaktoren (kontrovers diskutiert)
    - Lymphknotenbefall von Level III
  - Parasternal:
    - Parasternaler Lymphknotenbefall
    - Individuelle Abwägung bei Vorliegen von Risikofaktoren (mehr als 3 befallene axilläre Lymphknoten, großer Tumor, zentraler/medialer Tumorsitz, schlechte Differenzierung, Rezeptornegativität, Lebensalter unter 35. Lebensjahr)
    - Keine simultane Trastuzumabgabe
- Radiotherapie von Metastasen ▸ Kap. 35 Palliative Radiotherapie und ▸ Kap. 36 Strahlentherapeutische Notfallsituationen

Zielvolumen

- Festlegung anhand des Planungs-CT unter Berücksichtigung der vorab erfolgten bildgebenden Diagnostik, Clipmarkierung des Tumorbettes
- Beachtung der internationalen Konturierungsempfehlungen zu Zielvolumenvergabe, Sicherheitssäumen, Risikoorganschonung Anhang: Materialien zur Konturierung
- Mamma: gesamte Brustdrüse mit Sicherheitssaum
- Nach Mastektomie Orientierung an kontralateraler Brust
- Ehemalige Tumorregion: Orientierung an präoperativer Bildgebung, OP-Bericht, Narbe, Clips, Strukturveränderungen im Planungs-CT

- Lymphabflusswege:
  - Supraklavikulär (wenn indiziert ▶ Abschn. 11.8.3 Indikation; an Mammafeld anschließend; einschließlich Level III der Axilla)
  - Axillär (wenn indiziert ▶ Abschn. 11.8.3 Indikation; Level I und II)
  - Parasternal (wenn indiziert ▶ Abschn. 11.8.3 Indikation; 1. Rippe bis Oberrand 4. Rippe)
- Sicherheitssäume anatomisch sinnvoll adaptiert (klinisches Zielvolumen (CTV) nicht in Lufträume und in als nicht-infiltriert angesehene Knochen-/Knorpel-/Muskel-strukturen hineinreichend)

Dosierung

- **Mamma/Thoraxwand nach brusterhaltender Operation:**
  - Normofraktionierung: 5-mal 1,8–2 Gy/Woche bis 50/50,4 Gy; anwendbar bei allen Patientinnen in allen Konstellationen
  - Hypofraktionierung: 5-mal 2,66 Gy/Woche bis 42,56 Gy oder 5-mal 2,67 Gy/Woche bis 40,05 Gy; gleichwertig zur Normofraktionierung, wenn keine notwendige Mitbestrahlung der Lymphabflusswege und wenn homogene Dosisverteilung erreichbar (cave insbesondere bei Makromastie)
  - Boost: Dosisaufsättigung im Bereich der ehemaligen Tumorregion
    - Postoperativ perkutan:
      (1) Sequenziell zur Ganzbrustbestrahlung: 5-mal 1,8–2 Gy/Woche bis 59,4/60–66/66,6 Gy (bei Non-in-sano-Resektion kleinvolumig ggf. bis max. 70 Gy)
      (2) Simultan zur Ganzbrustbestrahlung (simultan integrierter Boost; SIB): dann Ganzbrust 5-mal 1,8 Gy/Woche bis 50,4 Gy; ehemaliges Tumorbett 5-mal 2,1 (low risk)–2,3 (high risk) Gy/Woche bis 58,8–66,4 Gy (bei gleichzeitiger hypofraktionierter Ganzbrustbestrahlung nur in Studien)
    - Postoperativ interstitiell (intraoperativ Einlage von Bestrahlungskathetern, postoperativ mehrere Bestrahlungen im Afterloadingverfahren)
    - Intraoperativ als vorgezogener Boost: abhängig von anatomischen/tumorspezifischen und technischen Voraussetzungen mittels 50-kV-Einheit (IORT; 1-mal 20 Gy (entspricht 5–7 Gy in 1 cm Gewebetiefe)) oder Linearbeschleuniger (IEORT; 5–10 MeV; 1-mal 21 Gy (9–10 Gy bezogen auf 90 %-Isodose))
- **Thoraxwand nach Mastektomie:** 5-mal 1,8–2 Gy/Woche bis 50/50,4 Gy; ggf. Boost auf Narbe bis 59,4/60 Gy (insbesondere bei close margins)
- **Lymphabflusswege:** 5-mal 1,8 Gy/Woche bis 50,4 Gy

Technik

- Rückenlage
- Armhochlagerung (Mammaboard, Armschiene)
- Markierung der Narbe
- CT-gestützte 3D-konformale Technik; ggf. (z. B. bei speziellen anatomischen Gegebenheiten) IMRT(VMAT)-Technik
- Insbesondere bei linksseitiger Radiotherapie ggf. atemgetriggerte Technik zur besseren Herzschonung

Nebenwirkungen und Risiken

- Nebenwirkungen und Risiken der Radiotherapie beim Mammakarzinom ◘ Tab. 11.4
- Nähere Ausführungen zu Nebenwirkungen und Risiken sowie zu supportiver Prophylaxe und Therapie ▶ Kap. 2 und 3

11.8.4 Systemtherapie

Allgemeines

- Systemtherapie zusätzlich zur lokalen Therapie (Operation/Radiotherapie) prinzipiell immer indiziert, wenn keine entsprechenden Kontraindikationen vorliegen
- Auswahl abhängig von prognostischen Risikofaktoren, prädiktiven Markern und (individueller) Risikoabwägung unter Berücksichtigung von (biologischem) Lebensalter und Komorbiditäten; in unsicheren Fällen ggf. zusätzlich Heranziehen molekulargenetischer Tests
- Systemtherapie abhängig vom intrinsischen Subtyp ◘ Tab. 11.5

Chemotherapie

- **Indikation:** bei Risikofaktoren; Verzicht bei niedrigem Risiko; individuelle Entscheidung bei intermediärem Risiko und sicher positivem Hormonrezeptorstatus
- Simultane Durchführung von Radiotherapie und Chemotherapie mit erhöhten Akut- und Spättoxizitäten verbunden, daher sequenzielles Vorgehen Standard

11

◘ **Tab. 11.4** Nebenwirkungen und Risiken der Radiotherapie beim Mammakarzinom		
Organ/ Gewebe	Akut	Spät
Allgemein	Abgeschlagenheit, verminderte Belastbarkeit (meist im Zusammenhang mit durchgeführter Systemtherapie)	
Haut, Unterhaut	Rötung, trockene, feuchte Epitheliolysen (insbesondere bei voluminösen Brüsten, submammär, axillär), Brustödem	Teleangiektasien, Pigmentverschiebungen, trophische Störungen, Wundheilungsstörungen, Brustfibrose (bis ca.10 %; schwere Brustfibrose: unter 1 %), Kapselfibrose nach alloplastischer Operation (Radiotherapie nach plastischer Operation erhöht das Nebenwirkungsprofil, ist aber nicht kontraindiziert), Brust-, Armödem
Lunge	Pneumonitis	Fibrose
Gastrointestinaltrakt	Schluckbeschwerden (bei Radiotherapie der supraklavikulären/parasternalen Lymphabflusswege)	
Herz		Koronarsklerose oder Myokardfibrose (selten, bei linksseitiger und/oder parasternaler Bestrahlung)
Nerven		Nervenschädigung (sehr selten; Armplexusläsion meist nicht Strahlenfolge, sondern Druckfolge durch Rezidiv oder Fibrose)

Subtyp	Therapie
Luminal A Subtyp	Hormontherapie (ggf. zusätzlich Chemotherapie bei Risikofaktoren)
Luminal B Subtyp	
Her-2-neu negativ Her-2-neu positiv	Hormontherapie und (meist) Chemotherapie Hormontherapie und Chemotherapie und Anti-Her-2-Antikörper
Her-2-neu-Subtyp	Anti-Her-2-Antikörper und Chemotherapie (Nutzen bei fehlenden weiteren Risikofaktoren fraglich)
Basal like-Subtyp	Chemotherapie

◻ **Tab. 11.5** Systemtherapie abhängig vom intrinsischen Subtyp

- Neoadjuvante Chemotherapie, wenn Indikation bereits präoperativ absehbar oder zur Ermöglichung einer (brusterhaltenden) Operation bei fortgeschrittenen Tumorstadien; erreichbare Komplettremissionsrate insgesamt ca. 20–25 % (starke Varianz für einzelne Subgruppen)
- Wahl von Substanzen, Kombinationspartner und Dosisdichte abhängig von Risikoprofil und individuellen Begleiterkrankungen/Lebensalter
- Kombinationstherapie einer Monotherapie überlegen; anthrazyklin-/taxanhaltige Schemata Standard; zumeist dosisdichte Applikation
- **Substanzen/Kombinationen** z. B.:
  - EC(-Pac/Doc): Epirubicin/Cyclophosphamid (gefolgt von Paclitaxel bzw. Docetaxel)
  - (T)AC: (Docetaxel)/Doxorubicin(=Adriamycin)/Cyclophosphamid
  - TCb: Docetaxel/Carboplatin
  - TC: Docetaxel/Cyclophosphamid

Hormontherapie

- **Indikation:** bei Hormonrezeptorpositivität
- Nutzen korreliert mit Höhe der Rezeptorpositivität, aber auch bei niedriger Expression noch Benefit
- Kann parallel zur Radiotherapie gegeben werden
- Dauer standardmäßig 5 Jahre, insbesondere bei höherem Risikoprofil abhängig von Verträglichkeit ggf. Verlängerung auf 10 Jahre
- **Substanzen:**
  - Prämenopausal:
    - Tamoxifen
    - GnRH-Analogon bei Kontraindikation gegen Tamoxifen
    - Ggf. nach Chemotherapie und erhaltener Ovarialfunktion: Tamoxifen oder Aromatasehemmer in Kombination mit GnRH-Analogon (höhere Nebenwirkungsrate)
  - Postmenopausal:
    - Tamoxifen mit Wechsel auf Aromatasehemmer im Verlauf
    - Aromatasehemmer mit Wechsel auf Tamoxifen im Verlauf (eher bei höherem Risikoprofil)
    - Aromatasehemmer (bei Hochrisikokonstellationen, lobulärem Karzinom)

- Ggf. neoadjuvante Hormontherapie
    - Bei Kontraindikationen/Ablehnung einer eigentlich indizierten neoadjuvanten Chemotherapie
    - Bevorzugt Aromatasehemmer (bei prämenopausalen Patientinnen in Kombination mit GnRH-Analogon), alternativ Tamoxifen
    - Dauer in der Regel 4–6(–9) Monate; Therapieansprechen nimmt mit Behandlungszeit zu

Anti-Her-2-Antikörper

- Trastuzumab für ein Jahr indiziert bei Her-2-neu-positiven Tumoren (bei nodalnegativen Tumoren bis 5 mm individuelle Entscheidung nach biologischem Risikoprofil)
- Im Rahmen einer neoadjuvanten Chemotherapie Doppelblockade mit Trastuzumab und Pertuzumab
- Simultane Gabe zur Radiotherapie möglich, sofern keine Bestrahlung der parasternalen Lymphknoten erfolgt
- Simultane Gabe zu taxanhaltiger Chemotherapie möglich; wegen erhöhter Kardiotoxizität nur sequentielle Gabe bei anthrazyklinhaltiger Chemotherapie

11.9   Nichtinvasive Karzinome

11.9.1   Duktales Carcinoma in situ (DCIS)

- Durch verbessertes Mammographie-Screening deutliche Zunahme der Inzidenz
- Bei ca. 70–95 % Mikrokalzifikationen (Flächenausdehnung des DCIS ca. 20–30 % größer)
- Histologisch Unterteilung in low, intermediate und high nuclear grade
- Präkanzerose (Entwicklung eines invasiven Tumors ipsilateral ca. 30–50 % innerhalb von 10 Jahren; insbesondere abhängig vom Grading)
- Bei tastbarem Tumor besteht ein höheres Risiko für okkulte invasive Anteile, Multizentrizität und Lokalrezidive
- Ca. 50 % der Rezidive nach primärer Therapie eines DCIS sind invasiv
- DCIS mit Mikroinvasion: Therapie analog zu invasivem Karzinom

Therapie
- **Operation:**
    - Brusterhaltende Therapie mit Sicherheitsabstand von mindestens 2 mm anstreben; nachfolgende Radiotherapie kann Non-in-sano-Resektion nicht ausgleichen
    - Mastektomie bei großen Läsionen, aus kosmetischen Gesichtspunkten (ungünstige Tumor-Brust-Größenrelation), (wiederholter) Non-in-sano-Resektion
    - Ggf. Sentinel-Node-Biopsie bei primärer Mastektomie, ausgedehnter axillanaher Resektion (bei Nachweis invasiver Anteile wäre dann keine sekundäre Sentinel-Node-Biopsie mehr möglich); keine Axilladissektion
- **Radiotherapie:**
    - Alle Risikogruppen profitieren von einer Nachbestrahlung nach brusterhaltender Operation hinsichtlich Lokalrezidivrisiko für invasive und nicht-invasive Rezidive (insgesamt in etwa Halbierung des Rezidivrisikos); abnehmender absoluter Benefit mit niedrigem Risikoprofil; kein Einfluss auf Gesamtüberleben
    - Radiotherapie nach Mastektomie nur nach Non-in-sano-Resektion

- Brust/Thoraxwand 5-mal 1,8–2 Gy/Woche bis 50/50,4 Gy (Hypofrationierung für DCIS noch nicht ausreichend gesichert); Wert einer Boost-Bestrahlung noch nicht ausreichend belegt (ggf. zukünftig insbesondere für jüngere Patientinnen individuelle Entscheidung)
- **Chemotherapie:** nicht indiziert
- **Hormontherapie:** Tamoxifen für 5 Jahre bei Rezeptorpositivität; Senkung des ipsi- und kontralateralen Rezidivrisikos, kein Einfluss auf Gesamtüberleben

11.9.2 Lobuläres Carcinoma in situ (CLIS)

- Meist Zufallsbefund; weder klinisch noch mammographisch (selten Mikrokalk) noch makroskopisch-pathologisch detektierbar
- Inzidenz in Biopsien ca. 0,5–2,5 %; tatsächliche Inzidenz unklar
- Häufig multizentrisch (ca. 65–85 %) und bilateral (ca. 30–65 %)
- Neben klassischer Form pleomorphe, floride und nekrotische Variante (pleomorphe und Komedotyp-nekrotische Variante werden als maligne (B-Klassifikation B 5a) eingestuft)
- Ca. 7-fach erhöhtes Risiko eines (meist invasiv-duktalen) Karzinoms ipsi- und kontralateral nach 10 Jahren
- CLIS gilt als Indikatorläsion für erhöhtes Karzinomrisiko; jedoch Hinweise darauf, dass ein Teil der CLIS vergleichbar mit DCIS als nicht-obligate Vorläuferläsion anzusehen ist
- Keine In-sano-Exzision notwendig (Ausnahme: pleomorphe, floride und nekrotische Variante)
- Engmaschige Kontrollen (jährliche Mammographien)
- Wenn keine ausreichende Überwachung möglich, zusätzliche Risikofaktoren: ggf. beidseitige Mastektomie
- Radiotherapie und Hormontherapie ohne erwiesenen Stellenwert

11.10 Lokales und lokoregionäres Rezidiv

11.10.1 Allgemeines

- Lokalrezidivrate ca. 5–10 % nach 10 Jahren, insgesamt bis ca. 15 %; die meisten Lokalrezidive treten innerhalb der ersten 5 Jahre auf
- Prognose bei Rezidiven innerhalb der ersten 2 Jahre schlechter als bei Spätrezidiven
- Bei ca. 50–75 % nochmals kurativer Therapieansatz; bei ca. 25–50 % synchrone Fernmetastasierung
- Durch adäquate lokale Therapie auch Senkung der sekundären Fernmetastasierungs- rate; 5-JÜR ca. 50–60 %; bei multifokalem Rezidiv ca. 20 %
- Narbenrezidive prognostisch günstiger als sonstige Lokalrezidive
- Rezidive in regionären Lymphknoten sind seltener und prognostisch ungünstiger als Lokalrezidive
- Rezidive in supraklavikulären Lymphknoten sind meist von Fernmetastasen begleitet oder gefolgt

11.10.2   Therapie

Operation

- Operation anstreben
- Bei primär brusterhaltender Therapie standardmäßig Mastektomie; auf Wunsch der Patientin kann bei längerem Intervall, fehlendem Hautbefall, großem räumlichem Abstand zur Primärlokalisation ggf. erneut eine brusterhaltende Operation durchgeführt werden; dennoch höheres Risiko für ein Re-Rezidiv
- Keine erneute Sentinel-Node-Biopsie/Axilladissektion bei primär adäquater Axillaversorgung und klinisch unauffälliger Situation

Radiotherapie

- Immer indiziert, wenn primär keine Radiotherapie erfolgte
- (Kleinvolumige Teilbrust-)Re-Bestrahlung (45–50 Gy), ggf. unter Inkaufnahme eines erhöhten Nebenwirkungsrisikos (individuelle Entscheidung); als Brachytherapie, I(E)ORT, perkutane Radiotherapie; ggf. in Kombination mit Hyperthermie
- Ggf. adjuvante Radiotherapie der Lymphabflusswege (individuelle Entscheidung)
- Bei Lymphknotenrezidiven nach Mastektomie in der Regel Mitbestrahlung der Brustwand
- Re-Bestrahlung der Axilla/Supraklavikularregion problematisch (individuelle Entscheidung)

Hormontherapie

- Bei hormonrezeptorpositiven, bisher hormontherapienaiven Patientinnen
- Umstellung bei Rezidiv unter Hormontherapie

Chemotherapie

- Erweitert adjuvante Chemotherapie insbesondere bei hormonrezeptornegativen Patientinnen und ggf. bei Her-2-neu-Positivität; bei hormonrezeptorpositiven Patientinnen individuelle Entscheidung

11.11   Sondersituationen

11.11.1   Inflammatorisches Karzinom

- Klinisch Hautbefall/Erythem; histologische Hautinfiltration und histologischer Nachweis einer Lymphangiosis carcinomatosa

Therapie

- **Chemotherapie:** neoadjuvant
- **Operation:** Mastektomie, wenn möglich
- **Radiotherapie:**
    - Postoperativ: Thoraxwand und Lymphabflusswege 50/50,4 Gy
    - Primär: bei schlechter/fehlender Remission nach neoadjuvanter Systemtherapie, wenn dann keine Operation möglich (ggf. Operation dann später doch noch im weiteren Verlauf; Prüfung der Operabilität ca. 6–12 Wochen nach Abschluss der Radiotherapie); wenn keine Operation möglich, Brust und Lymphabflusswege

50/50,4 Gy, Boost der Brust bis 59,4/60 Gy, ggf. zusätzlicher Boost auf makroskopische Tumorreste (im Bereich der Supraklavikularregion Gesamtdosis wegen
möglicher Plexusschädigung auf ca. 54 Gy begrenzen)
– **Hormontherapie:** bei rezeptorpositiven Patientinnen

11.11.2 Mammakarzinom in Schwangerschaft und Stillzeit

– Auftreten bei ca. 1–2/10.000 Schwangerschaften
– Ca. 3 % der Mammakarzinome treten während der Schwangerschaft auf
– Durch physiologische Veränderungen der Brust werden Karzinome häufig übersehen
  und dadurch öfter erst in höheren Stadien diagnostiziert
– **Diagnostik:**
  – Sonographie Abdomen
  – Ggf. Röntgen Thorax
  – Skelettszintigraphie nach Entbindung (ggf. vorher MRT ohne KM der Wirbelsäule)
  – Sentinel-node-Biopsie mit Technetium möglich; wegen Gefahr anaphylaktischer
    Reaktionen keine Farbmarkierung
– **Therapie:**
  – Möglichst nahe an Therapieempfehlungen für Nichtschwangere/-stillende orientiert
  – Operation: wie bei Nichtschwangeren
  – Chemotherapie: neoadjuvant und adjuvant nach dem 1. Trimenon wie bei
    Nichtschwangeren (keine Methotrexatgabe); ggf. Kontraindikation für Stillen
    unter laufender Chemotherapie (durch Chemotherapie im Folgenden etwas
    höhere Abortrate, Fehlbildungsrate nicht erhöht)
  – Endokrine Therapie nach Entbindung
  – Anti-Her-2-Therapie nach Entbindung
  – Radiotherapie: nach Entbindung
– **Entbindung:**
  – Erst bei ausreichender Kindsreife
  – Beendigung der Schwangerschaft bessert Prognose nicht
  – Entbindung nicht innerhalb von 3 Wochen nach Chemotherapie
– **Prognose:** ungünstiger wegen jungen Lebensalters und erschwerter/verspäteter
  Diagnostik, nicht aufgrund der Schwangerschaft selbst; auch weitere Schwanger-
  schaften erhöhen die Rezidivrate nicht

11.11.3 Mammakarzinom des Mannes

– Etwa 1 % aller Mammakarzinome
– Risikofaktoren: Hyperöstrogenismus (relativ oder absolut; Gynäkomastie; Hoden-,
  Lebererkrankungen), Strahlenexposition, BRCA-2-Positivität
– Ca. 80 % ER-positiv, ca. 50 % Androgenrezeptor-positiv
– Therapie:
  – Operation, Radiotherapie und Chemotherapie analog zur Behandlung bei Frauen
  – Hormontherapie mit Tamoxifen (Aromatasehemmer und GnRH-Analoga nur als
    Ultima Ratio in individuellen Ausnahmefällen)

11.11.4   Cystosarcoma phylloides

- Selten; meist benigner Tumor der fibrösen Anteile der Brust
- Bei (semi-)malignen Formen gelegentlich auch Lymphknoten- und Fern-(Lungen-) Metastasen
- **Therapie:** Operation; ggf. bei unsicherem/Non-in-sano-Resektionsstatus oder Rezidiv Radiotherapie (wie Mammakarzinom)
- Prognose günstig (5-JÜR: ca. 65–75 %)

11.12   Nachsorge

- Durchführung gemäß den Empfehlungen der Fachgesellschaften sowie symptomorientiert
- Nach Radiotherapie abhängig von Akuttoxizität ggf. zunächst engmaschig, dann ca. 6–8 Wochen nach Therapieende; im weiteren Verlauf abhängig von individueller Gesamtkonstellation
- Weitere Ausführungen zur Nachsorge ▶ Abschn. 1.8

11.13   Prognose

- Abhängig von:
  - Tumorstadium
  - Rezeptorstatus
  - Lebensalter bzw. Menopausenstatus (unabhängige prognostische Relevanz kontrovers diskutiert)
  - Nachweis epithelialer Karzinomzellen im Knochenmark (isoliert disseminierte Tumorzellen; ca. 20–45 % bei Erstdiagnose; stellen per se keine Metastasierung dar; jedoch häufiger mit Auftreten von Fernmetastasen vergesellschaftet)
  - Invasionsfaktoren uPA und PAI-I (niedrige Gewebekonzentration insbesondere bei nodalnegativen Patientinnen günstiger)
  - Molekularem Genexpressionsprofil
- Positiver Her-2-Neu-Status als negativer prognostischer Faktor wird durch konsequente Anti-Her-2-Therapie aufgewogen
- Kein Prognoseunterschied zwischen duktalem und lobulärem Karzinom; günstigere Prognose bei medullärem, papillärem, muzinösem, tubulärem, adenoidzystischem Karzinom
- Bei genetischer Disposition per se keine schlechtere Prognose, jedoch häufiger Auftreten von triple negativen und G3-Karzinomen
- 5-JÜR:
  - Stadium I: ca. 90 %
  - Stadium II A: ca. 80 %
  - Stadium II B: ca. 75 %
  - Stadium III A: ca. 65 %
  - Stadium III B: ca. 40 %
  - Stadium III C: ca. 50 %
  - Stadium IV: ca. 15 %

Ösophaguskarzinom

© Springer-Verlag GmbH Deutschland, ein Teil von Springer Nature 2018
I. Stöver, P. Feyer, *Praxismanual Strahlentherapie*, https://doi.org/10.1007/978-3-662-56577-3_12

12.1 Epidemiologie

- Inzidenz in Deutschland ca. 4–5/100.000 pro Jahr; Männer etwa 5-mal häufiger betroffen
- Große geographische/ethnische Unterschiede
- Mittleres Erkrankungsalter bei Männern ca. 65. Lebensjahr, bei Frauen ca. 70. Lebensjahr
- Bei längerfristigem Überleben im weiteren Verlauf ca.10 % Zweittumore (durch Feldkanzerierung; v. a. im HNO-Bereich)

12.2 Ätiologie/Risikofaktoren

- **Plattenepithelkarzinom:**
    - Alkohol-, Nikotinabusus (multiplikative Wirkung)
    - Nitrosaminhaltige Nahrungsmittel; Vitamin- und Eisenmangel
    - Plummer-Vinson-Syndrom
    - Achalasie
    - (Verätzungs-)Striktur
    - Ionisierende Strahlung
    - Tylosis (seltene Erbkrankheit mit Entwicklung eines Plattenepithelkarzinoms des Ösophagus in ca. 90 %)
- **Adenokarzinom:**
    - Intestinale Metaplasie als Folge eines chronisch gastroösophagealen Refluxes (Endobrachyösophagus/Barrett-Ösophagus)
    - Adipositas
    - Nikotinabusus
    - (Verätzungs-)Striktur
    - (Ionisierende Strahlung; kontrovers diskutiert)

12

12.3 Anatomie

- Zervikaler Ösophagus (◼ Abb. 12.1): Beginn am Unterrand des Krikoids bis Eintritt in den Thorax; ca. 18 cm ab Zahnreihe
- Intrathorakaler Ösophagus (◼ Abb. 12.1):
    - Oberes thorakales Drittel: vom Eintritt des Ösophagus in den Thorax bis zur Trachealbifurkation (ca.18–24 cm ab Zahnreihe)
    - Mittleres thorakales Ösophagusdrittel: obere Hälfte des Abschnittes von Trachealbifurkation bis zum gastroösophagealem Übergang (ca. 24–32 cm ab Zahnreihe)
    - Unteres thorakales Drittel: untere Hälfte des Abschnittes von Trachealbifurkation bis zum gastroösophagealem Übergang (ca. 32–40 cm ab Zahnreihe)
    - Gastroösophagealer Übergang ▶ Abschn. 12.5
- Lymphabflusswege (◼ Abb. 12.2):
    - Zervikaler Ösophagus und oberes thorakales Drittel: paraösophageal, supraklavikulär (nach TNM-Klassifikation nicht-regionär)

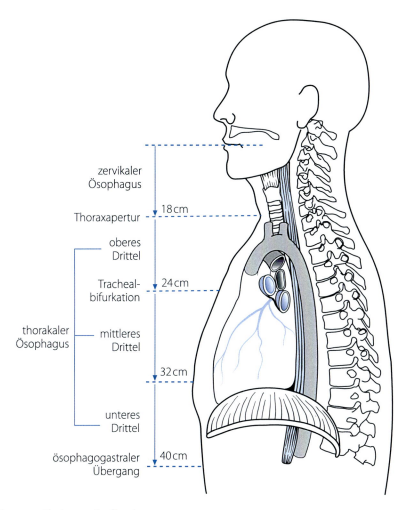

zervikaler
Ösophagus

Thoraxapertur — ↓18 cm

oberes
Drittel

Tracheal-
bifurkation — ↓24 cm

thorakaler   mittleres
Ösophagus   Drittel

32 cm

unteres
Drittel

ösophagogastraler   ↓40 cm
Übergang

◻ **Abb. 12.1**   Gliederung des Ösophagus

 — Mittleres thorakales Drittel: paraösophageal, paratracheal, hilär, subkarinal, perikardial
 — Unteres thorakales Drittel: paraösophageal, entlang der kleinen Magenkurvatur,
   der A. gastrica sinistra, zöliakal

12.4 Histologie

 — Plattenepithelkarzinom (ca. 50–60 %; Inzidenz abnehmend)
 — Adenokarzinom (ca. 40–50 %; Inzidenz zunehmend); Unterteilung analog zum
   Magenkarzinom (Laurén)
 — Bezüglich Tumorausbreitung/Metastasierung bestehen keine grundsätzlichen
   Unterschiede zwischen Plattenepithel- und Adenokarzinom; lediglich lagebedingt

unterschiedliche Lymphknotenmetastasierung und beim Adenokarzinom bei ca.
15 % Peritonealkarzinose, wenn Kardia infiltriert und Stadium uT2 oder höher
— Her-2-neu-Status beim Adenokarzinom im Rahmen einer palliativen Systemtherapie
prädiktiver Faktor
— Selten: anaplastische, kleinzellige Karzinome, Zylindrome, Karzinoide, Leiomyosarkome
— Tumorremission nach neoadjuvanter Therapie ◻ Tab. 12.1

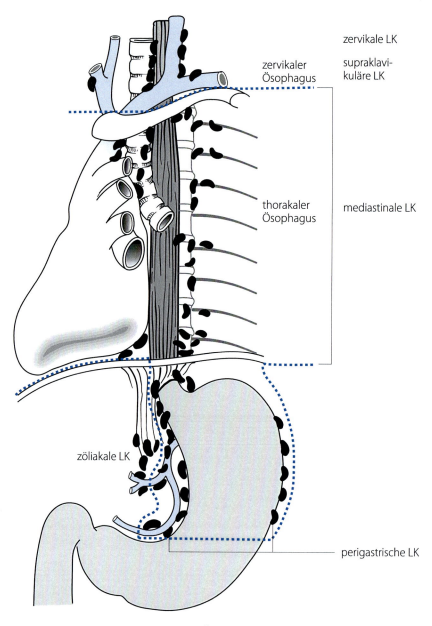

◻ **Abb. 12.2**   Regionäre Lymphabflusswege des Ösophagus

◻ **Tab. 12.1** Tumorremission nach neoadjuvanter Therapie					
Score nach Mandard		**Score nach Becker**		**Score nach Wu**	
1	Komplette Remission	1a	Komplette Remission	P0	0 % Residualtumor
2	Fibrose mit vereinzelten Tumorzellen	1b	Subtotale Regression (1 bis unter 10 % Residualtumor im Tumorbett)	P1	1–50 % Residualtumor
3	Fibrose und Tumorzellen mit Überwiegen der Fibrose	2	Partielle Regression (10–50 % Residualtumor im Tumorbett)	P2	Mehr als 50 % Residualtumor
4	Fibrose und Tumorzellen mit Überwiegen der Tumorzellen	3	Geringe/keine Remission (mehr als 50 % Residualtumor im Tumorbett)		
5	Tumorgewebe ohne Regressionszeichen				

12.5 Ausbreitung

- Lokalisation der Plattenepithelkarzinome:
  - Ca. 20 % im oberen Ösophagusdrittel
  - Ca. 50 % im mittleren Ösophagusdrittel
  - Ca. 30 % im unteren Ösophagusdrittel
- Lokalisation der Adenokarzinome: ca. 90 % im distalen Ösophagusdrittel
- Einteilung der Adenokarzinome des gastroösophagealen Übergangs mit Tumorzentrum 5 cm oberhalb bis 5 cm unterhalb der Z-Linie (physiologische Grenze zwischen Plattenepithel des Ösophagus und Zylinderepithel der Kardia) (Siewert):
  - Typ I: Karzinom vom distalen Ösophagus (5–1 cm oberhalb der Z-Linie) ausgehend nach aboral wachsend (Barrett-Ösophagus; ca. 35 %)
  - Typ II: Karzinom von der Kardia (1 cm oberhalb bis 2 cm unterhalb der Z-Linie) ausgehend mit Infiltration des distalen Ösophagus (ca. 25 %)
  - (Typ III: subkardiales Magenkarzinom (2–5 cm unterhalb der Z-Linie) nach oral wachsend (ca. 35 %); ▶ Kap. 13)
- Lymphknotenbefall: früh (T1 ca. 15 %; T4 ca. 80–100 %) aufgrund des ausgedehnten und oberflächlichen periösophagealen Lymphsystems und der fehlenden Serosa; longitudinale Ausbreitungsrichtung oberhalb der Trachealbifurkation primär ins obere Mediastinum und nach zervikal, unterhalb der Trachealbifurkation primär ins untere hintere Mediastinum und zöliakal; in Höhe der Treacheaalbifurkation bidirektional; Skipmetastasen möglich (zunehmend mit Tumorstadium: T1 ca. 4 %, T4 ca. 30 %)
- Fernmetastasen: häufig (Leber, Lunge, Skelett)
- Ca. 90 % der Ösophaguskarzinome werden im Stadium II B oder höher diagnostiziert

12.6 Diagnostik

- Anamnese, Klinik, körperliche Untersuchung, Routinelabor
- Ösophagogastroskopie, Endosonographie

- CT Thorax
- Sonographie/(ggf.) CT Hals
- Sonographie/CT Abdomen
- HNO-Untersuchung
- Bronchoskopie bei Bezug zum Tracheobronchialsystem
- Ggf. diagnostische Laparoskopie bei Adenokarzinom des ösophagogastralen Übergangs (T2–T4)
- Ggf. FDG-PET/CT

12.7 Stadieneinteilung

- TNM-Klassifikation und UICC-Stadieneinteilung Anhang: Weiterführende Literatur

12.8 Therapie

12.8.1 Allgemeines

- **Stadienadaptierte Therapie:**
  - Frühe Stadien (I–II A): alleinige Operation
  - Fortgeschrittene, nicht-fernmetastasierte sicher operable Stadien (II B–III):
    - Plattenepithelkarzinom: neoadjuvante Radiochemotherapie, Operation
    - Adenokarzinom des gastroösophagealen Übergangs: neoadjuvante Radiochemotherapie, wenn möglich (alternativ, z. B. bei grenzwertiger diesbezüglicher Therapiefähigkeit, alleinige Chemotherapie), Operation; bei präoperativ begonnener (alleiniger) Chemotherapie Fortführung postoperativ („perioperative Therapie")
    - Bei lokaler Tumorprogression unter neoadjuvanter Therapie ggf. frühzeitigere Operation (keine Umstellung/Intensivierung der neoadjuvanten Therapie)
  - Sonstige nicht-fernmetastasierte, fortgeschrittene Stadien (II B–III): definitive Radiochemotherapie, ggf. mit früher Salvage-Operation oder bei bioptisch gesicherter kompletter Tumorrückbildung Option auf spätere Salvage-Operation im Verlauf
  - Zervikale (suprabifurkale)Tumorlage (I–III): definitive Radiochemotherapie
  - Inoperabilität (I–III): definitive Radiochemotherapie
  - Fernmetastasiertes Stadium (IV): palliative Systemtherapie; ggf. symptomorientierte lokale Maßnahmen
- In neueren Studien keine erhöhte postoperative Komplikationsrate durch neodjuvante oder adjuvante Chemo-(Radio-)Therapie, insbesondere keine erhöhte Rate an Anastomoseninsuffizienzen

12.8.2 Operation

- Grundsätzlich keine Operation, wenn In-sano-Resektion nicht möglich erscheint; keine primär palliative Operation
- Technisch sind suprabifurkale und insbesondere zervikale Karzinome nur mit hohem Risiko und ggf. doppeltem Organverlust (Larynx und Ösophagus) resektabel; daher hier (meist) definitive Radiochemotherapie

- Transthorakale Ösophagektomie Standardeingriff (kontrollierte und systematische Entfernung der mediastinalen Lymphknoten); transhiatale Ösophagektomie bei Risikopatienten (Vermeidung einer Thoraxeröffnung)
- Ausmaß der Lymphadenektomie abhängig von Lage, Ausdehnung und Lymphknotenstaging
    - 2-Feld-Lymphadenektomie: mediastinal und abdominell
    - 3-Feld- Lymphadenektomie: zervikal, mediastinal und abdominell
- Ggf. endoskopische Resektion bei auf die Mukosa begrenzten Tumoren ohne Risikofaktoren (keine Lymph-/Hämangiosis carcinomatosa, G1/2, Tumorgröße unter 2 cm)
- Ggf. Salvage-Operation bei Tumorpersistenz/Lokalrezidiv nach primärer Radiochemotherapie
- Ggf. palliative lokale Maßnahmen zur Symptomlinderung (Laser, Argon-Plasma-Koagulation, Stent u. a.)

12.8.3 Radiotherapie

Indikation

- Durchführung als Radiochemotherapie; alleinige Radiotherapie nur bei Kontraindikationen gegen Chemotherapie und wenn nicht Patient operabel sowie ggf. in palliativer Situation
- **Neoadjuvant** (immer als Radiochemotherapie): fortgeschrittene, nicht-fernmetastasierte operable Stadien (II B–III):
    - Bei Plattenepithelkarzinomen grundsätzlich
    - Bei Adenokarzinomen anstreben
- **Definitiv:** in kurativer Intention:
    - Bei Inoperabilität
    - Ggf. bei Lokalrezidiven ohne vorherige Radiochemotherapie
- **Postoperativ:**
    - Ggf. nach Non-in-sano-Resektion (wenn Nachresektion nicht sinnvoll möglich; ggf. alternativ Watch-and-wait-Strategie)
    - Ggf. adjuvant nach R0-Resektion bei Adenokarzinom des gastroösophagealen Übergangs, wenn (wegen Understaging) keine präoperative Therapie durchgeführt wurde und sich postoperativ ein erhöhtes Lokalrezidivrisiko herausstellt (z. B. multiple Lymphknotenmetastasen, pN3); für adjuvante Radio(chemo)therapie in gleicher Situation beim Plattenepithelkarzinom keine ausreichende Datenlage
- **Palliativ:**
    - Lokal bei (drohender) Symptomatik/raschem Progress; Tumorfisteln gelten nicht (mehr) als Kontraindikation gegen Radiotherapie
    - Radiotherapie von Metastasen ▶ Kap. 35 Palliative Radiotherapie und ▶ Kap. 36 Strahlentherapeutische Notfallsituationen

Zielvolumen

- Festlegung anhand des Planungs-CT unter Berücksichtigung der vorab erfolgten bildgebenden Diagnostik
- Beachtung der internationalen Konturierungsempfehlungen zu Zielvolumenvergabe, Sicherheitssäumen, Risikoorganschonung Anhang: Materialien zur Konturierung

- Tumorregion:
    - Neoadjuvant/definitiv: Tumor mit Sicherheitssaum (cave insbesondere ausreichende Erfassung der ausgedehnten subklinischen longitudinalen Ausdehnung)
    - Postoperativ: ehemalige Tumor bzw. Region der Non-in-sano-Resektion mit Sicherheitssaum (idealerweise clipmarkiert)
    - Palliativ: Tumor mit Sicherheitssaum; Ausdehnung abhängig von Gesamtsituation
- Lymphabflusswege:
    - Einbeziehung befallener Lymphknoten mit Sicherheitssaum
    - (Ausgedehnte) elektive Mitbestrahlung nicht-befallener Lymphabflusswege kontrovers diskutiert:
        - Bei Tumoren im oberen Abschnitt: ggf. mediale supraklavikuläre Lymphabflusswege
        - Bei Tumoren im unteren Abschnitt: ggf. zöliakale Lymphabflusswege und Lymphabflusswege an der kleinen Kurvatur
- Sicherheitssäume anatomisch sinnvoll adaptiert (klinisches Zielvolumen (CTV) nicht in Lufträume und in als nicht-infiltriert angesehene Knochen-/Knorpel-/Muskelstrukturen hineinreichend)

Dosierung

- Tumorregion:
    - Neoadjuvant: 5-mal 1,8–2 Gy/Woche bis 41,4/42–50/50,4 Gy
    - Definitiv: 5-mal 1,8–2 Gy/Woche bis 50/50,4 Gy (ggf. (Nutzen kontrovers diskutiert) Boost bis ca. 60 Gy; ggf. simultan integrierter Boost bei IMRT/VMAT; ggf. Brachytherapie für Boost (bei T3-Tumoren oder gut zurückgebildeten T4-Tumoren, z. B. 2-mal 4–5 Gy; HDR-AL 3D-bildgestützt); ca. eine Woche nach Abschluss der perkutanen Radiotherapie; nicht simultan zur Chemotherapie); bei Tumorinfiltration in Trachea oder Bronchien engmaschige Kontrollen zum Ausschluss einer Fistelbildung
    - Postoperativ: 5-mal 1,8–2 Gy/Woche bis 50/50,4(–55,8/56) Gy
    - Palliativ: individuelle Entscheidung abhängig von Vorbelastung, Zielvolumengröße und Allgemeinzustand; ca. 30–60 Gy; ggf. Brachytherapie (z. B. 15–20 Gy in 2–4 Fraktionen (HDR-AL); 3D-bildgestützt); perkutane Radiotherapie oder Brachytherapie nach Stenteinlage möglich, jedoch ggf. erhöhtes Risiko für Fistelbildung an Stent-Enden; daher, wenn möglich, eher Entscheidung für eine Modalität
- Lymphabflusswege: 5-mal 1,8–2 Gy/Woche bis 41,4/42–50/50,4 Gy (abhängig von Konzept)

Technik

- Rückenlage; Arme über Kopf
- Thermoplastische Maske (bei kranialer Tumorlokalisation)
- Planung/Bestrahlung bei Tumoren des ösophogogastralen Übergangs nüchtern (mindestens 2–3 Stunden)
- CT-gestützte 3D-konformale oder IMRT(VMAT)-Technik
- Ggf. vor Planungs-CT Clipmarkierung der Tumorausdehnung

Nebenwirkungen und Risiken

- Nebenwirkungen und Risiken der Radiotherapie beim Ösophaguskarzinom ◘ Tab. 12.2
- Nähere Ausführungen zu Nebenwirkungen und Risiken sowie zu supportiver Prophylaxe und Therapie ▸ Kap. 2 und 3

▣ Tab. 12.2   Nebenwirkungen und Risiken der Radiotherapie beim Ösophaguskarzinom

Organ/Gewebe	Akut	Spät
Allgemein	Abgeschlagenheit, verminderte Belastbarkeit, Gewichtsverlust	
Haut, Unterhaut	Hautreaktion bei modernen Bestrahlungstechniken selten; evtl. Rötung, trockene Epitheliolysen	
Gastrointestinaltrakt	Dysphagie, Ösophagitis, Nausea, Emesis	Chronische Ösophagitis, Ulzeration, Stenosierung, Fibrosierung, Fistelbildung (selten, Ausschluss eines Tumorrezidivs; nach Stenteinlage vor Radiotherapie Risiko ggf. erhöht)
Lunge	Pneumonitis	Fibrose
	Toleranz im Rahmen von multimodalen Konzepten herabgesetzt	
Herz	Perikarditis	Kardiomyopathie

12.8.4 Systemtherapie

- **Indikation:**
  - Neoadjuvant: fortgeschrittene, nicht-fernmetastasierte operable Stadien (II B–III):
    - Bei Plattenepithelkarzinomen grundsätzlich als Radiochemotherapie
    - Bei Adenokarzinomen als Radiochemotherapie, wenn möglich; sonst alternativ perioperative alleinige Chemotherapie
  - Adjuvant:
    - Bei Adenokarzinomen Fortführung einer präoperativ begonnenen perioperativen alleinige Chemotherapie
  - Palliativ im Stadium IV
- **Substanzen** z. B.:
  - Cisplatin/5-FU
  - Carboplatin/Paclitaxel
  - FOLFOX (5-FU/Folinsäure/Oxalipllatin)
  - Cisplatin/Vinorelbin (in palliativer Situation)
  - Trastuzumab (in Kombination mit Cisplatin/Fluoropyrimidin bei Her-2-neu-positiven Adenokarzinomen in palliativer Situation)

12.9 Nachsorge

- Durchführung gemäß den Empfehlungen der Fachgesellschaften sowie symptomorientiert
- Nach Radio(chemo)therapie abhängig von Akuttoxizität ggf. zunächst engmaschig, dann ca. 6–8 Wochen nach Therapieende; im weiteren Verlauf abhängig von individueller Gesamtkonstellation
- Weitere Ausführungen zur Nachsorge ▶ Kap. 1.8

12.10 Prognose

- Abhängig von Tumorstadium, Histologie (Adenokarzinome günstiger), Operabilität und Radio-/Chemotherapiefähigkeit (bei optimaler Therapie 5-JÜR insbesondere im Stadium III dann besser als unten angegeben)
- Grading für ösophageale Plattenepithelkarzinome von untergeordneter prognostischer Bedeutung
- 5-JÜR:
  - Stadium I: ca. 50–90 %
  - Stadium II A: ca. 25–50 %
  - Stadium II B: ca. 10–25 %
  - Stadium III: ca. 5–15 %
  - Stadium IV: unter 5 %

12

Magenkarzinom

© Springer-Verlag GmbH Deutschland, ein Teil von Springer Nature 2018
I. Stöver, P. Feyer, *Praxismanual Strahlentherapie*, https://doi.org/10.1007/978-3-662-56577-3_13

13.1 Epidemiologie

- Inzidenz ca. 10/100.000 pro Jahr; in den Industrienationen in den letzten Jahrzehnten deutlich rückläufig (Ausnahme: Karzinome des gastroösophagealen Übergangs); Männer etwa doppelt so häufig betroffen
- Altersgipfel ca. 70.–75. Lebensjahr

13.2 Ätiologie/Risikofaktoren

- Ernährungsfaktoren:
  - Hoher Nitratgehalt
  - Stark geräucherte/gesalzene Speisen
  - Schlechte Trinkwasserqualität
  - Fehlende Kühlmöglichkeit der Lebensmittel
  - Ballaststoff- und vitaminarme Kost
- Nikotin- und Alkoholabusus
- Helicobacter-pylori-Infektion
- Chronisch-atrophische Gastritis, perniziöse Anämie, Achlorhydrie, rezidivierende Ulzera
- Adenomatöse Magenpolypen
- M. Ménétrier
- Z. n. Magenteilresektion (insbesondere Billroth II)
- Genetische Disposition, hereditäre Formen

13.3 Anatomie

- Gliederung des Magens ◘ Abb. 13.1
- Lymphabflusswege (◘ Abb. 13.2):

13

◘ **Abb. 13.1**   Gliederung des Magens

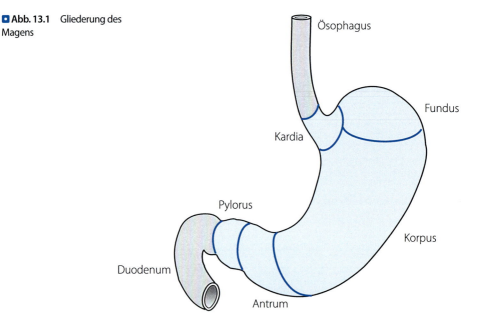

Ösophagus

Fundus

Kardia

Korpus

Pylorus

Duodenum

Antrum

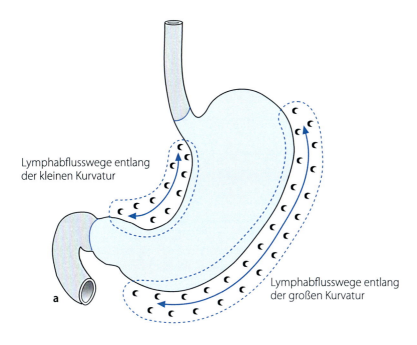

Lymphabflusswege entlang
der kleinen Kurvatur

Lymphabflusswege entlang
der großen Kurvatur

a

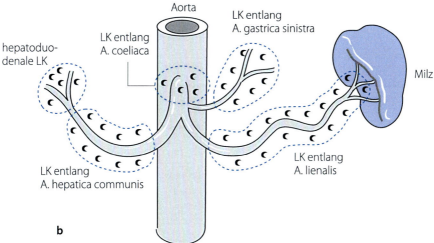

Aorta

LK entlang
A. gastrica sinistra

LK entlang
A. coeliaca

hepatoduo-
denale LK

Milz

LK entlang
A. hepatica communis

LK entlang
A. lienalis

b

◨ **Abb. 13.2** Regionäre Lymphabflusswege des Magens

- Kompartiment I (D1): Lymphknoten entlang der großen und kleinen Kurvatur (gastrische und gastroepiploische Lymphknoten)
- Kompartiment II (D2): Lymphknoten entlang des Truncus coeliacus (suprapankreatische, pankreatikoduodenale, splenische Lymphknoten; Lymphknoten entlang des Ligamentum hepatoduodenale bis zur Leberpforte)
- Kompartiment III (D3): Lymphknoten entlang der großen Gefäße und des Mesenteriums (paraaortale, parakavale, mesenteriale Lymphknoten); Befall entspricht M1

13.4 Histologie

- Überwiegend Adenokarzinome:
  - Papillärer Typ
  - Tubulärer Typ
  - Muzinöser Typ
  - Siegelzellringkarzinom
- Ca. 5 % Lymphome
- Selten: neuroendokrine Tumoren/Neoplasien (NET/NEN; ▶ Kap. 33), gastrointestinale Stromatumoren (GIST; ▶ Abschn. 31.12.1)
- **Klassifikation (Laurén):**
  - Intestinaler Typ: ca. 45 %, endemische Form (mehr von individuellen Faktoren abhängig; Inzidenz abnehmend), polypöses Wachstum, klare Abgrenzung, günstigere Prognose, Neigung zu hepatischer Metastasierung
  - Diffuser Typ: ca. 35 %, epidemische Form (mehr von Umwelteinflüssen abhängig), infiltratives Wachstum, ungünstige Prognose, Neigung zu peritonealer Metastasierung
  - Mischtyp: ca. 20 %

13.5 Ausbreitung

- Lokalisation:
  - Ca. 40 % Antrum/Pylorus (Inzidenz abnehmend)
  - Ca. 35 % Kardia (Inzidenz zunehmend)
  - Ca. 25 % Fundus/Corpus
- Lymphknotenbefall:
  - Bei T1 bereits ca. 20 % Lymphknotenbefall
  - Enge Korrelation zwischen Infiltrationstiefe und Lymphknotenbefall
  - „Virchow-Lymphknoten": Befall der Lymphknoten an der Einmündung des Ductus thoracicus in den Venenwinkel (Befall entspricht M1)
- Fernmetastasen:
  - Bei Erstdiagnose ca. 30 % hepatische Metastasen
  - „Kruckenberg-Tumor": Abtropfmetastasen in den Ovarien

13.6 Diagnostik

- Anamnese, Klinik, körperliche Untersuchung, Routinelabor
- Ösophagogastroduodenoskopie
- Endosonographie
- Sonographie/CT (MRT) Abdomen
- Diagnostische Laparoskopie zum Ausschluss einer Peritonealkarzinose (ab Stadium uT3)
- CT Thorax

13.7 Stadieneinteilung

- TNM-Klassifikation und UICC-Stadieneinteilung Anhang: Weiterführende Literatur

13.8 Therapie

13.8.1 Allgemeines

- **Karzinome des gastroösophagealen Übergangs** ▶ Abschn. 12.8
- **Stadienadaptierte Therapie:**
  - Frühe Stadien (uT1; und ggf. uT2): alleinige Operation; ggf. in sehr frühen Stadien endoskopische Resektion
  - Fortgeschrittene, nicht-fernmetastasierte operable Stadien (uT3 und uT4a; ggf. auch uT2):
    - Operation mit perioperativer Chemotherapie
    - Bei lokaler Tumorprogression unter neoadjuvanter Therapie ggf. frühzeitigere Operation (keine Umstellung/Intensivierung der Systemtherapie)
    - Nach Abschluss der neoadjuvanten Therapie und vor Beginn der adjuvanten Therapie Restaging zum Ausschluss einer zwischenzeitlich eingetretenen Fernmetastasierung
    - Bei Non-in-sano-Resektion (ohne sinnvolle Option einer Nachresektion)/ Risikofaktoren postoperative Radiochemotherapie
  - Inoperabilität (I–III): definitive Radiochemotherapie
  - Fernmetastasiertes Stadium (IV): palliative Systemtherapie; ggf. symptomorientierte lokale Maßnahmen

13.8.2 Operation

- Im nicht-fernmetastasierten Stadium sollte jeder resektable Tumor in kurativer Intention operiert werden
- Keine palliative Operation bei asymptomatischen Patienten
- Standardvorgehen:
  - Gastrektomie; bei distaler Tumorlokalisation ggf. subtotal, wenn mit ausreichendem Sicherheitsabstand möglich
  - Lymphadenektomie D2
  - Omentektomie
- Ggf. endoskopische Resektion bei Frühkarzinomen (auf Mukosa begrenzt (T1a), kein Ulcus, Tumorgröße unter 2 cm bei erhabenen bzw. unter 1 cm bei flachen Läsionen, G1/2)
- Ggf. symptomorientierte palliative lokale Maßnahmen (Gastroenterostomie, Stent, Bougierung u. a.)

13.8.3 Radiotherapie

Indikation

- Durchführung als Radiochemotherapie; alleinige Radiotherapie nur bei Kontraindikationen gegen Chemotherapie; ggf. in palliativer Situation
- **Definitiv:**
  - Bei Inoperabilität bei nicht-fernmetastasierten Stadien

- **Adjuvant:**
  - Ggf. bei Risikofaktoren (z. B. ausgedehnter Lymphknotenbefall, nicht ausreichend erfolgte Lymphadenektomie)
- **Additiv:**
  - Bei Non-in-sano-Resektion, wenn Nachresektion nicht sinnvoll möglich
- **Palliativ:**
  - Ggf. lokal bei (drohender) Symptomatik (Schmerzen, (Sicker-)Blutung u. a.)
  - Radiotherapie von Metastasen ▶ Kap. 35 Palliative Radiotherapie und ▶ Kap. 36 Strahlentherapeutische Notfallsituationen

Zielvolumen

- Festlegung anhand des Planungs-CT unter Berücksichtigung der vorab erfolgten bildgebenden Diagnostik
- Beachtung der internationalen Konturierungsempfehlungen zu Zielvolumenvergabe, Sicherheitssäumen, Risikoorganschonung Anhang: Materialien zur Konturierung
- Tumorregion: (ehemalige) Tumorregion mit Sicherheitssaum (abhängig von Tumorstadium und Lokalisation Einschluss des gesamten (Rest-)Magens); Berücksichtigung der Atemverschieblichkeit
- Lymphabflusswege: Kompartimente I und II (▶ Abschn. 13.3); bei kranialem Tumorsitz Einschluss der distalen paraösophagealen Lymphknoten; ggf. Modifikation bei kleinen weit proximal/distal gelegenen Tumoren nach kaudal bzw. kranial
- Sicherheitssäume anatomisch sinnvoll adaptiert (klinisches Zielvolumen (CTV) nicht in als nicht-infiltriert angesehene Knochen-/Knorpel-/Muskelstrukturen hineinreichend)

Dosierung

- Tumorregion:
  - Adjuvant: 5-mal 1,8–2 Gy/Woche bis 45/46–50/50,4 Gy
  - Additiv/definitiv: 5-mal 1,8–2 Gy/Woche bis 50/50,4(–54) Gy
- Ggf. intraoperative Radiotherapie
- Lymphabflusswege: 5-mal 1,8–2 Gy/Woche bis (39,6/40–)45/46 Gy
- Palliativ: individuelle Entscheidung abhängig von Vorbelastung, Zielvolumengröße und Allgemeinzustand; z. B. 5-mal 2,5 Gy/Woche bis 40–45 Gy oder 5-mal 3 Gy/Woche bis 30–39 Gy

Technik

- Rückenlage
- Planung/Bestrahlung nüchtern (mindestens 2–3 Stunden)
- CT-gestützte 3D-konformale oder IMRT(VMAT)-Technik
- Ggf. vor Planungs-CT Clipmarkierung der Tumorausdehnung/Non-in-sano-Region

Nebenwirkungen und Risiken

- Nebenwirkungen und Risiken der Radiotherapie beim Magenkarzinom ◻ Tab. 13.1
- Nähere Ausführungen zu Nebenwirkungen und Risiken sowie zu supportiver Prophylaxe und Therapie ▶ Kap. 2 und 3

| ◘ **Tab. 13.1** Nebenwirkungen und Risiken der Radiotherapie beim Magenkarzinom |||
Organ/Gewebe	Akut	Spät
Allgemein	Abgeschlagenheit, verminderte Belastbarkeit, Gewichtsverlust	
Haut, Unterhaut	Hautreaktion bei modernen Bestrahlungstechniken selten; evtl. Rötung, trockene Epitheliolysen	
Gastrointestinal- trakt	Nausea, Emesis, Diarrhö, Enteritis	Chronische Gastritis, Ulzeration, Stenosie- rung, Fibrosierung, Fistelbildung (selten)
Nieren		Nephropathie (seitengetrennte Nieren-Clearance vor Therapiebeginn)
Herz	Perikarditis	Kardiomyopathie

13.8.4 Systemtherapie

- **Indikation:**
  - Neoadjuvant: im Rahmen eines perioperativen Konzeptes bei fortgeschrittenen, nicht-fernmetastasierten operablen Stadien:
    - uT3 und uT4a
    - Ggf. auch uT2
  - Adjuvant:
    - Alleinige postoperative Chemotherapie nicht primär anstreben, wenn keine präoperative Chemotherapie erfolgt
    - Ggf. bei unzureichendem Staging präoperativ (z. B. nach Notfalloperation) insbesondere bei Risikofaktoren (z. B. ausgedehnter Lymphknotenbefall) individuell erwägen (ggf. auch als kombinierte Radiochemotherapie)
  - Im Rahmen einer kombinierten Radiochemotherapie:
    - Definitiv bei Inoperabilität bei nicht-fernmetastasierten Stadien
    - Postoperativ bei Non-in-sano-Resektion, wenn Nachresektion nicht sinnvoll möglich
    - Postoperativ bei Risikofaktoren (z. B. ausgedehnter Lymphknotenbefall, nicht ausreichend erfolgte Lymphadenektomie) individuell erwägen
  - **Palliativ:** im Stadium IV
- **Substanzen** z. B.:
  - Cisplatin/5-FU(/Docetaxel)
  - Carboplatin/Paclitaxel
  - Irinotecan/5-FU
  - Trastuzumab (in Kombination mit Chemotherapie bei Her-2-neu-positiven Karzinomen in palliativer Situation)

13.9 Nachsorge

- Durchführung gemäß den Empfehlungen der Fachgesellschaften sowie symptom-orientiert

- Nach Radio(chemo)therapie abhängig von Akuttoxizität ggf. zunächst engmaschig, dann ca. 6–8 Wochen nach Therapieende; im weiteren Verlauf abhängig von individueller Gesamtkonstellation
- Weitere Ausführungen zur Nachsorge ▶ Abschn. 1.8

13.10   Prognose

- Abhängig von:
    - Tumorstadium (Lymphknotenindex: befallene Lymphknoten/entfernte Lymphknoten; Prognoseverbesserung: 0,2 oder kleiner)
    - Tumorsitz (distaler Sitz günstiger)
    - Histologischem Typ (intestinal günstiger)
    - Allgemeinzustand
- Frühkarzinom (Tis/T1): abhängig von Lymphknotenbefall (Tis ca. 5 %, T1 ca. 20 %); nach kurativer Operation deutlich günstigere Prognose, v. a. im distalen Magen
- 5-JÜR:
    - Stadium I ca. 60–70 %
    - Stadium II ca. 20–30 %
    - Stadium III ca. 5–20 %
    - Stadium IV unter 1 %
    - Nach R0-Resektion 45 %
    - Nach Non-in-sano-Resektion unter 5 %

13

Rektumkarzinom

© Springer-Verlag GmbH Deutschland, ein Teil von Springer Nature 2018
I. Stöver, P. Feyer, Praxismanual Strahlentherapie, https://doi.org/10.1007/978-3-662-56577-3_14

14.1 Epidemiologie

- Inzidenz in Deutschland ca. 20/100.000 pro Jahr; Männer etwas häufiger betroffen
- In Deutschland Lebenszeitrisiko ca. 6 %
- Altersgipfel ca. 65. Lebensjahr; steiler Anstieg ab ca. 45. Lebensjahr
- Geographische Schwankungen; häufiger in Industrienationen (außer Japan), mit steigender Inzidenz und sinkender Mortalität

14.2 Ätiologie/Risikofaktoren

- Genetische Disposition/familiäre Syndrome: familiäre adenomatöse Polyposis (FAP), heriditäres Non-Polyposis-kolorektales-Karzinom-Syndrom (HNPCC, Lynch-Syndrom), Peutz-Jeghers-Syndrom u. a.
- Chronisch-entzündliche Darmerkrankungen
- Adenom-Karzinom-Sequenz: Latenzzeit der Entartung bei sporadischen Karzinomen ca. 8 Jahre, bei genetischer Disposition ca. 2–3 Jahre
- Ernährungsfaktoren (erhöhtes Risiko bei hohem Anteil von (tierischem) Fett, rotem Fleisch; niedrigeres Risiko bei faserreicher Kost); Adipositas
- Bewegungsarmut
- Rauchen

14.3 Anatomie

- Gliederung des Rektums in 3 Abschnitte; obere Grenze: 16 cm ab Anokutanlinie mit starrem Rektoskop gemessen (◘ Abb. 14.1)
- Rektum im oberen Abschnitt retroperitoneal, im unteren Abschnitt extraperitoneal
- Lymphabflusswege (◘ Abb. 14.2):
    - Oberes Drittel: entlang A. rectalis superior, Sakralregion, A. mesenterica inferior, Pfortader
    - Mittleres und unteres Drittel: entlang A. rectalis media, A. iliaca interna, paraaortale Lymphknoten
    - Bei sehr tiefem Sitz mit Infiltration des Analkanals oder bei T4-Tumoren mit Infiltration ventral gelegener Organe auch Befall der inguinalen Lymphknoten möglich

14.4 Histologie

- Die meisten kolorektalen Karzinome entstehen aus adenomatösen Polypen (villöse Adenome haben höheres Entartungsrisiko als polypöse Adenome; Entartungsrisiko mit Größe zunehmend)
- Ca. 90–95 % Adenokarzinome
- Selten: undifferenzierte Karzinome, adenosquamöse Karzinome, Karzinoide, Leiomyosarkome, Non-Hodgkin-Lymphome u. a.)

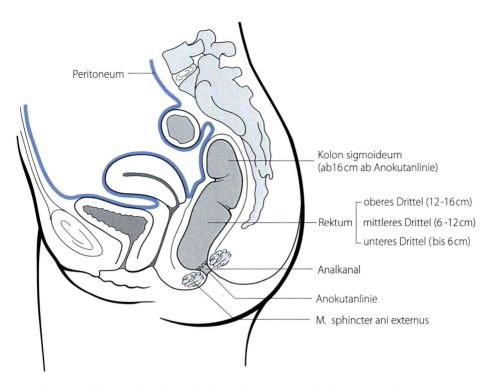

Peritoneum

Kolon sigmoideum
(ab16 cm ab Anokutanlinie)

oberes Drittel (12-16 cm)

Rektum   mittleres Drittel (6-12 cm)

unteres Drittel (bis 6 cm)

Analkanal

Anokutanlinie

M. sphincter ani externus

◘ Abb. 14.1   Gliederung des Rektums (Höhenangaben: starrem Rektoskop gemessen)

◘ Tab. 14.1   Tumorremission nach neoadjuvanter Radiochemotherapie

Grad	Nach Rödel/Wittekind	Nach Dworak
0	Keine regressiven Veränderungen	Keine Regression
I	Regression weniger als 25 % der Tumormasse	Prädominanz der Tumorzellen über die peritumoröse Fibrose und Strahlenvaskulopathie
II	Regression 25–50 % der Tumormasse	Radiogene fibrotische Veränderungen dominieren, leicht in der Übersichtsvergrößerung zu findende Tumorzellnester
III	Gute Remission bei mehr als 50 % der Tumormasse	Nur vereinzelte, mikroskopisch schwer zu entdeckende Tumorzellen in dominierend fibrotischem Gewebe und Schleimseen
IV	Komplette Remission	Keine Tumorzellen, nur fibrotisches Gewebe

- Kolorektale Karzinome mit hochgradiger Mikrosatelliten-Instabilität haben deutlich günstigere Prognose als Karzinome mit Mikrosatelliten-Stabilität oder niedriggradiger Mikrosatelliten-Instabilität
- Tumorremission nach neoadjuvanter Radiochemotherapie ◘ Tab. 14.1

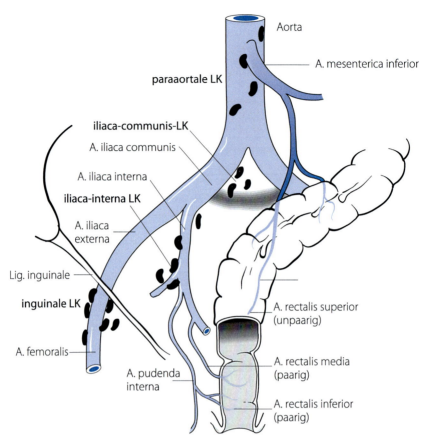

Aorta

A. mesenterica inferior

paraaortale LK

iliaca-communis-LK

A. iliaca communis

A. iliaca interna

iliaca-interna LK

A. iliaca externa

Lig. inguinale

inguinale LK

A. femoralis

A. pudenda interna

A. rectalis superior (unpaarig)

A. rectalis media (paarig)

A. rectalis inferior (paarig)

◘ **Abb. 14.2**   Regionäre Lymphabflusswege und Gefäßversorgung Rektum

— Qualitätsbeurteilung der Resektion nach MERCURY:
  — Grad 1: gut; mesorektale Faszie komplett erhalten
  — Grad 2: moderat; intramesorektale Einrisse
  — Grad 3: schlecht; wenig Mesorektum mit Defekten bis zur Muscularis propria

14.5   Ausbreitung

— Lymphknotenbefall Low-Risk-Karzinome (G1–2 L0):
  — T1/T2 ca. 10–20 % Lymphknotenbefall
  — T3/T4 ca. 25–30 % Lymphknotenbefall
— Lymphknotenbefall High-Risk-Karzinome (G3–4 L1):
  — T1 ca. 15–20 % Lymphknotenbefall
  — T2 ca. 40–45 % Lymphknotenbefall
  — T3/T4 ca. 75–80 % Lymphknotenbefall
— Fernmetastasen: Leber (ca. 15–25 % zum Zeitpunkt der Primärdiagnose), Lunge, Skelett, Hirn

- Ca. 5 % synchrone Zweittumoren im Darmbereich
- Höheres Lokalrezidivrisiko im unteren Drittel

14.6   Diagnostik

- Anamnese, Klinik, körperliche Untersuchung
- Routinelabor, CEA
- Koloskopie (bei primär nicht passierbarer Tumorstenose 3-6-Monate postoperativ)
- Sonographie/CT Abdomen (Becken)
- Endosonographie/MRT-Becken:
  - Endosonographie besonders geeignet zur Beurteilung von T1-Tumoren; MRT höchste Sensitivität für mesorektale Faszie/Abstand zum Tumor
  - Beurteilung der regionären Lymphkonten bildgebend unbefriedigend (Sensitivität ca. 55-75 %, Spezifität ca. 75 %)

14.7   Stadieneinteilung

- TNM-Klassifikation und UICC-Stadieneinteilung Anhang: Weiterführende Literatur

14.8   Therapie

14.8.1   Allgemeines

- **Stadienadaptierte Therapie:**
  - **cT1 oder cT2 und cN0:**
    - Primäre Operation
    - Postoperative Radiochemotherapie bei:
      - (1)   pT3 und pT4
      - (2)   Lymphknotenbefall
      - (3)   Non-in-sano-Resektion
      - (4)   Tumoreinriss
  - **cT3, cT4, cN+:**
    - Neoadjuvante Radiochemotherapie (insbesondere, wenn Downsizing erwünscht); Operation nach ca. 6 Wochen; adjuvante Chemotherapie ca. 4-6 Wochen postoperativ
    - Alternativ neoadjuvant alleinige hypofraktionierte Radiotherapie; Operation innerhalb von 72 h
    - Bei T1/T2 und (V. a.) cN+ aufgrund der bildgebenden Unsicherheit (▶ Abschn. 14.6) ggf. primäre Operation unter Inkaufnahme einer postoperativen Radiochemotherapie bei pT3/pT4/pN+
- In den Stadien II und III nach alleiniger kurativer Operation Rezidivraten 10 % (5–20 %), am häufigsten in den ersten 2 Jahren nach Primärtherapie, meist präsakral

und im Anastomosenbereich; Senkung der Lokalrezidivrate um die Hälfte und Verbesserung des Gesamtüberlebens um ca. 10 % durch zusätzliche Radiochemotherapie

- Bei kompletter Remission nach neoadjuvanter Radiochemotherapie im Einzelfall Option des Verzichts auf Operation unter engmaschiger Kontrolle erwägen
- Behandlung bei Tumorsitz im oberen Drittel kontrovers diskutiert (Therapie entweder analog zu Kolon- oder analog zu tiefsitzendem Rektumkarzinom)

14.8.2 Operation

- **Totale mesorektale Exstirpation (TME):**
  - Entfernung des Gewebeblocks entlang der Fascia pelvis visceralis („holy plane", Denovillier-Faszie) bis mindestens 5 cm distal des Tumors (komplette Entfernung des Mesorektums bei Tumorlage in den unteren zwei Dritteln; im oberen Drittel partielle meseorektale Extirpation (PME) ausreichend)
  - Dadurch werden die regionären Lymphknoten optimal erfasst und die Beckenorgane, insbesondere die Nervenbahnen der Sexualfunktion und der Kontinenz (Plexus pudendus, Plexus hypogastricus) geschont
  - Resektionsrand:
    - R1: Karzinom reicht tatsächlich bis an den Resektionsrand heran
    - R0:
      (1) R0 „narrow": zirkumferenzieller Sicherheitsabstand 1 mm oder weniger (CRM+)
      (2) R0 „wide": zirkumferenzieller Sicherheitsabstand mehr als 1 mm (CRM-)
- Anteriore Rektumresektion mit Kontinenzerhalt in ca. 85 % der Fälle möglich
- Abdominoperineale Rektumamputation mit endständigem Anus praeter bei sehr tiefem Tumorsitz; Sicherheitsabstand zwischen unterem Tumorrand und Linea dentata unter 2 cm bzw. Infiltration des Sphinkters; bei entsprechender Expertise ggf. intersphinktere (abdominoperanale) Rektumresektion
- Lokale Tumor- und Vollwandresektionen:
  - Möglich bei kleinen, auf die Darmwand beschränkten Tumoren (T1; kleiner als 3 cm; weniger als ein Drittel der Zirkumferenz befallen) mit hoher Differenzierung (G1/G2) und fehlender Lymphgefäßinvasion (low risk)
  - Bei Inoperabilität/Ablehnung des radikalchirurgischen Eingriffes
- Exstirpation resektabler Lungen- und Lebermetastasen in kurativer Intention

14.8.3 Radiotherapie

Indikation

- **Neoadjuvant** als Radiochemotherapie oder alleinige hypofraktionierte Radiotherapie:
  - cT3 oder cT4 und/oder Lymphknotenbefall
  - Bei T1/T2 und (V. a.) cN+ aufgrund der bildgebenden Unsicherheit (▶ Abschn. 14.6) ggf. Verzicht auf neoadjuvante Radio(chemo)therapie unter Inkaufnahme einer ggf. dann notwendigen postoperativen Radiochemotherapie bei pT3/pT4/pN+

- **Adjuvant** als Radiochemotherapie:
    - (Unerwartet) pT3 oder pT4 und/oder Lymphknotenbefall
    - Non-in-sano-Resektion, intraoperativer Tumoreinriss
    - Ggf. bei Ablehnung des Patienten einer eigentlich indizierter radikalchirurgischer Operation
    - Bei Z. n. Vollwandresektion eines präoperativ vermeintlich low risk T1-Karzinoms mit höherer Risikoklassifikation postoperativ
- Adjuvant als alleinige Radiotherapie: nur bei Kontraindikationen gegen Chemotherapie und hohem Lokalrezidivrisiko (Senkung des Lokalrezidivrisikos ohne Einfluss auf das Gesamtüberleben)
- **Lymphabflusswege:**
    - Pelvin: immer in kurativem Konzept
    - Inguinal: ggf. bei Befall von Anus/unterem Vaginaldrittel
- Palliativ ggf. bei (symptomatischem) Lokalrezidiv
- Radiotherapie von Metastasen ► Kap. 35 Palliative Radiotherapie und ► Kap. 36 Strahlentherapeutische Notfallsituationen

Zielvolumen

- Festlegung anhand des Planungs-CT unter Berücksichtigung der vorab erfolgten bildgebenden Diagnostik
- Beachtung der internationalen Konturierungsempfehlungen zu Zielvolumenvergabe, Sicherheitssäumen, Risikoorganschonung Anhang: Materialien zur Konturierung
- (Ehemalige) Tumorregion mit Sicherheitssaum nach lateral und (ausgedehnter) kraniokaudal, ggf. bis Narbe (nach abdominoperinealer Rektumamputation)
- Lymphabflusswege:
    - Präsakral, entlang Iliaca-interna-/-communis-Gefäße
    - Inguinal, entlang Iliaca-externa-Gefäße (wenn indiziert ► Abschn. 14.8.3 Indikation)
- Sicherheitssäume anatomisch sinnvoll adaptiert (klinisches Zielvolumen (CTV) nicht in als nicht-infiltriert angesehene Knochen-/Knorpel-/Muskelstrukturen hineinreichend)

Dosierung

- Neoadjuvant:
    - Tumorregion und Lymphabflusswege: 5-mal 1,8–2 Gy/Woche bis 50/50,4 Gy
    - Alternativ 5-mal 5 Gy bis 25 Gy, wenn kein Downsizing notwendig (T1/T2 N1 und T3 N0; Sphinktererhalt primär möglich; z. T. kontrovers diskutiert)
- Adjuvant:
    - Ehemalige Tumorregion: 5-mal 1,8–2 Gy/Woche bis 55,8/56 Gy (–59,4/60 Gy bei Non-in-sano-Resektion)
    - Lymphabflusswege: 5-mal 1,8–2 Gy/Woche bis 50/50,4 Gy
- Palliativ:
    - Tumormanifestation: Individuelle Entscheidung abhängig von Vorbelastung, Zielvolumengröße, Allgemeinzustand u. a.; z. B. 5-mal 1,8–2 Gy/Woche bis 39,6/40–50/50,4 Gy (ggf. als Radiochemotherapie), 5-mal 3 Gy/Woche bis 30–45 Gy, 5-mal 5 Gy

◘ **Tab. 14.2**	Nebenwirkungen und Risiken der Radiotherapie beim Rektumkarzinom	
Organ/ Gewebe	**Akut**	**Spät**
Allgemein	Abgeschlagenheit, verminderte Belastbarkeit, Gewichtsverlust	
Haut, Unterhaut	Hautreaktion bei modernen Bestrahlungstechniken selten; evtl. Rötung, trockene, feuchte Epitheliolysen (insbesondere im Bereich der Analfalte; ggf. inguinal)	Teleangiektasien, Pigmentverschiebungen, trophische Störungen, Wundheilungsstörungen, Lymphödem (selten)
Gastrointestinaltrakt	Enteritis mit Diarrhö, Proktitis	Schleimhautatrophie, anorektale Dysfunktion, Ulzeration, Stenosierung, Fibrosierung, Fistelbildung (selten; Ausschluss eines Tumorrezidivs)
Urogenitaltrakt	Zystitis, Blasenfunktionsstörungen, Dyspareunie	Ulzeration, Stenosierung, Fibrosierung, „Schrumpfblase", Fistelbildung (selten; Ausschluss eines Tumorrezidivs), Verlust der Ovarialfunktion, Zeugungsunfähigkeit

Technik

- Rückenlage; evtl. Bauchlage (mit Lochbrett)
- CT-gestützte 3D-konformale oder (bevorzugt) IMRT(VMAT)-Technik
- Planung/Radiotherapie mit reproduzierbarer Blasenfüllung (meist entleerte Blase)
- Bei Planung ggf. Drahtmarkierung Narbe

Nebenwirkungen und Risiken

- Nebenwirkungen und Risiken der Radiotherapie beim Rektumkarzinom ◘ Tab. 14.2
- Nähere Ausführungen zu Nebenwirkungen und Risiken sowie zu supportiver Prophylaxe und Therapie ▶ Kap. 2 und 3

14

14.8.4 Systemtherapie

- **Indikation:**
  - In fortgeschrittenen Stadien (▶ Abschn. 14.8.1) Radiochemotherapie (neo-) adjuvant; postoperativ bzw. nach Ende einer adjuvanten Radiochemotherapie Fortführung als alleinige adjuvante Chemotherapie
  - In palliativer Situation (Fernmetastasierung)
- **Substanzen** z. B.:
  - Zur Radiotherapie: 5-FU, Capecitabine
  - Adjuvant: 5-FU/Folinsäure, FOLFOX (5-FU/Folinsäure/Oxaliplatin), Capecitabine/Oxaliplatin
  - Palliativ: wie adjuvant, FOLFIRI (5-FU/Folinsäure/Irinitecan) ggf. in Kombination mit monoklonalem Antikörper (z. B. Bevacizumab, Cetuximab, Panitumumab)

14.9 Rezidiv

— Therapeutisches Vorgehen individuell abhängig u. a. von Lokalisation, Ausdehnung, Vortherapie, Allgemeinzustand, (biologischem) Lebensalter, z. B.:
  — Operation (lokale Exzision, Exenteration); bei intraluminalen, auf die Anastomose oder das Perineum beschränkten Rezidivtumoren ist meist eine R0-Resektion zu erreichen
  — Präoperative Radiochemotherapie mit Operation: meist entwickeln sich Rezidive extraluminal, oft multilokulär, mit Befall benachbarter Strukturen (oft Plexus lumbosacralis) und Organe, so dass auch ausgedehnte Operationen bis zur Exenteration keine befriedigende lokale Kontrolle erreichen können; Re-Bestrahlung bei vorbestrahlten Patienten möglich (abhängig von Ausdehnung und Latenz; bis ca. 30–36 Gy; ggf. hyperfraktioniert)
  — Alleinige (kleinvolumige Re-)Bestrahlung, ggf. als Radiochemotherapie bei inoperablen Patienten; ggf. Brachytherapie; Symptomlinderung hält ca. 6–9 Monate an

14.10 Nachsorge

— Durchführung gemäß den Empfehlungen der Fachgesellschaften sowie symptomorientiert
— Koloskopie 6 Monate nach Therapie zum Ausschluss kolorektaler Zweittumoren, falls primär nicht erfolgt (z. B. wegen nicht passierbarer Stenose)
— Nach Radiochemotherapie abhängig von Akuttoxizität ggf. zunächst engmaschig, dann ca. 6–8 Wochen nach Therapieende; im weiteren Verlauf abhängig von individueller Gesamtkonstellation
— Weitere Ausführungen zur Nachsorge ▶ Abschn. 1.8

14.11 Prognose

— Abhängig vom Tumorstadium, Anzahl entfernter/untersuchter regionärer Lymphknoten, Mikrosatellitenstatus (hochgradige Mikrosatelliten-Instabilität günstiger)
— 5-JÜR:
  — Stadium I: ca. 90 %
  — Stadium II: ca. 60–80 %
  — Stadium III: ca. 30–60 %
  — Stadium IV: ca. 5 %
  — Lokalrezidiv: ca. 20 %
— Bei resektablen oder anderweitig lokal angehbaren Lungen-/Lebermetastasen bei ca. 35 % Heilung möglich

Analkanal- und Analrand-Karzinom

© Springer-Verlag GmbH Deutschland, ein Teil von Springer Nature 2018
I. Stöver, P. Feyer, *Praxismanual Strahlentherapie*, https://doi.org/10.1007/978-3-662-56577-3_15

15.1 Epidemiologie

━ Inzidenz in Deutschland ca. 0,5–1/100.000 pro Jahr; Frauen etwa doppelt so häufig betroffen (Analkanal: häufiger bei Frauen, Analrand: häufiger bei Männern)
━ Altersgipfel ca. 60. Lebensjahr
━ Zunehmend bei jüngeren Männern (HIV) und älteren Frauen

15.2 Ätiologie/Risikofaktoren

━ Infektion mit humanem Papillomavirus (HPV Typ 16,18,33); Sexualanamnese (Analverkehr, Homosexualität, Promiskuität, Geschlechtskrankheiten in der Anamnese)
━ Zervix-, Vulva-, Vaginalkarzinom in der Anamnese
━ Immunsuppression (nach Transplantation, HIV-Infektion)
━ Rauchen

15.3 Anatomie

━ Analkanal: 3–4 cm Länge; vom unteren zum oberen Rand des M. sphincter internus (entsprechend Linea anocutanea (Übergang von behaartem, verhornten Plattenepithel zu nicht-verhorntem Plattenepithel) bis 2 cm oberhalb der Linea dentata (geschängelter Übergang von Plattenepithel zu Schleimhaut); ◘ Abb. 15.1
━ Analrand (= Perianalregion): 5 cm der perianalen Haut ab Linea anocutanea (◘ Abb. 15.1)
━ Lymphabflusswege: pararektal, präsakral, iliakal (Analkanal) sowie inguinal (Analrand)

15.4 Histologie

━ Überwiegend Plattenepithelkarzinome (in unterschiedlichen Differenzierungen (Subtypen: kloakogene, basaloide und Transitionalzell-Karzinome); ca. 80 %)

15

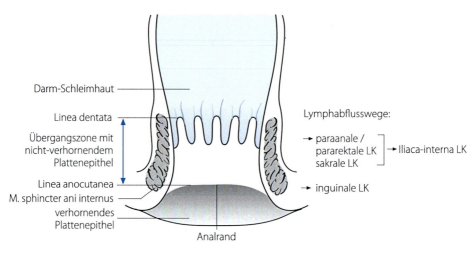

◘ **Abb. 15.1**   Aufbau des Anus

━ Seltener Adenokarzinome (ca.10–20 %), vom Rektum, den Analdrüsen oder anorektalen Fisteln ausgehend

━ Sehr selten: kleinzellige und undifferenzierte Karzinome, Lymphome, Melanome, Leiomyosarkome

15.5 Ausbreitung

━ Primär überwiegend lokale Ausbreitung mit Infiltration von Haut, Rektum und sonstigen Nachbarorganen (Vagina etc.)

━ Lymphknotenbefall: (stark abhängig von Größe des Primärtumors, unter 2 cm selten):
  ━ Perirektal ca. 5–50 %
  ━ Inguinal ca. 5–20 % (Analrand: ca. 30 %)

━ Fernmetastasen: initial selten, im Verlauf ca. 10–20 %

15.6 Diagnostik

━ Anamnese, Klinik, körperliche (einschließlich gynäkologischer und rektaler) Untersuchung

━ Routinelabor, ggf. HIV-Test

━ Rektoskopie mit Biopsie

━ Endorektaler Ultraschall (falls nicht stenosierendes Tumorwachstum)

━ Sono/CT Abdomen

━ CT/MRT Becken

━ Röntgen/CT Thorax

━ Ggf. FDG-PET/CT

15.7 Stadieneinteilung

━ TNM-Klassifikation und UICC-Stadieneinteilung Anhang: Weiterführende Literatur

━ Analrandkarzinome werden wie Tumoren des Analkanals klassifiziert (7. Auflage (alt): Klassifikation wie Hauttumoren)

15.8 Therapie

15.8.1 Allgemeines

━ Standardtherapie: primäre Radiochemotherapie

━ Adenokarzinom: Therapie wie bei fortgeschrittenem, tiefsitzendem Rektumkarzinom (▶ Kap. 14)

15.8.2 Operation

- **Kurative lokale Exzision:** nur bei In-situ- und mikroinvasiven Karzinomen sowie ggf. bei kleinen Analrandkarzinomen mit bis zu 2 cm Flächenausdehnung (T1 N0 G1 R0; ohne Sphinkter-Infiltration, ausreichender Sicherheitsabstand unter Erhalt der Kontinenzfunktion gewährleistet) unter Inkaufnahme eines höheren Lokalrezidivrisikos
- **Abdominoperineale Rektumexstirpation:** als Salvage-Maßnahme nach primärer Radiochemotherapie bei Persistenz (Beurteilung der endgültigen Remission nach 26 Wochen) oder Rezidiv (im Verlauf insgesamt bei ca. 10–20 %)
- Ggf. Anlage eines protektiven (temporären) Anus praeter vor primärer Radiochemotherapie

15.8.3 Radiotherapie

Indikation

- Primäre Radiochemotherapie Standardverfahren
- Alleinige Radiotherapie nur bei Kontraindikationen gegen Chemotherapie
- Radiotherapie von Metastasen ▶ Kap. 35 Palliative Radiotherapie und ▶ Kap. 36 Strahlentherapeutische Notfallsituationen

Zielvolumen

- Festlegung anhand des Planungs-CT unter Berücksichtigung der vorab erfolgten bildgebenden Diagnostik
- Beachtung der internationalen Konturierungsempfehlungen zu Zielvolumenvergabe, Sicherheitssäumen, Risikoorganschonung Anhang: Materialien zur Konturierung
- Tumorregion: einschließlich Sicherheitssaum
- Lymphabflusswege: inguinal, perirektal, präsakral, entlang Iliaca-interna-/externa-Gefäße
- Sicherheitssäume anatomisch sinnvoll adaptiert (klinisches Zielvolumen (CTV) nicht in als nicht-infiltriert angesehene Knochen-/Knorpel-/Muskelstrukturen hineinreichend)

Dosierung

- Primärtumorregion: 5-mal 1,8–2 Gy/Woche bis (50/50,4–)55,8/56–59,4/60 Gy
- Befallene Lymphknoten: 5-mal 1,8–2 Gy/Woche bis 50/50,4–55,8/56(–59,4/60; cave ggf. Lymphödemrisiko) Gy
- Iliakale Lymphabflusswege: 5-mal 1,8–2 Gy/Woche bis 50/50,4 Gy
- Inguinale Lymphabflusswege: 5-mal 1,8–2 Gy/Woche bis 45/46–50/50,4 Gy

Technik

- Rückenlage
- CT-gestützte 3D-konformale oder (bevorzugt) IMRT(VMAT)-Technik
- Dosisaufsättigung der Primärtumorregion ggf. als interstitielle Brachytherapie oder mit Elektronen in Steinschnittlage
- Planung/Radiotherapie mit reproduzierbarer Blasenfüllung (meist definiert gefüllte Blase) und entleertem Rektum
- Planung mit Markierung des Anus bzw. darüber hinausreichender perianaler Tumoranteile

Tab. 15.1 Nebenwirkungen und Risiken der Radiotherapie beim Analkarzinom

Organ/Gewebe	Akut	Spät
Allgemein	Abgeschlagenheit, verminderte Belastbarkeit, Gewichtsverlust	
Haut, Unterhaut	Rötung, trockene, feuchte Epitheliolysen (insbesondere inguinal und im Bereich der Analfalte)	Teleangiektasien, Pigmentverschiebungen, trophische Störungen, Wundheilungsstörungen, Lymphödem (selten)
Gastrointestinaltrakt	Enteritis mit Diarrhö, Proktitis	Schleimhautatrophie, anorektale Dysfunktion, Ulzeration, Stenosierung, Fibrosierung, Fistelbildung (selten; Ausschluss eines Tumorrezidivs)
Urogenitaltrakt	Zystitis, Blasenfunktionsstörungen, Dyspareunie	Ulzeration, Stenosierung, Fibrosierung („Schrumpfblase", selten Vaginalstenose), Fistelbildung (selten; Ausschluss eines Tumorrezidivs), Verlust der Ovarialfunktion, Zeugungsunfähigkeit
Bei HIV-Positivität höhere Toxizitätsraten möglich		

Nebenwirkungen und Risiken

- Nebenwirkungen und Risiken der Radiotherapie beim Analkarzinom ◘ Tab. 15.1
- Nähere Ausführungen zu Nebenwirkungen und Risiken sowie zu supportiver Prophylaxe und Therapie ▶ Kap. 2 und 3

15.8.4 Systemtherapie

- **Indikation:**
  - Primäre Radiochemotherapie Standardverfahren
  - In palliativer Situation (Fernmetastasierung)
- **Substanzen:**
  - Simultan zur Radiotherapie: 5-FU/Mitomycin C
  - Palliativ: z. B. 5-FU/Cisplatin, Cetuximab

15.9 Nachsorge

- **Überwachung des Therapieansprechens:**
  - Erste klinische Kontrolle inklusive Untersuchung der Leisten und digitaler rektaler Untersuchung nach 8 Wochen
  - Wert elektiver Biopsien nicht nachgewiesen (jeweils über 10 % falsch-positive und falsch-negative Ergebnisse)
  - Da sehr langfristige Rückbildung (bis zu einem Jahr) möglich, ist ggf. mit der Salvage-Operation länger als 3 Monate bzw. bis 26 Wochen abzuwarten

- Bei Persistenz, Progress oder Rezidiv (ca. 10–15 %): abdominoperineale Rektumresektion
- Bei inoperabler Situation: abhängig von Symptomatik ggf. Entlastungskolostomie; individuelle (palliative) Therapiekonzepte
- **Weitere Nachsorge:**
  - Durchführung gemäß den Empfehlungen der Fachgesellschaften sowie symptomorientiert
  - Nach Radiochemotherapie abhängig von Akuttoxizität ggf. zunächst engmaschig, dann ca. 6–8 Wochen nach Therapieende; im weiteren Verlauf abhängig von individueller Gesamtkonstellation
  - Weitere Ausführungen zur Nachsorge ▶ Abschn. 1.8

15.10   Prognose

- Abhängig von Tumorstadium, Ulzeration der perianalen Haut, Geschlecht (Männer schlechter), Lebensalter (über 65. Lebensjahr schlechter), Allgemeinzustand, Histologie (Adenokarzinom schlechter), HIV-Infektion (Vorliegen schlechter)
- Kolostomiefreies Überleben nach primärer kombinierter Radiochemotherapie ca. 70 %
- Bei sekundärer kurativer Operation 50 % tumorfreies Überleben
- 5-JÜR:
  - T1/T2: ca. 80 %
  - T3/T4/N1 ca. 50 %

15

Pankreaskarzinom

© Springer-Verlag GmbH Deutschland, ein Teil von Springer Nature 2018
I. Stöver, P. Feyer, *Praxismanual Strahlentherapie*, https://doi.org/10.1007/978-3-662-56577-3_16

16.1 Epidemiologie

- Inzidenz in Deutschland ca. 5–10/100.000 pro Jahr
- Männer etwas häufiger betroffen
- Vierthäufigste malignombedingte Todesursache
- Altersgipfel ca. 65.–75. Lebensjahr

16.2 Ätiologie/Risikofaktoren

- Genetische Disposition, familiäre Häufung (auch im Rahmen von Syndromen)
- Rauchen
- Diabetes mellitus, Adipositas (BMI über 30), übermäßiger Verzehr stark geräucherter/gegrillter Speisen, Alkoholkonsum
- Chemische Noxen (Benzidin, Benzinderivate, Naphthylamin)
- Langjährige chronische Pankreatitis
- Z. n. Cholezystektomie, Z. n. partieller Gastrektomie

16.3 Anatomie

- Gliederung des Pankreas ◘ Abb. 16.1
- Lymphabflusswege:

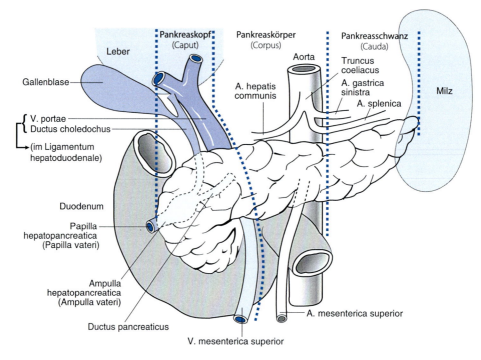

◘ **Abb. 16.1**   Gliederung des Pankreas

16

- – Pankreaskopf: peripankreatisch, pylorisch, zöliakal, entlang Ductus choledo-
    chus, A. hepatis communis, A. mesenterica superior, V. portae, Lig. hepatoduo-
    denale
  – Pankreaskörper, -schwanz: entlang A. hepatis communis, zöliakal, lienal, retrope-
    ritoneal, lateral aortal
- – Periampulläre Tumoren: Karzinome im Umkreis von 1 cm um die Ampulla vateri;
  entsprechen histologisch distalen Gallengangskarzinomen, papillennahen Duodenal-
  karzinomen oder eigentlichen Karzinomen der Ampulla bzw. Papilla vateri

16.4 Histologie

- – Ca. 95 % exokrine Tumoren, davon ca. 90 % duktale Adenokarzinome (einschließlich
  der seltenen, prognostisch günstigeren zystischen Adenokarzinome, diese zu ca. 50 %
  durch alleinige Operation heilbar)
- – Bei mehr als 90 % KRAS- und p16-Mutationen nachweisbar
- – Selten: sonstige exokrine und endokrine Tumoren (z. B. Insulinom)
- – Schwere duktale Dysplasie/Carcinoma in situ: werden, obwohl prämaligne Veränderungen, den malignen Tumoren zugeordnet, da Vorkommen meist im Randbereich
  eines invasiven Karzinoms oder Hinweis auf ein multizentrisches Karzinomgeschehen

16.5 Ausbreitung

- – Lokalisation: am häufigsten Pankreaskopf (ca. 70 %), seltener Pankreaskörper
  (ca. 20 %) und Pankreasschwanz (ca. 10 %)
- – Lymphknotenbefall und perineurale Ausbreitung: sehr häufig (ca. 80–90 % bei
  Erstdiagnose); ebenfalls häufig Lymph- und Hämangiosis carcinomatosa
- – Fernmetastasen: frühzeitig (ca. 50 % bei Erstdiagnose); v. a. in Leber, Lunge, Perito-
  neum (zunächst lymphogen lokal)
- – Die meisten Rezidive treten synchron als Peritonealkarzinose mit Lebermetastasen
  auf

16.6 Diagnostik

- – Anamnese, Klinik, körperliche Untersuchung
- – Routinelabor, CEA und CA 19–9 (CA 19-9 wegen nur mäßiger Sensibilität und
  Spezifität nicht zum Screening geeignet; ca. 10 % der Bevölkerung bilden wegen eines
  Gendefektes kein CA 19-9; Karzinome unter 2 cm führen in der Regel zu keiner
  Erhöhung, Werte über 120 μg/ml sind jedoch hoch spezifisch für malignes Gesche-
  hen, bei Werten über 1000 μg/ml liegt meist inoperables Stadium vor)
- – Sonographie Abdomen, Endosonographie
- – CT/MRT Abdomen/Becken
- – Bildgestützte bioptische Sicherung (bei operablem Befund entbehrlich)
- – (Ggf. ERCP; Gangdarstellung inzwischen meist ersetzt durch MRT (MRCP))
- – CT Thorax
- – Ggf. FDG-PET/CT (DD: chronische Pankreatitis/Karzinom; Rezidiv)

- Ggf. Staging-Laparotomie zum Ausschluss einer lokalen Peritonealkarzinose vor geplanter OP (insbesondere bei exzessiv erhöhtem CA 19-9 und/oder Aszites; bei einem Drittel werden Befunde erhoben, die eine kurative Resektion ausschließen)
- Vor Radiotherapie Evaluation der Nierenfunktion durch seitengetrennte Clearance

16.7   Stadieneinteilung

- TNM-Klassifikation und UICC-Stadieneinteilung Anhang: Weiterführende Literatur

16.8   Therapie

16.8.1   Allgemeines

- Operation einzige potenziell kurative Therapieoption (ca. 10–20 % erscheinen operabel, davon bei ca. 15–30 % tatsächlich R0-Resektion erreicht)
- In palliativem Therapieansatz Bewertung des Ansprechens häufig weniger nach Remission in der Bildgebung als nach „clinical benefit response" (Besserung von Schmerzen, Allgemeinzustand, Gewichtsverlust)
- **Stadienadaptierte Therapie:**
  - **Stadium I und II:**
    - Resektabel: kurativ intendierte OP und adjuvante Chemotherapie
    - Grenzwertig resektabel: ggf. neoadjuvante (Radio-)Chemotherapie (bei ca. 30 % erfolgt dann tatsächlich im Verlauf die angestrebte OP)
    - Internistische Inoperabiliät: individuelles palliatives Konzept:
      (1) Alleinige Chemotherapie
      (2) (Induktionschemotherapie mit nachfolgender) kombinierter Radiochemo-therapie
      (3) Best supportive care
  - **Stadium III: inoperabel; individuelles palliatives Konzept:**
    (1) Alleinige Chemotherapie
    (2) (Induktionschemotherapie mit nachfolgender) kombinierter Radiochemo-therapie
    (3) Best supportive care
  - **Stadium IV: individuelles palliatives Konzept:**
    (1) Alleinige Chemotherapie
    (2) Ggf. lokal symptomatische Maßnahmen (z. B. biliodigestive Anastomose, Stent, Plexusblockade, Neurolyse, Radiotherapie in der Primärtumor- oder Metastasenregion)
    (3) Best supportive care

16.8.2   Operation

- Kurative Intention:
  - Tumor in Pankreaskopfregion: partielle Pankreatoduodenektomie (nach Whipple-Kausch; ggf. modifiziert mit Pyloruserhalt nach Traverso-Longmire)

- Tumor in Pankreaskörper- und Schwanzregion: subtotale distale Pankreatektomie bzw. Pankreaslinksresektion (oft mit Splenektomie)
  - Auf das gesamte Pankreas ausgedehnte oder multifokale Tumoren (selten): totale Pankreatoduodenektomie
  - Jeweils mit regionärer Lymphadenektomie
- R2-Resektion/Debulking ohne prognostischen Benefit
- Bei Vorliegen von Fernmetastasen (lokale R0-)Pankreasresektion und Metastasektomie ohne prognostischen Benefit
- Nur bei den (seltenen) endokrinen Tumoren hat die Resektion des Primärtumors auch im metastasierten Stadium einen Überlebensvorteil
- Ggf. palliative Eingriffe bei Symptomatik (z. B. Stenteinlage, Gastroenterostomie, biliodigestive Anastomose)

16.8.3 Radiotherapie

Indikation

- Rolle der Radio(chemo)therapie weiterhin kontrovers diskutiert; insbesondere neoadjuvant und postoperativ aktuell von deutscher S3-Leitlinie nicht außerhalb von Studien empfohlen, da kein Vorteil gegenüber alleiniger Chemotherapie bezüglich des Gesamtüberlebens bei erhöhter Toxizität gesehen wird (in den USA großzügigere Indikationsstellung bezüglich Radiochemotherapie: adjuvant bei Non-in-sano-Resektion, persistierenden pathologischen Lymphknoten nach adjuvanter Chemotherapie; neoadjuvant nach Induktionschemotherapie, wenn primäre In-sano-Resektion unsicher):
  - Neoadjuvant: in Studien; ggf. individuell erwägen
  - Adjuvant/additiv: in Studien; nach kurativ intendierter Operation mit hohem Rezidivrisiko (nicht sichere In-sano-Resektion, Lymphknotenbefall, Lymphangiosis carcinomatosa, Perineuralscheidenbefall, G3) ggf. individuell erwägen
  - Primär als definitive Therapie: ggf. bei Inoperabilität und nicht nachgewiesener Fernmetastasierung (z. B. mit vorgeschalteter alleiniger Chemotherapie für 3 Monate; dadurch Selektion der weiterhin lokal begrenzten Erkrankungen von den unter Chemotherapie fernmetastasierten Verläufen, die von einer zusätzlichen Strahlentherapie nicht profitieren würden)
  - Ggf. symptomorientiert bei Lokalrezidiv
- Radiotherapie von Metastasen ▶ Kap. 35 Palliative Radiotherapie und ▶ Kap. 36 Strahlentherapeutische Notfallsituationen
- Rolle der Radiotherapie bei endokrinen Tumoren unklar

Zielvolumen

- Festlegung anhand des Planungs-CT unter Berücksichtigung der vorab erfolgten bildgebenden Diagnostik
- Beachtung der internationalen Konturierungsempfehlungen zu Zielvolumenvergabe, Sicherheitssäumen, Risikoorganschonung Anhang: Materialien zur Konturierung
- (Ehemalige) Tumorregion mit Sicherheitssaum
- Lymphabflusswege:
  - Pankreaskopf, proximaler Pankreaskörper: peripankreatisch, pankreatoduodenal, Leberpforte, zöliakal, entlang A. mesenterica superior, paraaortal (auf Höhe des Tumors bzw. der zöliakalen/A. mesenterica superior-Achse)

- Distaler Pankreaskörper, Pankreasschwanz: peripankreatisch, pankreatoduodenal, Mizhilus, zöliakal, entlang A. mesenterica superior, paraaortal (auf Höhe des Tumors bzw. der zöliakalen/A. mesenterica superior-Achse)
- Sicherheitssäume anatomisch sinnvoll adaptiert (klinisches Zielvolumen (CTV) nicht in als nicht-infiltriert angesehene Knochen-/Knorpel-/Muskelstrukturen hineinreichend)

Dosierung

- Definitiv:
  - Tumorregion, befallene Lymphknoten: 5-mal 1,8–2 Gy/Woche bis 55,8/56–59,4/60 Gy
  - Sonstige Lymphabflusswege: 5-mal 1,8–2 Gy/Woche bis 45/46–50/50,4 Gy
  - In hochpalliativer Situation und ohne Chemotherapie ggf. hypofraktioniert (z. B. 5-mal 3 Gy/Woche bis 30–39 Gy)
- Prä-/postoperativ:
  - Tumorregion: 5-mal 1,8–2 Gy/Woche bis 45/46–50/50,4(–54) Gy
  - Lymphabflusswege: 5-mal 1,8–2 Gy/Woche bis 45/46–50/50,4 Gy

Technik

- Rückenlage
- CT-gestützte 3D-konformale oder IMRT(VMAT)-Technik

Nebenwirkungen und Risiken

- Nebenwirkungen und Risiken der Radiotherapie beim Pankreaskarzinom ☐ Tab. 16.1
- Nähere Ausführungen zu Nebenwirkungen und Risiken sowie zu supportiver Prophylaxe und Therapie ► Kap. 2 und 3

16.8.4 Systemtherapie

- **Indikation/Substanzen:**
  - Adjuvant/additiv (Gemcitabin oder 5-FU)
  - Im Rahmen einer Radiochemotherapie (Gemcitabin oder 5-FU)
  - Palliativ (Gemcitabin, ggf. in Kombination mit Erlotinib oder nab-Paclitaxel; bei sehr günstigem Risikoprofil ggf. FOLFIRINOX (5-FU/Leukovorin/Irinotecan/Oxaliplatin; hohe Toxizität))

16

☐ **Tab. 16.1** Nebenwirkungen und Risiken der Radiotherapie beim Pankreaskarzinom

Organ/Gewebe	Akut	Spät
Allgemein	Abgeschlagenheit, verminderte Belastbarkeit, Gewichtsverlust	
Haut, Unterhaut	Praktisch keine Hautreaktion bei modernen Bestrahlungstechniken	
Gastrointestinaltrakt	Strahlengastritis mit Nausea, Emesis und Enteritis mit Diarrhö	Schleimhautatrophie, Ulzeration und Stenosierung der Duodenalschleife, Fistelbildung (selten)
Urogenitaltrakt		Nephropathie

16.9   Nachsorge

- Durchführung gemäß den Empfehlungen der Fachgesellschaften sowie symptomorientiert
- Nach Radio(chemo)therapie abhängig von Akuttoxizität ggf. zunächst engmaschig, dann ca. 6–8 Wochen nach Therapieende; im weiteren Verlauf abhängig von individueller Gesamtkonstellation
- Weitere Ausführungen zur Nachsorge ▶ Abschn. 1.8

16.10   Prognose

- Insgesamt sehr schlechte Prognose aufgrund des lokal aggressiven, früh metastasierendem Wachstums und der meist unspezifischen und spät auftretenden Symptomatik
- Abhängig von:
  - Tumorstadium, Lymphknoten-Ratio (LNR; Verhältnis befallene zu entnommenen Lymphknoten; bei 0,2 oder höher ungünstigere Prognose)
  - Operabilität
  - Resektionsstatus (zirkumferentieller Resektionsrand unter 1 mm (= CRM positiv) schlechter als über 1 mm (= CRM negativ); nach R1-Resektion ähnlich schlechte Prognose wie bei primärer Radiochemotherapie (Ausnahme: bei R1-Resektion nach neoadjuvanter Radiochemotherapie ähnliche Prognose wie bei R0))
  - Histologie (Zystadenokarzinome, Azinuszellkarzinome sowie endokrine Tumoren (insbesondere Insulinome) günstiger, KRAS–Wildtyp günstiger)
  - Lage (periampulläre Tumoren günstiger)
  - Allgemeinzustand
- Überlebenszeiten:
  - Medianes Überleben 3–6 Monate (gesamt) bzw. 15–19 Monate (resektable Tumoren)
  - 1-JÜR: unter 20 %
  - 5-JÜR: periamulläre Karzinome ca. 25–35 %, ansonsten bei R0-Resektion unter 6 %, insgesamt ca. 3 % (niedrigste 5-JÜR aller Krebsarten in Deutschland)

Hepatozelluläres Karzinom

© Springer-Verlag GmbH Deutschland, ein Teil von Springer Nature 2018
I. Stöver, P. Feyer, *Praxismanual Strahlentherapie*, https://doi.org/10.1007/978-3-662-56577-3_17

17.1 Epidemiologie

- Hepatozelluläre Karzinome (HCC) ca. 90 % aller primären Lebermalignome (intra-hepatische Gallenwegkarzinome ▶ Kap. 18)
- Inzidenz ca. 5/100.000 pro Jahr in Westeuropa, Tendenz zunehmend; Männer etwa 3-mal so häufig betroffen
- Große geographische Unterschiede; in Afrika und Südostasien deutlich häufiger
- Altersgipfel ca. 70. Lebensjahr

17.2 Ätiologie/Risikofaktoren

- Leberzirrhose (bei 60–90 % vorliegend, daher Präkanzerose unabhängig von Ätiologie; jährliches HCC-Risiko 1–6 %, ggf. deutlich erhöht durch Vorliegen weiterer Risikofaktoren)
- Chronische Hepatitis B und C; Autoimmunhepatitis
- Stoffwechselstörungen (Hämochromatose, M. Wilson, α1-Antitrypsin-Mangel u. a.)
- Rauchen, Alkohol
- Diabetes mellitus II, Adipositas, nicht-alkoholische Fettleber
- Toxine (Aflatoxin (Schimmelpilz-Metabolit), anabole Steroide u. a.)

17.3 Anatomie

- Unterteilung der Leber in acht Segmente; funktionelle Grenze linker und rechter Leberlappen senkrecht im Bereich Gallenblase (anatomisch am Ligamentum falciforme); horizontale Unterteilung durch Aufzweigung der Pfortader in kraniale und kaudale Segmentgruppe
- Gliederung der Leber ◘ Abb. 17.1
- Lymphabflusswege: primär entlang Leberhilus, Pfortader, A. hepatica propria, V. cava inferior

17.4 Histologie

- Von den Hepatozyten ausgehend; ca. 5 % Mischtumoren mit Anteilen eines cholangiozellulären Karzinoms (CCC)
- Sonderform: fibrolamelläres Karzinom bei jüngeren Patienten ohne zugrunde liegende Lebererkrankung mit günstiger Prognose

17.5 Ausbreitung

- Lokalisation:
  - Multilokulärer/diffuser Befall ca. 50 %
  - Einzelner Knoten ca. 40 %
  - Binoduläre Manifestation ca. 10 %
- Lymphknotenbefall: ca. 3–4 % bei Erstdiagnose
- Fernmetastasen: eher selten; bei Erstdiagnose ca. 5–10 % (v. a. Lunge, Peritoneum, Knochen, Nebenniere)

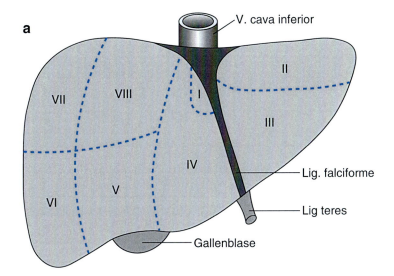

a

V. cava inferior

II

VII   VIII   I

III

IV

Lig. falciforme

V

VI

Lig teres

Gallenblase

Segmente:
linker Leberlappen: I-IV   rechter Leberlappen: V-VIII
I = Lobus caudatus
IV = Lobus quadratus

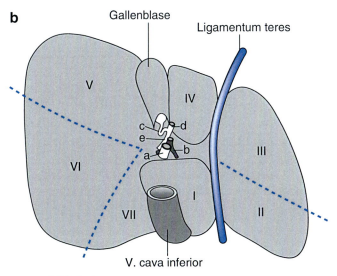

b

Gallenblase

Ligamentum teres

V

IV

c   d
e
a   b   III

VI

I

VII   II

V. cava inferior

a) Pfortader
b) A. hepatica propria
c) Ductus cysticus
d) Ductus choledochus
e) Ductus hepaticus

☐ **Abb. 17.1**   a,b Gliederung der Leber. **a** Ansicht von vorn, **b** Ansicht von unten

17.6 Diagnostik

- Anamnese, Klinik, körperliche Untersuchung
- Routinelabor; α-Fetoprotein (AFP; insbesondere zur Verlaufsbeurteilung)
- Kontrastmittelverstärkte Sonographie/CT/MRT Leber; ggf. mit gezielter Biopsie (wenn keine sichere Diagnose durch typisches Kontrastmittelverhalten möglich)
- CT Thorax/Abdomen

17.7 Differenzialdiagnostik

- **Benigne Tumoren:**
    - Hämangiom (häufigste benigne Lebertumoren)
    - Leberzelladenome (v. a. Frauen; Risikofaktor Kontrazeptiva)
    - Gallenwegsadenome (selten)
    - Fokale noduläre Hyperplasie (v. a. Frauen)
- **Zystische Läsionen:**
    - Solitäre Leberzyste
    - Dysontogenetische Zysten (selten, hereditär)
    - Zystische Echinokokkose (durch Hundebandwurm)
    - Alveoläre Echinokokkose (durch Fuchsbandwurm)
    - Leberabszess
- **Maligne Tumoren:**
    - Metastasen (häufigste maligne Raumforderung; ca. 90 %)
    - Cholangiozelluläres Karzinom (CCC)
    - Angiosarkom
    - Hepatoblastom (bei Kindern; embryonaler Tumor)

17.8 Stadieneinteilung

- TNM-Klassifikation und UICC-Stadieneinteilung Anhang: Weiterführende Literatur

17.9 Therapie

17.9.1 Allgemeines

- Standardtherapie: abhängig von Tumorgröße, Multizentrizität, Fernmetastasierung, Vorhandensein einer Leberzirrhose, Leberfunktion, sonstigen Begleitkrankheiten, Alter, Allgemeinzustand:
    - Kurative Zielsetzung (weniger als 20 % der Fälle):
        - Resektion
        - Transplantation (einschließlich ggf. vorangehender lokaler Bridging-Verfahren)
        - Lokal ablative Verfahren (▶ Abschn. 17.9.4)
    - Palliative Zielsetzung:
        - Systemtherapie (Sorafinib)
        - Lokal ablative Verfahren (▶ Abschn. 17.9.4)
        - (Hypofraktionierte Strahlentherapie (IMRT/Stereotaxie/Partikeltherapie): individuelle Einzelfallentscheidung/in Studien)

17.9.2 Operation

- Anatomische Resektion eines oder mehrerer Lebersegmente; atypische Resektionen
- Lebertransplantation: ggf. in frühen Stadien, bei fibrolamellärem Karzinom, Hepatoblastom; Indikationsstellung anhand Milan-Kriterien (eine Läsion unter 5 cm, maximal drei Läsionen unter 3 cm; außerdem: keine extrahepatische Manifestation, keine Gefäßbeteiligung)

17.9.3 Radiotherapie

Indikation
- Nicht etabliert; ggf. in Studien/Zentren
- (Zur palliativen Strahlentherapie bei Lebermetastasen ▶ Abschn. 35.4.2)

Zielvolumen
- Festlegung anhand des Planungs-CT unter Berücksichtigung der vorab erfolgten bildgebenden Diagnostik
- Beachtung der internationalen Konturierungsempfehlungen zu Zielvolumenvergabe, Sicherheitssäumen, Risikoorganschonung Anhang: Materialien zur Konturierung
- Tumorregion(en) mit Sicherheitssaum unter Berücksichtigung der Atemverschieblichkeit entsprechend Studienvorgaben

Dosierung
- (Meist hypofraktionierte) Konzepte in Studien/Zentren (z. B. 6-mal 4–9 Gy bis 24–54 Gy)

Technik
- IMRT(VMAT-)Technik/Stereotaxie/Partikeltherapie

Nebenwirkungen und Risiken
- Nebenwirkungen und Risiken der Radiotherapie beim heptozellulärem Karzinom ◘ Tab. 17.1
- Nähere Ausführungen zu Nebenwirkungen und Risiken sowie zu supportiver Prophylaxe und Therapie ▶ Kap. 2 und 3

17.9.4 Weitere lokal ablative Verfahren

- Arterielle (Chemo-)Embolisation (TA(C)E), Kryotherapie, Laserinduzierte Thermotherapie (LITT), Radiofrequenzablation (RFA), perkutane Alkoholinjektion (PAI), selektive intraarterielle Radiotherapie (SIRT)
- Brachytherapie
- **Indikation:** ggf. bei Inoperabiliät ohne Fernmetastasierung; ggf. auch zur Überbrückung (Bridging) der Wartezeit auf Transplantatleber

◘ Tab. 17.1	Nebenwirkungen und Risiken der Radiotherapie beim hepatozellulären Karzinom	
Organ/Gewebe	**Akut**	**Spät**
Allgemein	Abgeschlagenheit, verminderte Belastbarkeit, Gewichtsverlust	
Haut, Unterhaut	Praktisch keine Hautreaktion bei modernen Bestrahlungstechniken	
Gastrointestinaltrakt	Nausea, Emesis, Enteritis mit Diarrhö, Anstieg der Transaminasen, Hepatitis	Hepatopathie (cave: herabgesetzte Toleranz bei vorbestehender Leberfunktionsstörung), Schleimhautatrophie des Duodenums mit Ulzeration und Stenosierung (selten)
Urogenitaltrakt		Nephropathie

17.9.5 Systemtherapie

- Schlechtes Ansprechen auf klassische Zytostatika
- Wirksame Substanz: Sorafenib (Multikinase-Inhibitor)
- **Indikation:** ggf. bei Kontraindikation gegen lokale Maßnahmen; Fernmetastasierung (nur bei guter Leberfunktion)

17.10 Nachsorge

- Durchführung gemäß den Empfehlungen der Fachgesellschaften sowie symptomorientiert
- Bei Radiotherapie in Studie entsprechend Studienvorgaben
- Weitere Ausführungen zur Nachsorge ▶ Abschn. 1.8

17.11 Prognose

- Abhängig von Tumorstadium, zugrunde liegender Lebererkrankung, Operabilität
- 5-JÜR:
    - Stadium I: ca. 55 %
    - Stadium II: ca. 35 %
    - Stadium III: ca. 15 %
- Mediane Überlebenszeiten:
    - Ohne Therapie: ca. 2–6 Monate
    - Bei inoperabler Situation: ca. 6–10 Monate
    - Nach Operation, frühes Stadium: ca. 36 Monate
    - Nach Operation, fortgeschrittenes Stadium: ca. 20 Monate

17

Tumoren der intra- und extrahepatischen Gallenwege, cholangiozelluläres Karzinom

© Springer-Verlag GmbH Deutschland, ein Teil von Springer Nature 2018
I. Stöver, P. Feyer, *Praxismanual Strahlentherapie*, https://doi.org/10.1007/978-3-662-56577-3_18

18.1   Epidemiologie

— Inzidenz ca. 1–3/100.000 pro Jahr
— Gallenblasenkarzinom: Frauen deutlich häufiger betroffen
— Gallengangskarzinom: Männer häufiger betroffen
— Altersgipfel ca. 50.–70. Lebensjahr
— Ca. 1–3 % inzidentelle Karzinome bei Cholezystektomie

18.2   Ätiologie/Risikofaktoren

— Gallengangssteine/Gallenblasensteine; fraglich „Porzellangallenblase"
— Primär sklerosierende Cholangitis (PSC); primär biläre Cholangitis (PBC)
— Leberzirrhose
— Chronisch entzündliche Darmerkrankungen (insbesondere Colitis ulcerosa), chronische Pankreatitis
— Rauchen, Alkohol (insbesondere bei bestehender PSC)
— Fraglich: chemische Noxen (Nitrosamine u. a.)
— Salmonellendauerausscheider, Parasiteninfektionen
— Verschiedene hereditäre Syndrome (z. B. Carolisyndrom)
— Choledochuszysten

18.3   Anatomie

— Extrahepatische Gallenwege (◘ Abb. 18.1)

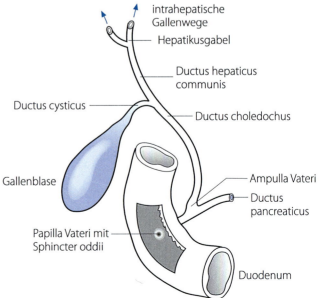

◘ **Abb. 18.1**   Extrahepatische Gallenwege

intrahepatische Gallenwege
Hepatikusgabel
Ductus hepaticus communis
Ductus cysticus
Ductus choledochus
Gallenblase
Ampulla Vateri
Ductus pancreaticus
Papilla Vateri mit Sphincter oddii
Duodenum

18

- Lymphabflusswege:
  - Intrahepatische Gallenwege:
    - Rechte Leberseite: hilär, periduodenal, peripankreatisch
    - Linke Leberseite: hilär, gastrohepatisch
  - Gallenblase und Ductus cysticus: hilär, zöliakal, entlang A. mesenterica superior
  - Perihiläre Gallenwege: hilär, entlang Lig. hepatoduodenale
  - Distale extrahepatische Gallenwege: entlang Ductus choledochus, A. hepatica, A. mesenterica superior, pankreatoduodenal
  - Ampulla Vateri: wie Pankreaskopf ▶ Abschn. 16.3
  - Primär entlang Ductus cysticus, Leberpforte, pankreatikoduodenale Lymphknoten zu mesenterialen, zöliakalen und retroperitonealen Lymphknoten

18.4 Histologie

- Mehr als 90 % Adenokarzinome
- Ca. 5–10 % Plattenepithelkarzinome
- Selten: undifferenzierte Karzinome, kleinzellige Karzinome, Karzinosarkome u. a.

18.5 Ausbreitung

- Lokalisation:
  - Ca. 65 % Gallenblase
  - Ca. 20 % hiläre Gallengänge (Klatskin-Tumoren: Tumoren an der Hepatikusgabel)
  - Ca. 10 % distale extrahepatische Gallengänge
  - Ca. 5 % intrahepatische Gallengänge
- Perineurale und subepitheliale Ausbreitung typisch
- Frühzeitige Invasion in Nachbarorgane
- Lymphknotenbefall: über 50 % im Stadium II
- Fernmetastasen:
  - Bei Erstdiagnose ca. 10–30 %; bei Autopsie ca. 50 % nachgewiesen
  - Hämatogen meist in Leber und Peritoneum oder durch direkten Kontakt bei wandüberschreitendem Wachstum; andere, insbesondere extraabdominelle Metastasierungsorte selten

18.6 Diagnostik

- Anamnese, Klinik, körperliche Untersuchung, Routinelabor, CA-19-9 (CEA, CA125; unspezifisch)
- Sonographie Abdomen
- (Angio-)CT (ggf. MRT) Abdomen/Becken
- (ERCP; Gangdarstellung inzwischen meist ersetzt durch MRT (MRCP))
- Röntgen/CT Thorax
- Ggf. PET/CT (Sensitivität und Spezifität des SUV korreliert mit CA-19-9; kein FDG-Uptake bei muzinösem Karzinom; Bedeutung bei primär sklerosierender Cholangitis unklar)

18.7 Stadieneinteilung

- Unterschiedliche TNM-Klassifikation abhängig von anatomischer Region
- TNM-Klassifikation und UICC-Stadieneinteilung Anhang: Weiterführende Literatur

18.8 Therapie

18.8.1 Allgemeines

- Standardtherapie: R0-Resektion einzige kurativ intendierte Therapieoption; im metastasierten Tumorstadium systemische Chemotherapie
- Multimodale Therapiekonzepte unter Einschluss von (neo)adjuvanter Strahlen(chemo)therapie derzeit ohne gesicherten Stellenwert
- Palliative lokale Therapiemaßnahmen symptomorientiert

18.8.2 Operation

- Bei T1-Gallenblasentumoren recht günstige Prognose (meist Zufallsbefund; cave: Implantationsmetastasen bei laparoskopischer Operation; daher kontraindiziert, wenn bereits präoperativ Tumorverdacht; ggf. Exzision Throkareinstichkanal); bei inzidentellen Karzinomen ab T2 und bei positiven Schnitträndern muss eine sekundäre Leberteilresektion und Lymphadenektomie erfolgen
- Hohe Morbidität und Letalität bei meist lokal fortgeschrittener Tumorsituation muss gegen insgesamt schlechte Prognose abgewogen werden; andererseits in frühen Stadien durch R0-Resektion 5-JÜR über 50 % erreichbar
- Non-in-sano-Resektionen ohne wesentlichen prognostischen Benefit
- Ggf. palliative Eingriffe bei Symptomatik (z. B. Stenteinlage, Gastroenterostomie)

18.8.3 Radiotherapie

Indikation
- Gallenwegskarzinome sind prinzipiell strahlensensibel; Indikation jedoch aufgrund spärlicher, z. T. widersprüchlicher Datenlage und Nähe zu Risikoorganen kontrovers diskutiert; kein Standard
- Indikation ggf. individuell prüfen bei:
  - Additiv nach Non-in-sano-Resektion
  - Lokal begrenzten, aber nicht-resektablen Karzinomen/Rezidiven
  - Zur Symptomkontrolle bei Fehlen sonstiger lokaler Maßnahmen
- Ggf. als Radiochemotherapie (analog zu Pankreaskarzinom ▶ Kap. 16)
- Radiotherapie von Metastasen ▶ Kap. 35 Palliative Radiotherapie und ▶ Kap. 36 Strahlentherapeutische Notfallsituationen

Zielvolumen
- Festlegung anhand des Planungs-CT unter Berücksichtigung der vorab erfolgten bildgebenden Diagnostik

- Beachtung der internationalen Konturierungsempfehlungen zu Zielvolumenvergabe, Sicherheitssäumen, Risikoorganschonung Anhang: Materialien zur Konturierung
- Tumorregion: Sicherheitssaum muss insbesondere Atembeweglichkeit der Leber berücksichtigen
- Lymphabflusswege: ggf. bei makroskopischem Befall
- Sicherheitssäume anatomisch sinnvoll adaptiert (klinisches Zielvolumen (CTV) nicht in als nicht-infiltriert angesehene Knochen-/Knorpel-/Muskelstrukturen hineinreichend)

Dosierung

- 5-mal 1,8–2 Gy/Woche bis 39,6/40–50/50,4(–55,8/56) Gy (abhängig von Konzept und Belastung der Risikoorgane)
- Ggf. Dosisaufsättigung mittels intraluminaler HDR-Brachytherapie (z. B. 3–4 mal 5 Gy); cave: hohes Cholangitisrisiko (ca. 60 %)

Technik

- Rückenlage
- CT-gestützte 3D-konformale oder IMRT(VMAT)-Technik

Nebenwirkungen und Risiken

- Nebenwirkungen und Risiken der Radiotherapie bei Gallenwegstumoren ◘ Tab. 18.1
- Nähere Ausführungen zu Nebenwirkungen und Risiken sowie zu supportiver Prophylaxe und Therapie ▶ Kap. 2 und 3

18.8.4 Systemtherapie

- Systemisch im metastasierten Stadium
- Ggf. bei kleinen Tumoren transarterielle Chemotherapie (TACE)
- Ggf. individuelle Konzepte im Rahmen einer Radiochemotherapie (analog zu Pankreaskarzinom)

◘ **Tab. 18.1** Nebenwirkungen und Risiken der Radiotherapie bei Gallenwegstumoren

Organ/ Gewebe	Akut	Spät
Allgemein	Abgeschlagenheit, verminderte Belastbarkeit, Gewichtsverlust (v. a. bei großen Zielvolumina, sonst eher selten)	
Haut, Unterhaut	Praktisch keine Hautreaktion bei modernen Bestrahlungstechniken	
Gastrointestinaltrakt	Nausea/Emesis, Enteritis mit Diarrhö, Anstieg der Transaminasen, Hepatopathie	Schleimhautatrophie im Duodenum, mit Ulzeration, Stenosierung und Fistelbildung (selten), Hepatopathie
Urogenitaltrakt		Nephropathie

– Insgesamt schlechtes Ansprechen, niedrige Remissionsraten, Remissionsdauer unbefriedigend
– Substanzen: Standard: Cisplatin/Gemcitabin; außerdem: FOLFOX, XELOX, Capecitabine u. a.

18.8.5 Sonstiges

– Molekulare Therapien in Studien
– Photodynamische Therapie in Studien

18.9 Nachsorge

– Durchführung gemäß den Empfehlungen der Fachgesellschaften sowie symptomorientiert
– Nach Radio(chemo)therapie abhängig von Akuttoxizität ggf. zunächst engmaschig, dann ca. 6–8 Wochen nach Therapieende; im weiteren Verlauf abhängig von individueller Gesamtkonstellation
– Weitere Ausführungen zur Nachsorge ► Abschn. 1.8

18.10 Prognose

– Insgesamt schlecht; abhängig von Tumorstadium, Lage, Operabilität (distal gelegene Tumoren haben wegen besserer Resektabilität günstigeren Verlauf)
– Rezidive meist innerhalb der ersten 2 Jahre
– 3-JÜR:
  – Bei resektablen Tumoren: bis zu ca. 60 %
  – Bei nicht-resektablen Tumoren: mediane ÜLZ ca. 4–12 Monate
– 5-JÜR bei resektablen Karzinomen:
  – Intrahepatische Gallengangskarzinome: ca. 15–40 %
  – Klatskin-Tumoren: ca. 10–40 %
  – Gallenblasenkarzinome: ca. 10–60 %
  – Distale Gallengangskarzinome: ca. 20–50 %

18

Prostatakarzinom

© Springer-Verlag GmbH Deutschland, ein Teil von Springer Nature 2018
I. Stöver, P. Feyer, *Praxismanual Strahlentherapie*, https://doi.org/10.1007/978-3-662-56577-3_19

19.1 Epidemiologie

- Inzidenz in Deutschland ca. 100/100.000 Männer pro Jahr; zunehmend (v. a. wegen häufigerer PSA-Wert-Bestimmung und höherer Lebenserwartung)
- Deutliche geographische und ethnische Unterschiede; in Europa Nord-Süd-Gefälle; am häufigsten bei afroamerikanischen Männern
- Mittleres Erkrankungsalter ca. 70. Lebensjahr; deutliche Zunahme mit zunehmendem Lebensalter (autoptischer Nachweis eines latenten Prostatakarzinoms bei nahezu allen Männern über 90. Lebensjahr); bei in jüngerem Lebensalter diagnostiziertem Karzinom höheres biologisches Aggressionspotenzial
- Lebenszeitrisiko der männlichen Bevölkerung westlicher Industrienationen für Entwicklung eines Prostatakarzinoms ca. 40 %, Entwicklung eines symptomatischen Prostatakarzinoms ca. 10 %, Versterben an einem Prostatakarzinom ca. 3 %

19.2 Ätiologie/Risikofaktoren

- Genetische Disposition; familiäre Häufung
- Fettreiche, ballaststoffarme Ernährung
- Lokal entzündliche Prozesse

19.3 Anatomie

- Innenzone östrogenabhängig (hier meist benigne Prostatahyperplasie), ◘ Abb. 19.1
- Außenzone androgenabhängig (hier meist Karzinome)
- Lymphabflusswege: primär periprostatisch, iliakal

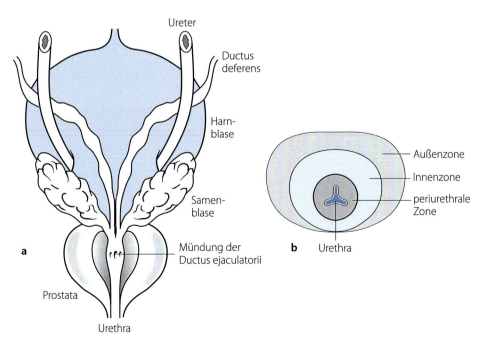

19

◘ **Abb. 19.1**   Anatomie der Prostata

19.4 Histologie

- Über 95 % Adenokarzinome
- Selten: andere epitheliale Karzinome, neuroendokrine Karzinome, Sarkome u. a.
- Präkanzerosen: prostatische intraepitheliale Neoplasie (PIN); atypische adenomatöse Hyperplasie)
- Gleason-Score: strukturelles Wachstumsmuster der Drüsenstruktur von 1–5 bewertet; im Tumor meist mehrere Wachstumsmuster/Differenzierungsgrade nebeneinander; Summe aus vorherrschendem und bösartigstem Gewebemuster (bis 2005: Summe aus größtem und zweitgrößtem Anteil): 2 (1+1) bis 10 (5+5)

19.5 Ausbreitung

- Lokalisation: meist von der peripheren Zone ausgehend
- Abschätzung der Wahrscheinlichkeit eines organüberschreitenden Wachstums mit Hilfe der Partin-Tabellen (◘ Tab. 19.1)
- Abschätzung der prozentualen Wahrscheinlichkeit eines Lymphknotenbefalls mit Hilfe der Roach-Formel: Risiko Lymphknotenbefall (%) = 2/3 PSA-Wert + (Gleason-Score - 6) x 10
- Fernmetastasen: v. a. Knochen (Leber, Lunge)

◘ **Tab. 19.1** Partin-Tabellen: Wahrscheinlichkeit (%) des organüberschreitenden Wachstums (Auszug)

Ausbreitung	Gleason-Score	Klinisches Tumorstadium			
		cT1c	cT2a	cT2b	cT2c
PSA-Wert bis 2,5 ng/ml					
Kapseldurchbruch	5–6	9	17	22	24
	7 (3+4)	17	29	35	36
	7 (4+3)	25	40	45	45
	8–10	28	42	46	47
Samenblasenbefall	5–6	0	1	2	1
	7 (3+4)	2	5	6	5
	7 (4+3)	3	4	5	5
	8–10	4	7	9	8
Lymphknotenbefall	5–6	0	0	1	1
	7 (3+4)	1	2	4	6
	7 (4+3)	1	3	6	9
	8–10	1	3	6	10

(Fortsetzung)

◘ Tab. 19.1 (Fortsetzung)

Ausbreitung	Gleason-Score	Klinisches Tumorstadium			
		cT1c	cT2a	cT2b	cT2c
PSA-Wert 2,6–4 ng/ml					
Kapseldurchbruch	5–6	15	27	34	36
	7 (3+4)	27	41	47	48
	7 (4+3)	37	52	57	57
	8–10	40	53	57	57
Samenblasenbefall	5–6	1	2	2	2
	7 (3+4)	4	7	9	8
	7 (4+3)	4	6	7	6
	8–10	6	10	12	10
Lymphknotenbefall	5–6	0	0	1	1
	7 (3+4)	1	2	3	5
	7 (4+3)	1	2	4	7
	8–10	1	3	5	8
PSA-Wert 4,1–6 ng/ml					
Kapseldurchbruch	5–6	19	32	39	40
	7 (3+4)	32	46	51	50
	7 (4+3)	42	56	60	57
	8–10	45	58	59	57
Samenblasenbefall	5–6	1	1	2	2
	7 (3+4)	3	5	7	6
	7 (4+3)	3	5	5	4
	8–10	5	8	9	7
Lymphknotenbefall	5–6	0	1	2	
	7 (3+4)	2	4	7	
	7 (4+3)	3	6	10	
	8–10	3	6	10	
PSA-Wert 6,1–10 ng/ml					
Kapseldurchbruch	5–6	23	37	44	46
	7 (3+4)	36	49	52	52
	7 (4+3)	47	58	60	58
	8–10	48	57	57	56

(Fortsetzung)

19

□ Tab. 19.1 (Fortsetzung)

Ausbreitung	Gleason-Score	Klinisches Tumorstadium			
		cT1c	cT2a	cT2b	cT2c
Samenblasenbefall	5–6	2	4	5	5
	7 (3+4)	8	13	16	13
	7 (4+3)	8	11	13	11
	8–10	13	17	19	16
Lymphknotenbefall	5–6	0	1	2	3
	7 (3+4)	2	3	6	10
	7 (4+3)	2	5	8	13
	8–10	3	5	8	13
PSA-Wert über 10 ng/ml					
Kapseldurchbruch	5–6	33	47	52	51
	7 (3+4)	43	49	47	42
	7 (4+3)	51	55	50	43
	8–10	50	52	46	41
Samenblasenbefall	5–6	4	6	8	6
	7 (3+4)	12	16	17	13
	7 (4+3)	11	13	13	10
	8–10	17	19	19	15
Lymphknotenbefall	5–6	2	4	8	13
	7 (3+4)	8	14	22	33
	7 (4+3)	10	18	27	38
	8–10	11	17	27	38

19.6 Diagnostik

- Digitale rektale Untersuchung (Tumor palpabel ab ca. 0,7 cm)
- PSA-Wert; ggf. Anteil freies PSA am Gesamt-PSA (insbesondere im oft schwer interpretierbaren PSA-Wert-Bereich 4–10 ng/ml; Karzinom als Ursache einer PSA-Wert-Erhöhung wahrscheinlich, wenn freies PSA unter 15 %)
- Biopsie: bei suspektem Tast-/Ultraschallbefund oder PSA-Wert über 4 ng/ml oder eindeutigem PSA-Wert-Anstieg im Verlauf
- Transrektaler Ultraschall (Wert v. a. zur Steuerung der Biopsie)
- Ggf. Skelettszintigraphie (bei PSA-Werten über 10 ng/ml oder Gleason-Score über 7 oder cT3/cT4 oder entsprechender ossärer Symptomatik)

- Ggf. CT Abdomen/Becken (bei lokal fortgeschrittenen Tumoren zur Planung lokaler Therapiemaßnahmen)
- Ggf. MRT Becken (bei lokal fortgeschrittenen Tumoren zur Planung lokaler Therapiemaßnahmen)
- Ggf. multiparametrisches MRT (mpMRT; kombinierte Erfassung von strukturellen und funktionellen Veränderungen) der Prostata (bei geplanten lokalen Therapien, in Studien)
- Ggf. Röntgen Thorax
- Ggf. Cholin-PET/PSMA-PET (z. B. bei V. a. Rezidiv zur Planung lokaler Therapiemaßnahmen; Aussagefähigkeit korreliert mit Höhe des PSA-Wertes)

19.7 Stadieneinteilung

- **Klinische Manifestationsformen:**
  - Inzidentelles Karzinom (Zufallsbefund im Rahmen einer TUR der Prostata aufgrund einer Hypertrophie (bei ca. 15–25 %)
  - Klinisch manifestes Karzinom
  - Okkultes Karzinom (Primärmanifestation durch Fernmetastasen, kein lokaler Nachweis)
  - Latentes Karzinom (Nachweis bei Autopsie; während Lebenszeit nicht apparent)
- TNM-Klassifikation und UICC-Stadieneinteilung Anhang: Weiterführende Literatur
- Risikogruppen nach NCCN/d'Amico ◘ Tab. 19.2

19.8 Therapie

19.8.1 Allgemeines

- **Stadienadaptierte Therapie:**
  - **Lokal begrenzte Stadien:**
    - Operation
    - Radiotherapie (perkutan oder LDR-Brachytherapie)
    - Active Surveillance (kurativer Ansatz)

◘ **Tab. 19.2**   Risikogruppen nach NCCN/d'Amico

Parameter	Risikogruppe		
	Low risk	Intermediate risk	High risk
Tumorstadium	cT1c–cT2a	cT2b–cT2c (NCCN) cT2b (d'Amico)	Ab cT3a (NCCN) Ab cT2c (d'Amico)
PSA-Wert	Unter 10 ng/ml	10–20 ng/ml	Über 20 ng/ml
Gleason-Score	Unter 7	7	8–10

19

- Ggf. Watch-and-Wait-Strategie (bei älteren/multimorbiden Patienten, Patientenwunsch; palliativer Ansatz)
  - Ggf. Hormontherapie (bei älteren/multimorbiden Patienten, Patientenwunsch; palliativer Ansatz)
- **Lokal fortgeschrittene Stadien:**
  - Radiotherapie (perkutan oder perkutan mit HDR-Brachytherapie-Boost) mit Hormontherapie
  - Operation mit der Option einer additiven Radiotherapie und ggf. Hormontherapie
  - Ggf. Watch-and-Wait-Strategie (bei älteren/multimorbiden Patienten, Patientenwunsch; palliativer Ansatz)
  - Ggf. Hormontherapie (bei älteren/multimorbiden Patienten, Patientenwunsch; palliativer Ansatz)
- **Metastasierte Stadien:**
  - Symptomorientierte Radiotherapie
  - Hormontherapie
  - Immuntherapie
  - Chemotherapie
  - Watch-and-Wait-Strategie
- **Abwartende Therapiestrategien:**
  - **Active Surveilliance:** kurativer Ansatz; engmaschige Überwachung in günstigen Stadien als Alternative zu unmittelbarer spezifischer Therapieeinleitung;
    - Voraussetzungen:
      (1) PSA-Wert bis maximal 10 ng/ml
      (2) Gleason bis maximal 6
      (3) Maximal cT2a
      (4) Karzinomnachweis in maximal 2 Stanzen (von mindestens 10–12 leitliniengerecht entnommenen Stanzen)
      (5) Maximal 50 % Tumoranteil pro Stanze
      (6) Patientenwunsch; ausreichende Compliance
      (7) Bei Lebenserwartung über 15 Jahren nur in Studien
    - Beendigung und Einleitung einer stadiengerechten spezifischen Therapie bei Wegfall einer der Voraussetzungen sowie bei PSA-Verdoppelungszeit unter 3 Jahren
  - **Watch-and-Wait-Strategie:** palliativer Ansatz; bei älteren/multimorbiden Patienten und/oder fortgeschrittenen/metastasierten Stadien; spezifische Therapie nur bei Auftreten von Beschwerden
- Sonstige lokale Therapiemaßnahmen in kurativer Intention nur in Studien (hochintensiver fokussierter Ultraschall (HIFU), HDR-Brachytherapie als alleinige Therapiemaßnahme, Kryotherapie, photodynamische Therapie u. a.)

19.8.2 Operation

- **Radikale Prostatektomie:** offen suprapubisch, perineal; laparoskopisch (ggf. roboterassistiert); (einseitig) nervschonendes (= potenzerhaltendes) Vorgehen bei frühen Stadien; R0-Resektion sollte mit hoher Wahrscheinlichkeit erzielt werden können

- **Pelvine Lymphadenektomie**: Bedeutung v. a. im Rahmen des Tumor-Stagings, ggf. auch therapeutischer Wert (bei Vorliegen solitärer Mikrometastasierung; kontrovers diskutiert); bei cT1c, PSA-Wert unter 10 ng/ml und Gleason-Score bis 6 kann auf eine Lymphadenektomie verzichtet werden

19.8.3   Perkutane Radiotherapie

Indikation
- **(Ehemalige) Prostataregion:**
  - Definitiv: in frühen Stadien insbesondere bei höherem Alter, Komorbidität, Operationsablehnung (Radiotherapie der Operation bezüglich Rezidivfreiheit und Gesamtüberleben gleichwertig); in fortgeschrittenen Stadien
  - Primär postoperativ: Non-in-sano-Resektion lokal fortgeschrittener Tumoren; bei T2 R1 ggf. individuelle Nutzen-Risiko-Abwägung; bei T3 R0 Entscheidung ggf. abhängig vom Vorliegen weiterer Risikofaktoren wie Infiltration der Samenblasen; alternativ Radiotherapie bei PSA-Wiederanstieg
  - Postoperativ als Salvage-Maßnahme: bei PSA-Wiederanstieg; dann möglichst frühzeitig (PSA-Wert unter 0,5 ng/ml)
- **Lymphabflusswege:**
  - Iliakal: Nutzen nicht abschließend geklärt, erwägen bei:
  - Befallswahrscheinlichkeit über 15 %
  - Klinisch eindeutigem oder histologisch nachgewiesenem Lymphknotenbefall (individuelle Entscheidung; insbesondere bei jüngeren Patienten ohne vaskuläre und/oder intestinale Komorbidität eher Mitbehandlung)
  - Paraaortal: nur palliativ bei (drohend) symptomatischem Lymphknotenbefall
- Radiotherapie von Metastasen ▶ Kap. 35 Palliative Radiotherapie und ▶ Kap. 36 Strahlentherapeutische Notfallsituationen

Zielvolumen
- Festlegung anhand des Planungs-CT unter Berücksichtigung der vorab erfolgten bildgebenden Diagnostik
- Beachtung der internationalen Konturierungsempfehlungen zu Zielvolumenvergabe, Sicherheitssäumen, Risikoorganschonung Anhang: Materialien zur Konturierung
- Berücksichtigung der (soweit wie möglich minimiert) variablen Rektum-/Harnblasenfüllung
- Prostataregion:
  - Primär:
    - Low risk: Prostata mit Sicherheitssaum
    - Intermediate risk: Prostata mit Samenblasenbasis
    - High risk: Prostata mit Samenblasen
  - Postoperativ: Prostataloge mit Sicherheitssaum
- Lymphabflusswege:
  - Obturatorisch, entlang der Iliaca-interna/-externa-Gefäße, präsakral (wenn indiziert ▶ Abschn. 19.8.3 Indikation)
  - Paraaortal (wenn indiziert ▶ Abschn. 19.8.3 Indikation)
- Sicherheitssäume anatomisch sinnvoll adaptiert (klinisches Zielvolumen (CTV) nicht in als nicht-infiltriert angesehene Knochen-/Knorpel-/Muskelstrukturen hineinreichend)

19

Dosierung
- Prostataregion:
  - Definitiv:
    - Standard: 5-mal 1,8–2 Gy/Woche risikoadaptiert bis 73,8/74 (mindestens) –77,4/78 (–80) Gy (wenn Risikoorgan-Schonung durch entsprechende Techniken ausreichend gewährleistet ist)
    - In lokal begrenzten Stadien ggf. moderat hypofraktionierte Fraktionierung: 5-mal 3 Gy/Woche bis 57 Gy bis 60 Gy oder 5-mal 2,5 Gy/Woche bis 70 Gy oder 5-mal 3,4 Gy/Woche bis 64,6 Gy erwägen (Voraussetzung: IMRT (VMAT-)-Technik, täglich IGRT; Aufklärung über möglicherweise erhöhte urogenitale Spättoxizität)
  - Postoperativ:
    - Primär postoperativ: 5-mal 1,8–2 Gy/Woche bis 64/64,8–66/66,6 Gy
    - Als Salvagemaßnahme: 5-mal 1,8–2 Gy/Woche bis 66/66,6–72 Gy
- Lymphabflusswege: 5-mal 1,8–2 Gy/Woche bis 45/46–50/50,4 Gy
- Ggf. Dosisreduktion bei Divertikulose, Arteriosklerose, Urethrastrikturen, Diabetes mellitus u. Ä.
- Moderate Hypofraktionierung in lokal fortgeschrittenen Stadien, postoperativ, bei Mitbehandlung der Lymphabflusswege sowie extreme Hypofraktionierung (über 4 Gy) nur in Studien

Technik
- Rückenlage
- CT-gestützte IMRT(VMAT)-Technik
- Planung/Radiotherapie mit reproduzierbarer Blasen- und Enddarmfüllung (meist gefüllte Harnblase und entleerter Enddarm; ggf. Rektumballon o. Ä.)
- Goldmarkierung der Prostata/IGRT bei definitiver Radiotherapie empfohlen
- Nutzen einer Protonentherapie beim Prostatakarzinom noch nicht ausreichend belegt

Nebenwirkungen und Risiken
- Nebenwirkungen und Risiken der Radiotherapie beim Prostatakarzinom ◻ Tab. 19.3
- Nähere Ausführungen zu Nebenwirkungen und Risiken sowie zu supportiver Prophylaxe und Therapie ▶ Kap. 2 und 3

19.8.4 Brachytherapie

- LDR: Permanentimplantate (Seeds): 145 Gy (Jod-125) bzw. 125 Gy (Palladium-103); alternativ zur perkutanen Radiotherapie in frühen Stadien (T2a; PSA-Wert unter 10 ng/ml; Gleason-Score bis 6; Prostatavolumen bis 60 ml; nur wenig eingeschränkte Miktion)
- HDR: interstitiell Iridium-192 (12–30 Gy in 2–4 Fraktionen, ca. 30–50 Gy perkutan); ggf. als Boost bei fortgeschrittenen Stadien (cT3; nicht cT4); als alleinige Therapiemaßnahme nicht geeignet bzw. nur in Studien

◻ **Tab. 19.3**	Nebenwirkungen und Risiken der Radiotherapie beim Prostatakarzinom	
Organ/ Gewebe	**Akut**	**Spät**
Allgemein	Abgeschlagenheit, verminderte Belastbarkeit (v. a. bei großen Zielvolumina, sonst eher selten)	
Haut, Unterhaut	Hautreaktion bei modernen Bestrahlungstechniken eher selten; evtl. Rötung, trockene, feuchte Epitheliolysen (insbesondere im Bereich der Analfalte)	
Gastrointestinaltrakt	Diarrhö, Enteritis, Proktitis, imperativer Stuhldrang, Verstärkung vorbestehender Hämorrhoidalleiden	Schleimhautatrophie, anorektale Dysfunktion, Ulzeration, Stenosierung, Fibrosierung, Fistelbildung (selten)
Urogenitaltrakt	Zystitis, Dysurie, Pollakisurie, Harnverhalt	Blasenfunktionsstörungen, Schrumpfblase, Urethrastriktur (selten); Inkontinenz (Abklingen der postoperativen Inkontinenz vor Beginn der Radiotherapie ca. 3 Monate abwarten; kurz nach Radiotherapie keine Operation, z. B. TUR); Potenzstörungen

19.8.5 Systemtherapie

Hormontherapie

- **Indikation:**
  - Grundsätzlich als alleinige Therapie nur palliativ
  - Neoadjuvant vor Radiotherapie: in intermediären/fortgeschrittenen Stadien; Kurzzeithormontherapie (3–6 Monate) führt zu einer besseren lokalen Tumorkontrolle und einer Besserung der rezidivfreien Überlebensrate (evtl. auch Vorteil durch mögliche Verkleinerung der Prostata und damit des Zielvolumens; Größenreduktion von ca. 30–50 %)
  - Adjuvant nach Radiotherapie: in fortgeschrittenen Stadien; als Langzeittherapie (2–3 Jahre); optimaler Zeitpunkt und Dauer der Applikation unklar
  - Adjuvant nach Operation: bei Lymphknotenbefall
  - Palliativ:
    - Verzögerung der Tumorprogression um 24 Monate
    - Frühzeitiger Einsatz, da wohl auch geringe Verbesserung der 2-JÜR und Reduktion pathologischer Frakturen
- **Chirurgische Kastration:** beidseitige subkapsuläre Orchiektomie; geringer Androgenspiegel bleibt nachweisbar (extragonadale Bildung)
- **GnRH-Analoga** (z. B. Leuprorelin, Goserelin, Buserelin): Down-Regulation der Rezeptoren der Hypophyse durch Dauerstimulation, die nach einem initialen Anstieg des Testosterons („Flare-up-Phänomen"; ca. 3–5 Tage) zu einem Absinken auf Kastrationsniveau bewirkt (nach ca. 21–28 Tagen); daher zusätzliche Gabe eines Antiandrogens während der ersten Behandlungswochen
- **Antiandrogene:** direkte Blockade der Androgenrezeptoren an der (Tumor-)Zelle

19

- Im nicht metastasierten bzw. metastasiertem Stadium mit geringer Tumorlast als Alternative zu Orchiektomie oder GnRH-Analoga
- Nicht steroidale Antiandrogene (z. B. Flutamid, Bicalutamid): senken nicht den Serumtestosteronspiegel; daher nur geringer negativer Einfluss auf Libido/Potenz
- Steroidale Antiandrogene (z. B. Cyproteronacetat): zusätzlich zentrale, progesteronartige Wirkung auf Hypophyse; Nebenwirkungen entsprechen denen der GnRH-Analoga
- Antiandrogene neuerer Generation (z. B. Enzalutamid): höhere Rezeptoraffinität; Therapieoption bei kastrationsresistentem Prostatakarzinom
- **Hemmer der Testosteronsynthese** (z. B. Arbirateron): Therapieoption bei kastrationsresistentem Prostatakarzinom
- **Maximale Androgenblockade:** kombinierte Gabe von Antiandrogenen und GnRH-Analoga (Nutzen kontrovers diskutiert)
- **Intermittierende Androgenblockade:** z. B. Pausieren der Hormontherapie bei PSA-Werten unter 4 ng/ml, Wiederaufnahme der Hormontherapie bei PSA-Werten über 20 ng/ml; Ziel Reduktion der Nebenwirkungen und Verlängerung des Intervalls bis zur Kastrationsresistenz (Effektivität nicht abschließend geklärt)

Immuntherapie

- Ggf. in palliativer Intention nach Versagen der Hormontherapie und noch nicht ausreichender Indikation für eine Chemotherapie
- Sipuleucel T: körpereigene dendritische Zellen, die nach Entnahme außerhalb des Körpers mit einem gentechnisch kombiniertem Protein aus prostataspezifischer saurer Phosphatase und humanem Granulozyten-Makrophagen-Kolonie-stimulierendem Faktor inkubiert wurden

Chemotherapie

- **Indikation:** palliativ nach Versagen der Hormontherapie und eines Auslassversuches bei Symptomatik bzw. bei asymptomatischem PSA-Anstieg mit Verdopplungszeit unter 3 Monaten, bildgebendem Progress, ausgeprägtem Patientenwunsch bei gutem Allgemeinzustand, Symptomatik
- **Substanzen** z. B.: Docetaxel/Prednison, Carbazitaxel/Prednison, Mitoxantron, Estramustin

19.9 Kastrationsresistenz

- Kastrationsresistenz: Anstieg des PSA-Wertes oder klinischer Krankheitsprogress trotz suffizienter Hormontherapie (bei nachgewiesen niedrigem Testosteronspiegel; Auftreten meist nach 18–24 Monaten Hormontherapie)
- Bei Versagen unter kompletter Hormonblockade zunächst Auslassversuch des peripheren Antiandrogens, dadurch bei ca. 30 % eine vorübergehende Stabilisierung für einige Monate erreichbar („Androgen-Withdrawal-Phänomen")
- Wert einer zusätzlichen peripheren Androgenblockade bei bis dahin alleiniger zentraler Blockade kontrovers diskutiert
- Fortführung der Androgendeprivation kontrovers diskutiert
- Systemische Therapieoptionen:
  - Abirateron

- Enzalutamid
- Sipuleucel T
- Chemotherapie
- Ggf. bei symptomatischen multiplen ossären Metastasen: Alpha-Radin (Radium^{223}; knochenaffiner Alphastrahler mit einer Reichweite von unter 100 Mikrometern, entspricht 2–10 Zellschichten) simultan zur osteoprotektiven Therapie (Bisphosphonate, Denosumab)
- Ggf. lokale Maßnahmen (Radiotherapie, Operation u. a.) bei entsprechender Symptomatik

19.10   Rezidiv

- Nur in seltenen Fällen lokaler oder systemischer Progress ohne PSA-Wert-Anstieg (dann meist bei ungünstiger Tumorkonstellation mit undifferenzierten Tumoren)
- **Nach radikaler Prostatektomie:**
  - PSA sollte nach Operation innerhalb von 3 Wochen in nicht mehr messbaren Bereich absinken
  - PSA-Rezidiv bei mindestens zwei Werten über 0,1–0,2 ng/ml, PSA-Dynamik entscheidend, PSA-Rezidiv gesichert bei Werten über 0,2 ng/ml (in zwei Messungen im Abstand von mindestens 2 Wochen):
    - Lokales Tumorrezidiv wahrscheinlich bei spätem und langsamem PSA-Anstieg (später als 1 Jahr postoperativ; Anstieg unter 0,75 ng/ml pro Jahr)
    - Systemische Progression wahrscheinlich bei frühem und schnellem PSA-Wert-Anstieg
  - Therapie: Radiotherapie als Salvage-Maßnahme bei lokalem Rezidiv (bioptische Sicherung nicht empfohlen)
- **Nach Radiotherapie:**
  - Erreichen des PSA-Nadirs kann bis zu 3 Jahre dauern; 0,5 ng/ml sollten für günstige Prognose erreicht werden
  - Therapieversagen nach Radiotherapie: Anstieg des PSA-Wertes um mehr als 2 ng/ml über den postinterventionellen Nadir
  - Therapieoptionen: Hormontherapie; bei isoliertem lokalem Rezidiv: interstitielle Radiotherapie, Kryotherapie, hochfokussierter Ultraschall, radikale Salvage-Prostatektomie (dann vorherige bioptische Sicherung empfohlen)

19.11   Nachsorge

- Durchführung gemäß den Empfehlungen der Fachgesellschaften sowie symptomorientiert
- Nach Radiotherapie abhängig von Akuttoxizität ggf. zunächst engmaschig, dann ca. 6–8 Wochen nach Therapieende; im weiteren Verlauf abhängig von individueller Gesamtkonstellation
- Weitere Ausführungen zur Nachsorge ▶ Abschn. 1.8

19

19.12   Prognose

- Abhängig von Tumorstadium, Gleason-Score, PSA-Wert, Hormonempfindlichkeit (im metastasiertem Stadium)
- 10-JÜR (Prognosegruppen ◘ Tab. 19.2):
  - Low risk: ca. 90 %
  - Intermediate risk: ca. 75 %
  - High risk: unter 50 %

Hodentumoren

© Springer-Verlag GmbH Deutschland, ein Teil von Springer Nature 2018
I. Stöver, P. Feyer, *Praxismanual Strahlentherapie*, https://doi.org/10.1007/978-3-662-56577-3_20

20.1 Epidemiologie

- Inzidenz in Deutschland ca. 8–10/100.000 pro Jahr; Verdoppelung der Inzidenz alle 20 Jahre (Ursache unklar)
- Ausgeprägte geographische, ethnische und sozioökonomische Unterschiede
- Häufigster maligner Tumor bei Männern zwischen 20.–40. Lebensjahr; erster Altersgipfel ca. 35.–45. Lebensjahr (Seminom) bzw. ca. 20.–30. Lebensjahr (Nichtsseminome), zweiter Altersgipfel in sehr hohem Lebensalter

20.2 Ätiologie/Risikofaktoren

- Positive Familienanamnese, genetische Disposition
- Maldescensus testis (erhöhtes Risiko auch für den kontralateralen, regulär deszendierten Hoden)
- Kontralateraler Keimzelltumor
- Gonadale Dysgenesie, Sub-, Infertilität
- Fraglich: Viruserkrankungen (z. B. Mumpsorchitis, HIV)

20.3 Anatomie

- Anatomie des Hodens 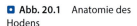 Abb. 20.1
- Lymphabflusswege: den Venen folgend primär paraaortal/parakaval (aufgrund des embryonalen Descensus testis); rechts direkte Mündung in die V. cava inferior, links in die V. renalis; nach skrotaler Vor-OP auch atypischer Befall inguinal möglich

◘ **Abb. 20.1**   Anatomie des Hodens

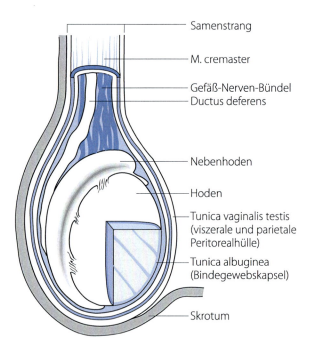

Samenstrang

M. cremaster

Gefäß-Nerven-Bündel
Ductus deferens

Nebenhoden

Hoden

Tunica vaginalis testis (viszerale und parietale Peritorealhülle)

Tunica albuginea (Bindegewebskapsel)

Skrotum

20

20.4 Histologie

- **Testikuläre intraepidermale Neoplasie (TIN):**
  - Obligate Präkanzerose, unbehandelt bei ca. 70 % Entwicklung eines invasiven Tumors in 7 Jahren
  - Bei ca. 5 % der Patienten mit Hodentumor in kontralateralem Hoden nachweisbar
- **Invasive Tumoren:** ca. 98 % Keimzelltumoren:
  - Seminom: ca. 50–60 %:
    - Klassisches Seminom
    - Spermatozytäres Seminom (selten; praktisch kein Metastasierungspotenzial)
  - Nichtseminome: ca. 40–50 %:
    - Teratome
    - Embryonales Karzinom
    - Dottersacktumor
    - Chorionkarzinom
    - Sonstige germinale Mischtumoren
  - Tumoren des Stroma- oder Stützgewebes (sehr selten)

20.5 Ausbreitung

- Lokalisation der Keimzelltumoren:
  - Ca. 95 % im Hoden; ca. 2 % primär beidseits
  - Ca. 5 % primär extragondal (retroperitoneal, mediastinal)
- Seminom: primäre lymphogene Metastasierung in die paraaortalen Lymphknoten; hämatogene Metastasierung meist erst sekundär
- Nichtseminome: lymphogene und hämatogene Metastasierung v. a. in die Lunge (Gehirn, Leber)

20.6 Diagnostik

- Anamnese, Klinik, körperliche Untersuchung mit bimanueller Palpation der Hoden, Routinelabor, β-HCG, α-Fetoprotein (wenn positiv: obligat Nichtseminom),
- Sonographie Hoden
- MRT/(CT) Abdomen/Becken
- Röntgen/CT Thorax (beim Seminom im Stadium I nicht obligat)
- Biopsie des Gegenhodens zur Abklärung einer TIN (insbesondere bei Alter unter 30. Lebensjahr und Hodenvolumen unter 12 ml; ansonsten z. T. auch kritisch diskutiert); bilaterale Hodenbiopsien bei primär extragonadalem Keimzelltumor
- Fertilitätsdiagnostik bei Kinderwunsch vor Chemo- oder Radiotherapie und geplanter Spermakryokonservierung

20.7 Stadieneinteilung

- TNM-Klassifikation und UICC-Stadieneinteilung Anhang: Weiterführende Literatur

20.8   Therapie der gonadalen Seminome

- Bei der Therapie der Nichtseminome spielt die Strahlentherapie (außer in den typischen palliativen Indikationen) keine Rolle; daher hier keine weitere Berücksichtigung

20.8.1   Allgemeines

- Therapieintention in allen Stadien kurativ
- **Stadienadaptierte Therapie:**
  - **Stadium I:** Operation; postoperativ entweder Active Surveillance mit Therapie bei Rückfall (ohne adjuvante Therapie Rezidivrate ca. 20 %) oder Chemotherapie (Rezidivrate ca. 3–5 %) oder Radiotherapie (Rezidivrate ca. 3–4 %; wegen des Langzeitrisikoprofils bezüglich Entwicklung von Sekundärmalignomen und kardiovaskulären Erkrankungen weitgehend verlassen)
  - **Stadium II A:** Ablatio testis, postoperativ Radiotherapie
  - **Stadium II B:** Ablatio testis, postoperativ Radiotherapie (oder Chemotherapie, insbesondere bei Bulky disease)
  - **Stadium II C–III:** Ablatio testis, postoperativ Chemotherapie (bei ausgedehnter, symptomatischer Metastasierung ggf. primäre Chemotherapie mit anschließender Operation)

20.8.2   Operation

- Inguinale Ablatio testis (auch bei TIN, wenn kontralateral gesunder Hoden, da dann keine Radiotherapie möglich)
- Sondersituation bei solitärem Hoden: organerhaltende Tumorresektion (Enukleationsresektion)

20.8.3   Radiotherapie

Indikation
- Stadium I: postoperativ (in Einzelfällen; ▶ Abschn. 20.8.1 Allgemeines) alternativ zu Active Surveillance oder Chemotherapie (bei Tumoren über 4 cm oder Invasion Rete testis (High-Risk-Konstellation) mit Radiotherapie bessere Ergebnisse für lokoregionale Kontrolle als mit Chemotherapie)
- Stadium II A: postoperativ
- Stadium II B: postoperativ (alternativ: Chemotherapie)
- TIN im kontralateralen Hoden
- Radiotherapie auch bei zerebraler Metastasierung in fakultativ kurativer Intention
- Radiotherapie von Metastasen ▶ Kap. 35 Palliative Radiotherapie und ▶ Kap. 36 Strahlentherapeutische Notfallsituationen

Zielvolumen
- Festlegung anhand des Planungs-CT an Gefäßstrukturen orientiert unter Berücksichtigung der vorab erfolgten bildgebenden Diagnostik

20

 — Beachtung der internationalen Konturierungsempfehlungen zu Zielvolumenvergabe, Sicherheitssäumen, Risikoorganschonung Anhang: Materialien zur Konturierung
 — Stadium I: paraaortale Lymphabflusswege, unter Einbeziehung des ipsilateralen Nierenhilus
 — Stadium II A und B: paraaortale und ipsilaterale iliakale Lymphabflusswege
 — Bei Z. n. früheren Operationen im Becken-/Skrotalbereich aufgrund der geänderten Lymphabflusssituation unabhängig vom Stadium Einbeziehung der ipsilateralen iliakalen und inguinalen Lymphabflusswege
 — TIN: verbliebener Hoden
 — Sicherheitssäume anatomisch sinnvoll adaptiert (klinisches Zielvolumen (CTV) nicht in als nicht-infiltriert angesehene Knochen-/Knorpel-/Muskelstrukturen hineinreichend)

Dosierung

 — Stadium I: 5-mal 1,8–2 Gy/Woche bis 19,8/20 Gy
 — Stadium II A: 5-mal 1,8–2 Gy/Woche bis 30/30,6 Gy (ggf. Feldverkleinerung auf pathologische Lymphknoten nach 19,8/20 Gy)
 — Stadium II B: 5-mal 2 Gy/Woche bis 36 Gy (ggf. Feldverkleinerung auf pathologische Lymphknoten nach 19,8/20 Gy)
 — TIN: 5-mal 1,8–2 Gy/Woche bis 19,8/20 Gy
 — Hirn bei kurativ intendierter Radiotherapie cerebraler Metastasen: 5-mal 1,8–2 Gy/Woche bis 39,6/40–4/465 Gy; Boost bis 45/46–50/50,4 Gy

Technik

 — Rückenlage; ggf. Arme über Kopf
 — Hodenkapsel für verbliebenden Resthoden
 — CT-gestützte 3D-konformale (oder IMRT(VMAT))-Technik (cave: bei IMRT/VMAT größere Niedrigdosisbereiche mit möglicher Erhöhung des Sekundärmalignom-Risikos)

Nebenwirkungen und Risiken

 — Nebenwirkungen und Risiken der Radiotherapie bei Hodentumoren ◨ Tab. 20.1
 — Aufgrund der niedrigen zu applizierenden Gesamtdosen insgesamt gering ausgeprägt bzw. selten; wegen des meist jungen Alters der Patienten und der exzellenten Überlebensraten jedoch besondere Bedeutung möglicher kardiovaskulärer und kanzerogener Langzeitfolgen

◨ **Tab. 20.1**   Nebenwirkungen und Risiken der Radiotherapie bei Hodentumoren

Organ/Gewebe	Akut	Spät
Allgemein	Abgeschlagenheit, verminderte Belastbarkeit (v. a. bei großen Zielvolumina, sonst selten)	
Haut, Unterhaut	Praktisch keine Hautreaktion bei modernen Bestrahlungstechniken	
Gastrointestinaltrakt	Enteritis mit Diarrhö	Schleimhautatrophie, Ulzeration, Stenosierung, Fibrosierung (sehr selten)
Urogenitaltrakt		Nephropathie

- Hodenbelastung bei Radiotherapie paraaortal: ca. 0,2 Gy (ggf. Spermakryokonservierung)
- Nähere Ausführungen zu Nebenwirkungen und Risiken sowie zu supportiver Prophylaxe und Therapie ▶ Kap. 2 und 3

20.8.4   Systemtherapie

- Stadium I: ggf. postoperativ (Carboplatin; alternativ zu Active Surveillance oder Radiotherapie)
- Stadium II: B ggf. postoperativ (Cisplatin/Etoposid/Bleomycin) alternativ zur Radiotherapie
- Ab Stadium II C: postoperativ (Cisplatin/Etoposid/Bleomycin)

20.9   Nachsorge

- Durchführung gemäß den Empfehlungen der Fachgesellschaften sowie symptomorientiert
- Aufgrund der guten Möglichkeiten einer Salvage-Chemotherapie engmaschige Nachsorgen empfohlen (MRT Abdomen/Becken)
- Nach Radiotherapie ca. 6–8 Wochen nach Therapieende; im weiteren Verlauf abhängig von individueller Gesamtkonstellation
- Weitere Ausführungen zur Nachsorge ▶ Abschn. 1.8

20.10   Prognose

- Abhängig von Tumorstadium, Histologie (Seminome günstiger), Tumormarker (bei Nichtseminom; niedrig günstiger)
- Bei zerebraler Metastasierung als einziger Organtumorentität mit kurativer Chance
- Gesamtüberleben (Seminome):
  - Stadium I: ca. 95–100 %
  - Stadium II A: ca. 95 %
  - Stadium II B: ca. 90 %
  - Stadium II C: ca. 80–90 %
  - Stadium III (5-JÜR): ca. 80 %

Peniskarzinom

© Springer-Verlag GmbH Deutschland, ein Teil von Springer Nature 2018
I. Stöver, P. Feyer, Praxismanual Strahlentherapie, https://doi.org/10.1007/978-3-662-56577-3_21

21

21.1 Epidemiologie

- Inzidenz in Westeuropa ca. 1–2/100.000 pro Jahr
- Deutliche geographische Unterschiede (häufiger in Entwicklungsländern, am ehesten wegen unterschiedlicher hygienischer Verhältnisse)
- Altersgipfel ca. 50.–70. Lebensjahr

21.2 Ätiologie/Risikofaktoren

- Phimose, chronische Entzündung, mangelnde Sexualhygiene (Peniskarzinom Rarität bei Männern, die als Neugeborene beschnitten wurden)
- HPV-Viren Subtypen 16 und 18
- Rauchen

21.3 Anatomie

- Anatomie des Penis ◘ Abb. 21.1
- Lymphabflusswege:
  - Präputium, Haut: oberflächlich inguinal
  - Glans penis, Corpora cavernosa, Urethra: tief inguinal, obturatorisch, iliakal

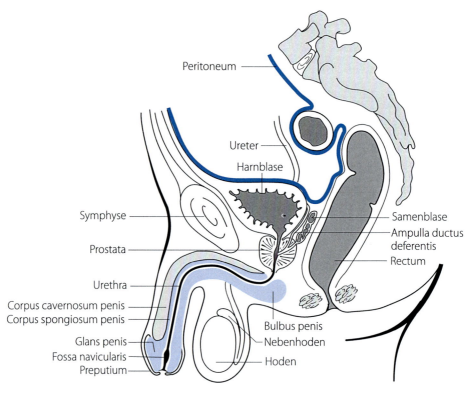

◘ **Abb. 21.1** Anatomie des Penis

21.4 Histologie

- Ca. 95 % Plattenepithelkarzinome
- Selten: Sarkome, Melanome

21.5 Ausbreitung

- Lokalisation: in abnehmender Häufigkeit an Glans (ca. 50 %), Präputium (ca. 20 %), Schaft
- Lymphknotenbefall:
  - Inguinal:
    - T1 G1: ca. 15 %; T1 G2–3: ca. 60 %; T2: ca. 80 %; T3/T4: 100 %
    - Insgesamt bei ca. 50 % beidseitig inguinal
  - Pelvin bei mehr als 2 befallenen inguinalen Lymphknotenmetastasen ca. 20–30 % pelviner Lymphknotenbefall
- Fernmetastasen: primär selten; auch im weiteren Verlauf nur bei unter 10 %

21.6 Diagnostik

- Anamnese, Klinik, körperliche Untersuchung, Routinelabor
- Sonographie Abdomen, inguinal, Penis
- CT (MRT) Abdomen/Becken
- Röntgen/CT Thorax

21.7 Stadieneinteilung

- TNM-Klassifikation und UICC-Stadieneinteilung Anhang: Weiterführende Literatur
- Jackson-Stadien ◘ Tab. 21.1

◘ **Tab. 21.1**   Stadien des Peniskarzinoms nach Jackson

Stadium nach Jackson	Ausdehnung
I	Auf Glans penis oder Vorhaut beschränkt
II	Befall von Penisschaft/Corpora Keine Lymphknotenmetastasen, keine Fernmetastasen
III	Auf Penis beschränkt Operabler inguinaler Lymphknotenbefall
IV	Infiltration von Nachbarstrukturen Inoperabler inguinaler Lymphknotenbefall/Fernmetastasen

21

21.8   Therapie

21.8.1   Allgemeines

- Standardtherapie: Operation; Radiotherapie alternativ bei kleinen Tumoren, Ablehnung einer Operation, Inoperabilität

21.8.2   Operation

- Lokale Exzision/Laserablation: ggf. Organerhalt bei (distalen) kleinen Tumoren (Tis/T1) möglich
- Penisamputation: bei größeren Tumoren bzw. proximalem Sitz
- Sentinel-Node-Biopsie: bei cN0 ab T1 G2
- Lymphadenektomie: bei cN1–2; häufig reaktiv vergrößerte inguinale Lymphknoten; daher ggf. Lymphadenektomie erst nach antibiotischer Vorbehandlung, bei Befall auch pelvine Lymphadenektomie; bei cN3 ggf. konsolidierend nach neoadjuvanter Chemotherapie oder primär definitiv intendierter Radiotherapie

21.8.3   Radiotherapie

Indikation
- Primärtumor:
  - Primär:
    - Bei Tis/T1/T2 an der Glans penis unter 4 cm
    - Ablehnung einer Operation, Inoperabilität
  - Postoperativ: nach Non-in-sano-Resektion
- Lymphabflusswege:
  - Bei klinischem Lymphknotenbefall, wenn keine Lymphadenektomie durchgeführt wurde
  - Ggf. adjuvant bei fortgeschrittenen Stadien (kontrovers diskutiert)
- Radiotherapie von Metastasen ▶ Kap. 35 Palliative Radiotherapie und ▶ Kap. 36 Strahlentherapeutische Notfallsituationen

Zielvolumen
- Festlegung anhand des Planungs-CT unter Berücksichtigung der vorab erfolgten bildgebenden Diagnostik
- Beachtung der internationalen Konturierungsempfehlungen zu Zielvolumenvergabe, Sicherheitssäumen, Risikoorganschonung Anhang: Materialien zur Konturierung
- Tumorregion mit Sicherheitssaum
- Lymphabflusswege (wenn indiziert ▶ Abschn. 21.8.3 Indikation): inguinal, obturatorisch, iliakal
- Sicherheitssäume anatomisch sinnvoll adaptiert (klinisches Zielvolumen (CTV) nicht in als nicht-infiltriert angesehene Knochen-/Knorpel-/Muskelstrukturen hineinreichend)

Dosierung

- Tumorregion: 5-mal 1,8–2 Gy/Woche bis 59,4/60 Gy; bei größeren Tumoren Dosisaufsättigung bis 66/66,6–70/70,2 Gy
- Lymphabflusswege:
  - Adjuvant: 5-mal 1,8–2 Gy/Woche bis 45/46–50/50,4 Gy
  - Bei klinischem Befall: 5-mal 1,8–2 Gy/Woche bis ca. 55,8/56–59,4/60 Gy (cave ggf. Lymphödemrisiko)

Technik

- Rückenlage
- Reproduzierbare Lagerung des Penis (verschiedene Halterungstechniken); Bolus
- Bei Radiotherapie der Lymphabflusswege: Planung und Radiotherapie mit reproduzierbarer Füllung der Harnblase
- Perkutan: CT-gestützte 3D-konformale oder IMRT(VMAT)-Technik
- Brachytherapie: ggf. alternativ im Bereich der Primärtumorregion (bei auf die Glans beschränkten Tumoren kleiner 4 cm; interstitiell oder in Moulagentechnik; klinisch/bildgestützte 3D-Planung)

Nebenwirkungen und Risiken

- Nebenwirkungen und Risiken der Radiotherapie beim Peniskarzinom ◻ Tab. 21.2
- Nähere Ausführungen zu Nebenwirkungen und Risiken sowie zu supportiver Prophylaxe und Therapie ▶ Kap. 2 und 3

◻ **Tab. 21.2** Nebenwirkungen und Risiken der Radiotherapie beim Peniskarzinom

Organ/Gewebe	Akut	Spät
Allgemein	Abgeschlagenheit, verminderte Belastbarkeit, Gewichtsverlust (v. a. bei großen Zielvolumina, sonst eher selten)	
Haut, Unterhaut	Rötung, trockene, feuchte Epitheliolysen (insbesondere inguinal und im Bereich der Analfalte)	Teleangiektasien, Pigmentverschiebungen, trophische Störungen, Wundheilungsstörungen, Lymphödem
Gastrointestinaltrakt (bei Radiotherapie der Lymphabflusswege)	Enteritis mit Diarrhö, Proktitis	Schleimhautatrophie, anorektale Dysfunktion, Ulzeration, Stenosierung, Fibrosierung, Fistelbildung (selten)
Urogenitaltrakt	Penis: Schwellung, sekundäre Infektionen, Schleimhautreaktion (ggf. Prophylaxe durch Zirkumzision vor Radiotherapie); Zystitis, Blasenfunktionsstörungen, Dyspareunie (bei Radiotherapie der Lymphabflusswege)	Zeugungsunfähigkeit, Phimose, Harnröhrenstriktur; „Schrumpfblase" (bei Radiotherapie der Lymphabflusswege), Fistelbildung (selten)

(Penektomie aufgrund lokaler Komplikationen nach primärer Radiotherapie bei ca. 5 % notwendig)

21

21.8.4 **Chemotherapie**

- Indikation:
  - Adjuvant bei pN2–3
  - Ggf. neoadjuvant bei cN3
  - Wert der simultanen Radiochemotherapie nicht gesichert; nur in Studien
  - In palliativer Situation (Fernmetastasierung)
- Substanzen: z. B. Cisplatin/5-FU, Vincristin, Methotrexat, Bleomycin

21.9 **Nachsorge**

- Durchführung gemäß den Empfehlungen der Fachgesellschaften sowie symptomorientiert
- Nach Radiotherapie abhängig von Akuttoxizität ggf. zunächst engmaschig, dann ca. 6–8 Wochen nach Therapieende; im weiteren Verlauf abhängig von individueller Gesamtkonstellation
- Weitere Ausführungen zur Nachsorge ▶ Abschn. 1.8

21.10 **Prognose**

- Abhängig von Tumorstadium (insbesondere Lymphknotenstatus)
- 5-JÜR:
  - Kein Lymphknotenbefall: ca. 80–90 %
  - Lymphknotenbefall inguinal: ca. 40–50 %
  - Lymphknotenbefall iliakal: ca. 5 %

Endometriumkarzinom

© Springer-Verlag GmbH Deutschland, ein Teil von Springer Nature 2018
I. Stöver, P. Feyer, *Praxismanual Strahlentherapie*, https://doi.org/10.1007/978-3-662-56577-3_22

22

22.1 Epidemiologie

- „Wohlstandserkrankung": in Industrienationen häufigster genitaler Tumor (Typ I; ▶ Abschn. 22.4)
- Inzidenz in Deutschland ca. 15/100.000 pro Jahr; steigend durch Anstieg der Lebenserwartung, häufigeres metabolisches Syndrom, geringere Parität, häufigere Langzeithormontherapie, bessere Diagnostik
- Altersgipfel ca. 75. Lebensjahr: typischer Tumor der postmenopausalen Frau; ca. 20 % prämenopausal, ca. 3–5 % unter 40. Lebensjahr

22.2 Ätiologie/Risikofaktoren

- Östrogenabhängigkeit (Typ I; ▶ Abschn. 22.4):
    - Frühe Menarche, späte Menopause
    - Nulliparität
    - Langzeitbehandlung mit Östrogenen ohne Gestagenkombination
    - Tamoxifen: durch östrogene Partialwirkung; nur bei postmenopausalen Frauen (in dieser Gruppe werden 3-mal so viele Mammakarzinome verhindert wie Endometriumkarzinome neu auftreten)
    - Endokrinopathien mit Östrogendominanz (Polyzystisches-Ovar-Syndrom, östrogenproduzierende Tumoren)
    - Metabolisches Syndrom (Adipositas, Diabetes mellitus, arterieller Hypertonus)
    - Leberzirrhose (gestörter Östrogenabbau)
- Genetische Disposition (z. B. im Rahmen des HNPCC-Syndrom = Lynch-II-Syndrom; spezifische genetische Profile/Genmutationen bei Typ I und Typ II)

22.3 Anatomie

- Anatomie des Uterus ◘ Abb. 22.1
- Lymphabflusswege: parazervikal, parametran, obturatorisch, iliakal, paraaortal; selten: sakral, inguinal

22.4 Histologie

- Histologische Subtypen:
    - Überwiegend endometroides Adenokarzinome (ca. 80 %)
    - Serös-papilläre, klarzellige Karzinome (ca. 10 %)
    - Selten: muzinöse, adenosquamöse, undifferenzierte Karzinome, Mischtypen inkl. Karzinosarkome (▶ Abschn. 22.12)
- High-risk-Histologien: klarzelliges Karzinom, serös-papilläres Karzinom, undifferenziertes Karzinom, Mischtypen
- Pathogenetisch zwei Typen des Endometriumkarzinoms ◘ Tab. 22.1

Abb. 22.1 Anatomie des Uterus

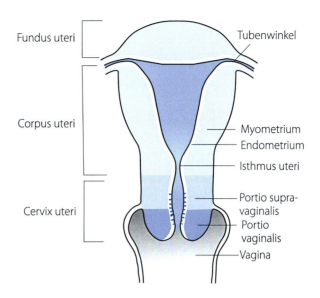

Fundus uteri

Tubenwinkel

Corpus uteri

Myometrium
Endometrium
Isthmus uteri

Cervix uteri

Portio supra-
vaginalis
Portio
vaginalis
Vagina

Tab. 22.1 Typen des Endometriumkarzinoms

Charakteristika	Typ I (ca. 80 %)	Typ II (ca. 20 %)
Hormonabhängigkeit	Östrogenabhängig	Östrogenunabhängig
Auftreten	Postmenopausal	Prä-/perimenopausal
Histologie	Endometroid	Serös-papillär, muzinös, klarzellig
Entstehung	Aus Hyperplasie	De novo
Differenzierung	Höher	Niedriger
Invasionsverhalten	Geringere Myometriuminvasion	Stärkere Myometriuminvasion
Verhalten	Weniger aggressiv	Aggressiver
Typische Mutationen	PTEN, CTNNB1, KRAS	NER2/neu, p53, PIC3CA

22.5 Ausbreitung

- Entstehung überwiegend im Fundus oder Tubenwinkel
- Ca. 10 % okkulte Implantationsmetastasen am Scheidenende
- Ca. 10–15 % positive Peritonealzytologie, ca. 3 % Tubenbefall, ca. 10 % Ovarienbefall
- Lymphknotenbefall:
    - Stadium I ca. 10 %; Stadium II ca. 35 %
    - Wenn kein pelviner Lymphknotenbefall: ca. 2–4 % paraaortaler Lymphknotenbefall
    - Bei pelvinem Lymphknotenbefall: ca. 35 % paraaortaler Lymphknotenbefall
    - Paraaortaler Lymphknotenbefall gilt als N1 M0
- Fernmetastasen: primär sehr selten

22

22.6   Diagnostik

- Anamnese, Klinik (jede postmenopausale und jede irreguläre prämenopausale vaginale Blutung ist verdächtig), körperliche Untersuchung, Routinelabor
- Gynäkologische Untersuchung, transvaginaler Ultraschall, fraktionierte Abrasio, Hysteroskopie, Biopsie
- CT Thorax
- CT Abdomen
- CT/MRT Becken
- Ggf. FDG-PET/CT (z. B. Rezidivfall)
- Ggf. Zystoskopie, Rektoskopie (bei V. a. Harnblasen-, Rektumbeteiligung)

22.7   Stadieneinteilung

- TNM-Klassifikation und UICC/FIGO-Stadieneinteilung Anhang: Weiterführende Literatur

22.8   Therapie

22.8.1   Allgemeines

- Operation primäre Therapie in den Stadien I–III (ggf. auch IV A); primäre Radio-(chemo)therapie nur bei Inoperabilität und im Stadium IV A
- Adjuvante Therapie stadienadaptiert und bei Vorliegen von Risikofaktoren:
    - In den Stadien I und II adjuvante Therapie zur Verbesserung der lokalen Kontrolle; kein Einfluss auf das Gesamtüberleben
    - Therapieempfehlungen setzen stadiengerechtes operatives Vorgehen voraus; bei inkompletter Operation (z. B. nicht durchgeführte, aber eigentlich indizierte Lymphadenektomie) ggf. Intensivierung der adjuvanten Therapie
    - Zuordnung von Stadien und Patientenparametern in Risikogruppen sowie die daraus folgenden Empfehlungen zur adjuvanten Therapie z. T. divergierend
    - Risikofaktoren (RF):
        - Myometriumsinfiltration über 50 %
        - Schlechte Differenzierung (G3)
        - Lymphangiosis carcinomatosa (insbesondere höchster Grad: „substantial lymphovascular space invasion (LVSI)")
        - Lebensalter über 60. Lebensjahr
    - Prinzipiell gilt:
        - Niedriges Lokalrezidivrisiko (unter 5 %): keine adjuvante Therapie
        - Intermediäres Lokalrezidivrisiko: adjuvante Radiotherapie (Brachytherapie/ggf. perkutane pelvine Radiotherapie)
        - Hohes Rezidivrisiko (lokal und distant): perkutane pelvine Radiotherapie ggf. mit Brachytherapie und/oder Chemotherapie
- **Stadienadaptierte Therapie:** ◻ Tab. 22.2
- Stadienadaptierte Empfehlungen zur adjuvanten Radiotherapie ▶ Abschn. 22.8.3 Indikation

◘ Tab. 22.2 Stadienadaptierte Therapieempfehlungen beim Endometriumkarzinom

Risikogruppe	Stadium/ Risikofak- toren	Empfohlene Therapie	Anmerkungen
Low risk	T1a G1–G2	Alleinige Operation Keine adjuvante Therapie	Allgemeiner Konsens (Bei Vorliegen von Risikofakto- ren ggf. alleinige Brachythera- pie erwägen)
Intermediate risk	T1a G3 T1b T2	Operation und adjuvante Radiotherapie	
Low intermedi- ate risk	T1a G3 T1b G1–G2	Operation Adjuvant alleinige Brachytherapie	Bei T1a G3 ohne Befall des Myometriums ggf. Verzicht auf adjuvante Therapie erwägen
High interme- diate risk	T1b G1–G2 mit RF T1b G3 T2	Operation Adjuvant risikoadaptiert alleinige Brachytherapie oder perkutane pelvine Radiotherapie	Bei T1b abhängig von Risikofaktoren sowie bei T2 ohne Risikofaktoren ggf. adjuvant alleinige Brachythe- rapie statt perkutaner pelviner Radiotherapie erwägen Bei T1b G3 ggf. zusätzlich Chemotherapie erwägen
High risk	T3 (T4) Lymphkno- tenbefall Serös- papilläre/ klarzellige Karzinome	Operation (ggf. als Exenteration bei T4) Adjuvant Chemotherapie und/oder perkutane pelviner Radiotherapie (bei paraaortalem Lymphknotenbefall ggf. mit Paraaortalfeld)	Zunehmender Trend zu kombinierter Therapie Optimale Sequenz Radiothe- rapie und Chemotherapie unklar Bei Verzicht auf perkutane Radiotherapie zumindest Brachytherapie anstreben Optimale Substanzen unklar Bei serös-papillären/ klarzelligen Karzinomen T1a ohne weitere Risikofaktoren ggf. alleinige Brachytherapie erwägen
Inoperabilität	T4 internistische Inoperabilität	Primäre Radio(chemo) therapie (perkutan und Brachytherapie)	Bei internistischer Inoperabili- tät kombinierte Therapie auch oft nicht durchführbar; dann alleinige Radiotherapie
Fernmetasta- sen	IV B	Systemtherapie (Hor- montherapie/Chemothe- rapie) Ggf. symptombezogene lokale Maßnahmen (Operation, Radiotherapie)	Individualisierte Therapie abhängig von Ausdehnung, Remissionsdruck/Symptoma- tik, Allgemeinzustand, Alter, Komorbidität

22

22.8.2 Operation

- Stadium I–II: abdominelle Hysterektomie mit Adnexektomie beidseits, Spülzytologie; Lymphadenektomie (ab Stadium I B sowie bei G3, High-Risk-Histologien, klinischem Lymphknotenbefall)
- Ab Stadium III und bei serös-papillärer und klarzelliger Histologie: zusätzlich Omentektomie und multipe peritoneale Biopsien
- Stadium IV A: ggf. Lymphknoten-Sampling; wenn negativ, ggf. bei isoliertem Harnblasen-/Rektumbefall vordere oder hintere Exenteration; ggf. zytoreduktive Hysterektomie
- Lymphadenektomie: pelvin und paraaortal

22.8.3 Radiotherapie

Indikation

- ☑ Tab. 22.2
- **Primär:** kombinierte perkutane Radiotherapie und Brachytherapie:
  - Stadium IV A (ggf. primär Debulking-OP bzw. Exenteration)
  - Inoperabilität/Ablehnung einer Operation
- **Postoperativ:** bei Risikofaktoren; Brachytherapie oder perkutaner Radiotherapie (ggf. mit anschließender Brachytherapie; oft praktiziert, niedriges Nebenwirkungs-/Risikoprofil, zusätzlicher Nutzen jedoch nicht gut belegt und zunehmend kritisch beurteilt; daher nur noch ggf. bei initialem Befall der Vagina oder lokaler Non-insano-Resektion):
  - **Stadium I A G1–2:** keine adjuvante Radiotherapie
  - **Stadium I A G3 und Stadium I B G1–2 ohne Risikofaktoren:** alleinige Brachytherapie; bei Stadium I A G3 ohne Myometriumbefall ggf. Verzicht auf adjuvante Therapie erwägen
  - **Stadium I B G1–2 mit Risikofaktoren und T1b G3 und T2:** perkutane Radiotherapie (insbesondere bei Nx) oder alleinige Brachytherapie
  - **Stadium III:** perkutane Radiotherapie ggf. mit Brachytherapie (bei Entscheidung für Chemotherapie zumindest zusätzlich Brachytherapie anstreben)
  - **Non-in-sano-Resektion:** abhängig von Stadium und Region der Non-in-sano-Resektion alleinige Brachytherapie oder perkutane Radiotherapie ggf. mit Brachytherapie
  - **High-Risk-Histologien:** perkutane Radiotherapie ggf. mit Brachytherapie (bei Entscheidung für Chemotherapie zumindest zusätzlich Brachytherapie anstreben)
- Ggf. palliativ bei (symptomatischem) Lokalrezidiv
- Lymphabflusswege:
  - Iliakal: bei Indikation zur perkutanen Radiotherapie
  - Paraaortal:
    - Suspekte paraaortale Lymphknoten bzw. nachgewiesener Befall
    - Iliakaler Lymphknotenbefall ohne paraaortale Lymphadenektomie (kontrovers diskutiert)
- Radiotherapie von Metastasen ► Kap. 35 Palliative Radiotherapie und ► Kap. 36 Strahlentherapeutische Notfallsituationen

Zielvolumen

- Perkutane Radiotherapie: Festlegung anhand des Planungs-CT unter Berücksichtigung der vorab erfolgten bildgebenden Diagnostik
  - Beachtung der internationalen Konturierungsempfehlungen zu Zielvolumenvergabe, Sicherheitssäumen, Risikoorganschonung Anhang: Materialien zur Konturierung
  - (Ehemalige Region von) Uterus, obere Vagina, Parametrien; Tumorregion mit Sicherheitssaum
  - Lymphabflusswege:
    - Obturatorisch, entlang der Iliaca-interna/-externa-/communis-Gefäße
    - Präsakral (bei Zervikalstromainfiltration)
    - Paraaortal (wenn indiziert ▶ Abschn. 22.8.3 Indikation)
- Brachytherapie:
  - Primär: intrauterin und vaginal (intrakavitär; ggf. bei ausgedehntem Tumorwachstum/ungenügender Rückbildung unter perkutaner Radiotherapie mit sonst unzureichender Dosisabdeckung auch in Kombination mit interstitieller Brachytherapie)
  - Postoperativ: Scheidenstumpf

Dosierung

- **Primäre Radiotherapie**
- Perkutane Radiotherapie und Brachytherapie:
  - Perkutan:
    - Uterus inklusive Tumor, obere Vagina, Parametrien, iliakale Lymphabflusswege: 5-mal 1,8–2 Gy/Woche bis 45/46–50/50,4 Gy (bei Parametrien-/Lymphknotenbefall Boost bis 59,4/60 Gy)
    - Paraaortale Lymphabflusswege (wenn indiziert ▶ Abschn. 22.8.3 Indikation): 5-mal 1,8–2 Gy/Woche bis 45/46–50/50,4 Gy
  - Brachytherapie:
    - Z. B. 3–4-mal 7 Gy, 5- mal 6 Gy, 6- mal 4 Gy, 3- mal 5 Gy (HDR-AL; abhängig von perkutan applizierter Dosis), 1-mal/Woche (an diesen Tagen keine perkutane Radiotherapie)

- **Postoperative Radiotherapie**
- Alleinige Brachytherapie: z. B. 3-mal 6–7 Gy, 6-mal 5 Gy, 1- bis 2-mal/Woche (HDR-AL)
- Perkutane Radiotherapie (und ggf. Brachytherapie):
  - Perkutan:
    - Ehemalige Region von Uterus inklusive Tumor, obere Vagina, Parametrien, iliakale Lymphabflusswege: 5-mal 1,8–2 Gy/Woche bis 50/50,4 Gy (bei ausgeprägtem Parametrien-/Lymphknotenbefall ggf. Boost bis 59,4/60 Gy)
    - Paraaortale Lymphabflusswege (wenn indiziert): 5-mal 1,8–2 Gy/Woche bis 45/46–50/50,4 Gy
  - Bei primärem Vaginalbefall/Non-in-sano-Resektion ggf. zusätzlich Brachytherapie: 1- bis 2-mal 5 Gy (HDR-AL)

22

- ■ **Palliative Radiotherapie**
- ▬ Individuelle Entscheidung abhängig von Vorbelastung, Zielvolumengröße, Allgemeinzustand u. a.; z. B. 5-mal 1,8–2 Gy/Woche bis 39,6/40–50/50,4 Gy (ggf. als Radiochemotherapie), 5-mal 3 Gy/Woche bis 30–45 Gy, 5-mal 5 Gy; ggf. Brachytherapie z. B. 4-mal 7 Gy (HDR-AL)

Technik

- ▬ Rückenlage
- ▬ CT-gestützte IMRT(VMAT)-Technik
- ▬ Planung/Radiotherapie mit reproduzierbarer Blasenfüllung (meist gefüllte Blase)
- ▬ Brachytherapie:
    - ▬ Dosierung auf Zielvolumen durch CT/MRT/klinisch-gestützte 3D-Brachytherapieplanung

Nebenwirkungen und Risiken

- ▬ Nebenwirkungen und Risiken der Radiotherapie beim Endometriumkarzinom
    ◘ Tab. 22.3
- ▬ Nähere Ausführungen zu Nebenwirkungen und Risiken sowie zu supportiver Prophylaxe und Therapie ► Kap. 2 und 3

22.8.4 Chemotherapie

- ▬ **Indikation:** ◘ Tab. 22.2
    - ▬ Primär ggf. im Rahmen einer kombinierten Radiochemotherapie bei Inoperabilität
    - ▬ Adjuvant: optimale Sequenz bezüglich Radiotherapie unklar; zu erwägen bei:

◘ **Tab. 22.3** Nebenwirkungen und Risiken der Radiotherapie beim Endometriumkarzinom		
Organ/ Gewebe	**Akut**	**Spät**
Allgemein	Abgeschlagenheit, verminderte Belastbarkeit, Gewichtsverlust (v. a. bei großen Zielvolumina, sonst eher selten)	
Haut, Unterhaut	Hautreaktion bei modernen Bestrahlungstechniken selten; evtl. Rötung, trockene, feuchte Epitheliolysen (insbesondere inguinal und im Bereich der Analfalte)	Teleangiektasien, Pigmentverschiebungen, trophische Störungen, Wundheilungsstörungen, Lymphödem (selten)
Gastrointestinaltrakt	Enteritis mit Diarrhö, Proktitis	Schleimhautatrophie, anorektale Dysfunktion, Ulzeration, Stenosierung, Fibrosierung, Fistelbildung (selten; Ausschluss eines Tumorrezidivs)
Urogenitaltrakt	Zystitis, Blasenfunktionsstörungen, Vulvitis, Vaginitis, Dyspareunie	Ulzerationen, Stenosierung, Fibrosierung, „Schrumpfblase", Fistelbildung (selten; Ausschluss eines Tumorrezidivs), Verlust der Ovarialfunktion, Fertilitätsstörungen, sexuelle Dysfunktion

– Stadium III (zusätzlich oder alternativ zu Radiotherapie)
  – High-Risk-Histologien
- In palliativer Situation (Fernmetastasierung):
  – Bei Hormonrezeptornegativität/hohem Remissionsdruck
- **Substanzen** z. B. Carboplatin/Paclitaxel; Doxorubicin oder Epirubicin/Cyclophosphamid (letztere nicht simultan zur Radiotherapie)

22.8.5 Hormontherapie

- Keine Indikation in adjuvanter Situation
- Symptomorientiert im metastasierten Stadium bei Hormonrezeptorpositivität, wenn chirurgische und strahlentherapeutische Optionen ausgeschöpft sind; vor Chemotherapie, wenn kein hoher Remissionsdruck
- Substanzen: Gestagene

22.9 Rezidiv

- Therapeutisches Vorgehen individuell abhängig u. a. von Lokalisation, Ausdehnung, Vortherapie, Allgemeinzustand, (biologischem) Lebensalter, z. B.:
  - Operation (Exenteration)
  - Radiotherapie (perkutane Radiotherapie und/oder (endoluminale/) interstitielle Brachytherapie)
  - Ggf. Hormontherapie
  - Ggf. Chemotherapie

22.10 Nachsorge

- Durchführung gemäß den Empfehlungen der Fachgesellschaften sowie symptomorientiert
- Nach Radio(chemo)therapie abhängig von Akuttoxizität ggf. zunächst engmaschig, dann ca. 6–8 Wochen nach Therapieende; im weiteren Verlauf abhängig von individueller Gesamtkonstellation
- Weitere Ausführungen zur Nachsorge ▶ Abschn. 1.8

22.11 Prognose

- Abhängig von Stadium, Histologie, Lebensalter (unter 60. Lebensjahr günstiger), Rezeptorstatus (Prognose günstiger bei ER-/PR-Positivität)
- ca. 80 % werden im Stadium I diagnostiziert; ca. 85 % aller Patientinnen können geheilt werden
- Rezidiv: lokal meist in den ersten 2 Jahren nach Erstbehandlung; Fernmetastasierung häufig nach längerem Intervall
- 5-JÜR:
  - Stadium I: ca. 70–80 %
  - Stadium II: ca. 60–70 %

22

— Stadium III: ca. 25 %
— Stadium IV: ca. 5 %
— Rezidiv: ca. 40 %

22.12   Sonderform: Karzinosarkom (Maligner Müllerscher Mischtumor)

22.12.1   Allgemeines

— Inzidenz ca. 3/100.000
— Mittleres Erkrankungsalter ca. 65. Lebensjahr
— Tumor mit maligner epithelialer und maligner mesenchymaler Komponente
— Früher den uterinen Sarkomen zugeordnet; nun als entdifferenzierte oder metaplastischen Form des Endometriumkarzinoms angesehen und als solches klassifiziert
— Risikofaktoren entsprechen denen der klassischen uterinen Sarkome (Tamoxifen, ionisierende Strahlung, ethnische Faktoren)
— Frühzeitige lymphonoduläre (primär bei ca. 30 %) und hämatogene Metastasierung (primär bei ca. 25 %; insbesondere Lunge)

22.12.2   Therapie

— **Operation:**
  — Primäre Hysterektomie, Adnexektomie sowie systematische pelvine/paraaortale Lymphadenektomie
— **Radiotherapie:**
  — Adjuvant im Stadium I und II
  — Ggf. palliativ bei nichtoperablem Tumor(rezidiv)
— **Chemotherapie:**
  — Adjuvant optional; individuelle Nutzen-Risiko-Analyse
  — Palliativ bei Fernmetastasierung

22.12.3   Prognose

— Insgesamt schlecht
— Abhängig vom Tumorstadium, Histologie (mit klarzelliger oder seröser epithelialer Komponente ungünstiger)
— 5-JÜR:
  — Stadium I/II: ca. 50–60 %
  — Stadium III/IV: ca. 10–20 %

Zervixkarzinom

© Springer-Verlag GmbH Deutschland, ein Teil von Springer Nature 2018
I. Stöver, P. Feyer, *Praxismanual Strahlentherapie*, https://doi.org/10.1007/978-3-662-56577-3_23

23

23.1   Epidemiologie

- Inzidenz in Deutschland ca. 12/100.000 Frauen pro Jahr; fallend (durch bessere Früherkennung; Inzidenz präinvasiver Manifestationen zunehmend)
- Weiterer zu erwartender Rückgang durch HPV-Impfung junger Mädchen (Empfehlung: Impfung aller Mädchen im 12.–17. Lebensjahr)
- Deutlicher Anstieg zwischen 35.–45. Lebensjahr; Altersgipfel ca. 40.–60. Lebensjahr; danach relativ konstante Inzidenz; mittleres Erkrankungsalter in den letzten Jahrzehnten deutlich gesunken
- In Entwicklungsländern wesentlich häufiger als in Industrienationen

23.2   Ätiologie/Risikofaktoren

- Hauptrisikofaktor: Infektion mit humanem Papillomavirus (High-risk-Typen, v. a. HPV 16/18)
- Sexualanamnese (frühe erste Kohabitation, häufiger Partnerwechsel, frühe erste Schwangerschaft, Multiparität, (Sexual-)Anamnese des Mannes; erhöhtes Risiko einer HPV-Infektion)
- Niedriger sozioökonomischer Status (erhöhtes Risiko einer HPV-Infektion)
- Herabgesetzter Immunstatus (HIV-Infektion, Medikamente; erhöhtes Risiko einer HPV-Infektion))
- Andere Infektionen (HSV-II, Chlamydien, Gonokokken)
- Rauchen
- Langzeiteinnahme oraler Kontrazeptiva (kontrovers diskutiert)
- Genetische Disposition (klinische Relevanz genetischer Variationen noch nicht abschließend geklärt)

23.3   Anatomie

- Anatomie der Zervix ◘ Abb. 23.1
- Transformationszone: Übergangszone zwischen unverhorntem Plattenepithel der Ektozervix zu schleimbildendem Zylinderepithel der Endozervix; bei jungen Frauen an Portiooberfläche, mit zunehmendem Alter nach endozervikal wandernd
- Lymphabflusswege: parazervikal, parametran, obturatorisch, sakral, iliakal; paraaortal (auch als Skipmetastasen) und inguinal (selten) entsprechen M1

23.4   Histologie

- Histologische Subtypen:
  - Ca. 80 % Plattenepithelkarzinome
  - Ca. 15–20 % Adenokarzinome
  - Selten: adenosquamös, neuroendokrin, klarzellig u. a.
- Ca. 15 % exophytisches Wachstum; ca. 60 % endophytisches Wachstum
- Grading: Relevanz als Risiko- und prognostischer Faktor unklar

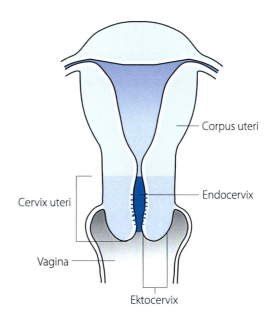

23.5 **Ausbreitung**

— Entstehung meist in der Transformationszone
— „Tiefe Stromainfiltration": Invasion bis ins äußere Drittel der Zervix (über 66 %; so definiert nach S3-Leitlinie, jedoch z. T. unterschiedliche Definitionen in der Literatur/Studien: über 50 % bis über 75 %)
— V. a. lokale Ausbreitung (Ummauerung von Gefäßen und Ureteren, Blaseninfiltration häufiger als Rektuminfiltration
— Regionärer Lymphknotenbefall:
    — Stadium I: ca. 15 % (bei I A1: unter 1 %)
    — Stadium II: ca. 30 %
    — Stadium III: ca. 50–60 %
    — Stadium IV: über 70 %
— Paraaortaler Lymphknotenbefall (entspricht M1):
    — Wenn kein pelviner Lymphknotenbefall: ca. 10 % paraaortaler Lymphknotenbefall
    — Bei pelvinem Lymphknotenbefall: ca. 30 % paraaortaler Lymphknotenbefall
    — Stadium I B: ca. 5 %
    — Stadium II A: ca.10 %
    — Stadium II B: ca. 20 %
    — Stadium III: ca. 30 %
    — Stadium IV: ca. 50 %
— Fernmetastasen: v. a. Knochen, Lunge, Leber (Absiedlungen an Vagina, Adnexen und Beckenserosa gelten nicht als Fernmetastasen)

23.6 Diagnostik

- Anamnese, Klinik, körperliche Untersuchung, Routinelabor
- Gynäkologische Untersuchung (ggf. in Narkose), transvaginaler Ultraschall, HPV-Abstrich, Biopsie
- CT Abdomen
- CT/MRT Becken
- CT Thorax
- Ggf. Zystoskopie, Rektoskopie (bei V. a. Harnblasen-, Rektumbeteiligung)
- Ggf. operatives Staging (▶ Abschn. 23.8)
- Ggf. FDG-PET/CT (im Rezidivfall)

23.7 Stadieneinteilung

- TNM-Klassifikation und UICC/FIGO-Stadieneinteilung Anhang: Weiterführende Literatur

23.8 Therapie

23.8.1 Allgemeines

- Aufgrund der ansonsten deutlich höheren therapiebedingten Morbidität sollte möglichst nur ein primäres Therapieverfahren angestrebt werden (Operation oder Radiochemotherapie); bei bereits primär sicheren Risikofaktoren, die eine postoperativer Radiochemotherapie nach Hysterektomie bedingen würden, daher nur operatives Staging (ggf. mit Ovariopexie) indiziert mit nachfolgender primärer Radiochemotherapie
- Neoadjuvante Chemotherapie bei vorliegenden Risikofaktoren (Tumorgröße über 4 cm, Lymphknotenbefall, L1, V1, G3) zur Vermeidung einer möglicherweise notwendigen postoperativen Radiochemotherapie und Verbesserung der In-sano-Resektionsrate (noch) kein Standard; in Zentren/Studien
- Die Radiotherapie sollte immer, wenn möglich, als kombinierte Radiochemotherapie erfolgen; Verzicht nur bei absoluten Kontraindikationen; die Chemotherapie darf jedoch nicht die Durchführung der Radiotherapie kompromittieren; der Hb-Wert sollte über 12 g/dl liegen, ggf. EK-Gabe
- Bei akzidentellem Zervixkarzinom im Rahmen einer Hysterektomie in ursprünglich benigner Indikation nachfolgend stadiengerechte Primärtherapie erforderlich
- **Stadienadaptierte Therapie:**
  - **Stadium I A1 mit maximal einem Risikofaktor:**
    - Konisation, ggf. mit Sentinel-Node-Biopsie bei bestehendem Kinderwunsch
    - Hysterektomie bei abgeschlossener Familienplanung/ggf. Sentinel-Node-Biopsie bei starkem Sicherheitsbedürfnis
    - Brachytherapie bei medizinischer Inoperabilität

- **Stadium I A1 mit mindestens 2 Risikofaktoren und Stadium I A2 mit maximal einem Risikofaktor:**
  - Ggf. Konisation oder Trachelektomie mit Lymphadenektomie bei bestehendem Kinderwunsch alternativ zu radikalerem Standardvorgehen wie ab Stadium I B
- **Stadium (I A2–)I B–II A:**
  - Operation und primäre Radio(chemo)therapie gleichwertig, im deutschsprachigen Raum operatives Vorgehen präferiert, wenn keine Risikofaktoren vorliegen (Vorteil einer Operation: besseres Lymphknotenstaging, Erhalt der Ovarialfunktion bei prämenopausalen Frauen)
  - Postoperative Radiochemotherapie nach primärer Operation bei erst nachträglich diagnostizierten Risikofaktoren (in ca. einem Drittel der Fälle notwendig; ► Abschn. 23.8.3 Indikation)
- **Stadium II B–III:**
  - Primäre Radiochemotherapie (vorab operatives Staging; bei prämenopausalen Frauen Ovariopexie)
- **Stadium IV A:**
  - Primäre Radiochemotherapie (vorab operatives Staging; bei prämenopausalen Frauen Ovariopexie)
  - Ggf. alternativ Exenteration (z. B. bei zentralem Tumorsitz) in Einzelfällen
- **Stadium IV B:**
  - Systemtherapie
  - Ggf. lokale Maßnahmen (Operation, Radiotherapie) bei entsprechender Symptomatik

23.8.2 Operation

- **Konisation:** kegelförmige Exzision der Portio
- **Trachelektomie:** Entfernung von etwa zwei Drittel der Zervix und etwa der Hälfte des Parametriums
- **Radikale Hysterektomie nach Wertheim-Meigs:** Klassifikation nach Piver I–V (zunehmende Radikalität); Entfernung der Adnexen bei Adenokarzinom und/oder bei postmenopausalen Frauen
- **Sekundäre Hysterektomie** nach primärer Radiochemotherapie:
  - Bei nicht oder nicht vollständig lege artis durchgeführter Radiotherapie, insbesondere der Brachytherapie (als „Verzweiflungsmaßnahme", kein primäres Therapiekonzept)
  - Individuell erwägen bei Nachweis von (größerem) vitalem Resttumor 2–3 Monate nach Therapieende (Wertigkeit unklar)
- **Sentinel-Node-Biopsie:**
  - Bei Primärtumoren unter 2 cm ohne Risikofaktoren möglich
  - Verwendung von Indocyaningrün oder Patentblau und radioaktivem Tracer
  - Beidseitige prä-/intraoperative Darstellung
- **Radikale Lymphadenektomie:** pelvin, wenn positiv, auch paraaortal

- Operatives (ggf. laparoskopisches) Staging vor geplanter definitiver Radiochemotherapie mit Markierung der befallenen Lymphknotenregion; ggf. Debulking makroskopisch befallener Lymphknoten
- **Ovariopexie:** bei prämenopausalen Frauen vor geplanter definitiver Radiochemotherapie (dadurch bei ca. 50 % der Patientinnen endokrine Funktion zu erhalten)

23.8.3 Radiotherapie

Indikation

- **Primär:** perkutane Radio(chemo)therapie und Brachytherapie; (in Deutschland):
    - In den Stadien I B2–II A als Option
    - Ab Stadium II (A)B regelhaft
- **Postoperativ:** perkutane Radio(chemo)therapie und ggf. Brachytherapie bei erst nachträglich diagnostizierten Risikofaktoren:
    - Vorliegen mindestens eines Hochrisikofaktors:
        - Lymphknotenbefall
        - Parametrienbefall
        - Non-in-sano-Resektion (alleinige Brachytherapie, wenn im Bereich des Scheidenstumpfes ohne weitere Risikofaktoren)
        - Nicht erfolgte adäquate Lymphadenektomie
    - Vorliegen von drei oder mehr intermediärer Risikofaktoren:
        - Lymphangiosis carcinomatosa
        - Hämangiosis carcinomatosa
        - Tumor größer als 4 cm
        - Tiefe Stromainvasion der Zervix
        - G3
    - Vorliegen von einem oder zwei Risikofaktoren außer G3: individuelle Abwägung
- **Lymphabflusswege:**
    - Iliakale Lymphabflusswege: Mitbehandlung immer in kurativer Situation
    - Paraaortale Lymphabflusswege:
        - Bei nachgewiesenem paraaortalem Lymphknotenbefall
        - Bei nachgewiesenem Befall der Iliaca-communis-Lymphknoten (wenn keine paraaortale Lymphadenektomie erfolgt; kontrovers diskutiert)
    - Inguinale Lymphabflusswege: ggf. bei Befall des unteren Vaginadrittels
- Ggf. palliativ bei (symptomatischem) Lokalrezidiv
- Radiotherapie von Metastasen ▶ Kap. 35 Palliative Radiotherapie und ▶ Kap. 36 Strahlentherapeutische Notfallsituationen

Zielvolumen

- **Perkutan:**
    - Festlegung anhand des Planungs-CT unter Berücksichtigung der vorab erfolgten bildgebenden Diagnostik
    - Beachtung der internationalen Konturierungsempfehlungen zu Zielvolumenvergabe, Sicherheitssäumen, Risikoorganschonung Anhang: Materialien zur Konturierung

- (Ehemalige Region von) Uterus, obere Vagina, Parametrien einschließlich Tumorregion mit Sicherheitssaum
- Lymphabflusswege:
  - Obturatorisch, entlang der Iliaca-interna/-externa-/communis-Gefäße, präsakral
  - Inguinal (wenn indiziert ▸ Abschn. 23.8.3 Indikation)
  - Paraaortal (wenn indiziert ▸ Abschn. 23.8.3 Indikation)
- Sicherheitssäume anatomisch sinnvoll adaptiert (klinisches Zielvolumen (CTV) nicht in als nicht-infiltriert angesehene Knochen-/Knorpel-/Muskelstrukturen hineinreichend)
- **Brachytherapie:**
  - Primär: intrauterin und vaginal (intrakavitär; ggf. bei ausgedehntem Tumorwachstum/ungenügender Rückbildung unter perkutaner Radiotherapie mit sonst unzureichender Dosisabdeckung auch in Kombination mit interstitieller Brachytherapie)
  - Postoperativ: Scheidenstumpf

Technik

- Rückenlage
- CT-gestützte IMRT(VMAT)-Technik
- Planung/Radiotherapie mit reproduzierbarer Blasenfüllung (meist gefüllte Blase)
- Mitbehandlung der paraaortalen Lymphabflusswege bei Indikation zeitgleich zur Beckenbestrahlung
- Brachytherapie:
  - Ggf. neben intrakavitärer auch interstitielle Brachytherapie ▸ Abschn. 23.8.3.2 Zielvolumen
  - Dosierung auf Zielvolumen durch CT/MRT/klinisch-gestützte 3D-Brachytherapieplanung
  - (Historische brachytherapeutische Dosisspezifikation bezogen auf definierte Punkte:
    - Punkt A: 2 cm lateral und kranial der Portio bzw. applikatorbezogen
    - Punkt B: 3 cm von Punkt A nach lateral)

Dosierung

- **Primäre Radiotherapie**
- Immer kombinierte perkutane Radio(chemo)therapie und Brachytherapie
- Ohne Brachytherapie gibt es aufgrund der dann nicht zu erreichenden notwendigen Gesamtdosis am Tumor keinen kurativen Therapieansatz; stereotaktische Verfahren kein adäquater Ersatz
- Mit Zunahme der Tumorgröße bzw. des Stadiums höhere Wichtung der perkutanen Bestrahlung gegenüber der Brachytherapie
- Anzustrebende äquivalente Gesamtdosis (EQD_2) von perkutaner Radiotherapie und Brachytherapie:
  - Am Tumor abhängig von der Tumorgröße mindestens (85–)90 Gy
  - Im Bereich der Lymphabflusswege bei fehlendem Lymphknotenbefall 45–50 Gy, bei Lymphknotenbefall bis ca. 60 Gy
- An Brachytherapie-Tagen keine perkutane Radiotherapie, keine Chemotherapie

23

- Gesamtbehandlungszeit möglichst maximal 7 Wochen; 8 Wochen sollten nicht überschritten werden
- Dosiskonzept beispielsweise (z. T. unterschiedlich in einzelnen Institutionen etabliert):
  - Perkutane Radiotherapie 5-mal 1,8–2 Gy/Woche bis 45/46–50/50,4 Gy; ggf. Aufsättigung der Parametrien abhängig von Befall, ggf. (simultaner) Boost auf befallene Lymphknoten
  - Brachytherapie (HDR-AL) z. B. 5-mal 6 Gy, 4-mal 7 Gy; 1–2-mal/Woche

- **Postoperative Radiotherapie**
- Perkutan 5-mal 1,8–2 Gy/Woche bis 50/50,4 Gy (bei ausgeprägtem Parametrien-/Lymphknotenbefall ggf. Boost bis 59,4/60 Gy)
- Bei Non-in-sano-Resektion ggf. Brachytherapie (am Scheidenstumpf) oder perkutaner Boost

- **Palliative Radiotherapie**
- Individuelle Entscheidung abhängig von Vorbelastung, Zielvolumengröße und Allgemeinzustand; z. B. 5-mal 1,8–2 Gy/Woche bis 39,6–50/50,4 Gy, 5-mal 3 Gy/Woche bis 30 Gy; evtl. 5-mal 5 Gy; ggf. Brachytherapie z. B. 4-mal 7 Gy (HDR-AL)

Nebenwirkungen und Risiken
- Nebenwirkungen und Risiken der Radiotherapie beim Zervixkarzinom ◘ Tab. 23.1
- Nähere Ausführungen zu Nebenwirkungen und Risiken sowie zu supportiver Prophylaxe und Therapie ▶ Kap. 2 und 3

◘ **Tab. 23.1** Nebenwirkungen und Risiken der Radiotherapie beim Zervixkarzinom

Organ/Gewebe	Akut	Spät
Allgemein	Abgeschlagenheit, verminderte Belastbarkeit, Gewichtsverlust (v. a. bei großen Zielvolumina, sonst eher selten)	
Haut, Unterhaut	Hautreaktion bei modernen Bestrahlungstechniken selten; evtl. Rötung, trockene, feuchte Epitheliolysen (insbesondere im Bereich der Analfalte und ggf. inguinal)	Teleangiektasien, Pigmentverschiebungen, trophische Störungen, Wundheilungsstörungen, Lymphödem (selten)
Gastrointestinaltrakt	Enteritis mit Diarrhö, Proktitis	Schleimhautatrophie, anorektale Dysfunktion, Ulzeration, Stenosierung, Fibrosierung, Fistelbildung (selten; Ausschluss eines Tumorrezidivs)
Urogenitaltrakt	Zystitis, Blasenfunktionsstörungen, Vulvitis, Vaginitis, Dyspareunie	Ulzeration, Stenosierung, Fibrosierung, „Schrumpfblase", Fistelbildung (selten; Ausschluss eines Tumorrezidivs), Verlust der Ovarialfunktion, Fertilitätsstörungen, sexuelle Dysfunktion

23.8.4 Systemtherapie

- **Indikation:**
  - Als kombinierte Radiochemotherapie (bessere lokale Tumorkontrolle und Überlebensrate als alleinige Radiotherapie, wenn Chemotherapie ohne Einschränkungen appliziert werden kann)
  - Palliativ (Fernmetastasierung)
  - Ggf. neoadjuvant (in Zentren/Studien)
- **Substanzen** z. B.:
  - Cisplatin simultan zur Radiotherapie
  - Cisplatin/Paclitaxel ggf. mit Bevacizumab, Cisplatin/Topotecan u. a. in palliativer Situation

23.9 Zervixkarzinom in der Schwangerschaft

- Zervixkarzinom häufigstes in der Schwangerschaft erstdiagnostiziertes Karzinom der Frau
- Stadien- und risikospezifische Prognose vergleichbar mit der Prognose nichtschwangerer Frauen
- Häufiger in früheren Stadien diagnostiziert
- Therapiestrategie hoch individuell abhängig von Tumorstadium, Schwangerschaftswoche zum Zeitpunkt der Diagnose und Präferenzen der Patientin; Behandlung in entsprechend spezialisierten Zentren:
  - In sehr frühen Stadien (I A) Abwarten des Geburtstermins vor Therapieeinleitung möglich
  - In fortgeschrittenen Stadien je nach Schwangerschaftsalter in interdisziplinärer Abstimmung und Abwägung unter Einbeziehung der Patientin Schwangerschaftsbeendigung mit nachfolgender stadiengerechter Therapie oder Fortsetzung der Schwangerschaft mit verzögertem Therapiebeginn oder neoadjuvanter Therapie

23.10 Rezidiv

- Rezidiv: bis zu 30 %; meist in den ersten 2 Jahren nach Erstbehandlung; schlechte Prognose
- Therapeutisches Vorgehen individuell abhängig von Lokalisation, Ausdehnung, Vortherapie, Allgemeinzustand, (biologischem) Alter z. B.:
  - Operation (Exenteration nur, wenn hierdurch eine In-sano-Resektion möglich erscheint und keine Fernmetastasierung vorliegt)
  - Radio(chemo)therapie (externe Radiotherapie und/oder (interstitielle) Brachytherapie)
  - Systemtherapie
  - Ggf. experimentelle lokoregionäre Therapieansätze (in Zentren/Studien)

23.11   Nachsorge

- Durchführung gemäß den Empfehlungen der Fachgesellschaften sowie symptomorientiert
- Nach Radiochemotherapie abhängig von Akuttoxizität ggf. zunächst engmaschig, dann ca. 6–8 Wochen nach Therapieende; im weiteren Verlauf abhängig von individueller Gesamtkonstellation
- Weiteren Verlauf abhängig von individueller Gesamtkonstellation
- Weitere Ausführungen zur Nachsorge ▶ Abschn. 1.8

23.12   Prognose

- Abhängig von Tumorstadium (bei kleinen Tumoren (Stadium I A) Größe des Tumors, bei größeren Tumoren (ab Stadium I B) Lymphknotenbefall prognosebestimmend), Histologie (Adenokarzinom etwas schlechter als Plattenepithelkarzinome, durch moderne Therapiekonzepte von abnehmender Bedeutung; neuroendokrine Karzinome deutlich schlechter), Lebensalter (unter 40. Lebensjahr schlechter)
- 5-JÜR:
  - Stadium I: ca. 80 %
  - Stadium II: ca. 60 %
  - Stadium III: ca. 30–50 %
  - Stadium IV A: ca. 10–15 %
  - Stadium IV B: unter 1 %
  - Rezidiv: ca. 15 % (nach Salvage-Therapie)

Vaginalkarzinom

© Springer-Verlag GmbH Deutschland, ein Teil von Springer Nature 2018
I. Stöver, P. Feyer, *Praxismanual Strahlentherapie*, https://doi.org/10.1007/978-3-662-56577-3_24

24.1 Epidemiologie

— Inzidenz in Deutschland ca. 0,5–1/100.000 Frauen pro Jahr
— Altersgipfel ca. 65.–70. Lebensjahr

24.2 Ätiologie/Risikofaktoren

— Infektion mit humanem Papillomavirus (HPV); Sexualanamnese
— Chronische Traumatisierung (Vaginalpessar, Prolaps, Flour etc.)
— Ionisierende Strahlung (z. B. Radiotherapie eines Zervixkarzinoms in der Anamnese)
— Diethylstilbestrol-(DES-)Einnahme während der Schwangerschaft (seit 1971 nicht mehr zugelassen)

24.3 Anatomie

— Anatomie der Vagina ◘ Abb. 24.1
— Die Strahlenempfindlichkeit der Vagina nimmt von proximal nach distal zu

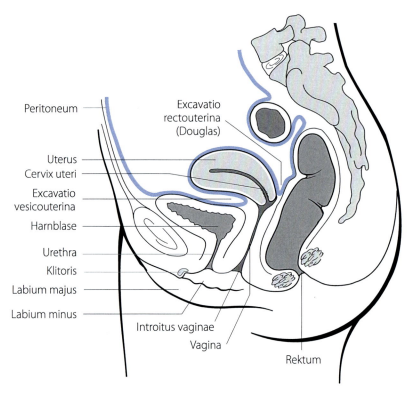

◘ **Abb. 24.1**   Anatomie der Vagina

- Lymphabflusswege:
    - Obere zwei Drittel: obturatorisch, iliakal
    - Unteres Drittel: inguinal, femoral
    - Cave: anastomosierende Lymphbahnen mit atypischen Metastasierungswegen

24.4 Histologie

- Präkanzerosen:
    - Vaginale intraepitheliale Neoplasie (VAIN) I–III
    - Für VAIN III Progressionsrisiko ca. 5 %
- Meist (nicht verhornende) Plattenepithelkarzinome (ca. 90 %)
- Ca. 5–10 % Adenokarzinome (eher bei jüngeren Frauen; Ausschluss der Metastasierung eines anderen Primärtumors, insbesondere Ovarial-, Endometrium- oder Kolonkarzinom)

24.5 Ausbreitung

- Lokalisation: meist im oberen Drittel an der Vaginalhinterwand
- Definition des primären Vaginalkarzinoms (auf Vagina begrenzter Tumor) schließt eine Beteiligung von Zervix und Vulva aus:
    - Bei Beteiligung der Zervix liegt ein Zervixkarzinom, bei Beteiligung der Vulva ein Vulvakarzinom jeweils mit Vaginalbeteiligung vor
    - Bei Auftreten eines Vaginaltumors innerhalb von 5 Jahren nach Therapie eines Zervix-, Vulvakarzinoms handelt es sich um eine vaginale Metastase, nicht um ein primäres Vaginalkarzinom
- Lokales Wachstum mit Ausmauerung des Beckens
- Lymphknotenbefall: im oberen zwei Dritteln primär pelvin, im unteren Drittel primär inguinal
    - Stadium I: ca. 0–5 %
    - Stadium II: ca. 20–35 %
    - Stadium III–IV: ca. 75–80 %
- Fernmetastasen: selten

24.6 Diagnostik

- Anamnese, Klinik, körperliche Untersuchung, Routinelabor
- Gynäkologische Untersuchung (ggf. in Narkose), transvaginaler Ultraschall, Biopsie, HPV-Abstrich
- CTMRT Becken
- Ggf. Sonographie/CT Abdomen (in höheren Stadien)
- Ggf. CT Thorax (in höheren Stadien)
- Ggf. Zystoskopie, Rektoskopie (bei V. a. Harnblasen-, Rektumbeteiligung)
- Differenzialdiagnostisch Ausschluss eines anderweitigen Primärtumors

24.7 Stadieneinteilung

- TNM-Klassifikation und UICC/FIGO-Stadieneinteilung Anhang: Weiterführende Literatur

24.8 Therapie

24.8.1 Allgemeines

- Keine randomisierten/kontrollierten Studien vorhanden
- Therapievorgehen unter Berücksichtigung des häufig höheren Lebensalters, der lokal oft fortgeschrittenen Situation und der Vermeidung eines verstümmelnden Vorgehens meist primäre Radio(chemo)therapie
- **Stadienadaptiertes Vorgehen:**
  - **Stadium 0 (VAIN II und III):**
    - Exzision
    - Brachytherapie bei Inoperabilität
    - Ggf. lokale medikamentöse Therapie mit Imiquimod (Virostatikum; kein etablierter Standard)
  - **Stadium I (II):**
    - Operation und primäre Radio(chemo)therapie gleichwertig; individuelle Entscheidung abhängig von Alter, Komorbidität, Tumorsitz, Tumorgröße u. a.
  - **Stadium (II) III-IV A:**
    - Primäre Radio(chemo)therapie
    - Operation nur in Ausnahmefällen (ggf. nach neoadjuvanter Therapie)

24.8.2 Operation

- Sinnvoll nur in frühen Stadien, wenn sichere In-sano-Resektion möglich; in Ausnahmefällen Exenteration

24.8.3 Radiotherapie

Indikation
- Primär: als Standardtherapie; bei Inoperabilität
- Postoperativ:
  - Nach Non-in-sano-Resektion
  - Bei (unerwartetem) Nachweis von Lymphknotenmetastasen
- Lymphabflusswege:
  - Inguinal: bei gesichertem inguinalen Lymphknotenbefall (den Empfehlungen beim Vulvakarzinom entsprechend ▶ Abschn. 25.8.3 Indikation), bei vulvanahem Sitz bzw. größerem Tumor (über 5 mm) oder unklarer Zuordnung
  - Iliakal: bei gesichertem iliakalem Lymphknotenbefall, bei zervixnahem Sitz bzw. größerem Tumor (über 5 mm) oder unklarer Zuordnung

- Paraaortal: bei gesichertem paraaortalen Lymphknotenbefall, ggf. auch bei jungen Patientinnen mit gesichertem iliakalem Lymphknotenbefall (kontrovers diskutiert)
- Ggf. palliativ bei (symptomatischem) Lokalrezidiv
- Radiotherapie von Metastasen ▶ Kap. 35 Palliative Radiotherapie und ▶ Kap. 36 Strahlentherapeutische Notfallsituationen

Zielvolumen

- Festlegung anhand des Planungs-CT unter Berücksichtigung der vorab erfolgten bildgebenden Diagnostik
- Beachtung der internationalen Konturierungsempfehlungen zu Zielvolumenvergabe, Sicherheitssäumen, Risikoorganschonung Anhang: Materialien zur Konturierung
- Tumorregion: gesamte Vagina mit Tumor, bei proximalem Sitz Einschluss des Uterus, bei distalem Sitz Einschluss der Vulva mit Sicherheitssaum
- Lymphabflusswege:
    - Inguinal (wenn indiziert ▶ Abschn. 24.8.3 Indikation)
    - Entlang der Iliaca-interna-/-externa-/(communis)-Gefäße (wenn indiziert ▶ Abschn. 24.8.3 Indikation)
    - Paraaortal (wenn indiziert ▶ Abschn. 24.8.3 Indikation)
- Sicherheitssäume anatomisch sinnvoll adaptiert (klinisches Zielvolumen (CTV) nicht in Lufträume und in als nicht-infiltriert angesehene Knochen-/Knorpel-/Muskelstrukturen hineinreichend)

Dosierung

- **Primäre Radiotherapie:**
    - Alleinige Brachytherapie: z. B. 6- bis 7-mal 7 Gy, 8-mal 5 Gy; 1- bis 2-mal/Woche
    - Kombinierte perkutane Radio(chemo)therapie und Brachytherapie:
        - Perkutan: 5-mal 1,8–2 Gy/Woche bis 50/50,4 Gy (Boost auf extraluminales Tumorwachstum bzw. befallene Lymphknoten bis 59,4/60 Gy; cave ggf. Lymphödemrisiko)
        - Brachytherapie (HDR-AL): z. B. 3- bis 4-mal 7 Gy, 4- bis 6-mal 5 Gy; 1- bis 2-mal/Woche; bei stark blutenden Tumoren evtl. Beginn mit Brachytherapie, z. B. 1-mal 10 Gy
        - Äquivalente Gesamtdosis (EQD_2) von perkutaner Radiotherapie und Brachytherapie am Primärtumor über 85–90 Gy anstreben
- **Postoperative Radiotherapie:**
    - Perkutan: 5-mal 1,8–2 Gy/Woche bis 50/50,4 Gy (bei Non-in-sano-Resektion Boost auf Tumorregion bis 59,4/60(–66/66,6) Gy (bei makroskopischem Resttumor Orientierung an Dosisempfehlungen zur primären Radiotherapie)
    - Kombinierte perkutane Radiotherapie und Brachytherapie: ggf. alternativ bei Non-in-sano-Resektion:
        - Perkutan 5-mal 1,8–2 Gy/Woche bis 50/50,4 Gy
        - Brachytherapie-Boost auf Tumorregion z. B. 3-mal 6–7 Gy (HDR-AL)
- **Palliative Radiotherapie:**
    - Individuelle Entscheidung abhängig von Vorbelastung, Zielvolumengröße, Allgemeinzustand u. a.; z. B. 5-mal 1,8–2 Gy/Woche bis 39,6/40–50/50,4 Gy (ggf. als Radiochemotherapie), 5-mal 3 Gy/Woche bis 30–45 Gy, 5-mal 5 Gy; ggf. Brachytherapie z. B. 4-mal 7 Gy (HDR-AL)

24

Technik

- **Brachytherapie:**
  - Bei Tumoren mit gering invasivem Wachstum kleiner 5 mm (Tis/Stadium I) alleinige endovaginale Brachytherapie; ansonsten in Kombination mit perkutaner Radiotherapie
  - Ggf. neben endovaginaler auch interstitielle Brachytherapie bei größeren Tumoren
  - Bei kombinierter Therapie vor Beginn der perkutanen Radiotherapie Markierung der primären Tumorausdehnung
  - Dosierung auf Zielvolumen durch klinisch/bildgestützte 3D-Planung
- **Perkutane Radiotherapie:**
  - Rückenlage
  - Planung/Radiotherapie mit reproduzierbarer Blasenfüllung (meist gefüllte Harnblase)
  - CT-gestützte IMRT(VMAT)-Technik

Nebenwirkungen und Risiken

- Nebenwirkungen und Risiken der Radiotherapie beim Vaginalkarzinom ◘ Tab. 24.1
- Nähere Ausführungen zu Nebenwirkungen und Risiken sowie zu supportiver Prophylaxe und Therapie ▶ Kap. 2 und 3

24.8.4 Chemotherapie

- **Indikation:**
  - Ggf. im Rahmen einer kombinierte Radiochemotherapie analog zum Zervixkarzinom (prinzipiell empfohlen insbesondere bei lokal fortgeschrittenem Tumor, Lymphknotenbefall; individuelle Abwägung unter Berücksichtigung Komorbidität, klinische Situation)

◘ **Tab. 24.1** Nebenwirkungen und Risiken der Radiotherapie beim Vaginalkarzinom

Organ/Gewebe	Akut	Spät
Allgemein	Abgeschlagenheit, verminderte Belastbarkeit, Gewichtsverlust (v. a. bei großen Zielvolumina, sonst eher selten)	
Haut, Unterhaut	Rötung, trockene, feuchte Epitheliolysen (insbesondere inguinal und im Bereich der Analfalte)	Teleangiektasien, Pigmentverschiebungen, trophische Störungen, Wundheilungsstörungen, Lymphödem (selten)
Gastrointestinaltrakt (abhängig von ZV-Ausdehnung)	Enteritis mit Diarrhö, Proktitis	Schleimhautatrophie, anorektale Dysfunktion, Ulzeration, Stenosierung, Fibrosierung, Vaginalstenose, Fistelbildung (selten; Ausschluss eines Tumorrezidivs)
Urogenitaltrakt (abhängig von ZV-Ausdehnung)	Zystitis, Blasenfunktionsstörungen, Vulvitis, Vaginitis, Dyspareunie	Ulzeration, Stenosierung, Fibrosierung, „Schrumpfblase", Fistelbildung (selten; Ausschluss eines Tumorrezidivs), Verlust der Ovarialfunktion, Fertilitätsstörungen, sexuelle Dysfunktion

- In palliativer Situation (Fernmetastasierung)
- **Substanzen:** z. B. Cisplatin wöchentlich simultan zur Radiotherapie, Platin/Taxan-kombination

24.9 Rezidiv

- Auftreten der Lokalrezidive meist innerhalb von 2 Jahren nach Primärtherapie; bei ca. 50 % Lokalrezidiv in Kombination mit Fernmetastasen
- Therapeutisches Vorgehen individuell abhängig u. a. von Lokalisation, Ausdehnung, Vortherapie, Allgemeinzustand, (biologischem) Lebensalter, z. B.:
  - Operation (lokale Exzision, Exenteration)
  - Ggf. kleinvolumige Re-Bestrahlung:
    - Ggf. als Radiochemotherapie
    - Ggf. endovaginale/interstitielle Brachytherapie

24.10 Nachsorge

- Durchführung gemäß den Empfehlungen der Fachgesellschaften sowie symptomori-entiert
- Nach Radio(chemo)therapie abhängig von Akuttoxizität ggf. zunächst engmaschig, dann ca. 6–8 Wochen nach Therapieende; im weiteren Verlauf abhängig von indivi-dueller Gesamtkonstellation
- Weitere Ausführungen zur Nachsorge ▶ Abschn. 1.8

24.11 Prognose

- Abhängig von Stadium, Histologie (nicht-klarzellige Adenokarzinome ungünstig), Lokalisation (oberes Scheidendrittel günstiger), Lebensalter (unter 60. Lebensjahr günstiger)
- 5-JÜR:
  - Stadium I: ca. 70 %
  - Stadium II: ca. 50 %
  - Stadium III: ca. 30 %
  - Stadium IV: ca. 15 %
  - Rezidiv: ca. 10 %

Vulvakarzinom

© Springer-Verlag GmbH Deutschland, ein Teil von Springer Nature 2018
I. Stöver, P. Feyer, *Praxismanual Strahlentherapie*, https://doi.org/10.1007/978-3-662-56577-3_25

25.1 Epidemiologie

- Inzidenz in Deutschland ca. 6/100.000 Frauen pro Jahr; deutliche Zunahme in den letzten Jahren
- Weiterhin gehäuft in höherem Lebensalter (mittleres Erkrankungsalter ca. 72. Lebensjahr; über 75. Lebensjahr: ca. 30 % der gynäkologischen Malignome), jedoch in den letzten Jahren deutlicher Anstieg des Anteils junger Frauen unter 40. Lebensjahr

25.2 Ätiologie/Risikofaktoren

- Infektion mit humanem Papillomavirus (v. a. HPV 16, 18, 33); Sexualanamnese
- Immunsuppression (Z. n. Transplantation, HIV-Infektion, Diabetes mellitus u. a.)
- Rauchen
- Ionisierende Strahlung

25.3 Anatomie

- Anatomie der Vulva ◘ Abb. 25.1
- Lymphabflusswege: inguinal, femoral; iliakal

25.4 Histologie

- Überwiegend Plattenepithelkarzinome (ca. 90 %); davon die meisten verhornende Plattenepithelkarzinome (eher bei älteren Frauen, nicht HPV-assoziiert, oft vergesellschaftet mit chronischen Hauterkrankungen, insbesondere Lichen sclerosus), seltener nicht-verhornende Plattenepithelkarzinome (eher bei jüngeren Frauen, meist HPV-assoziiert)
- Selten Basaliome, maligne Melanome; sehr selten Adenokarzinome (meist von den Bartholini-Drüsen ausgehend)

◘ **Abb. 25.1**   Anatomie der Vulva

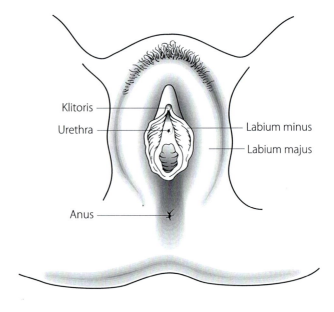

Klitoris

Urethra

Labium minus

Labium majus

Anus

- Präkanzerosen:
  - Low grade squamous intraepithelial lesion (LSIL): HPV-Infektion-assoziierte kondylomatöse Läsionen oder leichte Dysplasie; fakultative Präkanzerose
  - High grade squamous intraepithelial lesion (HSIL): undifferenzierte klassische (usual) vulväre intraepitheliale Neoplasie (u-VIN); mäßiggradige bis schwere Dysplasie, Carcinoma in situ; ca. 90 % aller VIN; meist bei jüngeren, prämenopausalen Frauen; Assoziation mit HPV-Infektion; häufiger multifokal; obligate Präkanzerose, in der Regel assoziiert mit nicht-verhornendem Plattenepithelkarzinom
  - Differenzierte vulväre intraepitheliale Neoplasie (d-VIN): ca. 5–10 % aller VIN; meist bei älteren, postmenopausalen Frauen; keine Assoziation mit HPV-Infektion; oft gleichzeitig bestehender Lichen sclerosus; meist nicht Präkanzerose per se, sondern in Assoziation mit invasivem (in der Regel verhornendem) Plattenepithelkarzinom diagnostiziert
  - Vulvärer M. Paget: seltene intraepitheliale Neoplasie; obligate Präkanzerose, bei bis zu ca. 20 % (Mikro-)Invasion nachweisbar („Pagetkarzinom")

25.5 Ausbreitung

- Lokalisation: ca. 70 % Labien, ca. 15–20 % Klitoris, ca. 5 % multifokal
- Gelegentlich doppelseitige Karzinommanifestation durch Abklatschmetastasen
- Lymphknotenbefall: bilateral bei Sitz im Bereich der Mittellinie, sonst unilateral:
  - Inguinal: Stadium I ca. 10–30 %; Stadium II ca. 30–40 %; Stadium III–IV ca. 50–90 %
  - Pelvin: praktisch nie direkter Befall ohne inguinaler Lymphknotenbefall; bei inguinalem Lymphknotenbefall ca. 25 % pelviner Lymphknotenbefall, Risiko steigend mit Ausdehnung des inguinalen Lymphknotenbefalls
- Fernmetastasen: bei fehlendem oder geringem (weniger als 3 befallene Lymphknoten) inguinalem Lymphknotenbefall sehr selten; Risiko steigend mit Ausmaß des inguinalen Lymphknotenbefalls

25.6 Diagnostik

- Anamnese, Klinik, körperliche Untersuchung, Routinelabor
- Gynäkologische Untersuchung (ggf. in Narkose), Vulvoskopie mit 3 %iger Essigsäure, transvaginaler Ultraschall, HPV-Abstrich, Biopsie
- Sonographie inguinal, ggf. Feinnadelaspiration oder Biopsie palpabler Lymphknoten (klinisch jeweils ca. 20 % falsch-positiv und falsch-negativ)
- CT/MRT Becken
- Ggf. Sonographie/CT Abdomen (in höheren Stadien)
- Ggf. CT Thorax (in höheren Stadien)
- Ggf. Zystoskopie, Rektoskopie (bei V. a. Harnblasen-, Rektumbeteiligung)
- Ggf. FDG-PET/CT

25.7 Stadieneinteilung

- TNM-Klassifikation und UICC/FIGO-Stadieneinteilung Anhang: Weiterführende Literatur

25.8 Therapie

25.8.1 Allgemeines

- Stadienadaptierte Therapieoptionen:
  - **Klassische und differenzierte VIN:**
    - Exzision (eher bei differenzierter VIN)
    - Laservaporisation (eher bei klassischer VIN und bei sicherem Ausschluss invasiver Anteile)
    - Optionen bei Inoperabilität/Rezidiven (geringe Datenlage, kein Standard): lokale medikamentöse Therapie mit Imiquimod (Virostatikum; Ansprechrate ca. 50 %); photodynamische Therapie
  - **M. Paget:**
    - Weite Exzision (ggf. mit plastischer Defektdeckung)
    - Optionen bei Inoperabilität/Rezidiven (geringe Datenlage, kein Standard): lokale medikamentöse Therapie mit Imiquimod; photodynamische Therapie; HER-2-neu-gerichtete Therapie bei Her-2-neu Überexpression; Radiotherapie
  - **Frühe invasive Stadien:**
    - Operation, bei Risikofaktoren (s. u.) postoperative Radiotherapie
    - Primäre Radio(chemo)therapie bei Patientenwunsch, Inoperabilität bzw. bei drohender Inkontinenz durch Operation aufgrund der Tumorlage und -größe
  - **Fortgeschrittene Stadien:**
    - Neoadjuvante Radio(chemo)therapie mit nachfolgender Operation zur Vermeidung der Exenteration
    - Primäre Radio(chemo)therapie bei Inoperabilität
    - Selten: Exenteration
- Adenokarzinom: häufig sehr weiträumige Operation notwendig, da meist schon weiter fortgeschritten

25.8.2 Operation

- **Primärtumor:**
  - Tumorfreier Rand sollte mindestens 3 mm betragen; abhängig von Lokalisation ggf. nach entsprechender Risikoaufklärung auch geringere Sicherheitssäume zu akzeptieren, wenn sonst funktionelle Einschränkungen zu erwarten; zwingende Indikation zur Nachresektion bei Non-in-sano-Resektion, wenn möglich, ansonsten Indikation zur postoperativen Radiotherapie)
  - Stadium 0 und I A: weite Exzision; selten Skinning Vulvektomie
  - Stadium I B:
    - Tumorlokalisation im lateralen Bereich (mehr als 1 cm von Mittellinie entfernt): weite Exzision oder modifiziert radikale Vulvektomie
    - Tumorlokalisation im mittleren Bereich: (modifiziert) radikale Vulvektomie
  - Stadium II–IVA: lokal radikale Exzision oder (modifiziert) radikale Vulvektomie (abhängig von Lage, Tumorgröße und Lymphknotenbefall in sog. Dreischnitt-Technik, wenn möglich, sonst En-bloc-Vulvektomie mit höherer Komplikationsrate) sowie ggf. Sanierung benachbarter Regionen abhängig von Tumorausdehnung; selten Exenteration (meist primäre Radio(chemo)therapie)

- **Inguinale Lymphknoten:**
  - Systematische Lymphadenektomie: Resektion der oberflächlichen (inguinalen) und tiefen (femoralen) Lymphknoten
  - Sentinel-Node-Biopsie alternativ zur Lymphadenektomie möglich bei:
    - cN0
    - Primärtumor kleiner als 4 cm
    - Unifokalität
    - Expertise Operateur/Pathologie (Ultrastaging der SN-Lymphknoten)
    - Aufklärung/Einverständnis der Patientin
  - Stadium 0 und I A (maximale Infiltrationstiefe 1 mm): keine Lymphknoten-Intervention notwendig
  - Stadium I B:
    - Tumorlokalisation im lateralen Bereich (mehr als 1 cm von Mittellinie entfernt) und Tumor kleiner als 2 cm: ipsilaterale inguinale Lymphadenektomie/SN-Biopsie; bei nachgewiesenem ipsilateralen Lymphknotenbefall auch kontralaterale Lymphadenektomie/SN-Biopsie
    - Tumorlokalisation im mittleren Bereich: bilaterale inguinaler Lymphadenektomie/Sentinel-Node-Biopsie
  - Stadium II–IV: bilaterale inguinale Lymphadenektomie
- **Pelvine Lymphknoten:**
  - Keine pelvine Lymphadenektomie bei nicht-befallenen inguinalen Lymphknoten
  - Pelvine Lymphadenektomie ggf. indiziert bei:
    - Nachgewiesenem inguinalem Lymphknotenbefall mit erhöhtem Risiko für pelvinen Befall (2 oder mehr befallene inguinale Lymphknoten, mindestens eine Lymphknotenmetastase größer als 5 mm oder Kapseldurchbruch), um eine Radiotherapie nicht-befallener pelviner Lymphabflusswege zu vermeiden
    - Vergrößerten pelvinen Lymphknoten als Tumordebulking bzw. Stagingmaßnahme im Rahmen eines multimodalen Konzeptes

25.8.3 Radiotherapie

- Durchführung möglichst als Radiochemotherapie (▶ Abschn. 25.8.4 Chemotherapie)

Indikation
- **(Ehemalige) Tumorregion, Vulva:**
  - Primär:
    - Fortgeschrittene Tumorstadien
    - Inoperabilität bzw. Operation nur mit Funktionsverlust (Inkontinenz) möglich
    - Patientenwunsch
  - Postoperativ:
    - Non-in-sano-Resektion ohne Option einer Nachresektion (notwendige tumorfreie Resektionsränder z. T. noch kontrovers diskutiert; 3 mm mindestens gefordert)
  - Präoperativ:
    - Ggf. bei lokal fortgeschrittenen Tumoren zur Erreichung der Operabilität bzw. Begrenzung der Radikalität
  - Ggf. palliativ bei (symptomatischem) Lokalrezidiv

— **Inguinale Lymphabflusswege:**
  — Primär:
    – Im Rahmen einer primären Radio(chemo)therapie Mitbestrahlung der inguinalen Lymphabflusswege (außer bei T1a cN0 G1)
    – Operation der Primärtumorregion ohne durchgeführte (aber eigentlich indizierte) inguinale Lymphadenektomie (diese sollte möglichst angestrebt werden, da die Radiotherapie inguinal alternativ prognostisch ungünstiger ist)
  — Postoperativ:
    – Bei inguinalem Lymphknotenbefall mit mindestens einem Risikofaktor:
      (1) 2 oder mehr befallenen inguinalen Lymphknoten
      (2) Mindestens einer Lymphknotenmetastase größer als 5 mm
      (3) Kapseldurchbruch
      (4) Fixierten Lymphknotenmetastasen
  — Präoperativ: ggf. bei lokal fortgeschrittenen Tumoren zur Erreichung der Operabilität bzw. Begrenzung der Radikalität
— **Pelvine Lymphabflusswege:**
  — Bei histologisch gesichertem pelvinen Befall; bei inguinalem Lymphknotenbefall (mit 2 oder mehr befallenen inguinalen Lymphknoten, mindestens einer Lymphknotenmetastase größer als 5 mm, Kapseldurchbruch oder fixierten/ulzerierten Lymphknoten) sollte eine pelvine Lymphadenektomie durchgeführt werden, um den pelvinen Lymphknotenstatus histologisch zu sichern
— Radiotherapie von Metastasen ▶ Kap. 35 Palliative Radiotherapie und ▶ Kap. 36 Strahlentherapeutische Notfallsituationen

Zielvolumen

— Festlegung anhand des Planungs-CT unter Berücksichtigung der vorab erfolgten bildgebenden Diagnostik
— Beachtung der internationalen Konturierungsempfehlungen zu Zielvolumenvergabe, Sicherheitssäumen, Risikoorganschonung Anhang: Materialien zur Konturierung
— Tumorregion: Vulvaregion, Einschluss der Tumorregion mit Sicherheitssaum, distale Vagina (bei Vaginalinfiltration gesamte Vagina)
— Lymphabflusswege:
  — Inguinal (wenn indiziert ▶ Abschn. 25.8.3 Indikation)
  — Entlang der Iliaca-interna-/-externa-/communis-Gefäße, obturatorisch (wenn indiziert ▶ Abschn. 25.8.3 Indikation)
— Sicherheitssäume anatomisch sinnvoll adaptiert (klinisches Zielvolumen (CTV) nicht in als nicht-infiltriert angesehene Knochen-/Knorpel-/Muskelstrukturen hineinreichend)

Dosierung

— Primäre Radio(chemo)therapie:
  — Tumorregion: 5-mal 1,8–2 Gy/Woche bis 54–59,4/60(–ca. 63) Gy abhängig von Ausdehnung und Therapiekonzept (alleinige Radiotherapie/Radiochemotherapie); ggf. kombinierte perkutane Radiotherapie (dann etwas niedrigere Gesamtdosis, z. B. 50/50,4(–54) Gy) mit Brachytherapie-Boost (z. B. 2-mal 2,5–3 Gy/Woche bis 15–24 Gy)
  — Lymphabflusswege: 5-mal 1,8–2 Gy/Woche bis 50/50,4–54(–59,4/60) Gy abhängig vom Ausmaß des Lymphknotenbefalls; cave ggf. Lymphödemrisiko
— Präoperative Radio(chemo)therapie:
  — Tumorregion: 5-mal 1,8–2 Gy/Woche bis 45/46–50/50,4 Gy

- Lymphabflusswege: 5-mal 1,8–2 Gy/Woche bis 45/46–50/50,4 Gy, abhängig vom Ausmaß des Lymphknotenbefalls
- Postoperative Radiotherapie:
  - Tumorregion: 5-mal 1,8–2 Gy/Woche bis 50/50,4–59,4/60 Gy, abhängig vom Resektionsstatus
  - Lymphabflusswege: 5-mal 1,8–2 Gy/Woche bis 45/46–50/50,4(–55,8/56) Gy, abhängig vom Ausmaß des Lymphknotenbefalls
- Palliative Radiotherapie: Individuelle Entscheidung abhängig von Vorbelastung, Zielvolumengröße, Allgemeinzustand u. a.; z. B. 5-mal 1,8–2 Gy/Woche bis 39,6/40–50/50,4 Gy (ggf. als Radiochemotherapie), 5-mal 3 Gy/Woche bis 30–45 Gy; 5-mal 5 Gy; ggf. Brachytherapie als Boost oder alleinige Maßnahme

Technik

- Rückenlage
- CT-gestützte IMRT(VMAT)-Technik
- Planung/Radiotherapie mit reproduzierbarer Blasenfüllung (meist gefüllte Blase)
- Interstitielle Brachytherapie: Dosierung auf Zielvolumen durch klinisch/bildgestützte 3D-Planung

Nebenwirkungen und Risiken

- Nebenwirkungen und Risiken der Radiotherapie beim Vulvakarzinom ◘ Tab. 25.1
- nähere Ausführungen zu Nebenwirkungen und Risiken sowie zu supportiver Prophylaxe und Therapie ▶ Kap. 2 und 3

25.8.4 Chemotherapiee

- **Indikation:**
  - Möglichst kombinierte Radiochemotherapie analog zu Anal- oder Zervixkarzinom (▶ Abschn. 15.8.4 und 23.8.4), wenn unter Berücksichtigung von Alter, Allgemeinzustand, Komorbiditäten durchführbar
  - In palliativer Situation (Fernmetastasierung)
- **Substanzen:**
  - Parallel zur Radiotherapie z. B. Cisplatin; 5-FU/Cisplatin; Mitomycin/Cisplatin
  - Palliativ meist platin- oder taxanhaltiges Schema

25.9 Rezidiv

- Rezidivhäufigkeit ca. 70–80 % innerhalb von 2 Jahren nach Primärtherapie; außerdem hohes Re-Rezidivrisiko (ca. 70 %) nach erfolgreicher Rezidivbehandlung
  - Rein vulväres Rezidiv: Auftreten meist nach primär nicht-befallenen inguinalen Lymphknoten und nach Latenz über einem Jahr; Prognose deutlich besser als für sonstige Rezidive (5-JÜR ca. 50–70 %)
  - Inguinale/pelvine Rezidive/Fernmetastasen: Auftreten meist nach primär befallenen inguinalen Lymphknoten und innerhalb eines Jahres; Prognose deutlich schlechter als für rein vulväre Rezidive (5-JÜR ca. 5–25 %)

□ Tab. 25.1   Nebenwirkungen und Risiken der Radiotherapie beim Vulvakarzinom

Organ/Gewebe	Akut	Spät
Allgemein	Abgeschlagenheit, verminderte Belastbarkeit, Gewichtsverlust (v. a. bei großen Zielvolumina, sonst selten)	
Haut, Unterhaut	Rötung, trockene, feuchte Epitheliolysen (insbesondere inguinal und im Bereich der Analfalte)	Teleangiektasien, Pigmentverschiebungen, trophische Störungen, Wundheilungsstörungen, Lymphödem (selten; meist Kombinationseffekt OP/RT)
Gastrointestinaltrakt (abhängig von ZV-Ausdehnung)	Enteritis mit Diarrhö, Proktitis	Schleimhautatrophie, anorektale Dysfunktion, Ulzeration, Stenosierung, Fibrosierung, Fistelbildung (selten; Ausschluss eines Tumorrezidivs)
Urogenitaltrakt (abhängig von ZV-Ausdehnung)	Zystitis, Blasenfunktionsstörungen, Vulvitis, Vaginitis, Dyspareunie	Ulzeration, Stenosierung, Fibrosierung, „Schrumpfblase", Fistelbildung (selten; Ausschluss eines Tumorrezidivs), Verlust der Ovarialfunktion, Fertilitätsstörungen, sexuelle Dysfunktion

— Therapeutisches Vorgehen individuell abhängig u. a. von Lokalisation, Ausdehnung, Vortherapie, Allgemeinzustand, (biologischem) Lebensalter, z. B.:
   — Operation (lokale Exzision, Exenteration)
   — Ggf. (kleinvolumige Re-)Bestrahlung:
      – Ggf. als Radiochemotherapie
      – Ggf. interstitielle Brachytherapie

25.10   Nachsorge

— Durchführung gemäß den aktuellen Empfehlungen der Fachgesellschaften sowie symptomorientiert
— Nach Radio(chemo)therapie abhängig von Akuttoxizität ggf. zunächst engmaschig, dann ca. 6–8 Wochen nach Therapieende; im weiteren Verlauf abhängig von individueller Gesamtkonstellation
— Weitere Ausführungen zur Nachsorge ▶ Abschn. 1.8

25.11   Prognose

— Abhängig von Stadium (insbesondere vom inguinalen Lymphknotenbefall)
— HPV-Status (HPV-assoziierte Karzinome günstigere Prognose)
— 5-JÜR:
   — Stadium I: ca. 80 %
   — Stadium II: ca. 60 %
   — Stadium III: ca. 50 %
   — Stadium IV: ca. 20 %
   — Rezidiv: ca. 10–50 %

Nierenzellkarzinom

© Springer-Verlag GmbH Deutschland, ein Teil von Springer Nature 2018
I. Stöver, P. Feyer, Praxismanual Strahlentherapie, https://doi.org/10.1007/978-3-662-56577-3_26

26.1 Epidemiologie

- Inzidenz ca. 10/100.000 (Frauen) bzw. ca. 22/100.000 (Männer) pro Jahr
- Inzidenz in den letzten Jahren zunehmend; neben Zunahme durch verbesserte Diagnostik (über 50 % werden im Rahmen von Routineuntersuchungen bei asymptomatischen Patienten festgestellt) auch echte Zunahme der Inzidenz; Mortalität abnehmend
- Altersgipfel ca. 70. Lebensjahr

26.2 Ätiologie/Risikofaktoren

- Rauchen
- Chronische dialysepflichtige Niereninsuffizienz
- Polyzystische Nierenerkrankungen
- Von-Hippel-Lindau-Erkrankung
- Arterieller Hypertonus
- Analgetikaabusus (insbesondere Phenacetin)
- Chemische Noxen (Asbest, Arsen, Cadmium)

26.3 Anatomie

- Anatomie der Niere 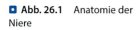 Abb. 26.1
- Lymphabflusswege: primär perirenal, paraaortal

■ Abb. 26.1   Anatomie der Niere

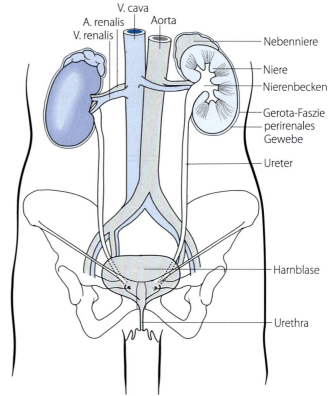

26.4 Histologie

- Ca. 80 % Adenokarzinome (klarzellige Karzinome)
- Ca. 10 % papilläre Karzinome
- Ca. 5 % chromophobe Karzinome
- Selten: sarkomatoide Varianten, Onkozytome

26.5 Ausbreitung

- Ca. 3 % bilateral
- Lymphknotenbefall: ca. 10–20 % bei Erstdiagnose
- Fernmetastasen: bis zu 30 % bei Erstdiagnose; v. a. Lunge, Weichteile/Haut, Leber, ZNS

26.6 Diagnostik

- Anamnese, Klinik, körperliche Untersuchung, Routinelabor
- Sonographie Niere
- CT/(MRT) Abdomen/Becken
- CT Thorax
- Keine präoperative Punktion wegen Gefahr einer Tumorzellverschleppung, wenn Bildgebung eindeutig; ggf. Feinnadelbiopsie bei V. a. Abszess, Lymphom, Metastase sowie vor geplanten lokal ablativen Maßnahmen oder Systemtherapie

26.7 Stadieneinteilung

- TNM-Klassifikation und UICC-Stadieneinteilung Anhang: Weiterführende Literatur

26.8 Therapie

26.8.1 Allgemeines

- Standardtherapie: (organerhaltende) Operation
- Stereotaktische Radiochirurgie als Option für kleine Nierentumoren
- Bei Patienten mit hoher Komorbidität und/oder eingeschränkter Lebenserwartung mit kleinen Tumoren ggf. abwartendes Verhalten/Überwachung oder Kryo-/Radiofrequenzablation

26.8.2 Operation

- Teilnephrektomie:
  - Standard bei lokalisiertem Tumorwachstum (d. h. im Regelfall T1; elektive Indikation)
  - Bilateraler Befall, (funktionelle) Einzelniere, (drohende dialysepflichtige) Niereninsuffizienz (imperative Indikation)

- Totale Nephrektomie früherer Standard; aktuell nur noch in lokal fortgeschrittenen Stadien
- Nach R1-Resektion Nachresektion nur bei ungünstigem Risikoprofil notwendig (kein Einfluss auf krankheitsspezifisches Überleben bei erhöhtem Lokalrezidivrisiko)
- Elektive Adrenektomie und Lymphadenektomie nicht indiziert
- Zytoreduktive Operation (Tumornephrektomie) auch im metastasierten Stadium sinnvoll
- Resektion solitärer Metastasen (relativ günstiger Verlauf)

26.8.3 Radiotherapie

Indikation
- Keine Indikation zur neoadjuvanten/adjuvanten Radiotherapie
- Ggf. stereotaktische Radiochirurgie für kleine Nierentumoren
- Additive Radiotherapie bei Non-in-sano-Resektion und fehlender Möglichkeit zur Nachresektion/Inoperabilität kontrovers diskutiert; ggf. kleinvolumige Bestrahlung individuell prüfen, insbesondere wenn Resttumor einzige Tumormanifestation ist
- Ggf. palliativ bei (symptomatischem) Lokalrezidiv
- Traditionell beschriebene vermeintliche Strahlenresistenz gilt insbesondere nicht für hypofraktionierte/hochdosierte (stereotaktische) Radiotherapie; Ansprechen von Nierenzellmetastasen vergleichbar mit dem sonstiger Karzinommetastasen
- Radiotherapie von Metastasen ▶ Kap. 35 Palliative Radiotherapie und ▶ Kap. 36 Strahlentherapeutische Notfallsituationen

Zielvolumen
- Festlegung anhand des Planungs-CT unter Berücksichtigung der vorab erfolgten bildgebenden Diagnostik
- Beachtung der internationalen Konturierungsempfehlungen zu Zielvolumenvergabe, Sicherheitssäumen, Risikoorganschonung Anhang: Materialien zur Konturierung
- Makroskopischer Tumor mit Sicherheitssaum
- Sicherheitssäume anatomisch sinnvoll adaptiert (klinisches Zielvolumen (CTV) nicht in als nicht-infiltriert angesehene Knochen-/Knorpelstrukturen hineinreichend)
- Adjuvante Bestrahlung der regionären Lymphknoten nicht indiziert

Dosierung
- Postoperativ nach Non-in-sano-Resektion: 5-mal 1,8–2 Gy/Woche bis 50/50,4 Gy; ggf. Boost bis ca. 64/64,8 Gy
- Palliativ: individuelle Entscheidung abhängig von Vorbelastung, Zielvolumengröße und Allgemeinzustand; z. B. 5-mal 1,8–2 Gy/Woche bis 50/50,4 Gy, 5-mal 3 Gy/ Woche bis 30–39 Gy

Technik
- (Bauch-,) Rückenlage
- CT-gestützte 3D-konformale oder IMRT(VMAT)-Technik

Organ/Gewebe	Akut	Spät
Allgemein	Abgeschlagenheit, verminderte Belastbarkeit, Gewichtsverlust (v. a. bei großen Zielvolumina, sonst eher selten)	
Haut, Unterhaut	Praktisch keine Hautreaktion bei modernen Bestrahlungstechniken	
Gastrointestin-altrakt	Nausea/Emesis, Enteritis mit Diarrhö	Schleimhautatrophie, Ulzeration, Stenosierung, Fibrosierung, Fistelbildung (selten), Hepatopathie
Urogenitaltrakt		Nephropathie, Stenosierung, Ulzeration, Fibrosierung

◻ **Tab. 26.1** Nebenwirkungen und Risiken der Radiotherapie beim Nierenzellkarzinom

Nebenwirkungen und Risiken
- Nebenwirkungen und Risiken der Radiotherapie beim Nierenzellkarzinom ◻ Tab. 26.1
- Nähere Ausführungen zu Nebenwirkungen und Risiken sowie zu supportiver Prophylaxe und Therapie ▶ Kap. 2 und 3

26.8.4 Systemtherapie

- Neodjuvant/adjuvant außerhalb von Studien nicht indiziert
- In palliativer Situation (Fernmetastasierung):
  - Klassische Zytostatikatherapie wegen niedriger Ansprechraten ohne Bedeutung
  - Neuere Substanzen: Tyrosinkinaseinhibitoren/monoklonale Antikörper/mTOR-/Checkpoint-Inhibitoren

26.9 Nachsorge

- Durchführung gemäß den Empfehlungen der Fachgesellschaften sowie symptomorientiert
- Nach Radiotherapie abhängig von Akuttoxizität ggf. zunächst engmaschig, dann ca. 6–8 Wochen nach Therapieende; im weiteren Verlauf abhängig von individueller Gesamtkonstellation
- Weitere Ausführungen zur Nachsorge ▶ Abschn. 1.8

26.10 Prognose

- Abhängig von Stadium, Histologie (papilläre Karzinome, Onkozytome günstiger)
- Tumorzapfen in Nierenvene/V. cava nicht prognosebestimmend
- 5-JÜR:
  - Stadium I: ca. 95 %
  - Stadium II: ca. 80 %
  - Stadium III: ca. 65 %
  - Stadium IV: ca. 25 %

Nierenbecken- und Ureterkarzinom

© Springer-Verlag GmbH Deutschland, ein Teil von Springer Nature 2018
I. Stöver, P. Feyer, *Praxismanual Strahlentherapie*, https://doi.org/10.1007/978-3-662-56577-3_27

27.1 Epidemiologie

- Inzidenz ca. 1/100.000 pro Jahr; Männer etwa 3-mal häufiger betroffen
- Altersgipfel ca. 70. Lebensjahr

27.2 Ätiologie/Risikofaktoren

- Rauchen
- Medikamente (Phenacetin; Cyclophosphamid ohne Mesnaprophylaxe)
- Chemische Noxen (aromatische Amine, Gummi u. a.)
- Chronisch-infektiöse Irritation (in Verbindung mit Steinleiden/Fremdkörpern; Bilharziose; Balkannephritis)
- Ionisierende Strahlung

27.3 Anatomie

- Lymphabflusswege: perirenal, paraaortal (Nierenbecken, oberer Ureter), pelvin (unterer Ureter)

27.4 Histologie

- Ca. 99 % Urothelkarzinome
- Ca. 1 % Adenokarzinome

27.5 Ausbreitung

- Häufig multifokal
- Urothelkarzinome treten entsprechend des prozentualen Flächenanteils in den gesamten ableitenden Harnwegen gleichmäßig auf (ca. 4 % Nierenbecken, ca. 3 % in Harnleitern, ca. 93 % Harnblase ► Kap. 28)
- Lymphknotenbefall: ca. 15–20 %
- Fernmetastasen: ca. 30–50 %

27.6 Diagnostik

- Anamnese, Klinik, körperliche Untersuchung, Routinelabor
- Ureterozystoskopie, Urogramm
- CT/(MRT) Abdomen/Becken
- CT Thorax

27.7 Stadieneinteilung

- TNM-Klassifikation und UICC-Stadieneinteilung Anhang: Weiterführende Literatur

27.8 Therapie

27.8.1 Operation

- Einzige kurative Therapieoption
- Standard: Nephroureterektomie
- Bei kleinen, oberflächlichen Tumoren ggf. Nierenerhalt möglich

27.8.2 Radiotherapie

Indikation
- Rolle der Radiotherapie nicht gesichert
- Postoperativ individuell zu diskutieren bei:
  - T3/T4
  - Lymphknotenbefall
  - G3/4
  - Non-in-sano-Resektion
- Definitiv bei Inoperabilität; in Anlehnung an Harnblasenkarzinom nach Möglichkeit als Radiochemotherapie
- Radiotherapie von Metastasen ▶ Kap. 35 Palliative Radiotherapie und ▶ Kap. 36 Strahlentherapeutische Notfallsituationen

Zielvolumen
- Festlegung anhand des Planungs-CT unter Berücksichtigung der vorab erfolgten bildgebenden Diagnostik
- Beachtung der internationalen Konturierungsempfehlungen zu Zielvolumenvergabe, Sicherheitssäumen, Risikoorganschonung, Anhang: Materialien zur Konturierung
- Tumorregion:
  - Postoperativ: mit Sicherheitssaum
  - Definitiv: gesamter Nierenbecken-, Ureterverlauf
- Lymphabflusswege:
  - Nierenbecken/oberer Ureter: perirenal, paraaortal
  - Unterer Ureter: pelvin
- Sicherheitssäume anatomisch sinnvoll adaptiert (klinisches Zielvolumen (CTV) in als nicht-infiltriert angesehene Knochen-/Knorpel-/Muskelstrukturen hineinreichend)

Dosierung
- Tumorregion, Lymphabflusswege: 5-mal 1,8–2 Gy/Woche bis 45/46–50/50,4 Gy (adjuvant)
- Boost (Non-in-sano-Resektion): 5-mal 1,8–2 Gy/Woche bis 50/50,4–59,4/60 Gy

Technik
- Rückenlage
- CT-gestützte 3D-konformale oder IMRT(VMAT)-Technik

◻ Tab. 27.1 Nebenwirkungen und Risiken der Radiotherapie der Nierenbecken- und Ureter-karzinome

Organ/Gewebe	Akut	Spät
Allgemein	Abgeschlagenheit, verminderte Belastbarkeit, Gewichtsverlust (v. a. bei großen Zielvolumina, sonst eher selten)	
Gastrointestin-altrakt	Nausea, Emesis, Enteritis mit Diarrhö	Schleimhautatrophie, Ulzeration, Stenosierung, Fibrosierung, Fistelbildung, Hepatopathie (selten)
Haut, Unterhaut	Praktisch keine Hautreaktion bei modernen Bestrahlungstechniken	
Urogenitaltrakt	Zystitis, Blasenfunktionsstörungen	Nephropathie, Stenosierung, Ulzeration, Fibrosierung, „Schrumpfblase", Fistelbildung (selten; Ausschluss eines Tumorrezidivs)

27

Nebenwirkungen und Risiken

- Nebenwirkungen und Risiken der Radiotherapie bei Nierenbecken- und Ureterkarzinomen ◻ Tab. 27.1
- Nähere Ausführungen zu Nebenwirkungen und Risiken sowie zu supportiver Prophylaxe und Therapie ▶ Kap. 2 und 3

27.8.3 Systemtherapie

- Indikation:
    - Ggf. adjuvant bei T3, T4, Lymphknotenbefall als Radiochemotherapie
    - Bei Inoperabilität ggf. definitiv als Radiochemotherapie analog zu Harnblasenkarzinom (▶ Abschn. 28.8.4)
    - In palliativer Situation (Fernmetastasierung) analog zu Harnblasenkarzinom (▶ Abschn. 28.8.4)

27.9 Nachsorge

- Durchführung gemäß den Empfehlungen der Fachgesellschaften sowie symptomorientiert
- Nach Radio(chemo)therapie abhängig von Akuttoxizität ggf. zunächst engmaschig, dann ca. 6–8 Wochen nach Therapieende; im weiteren Verlauf abhängig von individueller Gesamtkonstellation
- Weitere Ausführungen zur Nachsorge ▶ Abschn. 1.8

27.10   **Prognose**

- Abhängig von Stadium und Differenzierung
- 5-JÜR:
    - Stadium I/II: über 60 %
    - Stadium III: ca. 35 %
    - Stadium IV: unter 15 %

Harnblasenkarzinom

© Springer-Verlag GmbH Deutschland, ein Teil von Springer Nature 2018
I. Stöver, P. Feyer, *Praxismanual Strahlentherapie*, https://doi.org/10.1007/978-3-662-56577-3_28

28.1 Epidemiologie

- Inzidenz in Deutschland ca. 18/100.000 pro Jahr; Männer etwa 3-mal so häufig betroffen
- Altersgipfel ca. 65.–75. Lebensjahr

28.2 Ätiologie/Risikofaktoren

- Rauchen
- Medikamente (Phenacetin; Cyclophosphamid ohne Mesnaprophylaxe)
- Chemische Noxen (aromatische Amine, Gummi u. a.)
- Chronisch-infektiöse Irritation (in Verbindung mit Steinleiden/Fremdkörpern; Bilharziose)
- Ionisierende Strahlung
- Familiäre Häufung

28

28.3 Anatomie

- Lymphabflusswege: perivesikal, obturatorisch, iliakal, präsakral

28.4 Histologie

- Urothelkarzinom (Übergangszell-, Transitionalzellkarzinom) ca. 95 %
- Plattenepithelkarzinom unter 5 %
- Adenokarzinom selten (cave: Ausschluss einer häufigeren Infiltration durch andere Primärtumoren)

28.5 Ausbreitung

- Lokalisation: ca. 80 % bei Diagnosestellung auf Organ beschränkt:
  - Dorsal/seitlich ca. 80 %
  - Trigonum ca. 20 %
  - Multifokal ca. 30 %
- Urothelkarzinome treten entsprechend des prozentualen Flächenanteils in den gesamten ableitenden Harnwegen gleichmäßig auf (ca. 7 % Nierenbecken und Harnleiter, ▶ Kap. 27; ca. 93 % Harnblase)
- Hohes lokales Rezidivrisiko (durch echte Lokalrezidive, Implantationsmetastasen, neu entstandene Tumoren); bei ca. 25 % mit Progression
- Lymphknotenbefall: T1 ca. 5 %; T2 ca. 30 %; T3b ca. 60 %
- Fernmetastasen: bei oberflächlichen Tumoren sehr selten; bei T3b ca. 50 %; v.a. Leber, Lunge, Knochen, Nebennieren

28.6 Diagnostik

- Anamnese, Klinik, körperliche Untersuchung, Routinelabor
- Zystoskopie mit Biopsie/TUR-Blase (ca. 30–40 % Understaging durch TUR-Blase)
- CT/(MRT) Abdomen/Becken
- CT Thorax
- Ggf. gynäkologische Untersuchung, Rektoskopie (bei V. a. Infiltration)

28.7 Stadieneinteilung

- Tumorbiologisch, therapeutisch und prognostisch zu unterscheiden:
  - Oberflächliche Tumoren (Ta/Tis/T1; ca. 80 % bei Erstdiagnose; selten Metastasen, relativ günstige Prognose; aber: häufig Rezidive, z. T. mit Progression in ungünstigere Stadien; 5-JÜR über 90 %)
  - Tief infiltrierende Tumoren (T2–T4; ca. 20 % bei Erstdiagnose; bei Erstdiagnose ca. 30 % Lymphknotenmetastasen und ca. 50 % okkulte Fernmetastasen, 5-JÜR ca. 50 %)
- TNM-Klassifikation und UICC-Stadieneinteilung Anhang: Weiterführende Literatur
  - pT-Kategorie nur für Organ(teil)resektionen anwendbar, nicht für TUR-Blase
  - Paraaortaler und inguinaler Lymphknotenbefall entsprechen M1

28.8 Therapie

28.8.1 Allgemeines

- Oberflächliche Tumoren:
  - Niedriges Risiko (Ta/Tis G1/2; T1 G1): TUR-Blase; ggf. intravesikale Therapie (Chemotherapie oder BCG) bei wiederholten Rezidiven
  - Mittleres Risiko (Tis G3; Ta/T1 G2; T1 G1 rezidivierend): TUR-Blase; intravesikale Therapie (Chemotherapie oder BCG)
  - Hohes Risiko (T1 G3; Mehrfachrezidive): ggf. radikale Operation (Zystektomie, kontrovers diskutiert); alternativ TUR-Blase mit nachfolgender Radiochemotherapie
- Muskelinvasive Karzinome (T2–4): Operation (Zystektomie) oder multimodales, organerhaltendes Konzept (TUR-Blase mit nachfolgender Radiochemotherapie); Operation gilt zwar (aus urologischer Sicht) als Standardverfahren; organerhaltende Therapie mit TUR und Radiochemotherapie aber (mindestens) gleichwertig hinsichtlich Überleben; bei definitiver Radiochemotherapie besteht langfristig Chance auf Erhalt der eigenen, funktionsfähigen Harnblase in ca. 70–80 %
- Plattenepithelkarzinom: Therapie wie beim Urothelkarzinom; Prognose etwas schlechter
- Adenokarzinom: Operation

28.8.2 Operation

- Partielle Zystektomie: wegen des meist multifokalen Auftretens selten indiziert; bei kleinem, solitärem Tumor am Blasendach
- Radikale Zystektomie (Standardverfahren): Entfernung von Harnblase, Prostata und Samenblasen bzw. Vagina und ggf. Uterus
- Salvage-Zystektomie: bei unzureichendem Ansprechen nach Radiochemotherapie
- Lymphadenektomie: gehört zum operativen Standardvorgehen bei kurativ intendierter Zystektomie

28.8.3 Radiotherapie

Allgemeines

- Urothelkarzinome sind relativ strahlenempfindlich; vergleichbare oder höhere Strahlenempfindlichkeit als z. B. Plattenepithelkarzinome im HNO-Bereich
- Multimodales Therapiekonzept unter Einschluss einer Radio(chemo)therapie stellt daher eine (mindestens) gleichwertige, dabei organerhaltende Alternative zur Radikaloperation dar

Indikation

- **Harnblase/Tumor:**
  - Definitive Radiochemotherapie:
    - Alternativ zur Operation ab Stadium T2, evtl. auch bei T1 G3 (kontrovers diskutiert); langfristiger Organerhalt bei ca. 70–80 % möglich
    - Als Teil eines multimodalen Konzeptes zu verstehen:
      (1) 2–4 Wochen vorher komplette TUR-Blase (je weniger radikal TUR-Blase gelingt, umso früherer Einsatz der Radiochemotherapie; komplette Tumorresektion bei T2a oft möglich, dann anstreben)
      (2) Nach Radiotherapie Kontroll-TUR-Blase nach ca. 6 Wochen (wenn Ergebnis prinzipiell Konsequenz hat, also Zystektomie als Option bei Resttumor):
      (a) Bei Ta/Tis Vorgehen wie in primärer Situation
      (b) Bei invasivem Resttumor sekundäre Zystektomie (nach Ausschluss einer zwischenzeitlich erfolgten Fernmetastasierung)
      (3) Wenn Salvage-Zystektomie notwendig: 5-JÜR wie nach primärer Zystektomie
  - Postoperativ nach Non-in-sano-Resektion (möglichst als Radiochemotherapie)
  - Bei Inoperabilität in kurativer und palliativer Intention
  - Ggf. palliativ bei (symptomatischem) Rezidiv
- **Lymphabflusswege:**
  - Iliakal: Nutzen nicht sicher belegt; daher ggf. Verzicht bei zu erwartender erhöhter Toxizität (beispielsweise Z. n. Mehrfachlaparotomie, M. Crohn, reduzierter Allgemeinzustand, hohes (biologisches) Lebensalter bei fehlendem Nachweis vergrößerter Lymphknoten)
  - Paraaortal: bei Befall (palliative Situation) Mitbehandlung bei gutem Allgemeinzustand; ansonsten nur bei Symptomatik
- Radiotherapie von Metastasen ▶ Kap. 35 Palliative Radiotherapie und ▶ Kap. 36 Strahlentherapeutische Notfallsituationen

Zielvolumen

- Festlegung anhand des Planungs-CT unter Berücksichtigung der vorab erfolgten bildgebenden Diagnostik
- Beachtung der internationalen Konturierungsempfehlungen zu Zielvolumenvergabe, Sicherheitssäumen, Risikoorganschonung Anhang: Materialien zur Konturierung
- Tumorregion: gesamte Blase einschließlich (extravesikalem) Tumor mit Sicherheitssaum
- Lymphabflusswege:
  - Obturatoisch, entlang Iliaca-interna/-externa-Gefäße, präsakral (wenn indiziert
    ▶ Abschn. 28.8.3 Indikation)
  - Paraaortal (wenn indiziert ▶ Abschn. 28.8.3 Indikation)
- Sicherheitssäume anatomisch sinnvoll adaptiert (klinisches Zielvolumen (CTV) nicht in als nicht-infiltriert angesehene Knochen-/Knorpel-/Muskelstrukturen hineinreichend)

Dosierung

- Definitiv:
  - Blase, Tumorregion, befallene Lymphknoten: 5-mal 1,8–2 Gy/Woche bis 50/50,4–55,8/56 Gy bei R0-TUR bzw. 55,8/56–59,4/60 Gy bei Non-in-sano-TUR/befallenen Lymphknoten
  - Lymphabflusswege (adjuvant): 5-mal 1,8–2 Gy/Woche bis 45/46–50/50,4 Gy
- Postoperativ:
  - Auf Neoblase: 5-mal 1,8–2 Gy/Woche bis max. 39,6/40–45/46 Gy
  - Makroskopische Reste: 5-mal 1,8–2 Gy/Woche bis 50/50,4–55,8/56 Gy
- Palliativ: individuelle Entscheidung abhängig von Vorbelastung, Zielvolumengröße und Allgemeinzustand; z. B. 5-mal 1,8–2 Gy/Woche bis 50/50,4–55,8/56 Gy oder 5-mal 3 Gy/Woche bis 30–39 Gy oder (bei Makrohämaturie) 5-mal 5 Gy

Technik

- Rückenlage
- CT-gestützte 3D-konformale oder (bevorzugt) IMRT(VMAT)-Technik
- Planung/Radiotherapie mit reproduzierbarer Blasenfüllung (meist entleerte Blase; bei Boost auf makroskopischen Tumor ggf. gefüllte Blase)

Nebenwirkungen und Risiken

- Nebenwirkungen und Risiken der Radiotherapie beim Harnblasenkarzinom ◘ Tab. 28.1
- Nähere Ausführungen zu Nebenwirkungen und Risiken sowie zu supportiver Prophylaxe und Therapie ▶ Kap. 2 und 3

28.8.4 Systemtherapie

- **Indikation:**
  - Lokale Instillation: Senkung der Lokalrezidivrate in frühen Stadien, kein Effekt auf Überleben nachgewiesen
  - Als Radiochemotherapie in kurativer Situation; Überlebensvorteil durch Cisplatin (simultan zur Radiotherapie) wahrscheinlich; wenn nicht cisplatinfähig, alternativ 5-FU/Mitomycin C

▫ Tab. 28.1 Nebenwirkungen und Risiken der Radiotherapie beim Harnblasenkarzinom

Organ/Gewebe	Akut	Spät
Allgemein	Abgeschlagenheit, verminderte Belastbarkeit, Gewichtsverlust (v. a. bei großen Zielvolumina, sonst eher selten)	
Haut, Unterhaut	Hautreaktion bei modernen Bestrahlungstechniken selten; evtl. Rötung, trockene, feuchte Epitheliolysen (insbesondere im Bereich der Analfalte)	Teleangiektasien, Pigmentverschiebungen, trophische Störungen, Wundheilungsstörungen, Lymphödem (selten)
Gastrointestinaltrakt	Enteritis mit Diarrhö	Schleimhautatrophie, Ulzeration, Stenosierung, Fibrosierung, Fistelbildung (selten; Ausschluss eines Tumorrezidivs)
Urogenitaltrakt	Zystitis, Blasenfunktionsstörungen	Ulzeration, Stenosierung, Fibrosierung, „Schrumpfblase" (deswegen bei ca. 3 % Zystektomie notwendig), Fistelbildung (selten; Ausschluss eines Tumorrezidivs), Verlust der Ovarialfunktion, Zeugungsunfähigkeit

- Ggf. neoadjuvant, insbesondere bei jüngeren Patienten in gutem (cisplatinfähigen) Allgemeinzustand
- Ggf. adjuvant bei T3/T4 und/oder Lymphknotenbefall bei jüngeren Patienten in gutem (cisplatinfähigen) Allgemeinzustand, wenn keine neoadjuvante Chemotherapie erfolgt
- Alleinige Chemotherapie in palliativer Situation
- **Substanzen:** Cisplatin; 5-FU/Mitomycin C; (Paclitaxel); im metastasierten Stadium Kombinationen, Gemcitabin

28.8.5   Lokale Immuntherapie

- Lokale Instillation von BCG: Senkung der Lokalrezidivrate in frühen Stadien; kein Effekt auf Überleben nachgewiesen

28.9   Nachsorge

- Durchführung gemäß den Empfehlungen der Fachgesellschaften sowie symptomorientiert
- Nach Radiochemotherapie abhängig von Akuttoxizität ggf. zunächst engmaschig, dann ca. 6–8 Wochen nach Therapieende; im weiteren Verlauf abhängig von individueller Gesamtkonstellation

- Nach Radiochemotherapie Kontroll-TUR-Blase 6–8 Wochen nach Therapieabschluss zur Beurteilung des Therapieerfolges (▶ Abschn. 28.8.3)
- Cave: Lange Latenz bis zum Auftreten eines Rezidivs möglich; bei Blasenerhalt lebenslange Nachsorge
- Weitere Ausführungen zur Nachsorge ▶ Abschn. 1.8

28.10 Prognose

- Abhängig von Stadium, Differenzierung, Lebensalter (schlechtere Prognose in höherem Lebensalter); Vorliegen von prätherapeutischer Anämie, hoher LDH, hoher Blutsenkungsgeschwindigkeit, Hydronephrose (schlechtere Prognose)
- 5-JÜR nach Salvage-Operation entspricht denen nach primärer Operation (ca. 50 % für alle Patienten)
- 5-JÜR:
    - Ta/Tis G1/2, T1 G1: ca. 80–95 %
    - Tis G3, Ta/T1 G2, T1 G1 rezidivierend: ca. 60–75 %
    - T1 G3, Mehrfachrezidive: ca. 60 %
    - T2: ca. 60 %
    - T3/T4: ca. 20–40 %
    - Lymphknotenbefall: ca. 0–15 %

Hodgkin-Lymphom

© Springer-Verlag GmbH Deutschland, ein Teil von Springer Nature 2018
I. Stöver, P. Feyer, *Praxismanual Strahlentherapie*, https://doi.org/10.1007/978-3-662-56577-3_29

29.1 Epidemiologie

— Inzidenz in Westeuropa ca. 2–3/100.000 pro Jahr
— Männer etwas häufiger betroffen
— Zwei Altersgipfel: 25.–35. Lebensjahr und (geringer ausgeprägt) 60.–75. Lebensjahr

29.2 Ätiologie/Risikofaktoren

— Genetische Disposition
— Epstein-Barr-Virus (bei ca. 50 % nachzuweisen)

29.3 Histologie

— Befallene Lymphknoten zeigen nur geringe Anzahl an eigentlichen Tumorzellen (Hodgkin-/Reed-Sternberg-Zellen, bis 1 %), umgeben von reaktivem Begleitinfiltrat aus „bystander cells" (Lymphozyten, Histiozyten, Fibroblasten, Plasmazellen, Eosinophilen)
— Subtypen:
  — Klassisches Hodgkin-Lymphom (cHL; ca. 95 %):
    – Nodulär-sklerosierend (ca. 80 %)
    – Mischzellig (ca. 15 %)
    – Lymphozytenreich (ca. 3 %)
    – Lymphozytenarm (ca.1 %)
  — Nodulär-lymphozytenprädominantes Hodgkin-Lymphom (noduläres Paragranulom, NLPHL; ca. 5 %)

29.4 Ausbreitung

— Befall:
  — Zervikale Lymphknoten ca. 50–70 % (links etwas häufiger)
  — Mediastinale Lymphknoten ca. 50–60 %
  — Paraaortale Lymphknoten ca. 30–40 %
  — Axilläre Lymphknoten ca. 30–35 % (links etwas häufiger)
  — Illiakale/inguinale Lymphknoten ca. 10–20 % (iliakal etwas häufiger)
  — Extranodal ca. 10–15 %
  — Knochenmark ca. 1–4 %
— In der Regel kontinuierliche Ausbreitung vom primären Manifestationsort in benachbarte Lymphknotenregionen
— Deutlich seltener Extranodalbefall als bei Non-Hodgkin-Lymphomen
— „Bulky disease": Lymphom größer als 5 cm

29.5 Diagnostik

— Anamnese, körperliche Untersuchung
— Routinelabor einschließlich Differenzialblutbild, BSG, Elektrophorese

- Primäre Lymphknotenexstirpation, Biopsie bei Extranodalbefall (Referenzpathologie anstreben)
- Sonographie/CT Hals
- Röntgen/CT Thorax
- Sonographie/CT Abdomen
- Knochenmarkbiopsie (außer Stadium I A und II A ohne wesentliche Blutbildveränderungen; hier Knochenmarkbefall unter 1 %)
- HNO-ärztliche Untersuchung (bei zervikalem Befall)
- FDG-PET/CT (primär und zur Beurteilung des Therapieansprechens)
- Ggf. Skelettszintigraphie (fortgeschrittene Stadien)
- EKG, Echokardiographie, Lungenfunktion
- Gonadenfunktion (Beratung über fertilitätserhaltende Maßnahmen)

29.6 Klassifikationen

29.6.1 Ann Arbor Klassifikation

- Ann Arbor Klassifikation modifiziert (Cotswolds) ◘ Tab. 29.1
- Lymphatisches Gewebe:
  - Lymphknoten
  - Milz
  - Thymus
  - Waldeyerscher Rachenring
  - Appendix vermiformis
  - Peyersche Plaques

29.6.2 Lymphknotenregionen

Nach Definition der German Hodgkin Study Group (GHSG) (◘ Abb. 29.1):
- Rechter (1) bzw. linker (2) Waldeyerscher Rachenring
- Rechte (3) bzw. linke (4) hochzervikale (oberhalb Hyoid), nuchale, submandibuläre Lymphknoten
- Rechte (5) bzw. linke (6) zervikale Lymphknoten
- Rechte (7a) bzw. linke (8a) supraklavikuläre Lymphknoten
- Rechte (7b) bzw. linke (8b) infraklavikuläre Lymphknoten
- Rechte (9) bzw. linke (10) axilläre Lymphknoten
- Obere (11a) bzw. untere (11b) mediastinale Lymphknoten
- Rechte (12) bzw. linke (13) hiläre Lymphknoten
- (17a) Leberhilus
- (17b) Zöliakale Lymphknoten
- (18) Mesenteriale Lymphknoten
- (19) Milz
- (20) Milzhilus
- (21) Paraaortale Lymphknoten
- Rechte (22) bzw. linke (23) iliakale Lymphknoten
- Rechte (24) bzw. linke (25) inguinale, femorale Lymphknoten

Stadium	Ausbreitung
I/N	Befall einer einzigen Lymphknotenregion
I/E	Lokalisierter Befall eines einzelnen extralymphatischen Organs
II/N	Befall von 2 oder mehr Lymphknotenregionen auf einer Seite des Zwerchfells
II/E	Lokalisierter Befall eines einzelnen extralymphatischen Organs und seiner regionären Lymphknoten mit oder ohne Befall anderer Lymphknotenregionen auf einer Seite des Zwerchfells
III/N	Befall von Lymphknotenregionen auf beiden Seiten des Zwerchfells
III/E	Befall von Lymphknotenregionen auf beiden Seiten des Zwerchfells mit zusätzlich lokalisiertem Befall eines extralymphatischen Organs
IV	Disseminierter Befall eines oder mehrerer extralymphatischer Organe mit oder ohne Lymphknotenbefall oder isolierter Befall eines extralymphatischen Organs mit Befall entfernter (nicht-regionärer) Lymphknoten

◻ **Tab. 29.1** Modifizierte Ann Arbor Klassifikation des Hodgkin-Lymphoms (1971/1989)

Cotswold-Modifikationen der Ann Arbor Klassifikation:
E: Extranodalbefall (s. o.)
A: Fehlen von Allgemeinsymptomen
B: Vorliegen von Allgemeinsymptomen (ohne anderweitige Erklärung):
 – Fieber über 38°C über mehr als zwei Wochen
 – Nachtschweiß (Wechsel der Nachtwäsche erforderlich) über mehr als zwei Wochen
 – Gewichtsverlust von über 10 % des Körpergewichts innerhalb von maximal 6 Monaten
X: Bulky Disease
Angabe Anzahl der befallenen Regionen (z. B. II$_3$)
Unterteilung Stadium III:
 – IIIS(1): mit Milzbeteiligung
 – IIIE(2): Extranodalbefall
 – IIISE: beides
Angabe, ob klinisches Staging (CS) oder pathologisches Staging (PS)
CR$_u$: nicht-bestätigte/unsichere Komplettremission (bei persistierenden radiologischen Auffälligkeiten unklarer Signifikanz)

29.6.3 Prognosegruppen

– Nach Definition der German Hodgkin Study Group (GHSG)

Risikofaktoren

– Großer Mediastinaltumor (mehr als ein Drittel des maximalen Thoraxdurchmessers im p. a. Röntgenbild)
– Extranodalbefall
– Hohe BSG (über 50 mm/h ohne B-Symptomatik; über 30 mm/h mit B-Symptomatik)
– 3 oder mehr befallene Lymphknotenareale (▸ Abschn. 29.6.3 Lymphknotenareale, ◻ Abb. 29.2)

Lymphknotenareale

– Lymphknotenareale ◻ Abb. 29.2
 – (a) Rechts zervikale, infra-, supraklavikuläre, nuchale Lymphknoten

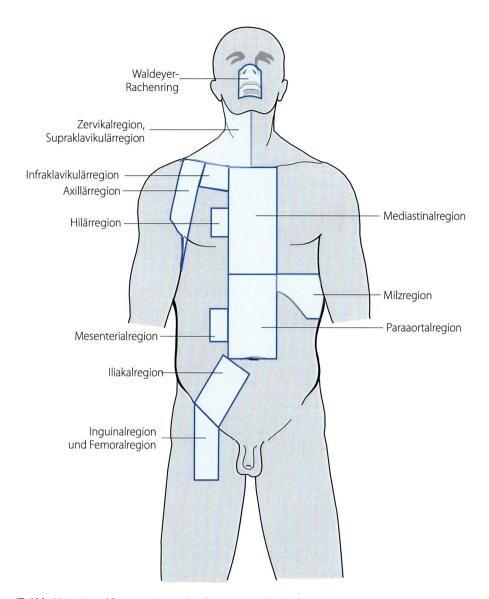

Abb. 29.1 Lymphknotenregionen (zur Bestimmung des Stadiums)

- (b) Links zervikale, infra-, supraklavikuläre, nuchale Lymphknoten
- (c) Hiläre, mediastinale Lymphknoten
- (d) Rechts axilläre Lymphknoten
- (e) Links axilläre Lymphknoten
- (f) Obere abdominelle Lymphknoten (zöliakale Lymphknoten, Milzhilus, Leberhilus)
- (g) Untere abdominelle Lymphknoten (paraaortale, mesenteriale Lymphknoten)
- (h) Rechts iliakale Lymphknoten
- (i) Links iliakale Lymphknoten
- (k) Rechts inguinale, femorale Lymphknoten
- (l) Links inguinale, femorale Lymphknoten

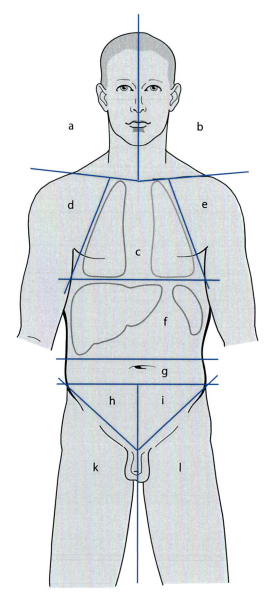

29

☐ **Abb. 29.2**   Lymphknotenareale (zur Bestimmung des Risikofaktors)

Prognosegruppen

- **Frühe Stadien:**
    - Stadium I A/B ohne Risikofaktoren
    - Stadium II A/B ohne Risikofaktoren
- **Intermediäre Stadien:**
    - Stadium I A/B und Stadium II A mit einem oder mehreren Risikofaktoren
    - Stadium II B mit den Risikofaktoren:
        - 3 oder mehr befallene Lymphknotenareale und/oder
        - Hohe BSG

- **Fortgeschrittene Stadien:**
  - Stadium II B mit den Risikofaktoren:
    - Großer Mediastinaltumor und/oder
    - Extranodalbefall
  - Stadium III
  - Stadium IV

29.7 Therapie

29.7.1 Allgemeines

- Erkrankung führt unbehandelt innerhalb von 2–3 Jahren zum Tode; mit adäquater Therapie langfristige Heilungsraten über 80–90 %
- Standardtherapie: risiko- und stadienadaptiert möglichst in Studien (German Hodgkin Study Group, GHSG); meist bimodale Therapie (Chemotherapie und (ggf.) Radiotherapie; www.ghsg.org, www.lymphome.de)
- Alleinige Radiotherapie nur bei Kontraindikationen gegen Chemotherapie (außer: nodulär-lymphozytenprädominantes Hodgkin-Lymphom im Stadium I A, ▶ Abschn. 29.7.2 Indikation)

29.7.2 Stadienadaptierte Therapieempfehlungen

Studien der German Hodgkin Study Group (GHSG)
6. Studiengeneration ◘ Tab. 29.2

Behandlung außerhalb von Studien
- Klassisches Hodgkin-Lymphom (cHL)
- Aufgrund der guten Heilungschancen bei stadiengerechter Kombinationstherapie nur in gut begründeten Ausnahmefällen Abweichen von Empfehlungen
- **Patienten im 18–60. Lebensjahr:** Behandlung entsprechend der aktuellen Standardempfehlungen (entspricht stadienadaptiert jeweils Arm A der letzten Studiengeneration):
  - **Frühe Stadien:** Chemotherapie mit 2-mal ABVD, dann Radiotherapie mit 20 Gy IF
  - **Intermediäre Stadien:** Chemotherapie mit 2-mal BEACOPPesk. + 2-mal ABVD (wenn BEACOPPesk. nicht möglich, alternativ ggf. 4-mal ABVD), dann Radiotherapie mit 30 Gy IF
  - **Fortgeschrittene Stadien:** Chemotherapie mit 6-mal BEACOPPesk., dann ggf. Radiotherapie auf PET-positive Befunde (über 2,5 cm) mit 30 Gy
- **Patienten über 60. Lebensjahr:** keine Gabe von BEACOPPesk. wegen erhöhter Toxizität:
  - **Frühe Stadien:** Chemotherapie mit 2-mal ABVD, dann Radiotherapie mit 20 Gy IF
  - **Intermediäre Stadien:** Chemotherapie mit 4-mal ABVD, dann Radiotherapie mit 30 Gy IF
  - **Fortgeschrittene Stadien:** Chemotherapie mit 6–8-mal ABVD, dann ggf. Radiotherapie auf PET-positive Befunde (über 2,5 cm) mit 30 Gy

29

| ◘ Tab. 29.2 | Studiengeneration der Deutschen Hodgkin-Studiengruppe | |

Limitierte Stadien: HD 16
– Intention: Reduktion der Toxizität bei Erhalt der hohen Heilungsrate; Identifikation von
  Risikokollektiv durch FDG-PET
– Studie geschlossen

Studienarm	Chemotherapie	Radiotherapie
A	2-mal ABVD	20 Gy IF
B	2-mal ABVD	20 Gy IF bei PET-positiven Befunden

Intermediäre Stadien: HD 17
– Intention: Reduktion der Toxizität bei Erhalt der hohen Heilungsrate; Identifikation von
  Risikokollektiv durch FDG-PET
– Studie geschlossen

Studienarm	Chemotherapie	Radiotherapie
A	2-mal BEACOPPesk. + 2-mal ABVD	30 Gy IF
B	2-mal BEACOPPesk. + 2-mal ABVD	30 Gy IN bei PET-positiven Befunden

Fortgeschrittene Stadien: HD 18
– Intention: Therapieoptimierung durch frühzeitige Stratifizierung nach Therapieansprechen
– Studie geschlossen

Studienarm	Chemotherapie	Radiotherapie
Alle	2-mal BEACOPPesk.; dann PET zur Stratifizierung	
Wenn PET positiv:		
A	zusätzlich 4-mal BEACOPPesk.	30 Gy IF bei PET-positiven Befunden (über 2,5 cm)
B	zusätzlich 6-mal BEACOPPesk. + Rituximab	30 Gy IF bei PET-positiven Befunden (über 2,5 cm)
Wenn PET negativ:		
C	zusätzlich 4-mal BEACOPPesk.	
D	zusätzlich 2-mal BEACOPPesk.	

- **Nodulär-lymphozytenprädominantes Hodgkin-Lymphom (noduläres Paragranulom, NLPHL)**
- Stadium I A: alleinige Radiotherapie (30 Gy IF) in kurativer Intention mit sehr guter Prognose
- Alle anderen Stadien: Therapie analog zu Empfehlungen für das klassische Hodgkin-Lymphom

29.7.3 Radiotherapie

Indikation
- Unter Studienbedingungen nach Chemotherapie grundsätzlich oder nur bei PET-positivem Rest entsprechend der jeweiligen Stratifizierung
- Außerhalb von Studien grundsätzlich nach Chemotherapie

- Alleinige Radiotherapie:
  - Nodulär-lymphozytenprädominantes Hodgkin-Lymphom im Stadium I A (kurativ)
  - Bei (absoluten) Kontraindikationen gegen Chemotherapie ggf. im Rahmen der Primär- oder Rezidivbehandlung

Zielvolumen
- Festlegung anhand des Planungs-CT unter Berücksichtigung der vorab erfolgten bildgebenden Diagnostik
- Beachtung der internationalen Konturierungsempfehlungen Anhang: Materialien zur Konturierung
- Unter Studienbedingungen entsprechend der Studienvorgaben:
  - Involved field (IF):
    (initial) befallene Lymphknoten einschließlich der topographisch-anatomischen Lymphknotenregion mit Sicherheitssaum; klassische Orientierung an den Lymphknotenarealen der Ann-Arbor-Klassifikation; Konzept basierend auf historischer 2D-Bestrahlungsplanung
  - Involved site (IS):
    (initial) befallene Lymphknotenregion mit Sicherheitssaum; Konzept basierend auf (prätherapeutischer) Bildgebung und moderner 3D-Bestrahlungsplanung
  - Involved node (IN):
    initial befallene Lymphknoten Konzept basierend auf (prätherapeutischer) Bildgebung (PET-Befund) mit Sicherheitssaum und moderner 3D-Bestrahlungsplanung
- Außerhalb von Studien: involved field (IF):
  - Nach Chemotherapie
  - Primär bei nodulär-lymphozytenprädominanter Form Stadium I A
  - Ggf. bei rein nodalem umschriebenen Rezidiv in nicht vorbestrahlter Region (▶ Abschn. 29.8)
- In gut begründeten Ausnahmefällen bei Kontraindikationen gegen Chemotherapie: extended field (befallene und benachbarte Lymphknotenregionen; nicht bei älteren Patienten wegen erhöhter Toxizität)

Dosierung
- Unter Studienbedingungen je nach Protokoll: 5-mal 2 Gy/Woche bis 20–30 Gy
- Außerhalb von Studien:
  - Mit Chemotherapie: 5-mal 1,8–2 Gy/Woche 30/30,6 Gy
  - Nodulär-lymphozytenprädominante Form: 5-mal 1,8–2 Gy/Woche 30/30,6 Gy
  - Alleinige Radiotherapie:
    - Subklinischer Befall: 5-mal 1,8–2 Gy/Woche bis 30/30,6 Gy
    - Klinischer Befall: 5-mal 1,8–2 Gy/Woche bis (36–)39,6/40 Gy

Technik
- Rückenlage
- Bei zervikaler Bestrahlung: Reklination des Kopfes (cave: Mundhöhle, Zähne, Parotis); thermoplastische Maske

— CT-gestützte 3D-konformale oder IMRT(VMAT)-Technik (ggf. entsprechend Studienvorgaben) (cave: insbesondere bei jungen Patienten mit guter Prognose Bedeutung der neueren Bestrahlungstechniken mit größeren Regionen niedriger Dosisbelastung noch unklar)

Nebenwirkungen und Risiken

— Akut/subakut: bei geringer Dosis meist leichtgradig; von der Lokalisation des Strahlenfeldes abhängig: Dermatitis, Alopezie, Knochenmarksuppression, Nausea, Emesis, Dysphagie, Mundtrockenheit, Diarrhö, Pneumonitis
— Chronisch: ▶ Abschn. 29.7.5
— Weitere Ausführungen zu Nebenwirkungen und Risiken sowie zu supportiver Prophylaxe und Therapie ▶ Kap. 2 und 3

29.7.4 Systemtherapie

— Indikation: möglichst unter Studienbedingungen, ansonsten entsprechend jeweiligem Arm A der letzten Studiengeneration (▶ Abschn. 29.7.2)
— Standardchemotherapie:
    — ABVD-Schema in frühen Stadien und bei älteren Patienten; aggressivere Therapiekonzepte (z. B. BEACOPP oder BEACOPPesk.) in fortgeschrittenen Stadien
    — ABVD: Adriamycin, Bleomycin, Vinblastin, Dacarbazin
    — BEACOPPesk.: Bleomycin, Etoposid, Adriamycin, Cyclophosphamid, Vincristin, Procarbacin, Prednison; in erhöhter Dosierung gegenüber BEACOPPbasis mit G-CSF; Intervall (3 Wochen) wie BEACOPPbasis
    — BEACOPP14: wie BEACOPPesk. in 2- statt 3-wöchigem Zyklus mit G-CSF; Dosierung wie BEACOPPbasis
— Rezidiv: individuell abhängig von Vorbehandlung und Intervall (▶ Abschn. 29.8)

29.7.5 Therapiebedingte Toxizität

— Wegen des Langzeitüberlebens und der meist jungen Patienten Spättoxizitäten der Therapie von besonderer Bedeutung
— Kombinationseffekte von Chemotherapie und Radiotherapie; insbesondere:
    — Herz: Kardiomyopathie, Koronarsklerose, Arrhythmien, Perikarditis, Perikarderguss
    — Lunge: Pneumonitis, Fibrose
    — Fertilitätsstörungen
    — Induktion von Zweittumoren:
        – Leukämie: kumulatives Risiko ca. 2–6 % in der ersten 10 Jahren
        – NHL: kumulatives Risiko ca. 1–2 % in den ersten 15 Jahren
        – Solide Tumoren (insbesondere Bronchialkarzinom bei Rauchern, Mammakarzinom bei im jugendlichen Alter bestrahlten Frauen, Schilddrüsenkarzinom und Weichteilsarkome bei Kindern): kumulatives Risiko ca. 3–10 % in den ersten 10 Jahren, ca. 15–20 % in den ersten 15 Jahren, möglicherweise über 20 % nach 20 Jahren (kein Plateau)

29.8 Rezidiv

- Meist innerhalb der ersten 1–5 Jahre nach Primärtherapie; Spätrezidive selten
- Insgesamt bis zu 30 % Rezidive; dann v. a. in fortgeschrittenen Stadien
- Optimales Therapieschema für Rezidivsituation nicht definiert; individuelles Therapiekonzept abhängig von Latenz, Ausmaß des Rezidives, Vorbehandlung, Komorbidität und Lebensalter:
  - Bei Rezidiv in einer einzigen Region alleinige Radiotherapie mit guten Ergebnissen
  - (Intensivierte), erstmalige (zunehmend seltener) oder Zweitlinien-Chemotherapie
  - Hochdosischemotherapie mit autologer Stammzelltransplantation (in Studien; Hochdosischemotherapie mit allogener Stammzelltransplantation experimentell)
  - Nach intensiver systemischer Vorbehandlung ggf. Brentuximab-Vedotin (30CD-Antikörper-Chemotherapie-Konjugat)

29.9 Nachsorge

- Durchführung gemäß den aktuellen Empfehlungen der Fachgesellschaften bzw. den Studienvorgaben sowie symptomorientiert
- Neben Erkennung eines Rezidive aufgrund der guten Heilungschancen besondere Berücksichtigung möglicher Spättoxizität einschließlich Entwicklung von Zweitmalignomen
- Nach Radiotherapie ca. 6 Wochen nach Therapieende; dann abhängig von individueller Gesamtkonstellation
- Weitere Ausführungen zur Nachsorge ▶ Abschn. 1.8

29.10 Prognose

- Siehe Risikofaktoren/Prognosegruppen (▶ Abschn. 29.6.3)
- Außerdem abhängig von histologischem Subtyp (gemischtzelliger Subtyp ungünstiger), Lebensalter (höheres Lebensalter ungünstiger), Geschlecht (Männer ungünstiger)
- 5-JÜR:
  - Stadium I–II A ohne Risikofaktoren: ca. 95 %
  - Stadium I–II A mit Risikofaktoren: ca. 90 %
  - Stadium III–IV: ca. 80–85 %

Non-Hodgkin-Lymphome

© Springer-Verlag GmbH Deutschland, ein Teil von Springer Nature 2018
I. Stöver, P. Feyer, *Praxismanual Strahlentherapie*, https://doi.org/10.1007/978-3-662-56577-3_30

30.1   Allgemeines

30.1.1   Epidemiologie

- Inzidenz ca.10–12/100.000 pro Jahr; Männer etwas häufiger betroffen
- Höhere Inzidenzraten in westlichen Industriestaaten
- Inzidenz weltweit stetig ansteigend; insbesondere für höheres Lebensalter und extranodale Manifestationen (insbesondere Orbita, ZNS)
- Lymphoblastische Lymphome und Burkitt-Lymphome gehäuft in Adoleszenz und frühem Erwachsenenalter; ansonsten Altersgipfel ca. 60.–70. Lebensjahr

30.1.2   Ätiologie/Risikofaktoren

- Kongenitale Immundefekte: „severe combined immunodeficiency syndrome", Ataxia teleangiectatica
- Erworbene Immundefekte: Immunsuppression nach Organtransplantation, AIDS
- Autoimmunerkrankungen: Sjörgen-Syndrom (primäre Speicheldrüsen-Lymphome), rheumatoide Arthritis, Hashimoto-Thyreoiditis (primäre Schilddrüsen-Lymphome)
- Virusinfektionen: Ebstein-Barr-Virus (EBV), humanes T-lymphotropes Virus (HTLV-1), Herpesvirus
- Helicobacter pylori (primäre Magenlymphome)
- Clamydien (Non-Hodgkin-Lymphome der Orbita)
- Vorerkrankung an Hodgkin-Lymphom (inhärentes und therapieassoziiertes Risiko)
- Chemische Noxen: Fungizide, Pestizide, Lösungsmittel, Färbemittel

30.1.3   Histologie

- Neoplasien des lymphatischen Gewebes; ca. 90 % B-Zell-Lymphome (davon am häufigsten diffuse großzellige B-Zell-Lymphome und follikuläre Lymphome), ca. 10 % T-Zell-Lymphome
- Ca. zwei Drittel aggressive Lymphome, ca. ein Drittel indolente Lymphome
- Klassifikationen:
  - Kiel-Klassifikation: historische Unterteilung in B- und T-Zell-Lymphome sowie nach histologischen Kriterien in niedrig- und hochmaligne NHL (nicht mehr gültig)
  - REAL-Klassifikation: erstmals international erarbeiteter Konsens (REAL = Revised European-American Classification of Lymphoid Neoplasms)
  - WHO-Klassifikation: inzwischen allgemein etablierte international gültige Klassifikation (aus der REAL-Klassifikation hervorgegangen); B- und T-Zell-Lymphome werden vorrangig nach ihrer Abstammung von Vorläuferzellen oder reifen peripheren Funktionszellen geordnet; ein Grading erfolgt lediglich zur Identifikation von Varianten des follikulären Lymphoms
- Hauptentitäten der WHO-Klassifikation ◘ Tab. 30.1
- Klinische Gruppierung ◘ Tab. 30.2

◨ **Tab. 30.1** WHO-Klassifikation (Auszug)

B-Zell-Lymphome

B-Zell-Vorläufer-Neoplasien:

B-lymphoblastische Leukämie
B-lymphoblastisches Lymphom

Reife (periphere) B-Zell-Neoplasien:

B-Zell-CLL
Kleinzelliges lymphozytisches Lymphom

B-Zell-prolymphozytische Leukämie

Lymphoplasmozytisches Lymphom (Immunozytom)

Mantelzelllymphom

Follikuläres Lymphom, Grad I–II
Follikuläres Lymphom, Grad III

Extranodales Marginalzelllymphom des mukosaassoziierten lymphatischen Gewebes (MALT)

Nodales Marginalzelllymphom

Splenisches Marginalzelllymphom

Haarzellleukämie

Plasmozytom

Diffus großzelliges B-Zell-Lymphom (DLBCL)
Primäres mediastinales großzelliges B-Zell-Lymphom

Burkitt-Lymphom

T-Zell-Lymphome

T-Zell-Vorläufer-Neoplasien:

T-akute lymphoblastische Leukämie
T-lymphoblastisches Lymphom
Blastisches NK-Zell-Lymphom

Reife (periphere) T-Zell-Neoplasien:

T-Zell-CLL

Extranodales NK/T-Zell-Lymphom; nasaler Typ

Mucosis fungoides/Szézary-Syndrom

Anaplastisch großzellige Lymphome, primär kutaner oder primär systemischer Typ
T- und Null-Zell-Lymphom

⬛ **Tab. 30.2** Klinische Gruppierung der Non-Hodgkin-Lymphome	
B-Zell-Lymphome	**T-Zell-Lymphome**
Indolente Lymphome	
B-CLL Immunozytom (Waldenström-Krankheit) Haarzellleukämie Marginalzonenlymphome (extranodal, nodal, splenisch) Follikuläre Lymphome Grad I–II	T-CLL Mucosis fungoides
Aggressive Lymphome	
Plasmozytom Mantellzelllymphom (Zentrozytom) Follikuläres Lymphom Grad III Diffus großzelliges B-Zell-Lymphom Primär mediastinales B-Zell-Lymphom	Großzellig anaplastisches T- und Null-Zell-Lymphom (großzellig anaplastisches CD30$^+$-(Ki1-)Lymphom)
Sehr aggressive Lymphome	
B-Zell-Vorläufer-lymphoblastische Leukämie/Lymphom Burkitt-Lymphom	T-Zell-Vorläufer-lymphoblastische Leukämie/Lymphom Extranodales NK/T-Zell-Lymphom; nasaler Typ

30

30.1.4 Ausbreitung

— Wachstumsmuster in der Regel verdrängend, nicht infiltrativ/destruktiv
— Extranodalbefall und diskontinuierliche Ausbreitung häufiger als beim Hodgkin-Lymphom; ein Drittel primär extranodal/extralymphatisch; davon ca. 40 % im Magen
— Bei ca. 50–60 % aller Non-Hodgkin-Lymphome besteht unabhängig vom Ursprung eine extranodale oder extralymphatische Beteiligung; Knochenmarkbefall bei ca. 10–15 % der aggressiven und ca. 40–60 % der nodalen indolenten NHL
— Ca. 40 % aller Non-Hodgkin-Lymphome bei Diagnosestellung noch lokal begrenzt (Stadium I–II)

30.1.5 Diagnostik

— Anamnese, Klinik, körperliche Untersuchung, Routinelabor inkl. beta$_2$-Mikroglobulin
— Biopsie/Histologie (bei indolenten Non-Hodgkin-Lymphomen im Verlauf häufig Transformation in aggressive Form, daher bei Rezidiv erneute Histologie)
— CT Hals
— CT Thorax
— CT Abdomen/Becken
— Ösophagogastroduodenoskopie
— HNO-Untersuchung
— Knochenmarkpunktion aus beiden Beckenkämmen

◘ Tab. 30.3 Klassifikation nach Ann Arbor (für Non-Hodgkin-Lymphome modifiziert nach Mussoff)

Stadium	Primär nodaler Befall	Primär extranodaler Befall
I	Befall einer einzigen Lymphknotenregion (I)	Befall eines extralymphatischen Organs oder Gewebes (IE); für GI-Lymphome: auf Mukosa/Submukosa beschränkt (IE1), über Submukosa hinausgehend (IIE2)
II1	Befall von benachbarten Lymphknotenregionen auf einer Seite des Zwerchfells (II1) oder einer Lymphknotenregion mit lokalisiertem Übergang auf benachbartes Organ oder Gewebe (II1E)	Befall eines extralymphatischen Organs und der regionären Lymphknoten oder eines weiteren benachbarten extralymphatischen Organs auf einer Seite des Zwerchfells (II1E)
II2	Befall von nicht benachbarten oder von mehr als 2 benachbarten Lymphknotenregionen auf einer Seite des Zwerchfells (II2) einschließlich eines lokalisierten Befalls eines extralymphatischen Organs oder Gewebes (II2E)	Befall eines extralymphatischen Organs und Lymphknotenbefall, der über die regionären Lymphknoten hinausgeht und einen weiteren lokalisierten Organbefall auf einer Seite des Zwerchfells einschließen kann (II2E)
III	Befall von Lymphknotenregionen auf beiden Seiten des Zwerchfells (III), einschließlich eines lokalisierten Befalls eines extralymphatischen Organs oder Gewebes (IIIE)	Befall eines extralymphatischen Organs und Lymphknotenbefall, sodass Herde auf beiden Seiten des Zwerchfells resultieren, einschließlich eines lokalisierten Befalls eines extralymphatischen Organs oder Gewebes (IIIE)
IV	Lymphknotenbefall mit diffusem oder disseminiertem Befall extralymphatischer Organe oder Gewebe	Diffuser oder disseminierter Befall eines oder mehrerer extralymphatischer Organe mit oder ohne Lymphknotenbefall (IVE)

- Liquorpunktion bei lymphoblastischen und Burkitt-Lymphomen, aggressiven Non-Hodgkin-Lymphomen im Stadium IV mit Knochenmarkbefall, neurologischer Symptomatik
- Im Verlauf ggf. FDG-PET/CT (Abgrenzung nekrotisch-narbiges Gewebe/Residuum/Rezidiv)
- EKG, Echokardiogramm, Lungenfunktion

30.1.6　Stadieneinteilung

- Klassifikation nach Ann Arbor ◘ Tab. 30.3
- Spezielle Stadieneinteilungen für Plasmozytom und CLL (▶ Abschn. 30.2.7 Stadieneinteilung, ▶ Abschn. 30.2.9 Stadieneinteilung)

30.1.7　Therapie

Allgemeines

- Für die meisten Lymphome wird Behandlung in Studien empfohlen; wenn Studienteilnahme nicht möglich, ggf. zumindest Rücksprache mit entsprechender Studienzentrale (Kontakt über Kompetenznetz Maligne Lymphome; www.lymphome.de)

- Hohe Chemo- und Radiosensibilität
- **Indolente Lymphome:**
  - Stadium I (II):
    - (Kurativ intendierte) Radiotherapie Standard
    - Ggf. ergänzend Immuntherapie mit Anti-CD-20-Antikörper
    - Ggf. Watch-and-wait-Strategie (insbesondere auch bei kleinen Manifestationen, die im Rahmen der Diagnosesicherung bereits operativ komplett entfernt wurden, z. B. solitärer peripherer Lymphknoten/solitärer kleiner Lungenherd)
    - Ggf. alternativ Immun-Chemotherapie (bei Kontraindikationen gegen Radiotherapie oder Unsicherheit bezüglich Ausbreitung)
  - Stadium III/IV: palliative Situation:
    - Ggf. Watch-and-wait-Strategie bei geringer Krankheitsdynamik, fehlender bzw. nicht absehbar drohender Symptomatik
    - Systemtherapie bei (drohender) Symptomatik oder (deutlichem) Progress (in der Regel Kombination aus Chemotherapie und monoklonalem Antikörper Rituximab, ▶ Abschn. 30.1.7 Nebenwirkungen und Risiken), ggf. gefolgt von Radiotherapie auf Risikoregionen (primär ausgedehnte Lymphome, Residuen, Extranodalbefall)
- **Aggressive Lymphome:**
  - Immer primäre (ggf. intensivierte) Systemtherapie; möglichst in Studien (insbesondere T-Zell-Lymphome)
  - Radiotherapie:
    - Ggf. entsprechend Studienvorgaben
    - Ergänzend bei Residuen, Bulkregionen, einigen Formen des Extranodalbefalls (künftig wohl anhand PET bessere Präzisierbarkeit)
    - Ggf. konsolidierend bei eingeschränkter Systemtherapiefähigkeit
    - (Prophylaktische Radiotherapie Neurokranium nur bei Hochrisikopatienten in Studien)
  - Bei Rezidiven abhängig von Latenz, Dynamik, Ausmaß, Komorbiditäten und Alter Therapieoptionen von Zweitlinien-Chemo-/Immuntherapie bis hin zu autologer Stammzelltransplantation bei jüngeren Patienten in gutem Allgemeinzustand ohne wesentliche Komorbidität; bei erheblicher Komorbidität palliative Strategien
  - In Studien zunehmender Einsatz von an Antikörpern gekoppelte Chemotherapeutika/Targeted therapies/Small molecules

Operation
- Vorrangig zur Diagnosesicherung/Biopsiegewinnung
- Bei nicht anderweitig beherrschbaren Komplikationen, z. B. Perforation, Blutung
- Sehr selten Splenektomie:
  - Bei symptomatischer therapierefraktärer Splenomegalie
  - Nach kurativer Systemtherapie mit unklaren Restbefunden in der Milz
- Selten bei eng umschriebenen Manifestationen indolenter Lymphomen, wenn komplette Exzision gewebe-/organschonend möglich und andererseits Lokalisation radiotherapeutisch problematisch

Radiotherapie

- **Indikation**
- Indolente Lymphome:
    - In lokalisierten Stadien I/II in kurativer Intention
    - In fortgeschrittenen Stadien III/IV nach Systemtherapie bei Residuen
- Aggressive Lymphome ggf. nach Systemtherapie auf Risikoregionen (primär ausgedehnte Lymphome, Residuen, Extranodalbefall) ▶ Abschn. 30.1.7 Allgemeines
- Lokalisierte Rezidive
- Lokalisierte symptomatische Lymphom-Manifestationen bei Kontraindikationen/Nichtansprechen einer Chemotherapie
- Ganzkörperbestrahlung bei jüngeren Patienten im Rahmen von myeloablativen Hochdosistherapiekonzepten mit nachfolgender Stammzelltransplantation (in Studien)
- Ganzhautbestrahlungen bei kutanen Lymphomen

- **Dosierung**
- In neueren Studien/Leitlinien Tendenz zu niedrigeren Dosen im Vergleich zu historischen Vorgaben
- Indolente Lymphome:
    - Adjuvant: 5-mal 1,8–2 Gy/Woche bis (19,8/20–)30/30,6 Gy
    - Makroskopischer Tumor: 5-mal 1,8–2 Gy/Woche bis 36–39,6–40 Gy
    - Palliativ ggf. alternativ 2-mal 2 Gy
- Aggressive Lymphome: nach Systemtherapie: 5-mal 1,8–2 Gy/Woche bis 30/30,6–36 Gy; bei größeren (residuellen) Lymphommanifestationen ggf. bis ca. 40–45 Gy
- Sonderfall NK/T-Zell-Lymphom des Mittelgesichts (häufig im asiatischen Raum): in begrenzten Stadien in Kombinationstherapiekonzepten mit Chemotherapie frühzeitige Radiotherapie mit hohen lokalen Dosen über 50–56 Gy (in Studien)

- **Zielvolumen**
- Deutliche Reduktion der Zielvolumina mit Verzicht auf Großfeldtechniken/Definition neuer Lokaltherapiekonzepte zur Verminderung von Akut-/Spättoxizität durch verbesserte Diagnostik, effizientere Systemtherapie, präzisere Techniken von Bestrahlungsplanung/-durchführung
- Festlegung anhand des Planungs-CT unter Berücksichtigung der vorab erfolgten bildgebenden Diagnostik
- Beachtung der internationalen Konturierungsempfehlungen Anhang: Materialien zur Konturierung
- Zielvolumen (ZV)-Begriffe:
    - **Involved field (IF):**
        - (Initial) befallene Lymphknoten einschließlich der topographisch-anatomischen Lymphknotenregion mit Sicherheitssaum; klassische Orientierung an den Lymphknotenarealen der Ann-Arbor-Klassifikation; Konzept basierend auf historischer 2D-Bestrahlungsplanung
        - ZV bei ausgewählten indolenten Lymphomen Stadium I/II, nach Systemtherapie bei aggressiven Lymphomen, bei lokalisierten Rezidiven
        - Aktueller Standard; zunehmend modifiziert im Sinne involved site

  - **Involved site (IS):**
    - (Initial) befallene Lymphknotenregion mit Sicherheitssaum; Konzept basierend auf (prätherapeutischer) Bildgebung und moderner 3D-Bestrahlungsplanung
    - ZV bei ausgewählten indolenten Lymphomen Stadium I/II, nach Systemtherapie bei aggressiven Lymphomen, bei lokalisierten Rezidiven, in Studien
    - Zunehmend favorisiertes Vorgehen
  - **Involved node (IN):**
    - (Initial) befallene Lymphknoten Konzept basierend auf (prätherapeutischer) Bildgebung (PET-Befund) mit Sicherheitssaum und moderner 3D-Bestrahlungsplanung
    - ZV in Studien
  - **Main-bulk/bulky disease:**
    - Vor Therapie größtes Lymphom(konglomerat) bzw. Manifestationen einer in Studienprotokoll definierten Mindestgröße
    - ZV ggf. im Stadium III/IV nach Systemtherapie, z. B. bei Restbefund
  - (**Großfeldtechniken:** historisch, werden international nicht mehr eingesetzt:
    - Extended field (EF): befallene und benachbarte Lymphknotenregionen
    - Total-nodale Bestrahlung (TNI)
    - Total-lymphatische Bestrahlung (TLI))

- **Technik**
- Rückenlage
- Bei zervikaler Bestrahlung: Reklination des Kopfes (cave: Mundhöhle, Zähne, Parotis); thermoplastische Maske
- CT-gestützte 3D-konformale oder IMRT(VMAT)-Technik (ggf. entsprechend Studienvorgaben) (cave: insbesondere bei jungen Patienten mit guter Prognose ist die langfristige Relevanz der bei neueren Bestrahlungstechniken größeren Regionen mit niedriger Dosisbelastung noch unklar)

- **Nebenwirkungen und Risiken**
- Abhängig von bestrahlter Region; insgesamt bei niedrigen Dosen und bei modernen Bestrahlungstechniken gering, cave jedoch Tumorinduktionsrisiko; ▶ Kap. 29 und bei den entsprechenden Organkapiteln
- Nähere Ausführungen zu Nebenwirkungen und Risiken sowie zu supportiver Prophylaxe und Therapie ▶ Kap. 2 und 3

Chemotherapie
- Hohe Chemosensibilität (wenige Ausnahmen, u. a. Mantelzelllymphom)
- Bei der Mehrzahl der Patienten kann zumindest initial eine deutliche Regression erreicht werden; bei Frührezidiven alternatives (ggf. bei jüngeren Patienten aggressiveres) Therapieschema; bei Spätrezidiven indolenter Non-Hodgkin-Lymphome Primärtherapie erneut einsetzbar und erfolgversprechend
- In der Regel Kombination mit einer Immuntherapie
- Indikation:
  - Primärtherapie bei aggressiven Non-Hodgkin-Lymphomen (in bestimmten Fällen ggf. ergänzt durch Radiotherapie)
  - Bei indolenten Non-Hodgkin-Lymphomen in fortgeschrittenen Stadien III–IV

— Ggf. bei indolenten Non-Hodgkin-Lymphomen in frühen Stadien I–II bei Kontraindikationen gegen lokale Maßnahmen (Radiotherapie, (Operation))
— Bei systemischen Rezidiven

Immuntherapie

— Anti-CD20-Antikörper, Rituximab: Kombination mit Chemotherapie bei CD20-positiven NHL in den unter Chemotherapie genannten Indikationen (▶ Abschn. 30.1.7 Chemotherapie); Kombination Chemotherapie mit Rituximab hat bei B-Zell-Non-Hodgkin-Lymphomen in allen Studien zur Verbesserung der Progressions- und Rezidivfreiheit und zumeist auch des Überlebens geführt; gilt daher inzwischen als Standard (typischerweise als R-CHOP oder R-Bendamustin)
— Radioimmuntherapie: mit Radioisotopen markierte Antikörper (z. B. Zevalin®: Ibritumomab (Anti-CD20-Antikörper) an ^{90}Yttrium gekoppelt; bei rezidivierten oder therapierefraktären CD20-positiven B-Zell-Lymphomen)
— Erhaltungstherapie über 2 Jahre mit Rituximab; Durchführung Radiotherapie simultan zur Erhaltungstherapie möglich

Nachsorge

— Durchführung gemäß Empfehlungen der Fachgesellschaften bzw. den Studienvorgaben sowie symptomorientiert
— Nach Radiotherapie ca. 6 Wochen nach Therapieende; dann abhängig von individueller Gesamtkonstellation
— Weitere Ausführungen zur Nachsorge ▶ Abschn. 1.8

Prognose

— Etwa die Hälfte aller Patienten mit aggressiven B-Zell-Non-Hodgkin-Lymphomen können geheilt werden, ca. 80–90 % der Patienten mit Non-Hodgkin-Lymphomen des Magens in Frühstadien und ca. 80–90 % der indolenten Non-Hodgkin-Lymphome der Orbita; bei indolenten Non-Hodgkin-Lymphomen potenzielle Heilungschance nur in Frühstadien
— Prognoseabschätzung:
  — **Internationaler Prognostischer Index (IPI)** für aggressive Non-Hodgkin-Lymphome:
    – Risikofaktoren (Faktoren beeinflussen unabhängig voneinander und nahezu gleichwertig Remissionsrate, Rezidivrisiko und Überlebenswahrscheinlichkeit):
      (1) Lebensalter (ungünstig: über 60. Lebensjahr)
      (2) Allgemeinzustand (ungünstig: reduziert)
      (3) LDH (ungünstig: erhöht)
      (4) Extranodalbefall (ungünstig: mehr als eine Region; gilt nur für Patienten über 60. Lebensjahr)
      (5) Fortgeschrittenes Stadium (III und IV)
    – 5-JÜR:
      (1) 0–1 Risikofaktor ca. 75 %
      (2) 2 Risikofaktoren ca. 50 %
      (3) 3 Risikofaktoren ca. 45 %
      (4) 4–5 Risikofaktoren ca. 25 %
  — Ähnliche Prognoseindizes für Follikuläre Lymphome (FLIPI) und Mantelzelllymphome (MIPI), die klinischen Besonderheiten dieser Lymphome berücksichtigen (▶ Abschn. 30.2.1 Allgemeines, ▶ Abschn. 30.2.4)

- T-Zell-Lymphome zeigen in der Regel etwas geringere Raten an kompletten Remissionen und höhere Rezidivraten; daher auch schlechtere Gesamtprognose (mit Ausnahme einiger primärer Hautlymphome)
- Bei Non-Hodgkin-Lymphomen insgesamt hohe Rezidivraten; Rezidive bei kurativ behandelten Non-Hodgkin-Lymphomen im Median binnen einiger Jahre, bei aggressiven Non-Hodgkin-Lymphomen nach einem Jahr; durch erneute adäquate Therapie wiederum kurative Chance, wenn auch geringer als in Primärsituation
- Zweittumoren nach 20 Jahren ca. 20 % (Normalbevölkerung Tumorrisiko ca. 15 %)

30.2   Spezielle Krankheitsbilder

30.2.1   Follikuläres Lymphom Grad I/II

Allgemeines
- Etwa 20 % (nach CLL zweithäufigstes) aller Non-Hodgkin-Lymphome
- Graduierung:
  - Grad I: 0–5 Zentroblasten pro HPF
  - Grad II: 6–15 Zentroblasten pro HPF
- Jährlich ca. 3 % Progression in aggressives Lymphom
- Entstehen überwiegend nodal und bleiben lange auf Lymphknoten beschränkt
- Bei Diagnosestellung ca. 80 % Stadium III/IV
- Internationaler Prognostischer Index für follikuläre Non-Hodgkin-Lymphome (FLIPI-1), Risikofaktoren:
  - Lebensalter (ungünstig: über 60. Lebensjahr)
  - LDH (ungünstig: erhöht)
  - Hämoglobin unter 12 g/dl
  - Fortgeschrittenes Stadium (III und IV)
  - Anzahl befallener Lymphknotenstationen (ungünstig: mehr als 4)
- Aktualisierter Prognostischer Index unter Berücksichtigung einer Rituximabtherapie (FLIPI-2):
- Risikofaktoren:
  - Lebensalter (ungünstig: über 60. Lebensjahr)
  - Hämoglobin (ungünstig: unter 12 g/dl)
  - Knochenmarksbefall
  - beta$_2$-Mikroglobulin (ungünstig: erhöht)
  - Größter Diameter über 6 cm

Therapie
- Frühe Stadien (I/II): potenziell kurative Therapie durch alleinige Radiotherapie
- Fortgeschrittene Stadien (III und IV):
  - Nur palliative Therapieansätze; daher Watch-and-wait-Strategie bei fehlender Klinik, moderater Tumormasse, geringer Knochenmarksinfiltration
  - Bei Symptomatik, Progredienz, großer Tumormasse, hämatopoetischer Insuffizienz: Systemtherapie (trotz primär guter Ansprechraten im Verlauf nahezu immer Rezidive), ggf. Radiotherapie auf residuale Lymphome

- Entscheidung über Therapieeinleitung oder Watch-and-wait-Strategie abhängig von Vorliegen entsprechender Parameter; GELF-Kriterien (Groupe d'Étude des Lymphomes Folliculaires):
  - Nodale oder extranodale Manifestation über 7 cm
  - 3 oder mehr Lymphommanifestationen jeweils größer 3 cm
  - B-Symptomatik, (lokal) symptomatische Lymphommanifestationen
  - Splenomegalie über Bauchnabelniveau
  - Maligner Pleuraerguss, Aszites
  - Leukämische Verlaufsformen
  - Zytopenie

Prognose

- Frühe Stadien (I/II und III limitiert): 5-JÜR ca. 80–100 %; 10-JÜR ca. 60 %
- Insgesamt sehr variable Verläufe
- Bei ca. 25–40 % Transformation von follikulären Lymphomen Grad I/II in Lymphome Grad III im Laufe von 10 Jahren

30.2.2 Follikuläres Lymphom Grad III

- Etwa 20 % der follikulären Lymphome
- Graduierung: Grad III: mehr als 15 Zentroblasten pro HPF
- Klinisch-biologisch ähnlich wie diffus großzelliges B-Zell-Lymphom zu werten und entsprechend zu therapieren (▶ Abschn. 30.2.5)

30.2.3 Nodales Marginalzonenlymphom

- Seltener als primär extranodale Marginalzonenlymphome
- Im Vergleich zu Marginalzonenlymphom vom MALT-Typ bei Erstdiagnose eher fortgeschrittenes Stadium, eher Knochenmark-/Milzbeteiligung, seltener ausgedehnte Lymphommanifestation (über 5 cm); Prognose deutlich schlechter (5-JÜR ca. 50 %)
- Therapie stadienadaptiert entsprechend den Therapien beim follikulären Lymphom (▶ Abschn. 30.2.1 Therapie)

30.2.4 Mantelzelllymphom

- Überwiegend nodale Manifestation mit rascher Wachstums- und Ausbreitungstendenz
- Stadium I (ca. 10 %): ggf. alleinige Radiotherapie erwägen
- Stadium II–IV: Systemtherapie (möglichst in Studien); Ansprechraten moderat; wegen des aggressiveren Verlaufs mit schnellem Rezidiv/Progress jedoch Therapiebeginn direkt bei Diagnosestellung, keine Watch-and-wait-Strategie
- Insgesamt wesentlich schlechtere Prognose als für alle anderen indolenten und die Mehrzahl der aggressiven Non-Hodgkin-Lymphome

- Internationaler Prognostischer Index für Mantelzelllymphome (MIPI), Risikofaktoren:
  - Lebensalter (über 60. Lebensjahr ungünstig)
  - Allgemeinzustand (ECOG ab 2 ungünstig)
  - LDH (erhöht ungünstig)
  - Leukozytenzahl (über 10×10^9/l ungünstig)
  - (In neuerem MIPI auch Proliferationsaktivität Ki-67)

30.2.5 Aggressive Lymphome

- Ca. 90 % B-Zell-Lymphome (zumeist diffus großzellige B-Zell-Lymphome); ca . 40 % extranodaler Befall
- Therapie primär systemisch:
  - DLBCL, primär mediastinales B-Zell-Lymphom: intensivierte Systemtherapie, zumeist CHOP in Kombination mit Rituximab (zur Relevanz der ergänzenden Radiotherapie ▶ Abschn. 30.1.7)
  - Aggressive T-Zell-Lymphome: intensivierte Systemtherapie, möglichst in Studien
  - Burkitt und lymphoblastische Lymphome: intensivierte Systemtherapie gemäß Studienprotokollen (inkl. Empfehlungen zur ergänzenden Radiotherapie für Risikogruppen)

30.2.6 Primär extranodale Lymphome

Allgemeines

- Primär extranodale Lymphome nehmen innerhalb der Non-Hodgkin-Lymphome eine Sonderstellung ein; charakteristische, mit dem Ursprungsorgan assoziierte Manifestations- und Ausbreitungsmuster
- Tendenz, über längere Zeit lokal zu proliferieren und nur die regionären Lymphknoten zu infiltrieren; hoher Anteil an Stadium I/II
- Primär extranodale deutlich häufiger als nodale Marginalzonenlymphome; insbesondere in fortgeschrittenen Stadien gelegentlich Abgrenzung beider Entitäten voneinander schwierig
- **Marginalzonenlymphome vom MALT-Typ:**
  - MALT=Mucosa associated lymphoid tissue
  - Oft chronische Stimulation durch ein Antigen (Infektion oder Autoimmunerkrankung) pathogenetisch relevant, z. B. Helicobacter pylori (Magen), Campylobacter jejuni (Darm), Hepatitis-C-Virus (Leber), Clamydia psittaci (Auge), Borrelia burgdorferi (Haut), Sjörgen-Syndrom (Speicheldrüse), Hashimoto-Thyreoiditis (Schilddrüse)
  - Manifestation in nahezu allen Organen möglich; Hauptlokalisationen:
    - Magen (ca. 20–35 %),
    - Intestinum (ca. 1–15 %)
    - Orbita (ca. 10–25 %)
    - Konjunktiven (ca. 3–10 %)
    - Speicheldrüsen (ca. 10–20 %)

- Lunge (ca. 10 %)
- Schilddrüse (ca. 5–10 %)
- Haut (ca. 10 %)
- Brust (ca. 2 %)
- Bei ca. 25 % multifokale/multilokuläre Manifestation
- Staging mit Abklärung des gesamten Gastrointestinaltrakt und HNO-Untersuchung
- ca. 65 % im Stadium I/II; Disseminierung initial oder im Verlauf häufig über weitere Manifestationen im selben (bei paarigen auch im kontralateralen) Organ, danach meist im MALT-Gewebe anderer Organe
- Im Verlauf bei ca. 10–20 % Transformation in aggressives Non-Hodgkin-Lymphom

ZNS

- **Allgemeines**
- Inzidenz insbesondere bei Älteren zunehmend; gehäuft bei angeboren oder erworben immunkompromittierten Patienten (u. a. bei AIDS; hier Inzidenz wegen hochwirksamer antiviraler Therapie in den letzten Jahren deutlich abnehmend)
- Ca. 2–3 % aller primären intrakraniellen malignen Erkrankungen
- Äußerst aggressive Erkrankungsform; nahezu ausschließlich aggressive B-Zell-NHL; spontane Überlebenszeit Wochen bis wenige Monate
- Überwiegend supratentoriell, typischerweise periventrikulär; bei ca. 10–20 % Liquoraussaat; bei ca. 10 % Augenbefall; Manifestation außerhalb ZNS nahezu ausgeschlossen (Staging dient dem Ausschluss eines primär extrakraniellen Lymphoms mit sekundärer ZNS-Manifestation)

- **Therapie (möglichst in Studien)**
- Cave: (möglichst) keine Kortikoidgabe vor histologischer Sicherung, da dadurch eventuell Diagnosestellung erschwert oder unmöglich
- Primärtherapie:
    - Ggf. bei unifokaler, leicht zugänglicher Manifestation Resektion erwägen (zumindest nicht mehr als grundsätzlich kontraindiziert angesehen)
    - Rasche Einleitung einer Hochdosis-Methotrexat basierten Systemtherapie
    - Radiotherapie:
        - Indikation:
            (1) Ggf. als Zweitlinien-/Rezidivtherapie (Relevanz der frühen (konsolidierenden) oder späteren Radiotherapie unsicher und Gegenstand laufender Studien)
            (2) Ggf. bei Kontraindikationen gegen Chemotherapie (Dosisreduktion erwägen)
        - Durchführung: Neurokranium inklusive HWK 1 und 2 („Pinkelschädel") z. B. 5-mal 1,8–2 Gy/Woche bis 30/30,6–36 Gy, 5-mal 1,5 Gy/Woche bis 45 Gy
- Durch kombinierte Therapie mediane Überlebenszeit 30 Monate 5-JÜR ca. 20 %; nach alleiniger Ganzhirnbestrahlung mediane Überlebenszeit ca. 12–18 Monate; Neurotoxizität ca. 15–35 % (erhöht durch Kombination von Chemotherapie und Strahlentherapie, auch sequentiell)

▬ **Primär intraokuläre Lymphome:** meist aggressive Lymphome, die häufig im ZNS rezidivieren; Systemtherapie wie bei primären ZNS-Lymphomen; bei fehlendem Ansprechen/Rezidiv Radiotherapie der Orbita bis 45 Gy (1,5 Gy ED); ggf. alternativ primär alleinige Radiotherapie bis 36 Gy; Wert der Radiotherapie des Neurokraniums nicht gesichert

Augenanhangsgebilde

▬ Lymphome ca. 10–15 % der malignen Erkrankungen der Augenanhangsgebilde (Orbita, Tränendrüse, Lider Konjunktiven); kontinuierliche Zunahme in den letzten Jahrzehnten
▬ Etwa 80 % MALT-Lymphome, seltener follikuläre Lymphome und diffus großzellige Lymphome
▬ Kontralateraler Befall bei ca. 10–20 %
▬ Assoziation mit Chlamydieninfektion und Sjörgensyndrom
▬ Therapie:
  ▬ Keine evidenzbasierten Standards aufgrund der geringen Fallzahle
  ▬ Empfehlungen ▶ Abschn. 30.1.7
▬ Prognose: gut; 5-JÜR über 75 %

Schilddrüse

▬ Lymphome ca. 1–5 % der malignen Erkrankungen der Schilddrüse
▬ Am häufigsten diffuse großzellige Lymphome und Marginalzonenlymphome
▬ Fast ausschließlich Frauen betroffen
▬ Bei ca. 50 % Hashimotothyreoiditis; bei ca. 90 % Nachweis von Autoantikörpern
▬ Therapie:
  ▬ Keine evidenzbasierten Standards aufgrund der geringen Fallzahlen
  ▬ Empfehlungen ▶ Abschn. 30.1.7
▬ Prognose: gut; 5-JÜR über 95 %

Lunge

▬ Weniger als 1 % aller Malignome der Lunge
▬ Am häufigsten extranodales Marginalzonenlymphom
▬ Therapie:
  ▬ Keine evidenzbasierten Standards aufgrund der geringen Fallzahlen
  ▬ Empfehlungen ▶ Abschn. 30.1.7
  ▬ Bei indolenten Lymphomen Stadium I–II ggf. Operation (bei kleinen peripheren Herden diagnostischer bereits therapeutischem Eingriff entsprechend)
▬ Prognose: gut; 10-JÜR über 70 %; nach 10 Jahren kein signifikanter Unterschied bezüglich der Überlebensraten zwischen frühen und fortgeschrittenen Stadien

Mamma

▬ Sehr selten; weniger als 0,5 % aller Malignome der Brust
▬ Am häufigsten diffuse großzellige Lymphome, follikuläre Lymphome und Marginalzonenlymphome
▬ Bei bis zu 10 % Befall der kontralateralen Brust
▬ Therapie:
  ▬ Keine evidenzbasierten Standards aufgrund der geringen Fallzahlen
  ▬ Empfehlungen ▶ Abschn. 30.1.7

- Radiotherapie: ZV bei MALT-Lymphomen Stadium I nur Mamma, ansonsten Mamma mit regionären Lymphabflusswegen
- Aggressive Lymphome: Systemtherapie mi anschließender Radiotherapie der Mamma
- Prognose: 5-JÜR im Stadium I ca. 80 % ; im Stadium II deutlich schlechter

Speicheldrüsen

- Lymphome ca. 2–5 % der malignen Erkrankungen der Speicheldrüsen
- Bei ca. 80 % Parotiden primär betroffen
- Am häufigsten MALT-Lymphome
- Assoziation mit Sjörgensyndrom
- Therapie:
  - Keine evidenzbasierten Standards aufgrund der geringen Fallzahlen
  - Empfehlungen ▶ Abschn. 30.1.7

Magen

- **Allgemeines**
- Lymphome im Magen meist MALT-Lymphome
- MALT-Lymphome ca. 5 % aller Magenmalignome
- Magen häufigste Primärlokalisation extranodaler Marginalzonenlymphome
- Bei ca. 70–90 % Infektion mit Helicobacter pylori (HP) nachweisbar (die erst zur Einwanderung von lymphatischem Gewebe in den Magen führt)
- Bei ca. 30–50 % Nachweis genetischer Aberrationen (Translokation t(11;18) (q21;q21)

- **Therapie**
- Operation nur noch in Notfällen, bei unklarer Histologie
- Indolente Lymphome:
  - Stadium I (HP-positiv):
    - Eradikation; wenn erfolgreich (bei ca. 80 %), keine weitere Therapie
    - Lymphomremission nach 3–6 Monaten
    - Unklar, ob dauerhafte Remission möglich; bei ca. 10–15 % innerhalb von 2 Jahren Rezidiv
    - Bei minimalen Restbefunden ggf. auch Watch-and-wait-Strategie, da bei ca. 30 % auch später noch weitere Remission möglich
  - Stadium I (HP-negativ/erfolglose Eradikation/Rest-/Rezidivbefall) und Stadium II:
    - Im Stadium I ggf. auch bei fehlendem HP-Nachweis Eradikation sinnvoll, da auch bei diesen ca. 15–20 % Remissionen zu beobachten
    - Alleinige Radiotherapie: 5-mal 1,5–1,8 Gy/Woche bis 30/30,6 Gy (stadienadaptierte Ausdehnung des Zielvolumens: Magen, proximales Duodenum, paragastrale Lymphknoten, Leberhiluslymphknoten und befallene Lymphknoten); früher durchgeführter Boost nach neueren Daten wohl nicht erforderlich
  - Stadium III/IV:
    - Therapie nur bei Symptomatik, Progredienz (wie beim follikulärem Lymphom; ▶ Abschn. 30.2.1 Therapie)

- Aggressive Lymphome (diffus großzellige B-Zell-Lymphome), alle Stadien:
  - Systemtherapie und Radiotherapie (Magen, proximales Duodenum, paragastrale Lymphknoten, Leberhiluslymphknoten und befallene Lymphknoten; bis 40 Gy; indiziert, da bei ca. 30 % indolente Anteile vorliegen, die nicht ausreichend auf Systemtherapie ansprechen)

- **Prognose**
- Günstig: 5-JÜR ca. 80 %
- Patienten mit extranodalem Marginalzonenlymphom des Magens haben höheres Risiko für spätere Entwicklung eines Adenokarzinoms des Magens

Darm

- Überwiegend aggressive Lymphome des Dünndarms und sehr seltene primäre Lymphome des Kolons und Rektums, Manifestation im Duodenum Rarität
- Therapie:
  - Keine evidenzbasierten Standards aufgrund der geringen Fallzahlen
  - Empfehlungen ▶ Abschn. 30.1.7
- Prognose: ungünstiger als beim Magenlymphom; multilokulärer Befall ungünstiger Prognosefaktor

Knochen

- Selten; meist aggressive Lymphome
- Auch bei scheinbarer solitärer Manifestation oft ausgedehnter Befall
- Therapie: Systemtherapie mit anschließender Radiotherapie

Hoden

- Nahezu ausschließlich aggressive Lymphome
- Schlechte Prognose wegen hoher Rezidivrate (u. a. kontralateraler Hoden, paraaortale/iliakale Lymphknoten, ZNS)
- Therapie:
  - Orchiektomie des befallenen Hodens im Rahmen der Diagnosesicherung; Systemtherapie
  - Rezidivprophylaxe:
    - Kontralateraler Hoden/Skrotum: Radiotherapie (ca. 25–30 Gy)
    - Paraaortal- und Iliakalregion (Stadium II): Radiotherapie (IF; ca. 30–35 Gy nach CR, ca. 35-45 Gy bei Residuen); in aktuellen Studien bei effizienterer Systemtherapie nicht mehr eingesetzt
    - ZNS: Methotrexat (ggf. nur noch bei zusätzlichen Risikofaktoren)

Haut

- **Allgemeines**
- Primäre kutane Lymphome: definitionsgemäß bei Erstdiagnose keine weiteren Organmanifestationen (DD: sekundäre kutane Manifestation als Ausdruck einer Dissemination anderer extranodaler oder nodaler Lymphome und Leukämien)
- Ca. 75 % T-Zell-Lymphome, ca. 20 % B-Zell-Lymphome, seltene nicht zuzuordnende Formen

30

- Für kutane Lymphome Verwendung einer TNM-Klassifikation (ISCL/EORTC) sinnvoller als Lymphomklassifikation nach Mussoff; gesonderte Klassifikation für Mycosis fungoides und Sezary-Syndrom
- TNM-Klassifikation für alle anderen kutanen Lymphome außer Mycosis fungoides und Sezary-Syndrom ◘ Tab. 30.4
- Prognostisch große Varianz der verschiedenen Formen:
  - Gute Prognose: Mycosis fungoides, primär kutanes Marginalzonenlymphom, primär kutanes follikuläres Lymphom u. a.
  - Mäßige Prognose: Sezary-Syndrom, primär kutanes diffus großzelliges B-Zell-Lymphom u. a.
  - Schlechte Prognose: extranodales NK/T-Zell-Lymphom (nasaler Typ), Sonderformen primär kutaner großzelliger B-Zell-Lymphome u. a.

◾ **Mycosis fungoides und Szézary-Syndrom**

ISCL/EORTC-Klassifikation ◘ Tab. 30.5

- **Mycosis fungoides:**
  - Sehr langsamer Verlauf
  - Therapie:
    - PUVA/UVB, in fortgeschrittenen Stadien ggf. kombiniert mit Systemtherapie
    - Ggf. Radiotherapie auf umschriebene tumoröse Manifestationen (bis ca. 30 Gy); ggf. Ganzhautbestrahlung mit Elektronen bei Rezidiv

◘ **Tab. 30.4** TNM-Klassifikation der kutanen Lymphome außer für Mycosis fungoides und Sezary-Syndrom (ISCL/EORTC)

TNM	Ausbreitung
T1	Isolierter Befall der Haut
T1a	Solitäre Läsion unter 5 cm
T1b	Solitäre Läsion über 5 cm
T2	Regionärer Hautbefall (multiple Hautläsionen begrenzt auf eine Körperregion oder zwei zusammenhängende Körperregionen)
T2a	Alle Läsionen begrenzt auf einen Umkreis von unter 15 cm
T2b	Alle Läsionen begrenzt auf einen Umkreis zwischen 15 und 30 cm
T2c	Läsionen in einem Umkreis von mehr als 30 cm
T3	Generalisierter Hautbefall
T3a	Multiple Hautläsionen in 2 nicht-zusammenhängenden Körperregionen
T3b	Multiple Hautläsionen in 3 oder mehr Körperregionen
N1	Befall einer peripheren Lymphknotenregion im Lymphabflussgebiet eines aktuell oder in der Vergangenheit betroffenen Hautabschnitts
N2	Befall von 2 oder mehr peripheren Lymphknotenregionen im Lymphabflussgebiet eines aktuell oder in der Vergangenheit betroffenen Hautabschnitts
N3	Befall zentraler Lymphknoten
M1	Extrakutane extranodale Manifestation

◻ Tab. 30.5 Klassifikation der Mucosis fungoides und des Sezary-Syndroms (ISCL/EORTC)

Stadium	Ausbreitung
T1	Makulae, Papeln und Plaques weniger als 10 % der Hautoberfläche betreffend
T2	Makulae, Papeln und Plaques mehr als 10 % der Hautoberfläche betreffend
T3	Ein oder mehrere Tumore (1 cm oder größer)
T4	Erythrodermie (80 % oder mehr der Hautoberfläche betreffend)
N1	Lymphknotenvergrößerung; histologisch kein Befall nachgewiesen
N2	Klinisch keine vergrößerten Lymphknoten, Lymphknotenbefall histologisch nachgewiesen
N3	Lymphknotenvergrößerung; histologisch Befall nachgewiesen
B1	Mehr als 5 % atypische Zellen im peripheren Blut
B2	Hohe Tumorlast (ab 1000 Sezaryzellen/ml mit klonaler T-Zellrezeptor-Genumlagerung)
M1	Histologisch gesicherte viszerale Beteiligung

30

- **Sezary-Syndrom:**
  - Leukämische Variante der Mucosis fungoides; sehr schlechte Prognose
  - Therapie:
    - Extrakorporale Photopherese, ggf. in Kombination mit PUVA
    - PUVA in Kombination mit Systemtherapie
    - Ggf. alleinige Systemtherapie
    - Ggf. Radiotherapie auf umschriebene tumoröse symptomatische Manifestationen (bis ca. 30 Gy); ggf. Ganzhautbestrahlung mit Elektronen
    - Ggf. Exzision von umschriebener tumoröser symptomatischer Manifestationen

- **Großzellige T-Zell-Lymphome der Haut**
- CD30-positiv:
  - Häufig solitäre Herde
  - Therapie: alleinige Radiotherapie auf solitäre, nicht zu große Herde kurativ
- CD30-negativ:
  - Therapie wie bei aggressiven Lymphomen
  - Prognose bei Neigung zu rascher Progression deutlich ungünstiger

- **B-Zell-Lymphome der Haut**
- Meist extranodale Marginalzonenlymphome oder follikuläre Lymphome
- Extranodale Marginalzonenlymphome der Haut: bei ca. 10 % Beteiligung von Lymphknoten oder anderer Organe, bei ca. 2 % Knochenmarksbefall
- Follikuläre Lymphome der Haut: bei ca. 10 % Knochenmarksbefall
- Kutane großzellige B-Zell-Lymphome: Prognose der sich an den unteren Extremitäten manifestierenden Variante („large cell lymphoma of the leg") deutlich ungünstiger (Operation und/oder Radiotherapie)
- Therapie:
  - Keine evidenzbasierten Standards aufgrund der geringen Fallzahlen
  - Empfehlungen ▶ Abschn. 30.1.7

30.2.7   Multiples Myelom

Epidemiologie

- Ca. 1 % aller malignen Erkrankungen; ca. 10 % aller hämatologischen Neoplasien
- Zunehmend in höherem Lebensalter; Altersgipfel ca. 65.–70. Lebensjahr
- Inzidenz in Europa ca. 4–5/100.000; Männer etwas häufiger betroffen; z. T. erhebliche ethnische/geographische Unterschiede

Ätiologie/Risikofaktoren

- **Monoklonale Gammopathie ungewisser Signifikanz (MGUS):**
  - Konstant niedrige Konzentration des monoklonalen Immunglobulins
  - Keine Verminderung der physiologischen Immunglobuline
  - Keine wesentliche Bence-Jones-Proteinurie
  - Hämoglobin und Kalzium normal; nur geringe Knochenmarkinfiltration (unter 10 %)
  - Keine Knochenveränderungen; keine extramedullären Herde
  - Ca.1 % pro Jahr gehen in ein Multiples Myelom über
- Genetische Disposition
- Ionisierende Strahlung (fraglich)
- Chronische Infektionen (HIV; fraglich)
- Chemische Karzinogene: Schwermetalle, Lösungsmittel, Pestizide, Benzol (fraglich)

Diagnostik

- Anamnese, körperliche Untersuchung, Labordiagnostik (einschließlich Immunelektrophorese von Serum/Urin, Immunglobuline und freie Leichtketten im Serum, Albumin, Beta$_2$-Mikroglobulin)
- Knochenstanze, wenn keine Sicherung der Diagnose durch andere Kriterien, sonst Aspiration ausreichend
- Low-dose-Ganzkörper-Computertomographie (Röntgen nach „Pariser Schema" nicht mehr empfohlen; Szintigramm beim Multiplen Myelom nicht aussagekräftig, da Osteolysen ohne Aktivierung der Osteoblasten entstehen)
- Ggf. MRT bei V. a. extraossären Befall, Myelonkompression

Histologie

- Monoklonale B-Lymphozyten (Plasmazellen) mit Bildung von Paraproteinen (monoklonale Immunglobulinen (am häufigsten IgG, und IgA; selten IgD, IgE, IgM) oder von Leichtketten (Bence-Jones-Proteine: κ oder λ; im Urin)); selten asekretorische Form (ca. 3 %)
- Knochenmarkhypoplasie auch bei geringer Myelominfiltration (durch humorale Faktoren der Myelomzellen, Amyloidose des Knochenmarks)
- Bei Nachweis von Plasmazellen im Blut Prognoseverschlechterung

Stadieneinteilung

- Stadieneinteilung nach Salmon und Durie: traditionelle Klassifikation; Gruppenzusammensetzung (insbesondere Gruppe III) heterogen; begrenzte prognostische Aussagekraft für moderne Therapieoptionen; ◘ Tab. 30.6
- International Staging System (ISS) der International Myoloma Working Group (IMWG): Klassifikation prognostisch auch für Therapien mit neuen Substanzen und unter Verwendung nur zweier Parameter aussagekräftig; ◘ Tab. 30.7

◘ Tab. 30.6 Stadieneinteilung nach Salmon und Durie

Stadium	Definition
I	– Hämoglobin über 10 g/dl – Kalzium normal (unter 12 mg/dl) – Nur geringe Paraproteinsynthese (IgG unter 5 g/dl, IgA unter 3 g/dl, Leichtketten im Urin unter 4/24 h) – Höchstens 1 Osteolyse
II	Weder Stadium I noch Stadium III
III	– Hämoglobin unter 8,5 g/dl – Kalzium erhöht (über 12 mg/dl) – Hohe Paraproteinsynthese (IgG über 7 g/dl, IgA über 5 g/dl, Leichtketten im Urin über 12/24 h) – 2 oder mehr Osteolysen
A B	Kreatinin unter 2 mg/dl Kreatinin über 2 mg/dl

◘ Tab. 30.7 International Staging System der International Myoloma Working Group (IMWG)

Stadium	Konzentration im Serum	Mediane ÜLZ
I	Beta$_2$-Mikroglobulin unter 3,5 mg/l und Albumin über 3,5 g/l	62 Monate
II	Weder Stadium I noch Stadium III	44 Monate
III	Beta$_2$-Mikroglobulin über 5,5 mg/l	29 Monate

Sonderformen

- **Solitäres Plasmozytom (ca. 5 %):**
  - Isolierter Plasmazelltumor:
    - ca. 70 % ossär (ca. 65 % entwickeln im weiteren Verlauf ein Multiples Myelom)
    - ca. 30 % extramedullär (meist in Gesichts-/Halsbereich mit deutlich besserer Prognose; ca. 10–15 % entwickeln im weiteren Verlauf ein Multipes Myelom)
  - Keine Plasmazellinfiltrate im Knochenmark, keine Anämie, keine Hyperkalzämie, keine myelombedingte Niereninsuffizienz, normale Konzentration der physiologischen Immunglobuline, Fehlen/niedrige Konzentration des monoklonalen Paraproteins in Serum/Urin
  - Kurativer Therapieansatz mit Radiotherapie
- **„Smoldering myeloma":**
  - Keine Klinik, keine Knochenläsionen, keine Organschäden, mehr als 10 % Plasmazellen im Knochenmark und/oder M-Protein im Serum 30 g/l oder höher
  - Keine Therapiebedürftigkeit; Verlaufskontrolle
- **Plasmazellenleukämie:**
  - Über 2000 Myelomzellen/µl Blut oder über 20 % Plasmazellen im Differentialblutbild
  - Aggressiver Verlauf; mediane ÜLZ 6 Monate

Klinik

- Ca. 25 % der Patienten sind bei Diagnosestellung asymptomatisch
- Beeinträchtigung der normalen Hämatopoese: Anämie (Thrombozytopenie und Leukopenie meist erst in fortgeschrittenen Stadien)
- Antikörpermangelsyndrom mit Infektanfälligkeit
- Monoklonale Immunglobuline z. T. immunologisch aktiv, dadurch Autoimmunphänomene
- Hyperviskositätssyndrom, dadurch Durchblutungsstörungen
- Amyloidose (ca. 10 %), dadurch Herz-, Niereninsuffizienz, Malabsorption, Blutungsneigung, Hepatomegalie, Makroglossie
- Nierenfunktionsstörung: „Plasmozytomniere" durch Leichtkettenablagerung in den Tubuli; Schädigung durch Hyperkalzämie; Amyloidose; sekundäre Schädigung durch Infektionen, Dehydratation, nephrotoxische Substanzen (Kontrastmittel, Platinderivate, NSAR etc.); ca. 10 % bei Erstdiagnose dialysepflichtig
- Skelettdestruktion: tumorbedingt und durch renale Osteopathie; ca. 60 % Osteolysen, ca. 20 % Osteoporose; ca. 20 % keine radiologisch fassbaren Veränderungen; Hyperkalzämie, Schmerzen
- Periphere Polyneuropathie (ca. 10 %)

Therapie

- **Radiotherapie**
- Kurativ: bei solitärem Plasmozytom:
    - Kleinere Manifestationen: 5-mal 1,8–2 Gy/Woche bis 36–39,6/40 Gy
    - Größere Manifestationen (über 5 cm): 5-mal 1,8–2 Gy/Woche bis 39,6/40–50/50,4 Gy
- Palliativ: bei schmerzhaften/frakturgefährdeten Osteolysen, Rückenmarkkompression; postoperativ insbesondere bei Weichteilbeteiligung: 5-mal 2 Gy/Woche bis 40 Gy, 5-mal 3 Gy/Woche bis 30 Gy

- **Systemtherapie**
- Kurativer Ansatz: bei jüngeren Patienten in gutem Allgemeinzustand ohne wesentliche Komorbidität Hochdosis-Chemotherapiekonzepte mit Stammzelltransplantation erwägen (möglichst in Studien)
- Ansonsten palliativer Ansatz: bei Symptomatik; CRAB-Kriterien der IMWG (Hyperkalzämie (C), Niereninsuffizienz (R), Anämie (A), Knochenbeteiligung (B); sonstige klinische Symptome (z. B. B-Symptomatik, Hyperviskositätssyndrom, Amyloidose, Neuropathie); Standardsystemtherapie möglichst in Kombination mit neuen Substanzen
- Bisphosphonate (bei Knochenbeteiligung)

Prognose

- Prognosefaktoren: extramedullärer Befall, Plasmazellproliferation, Ausmaß der Organschädigung, LDH, Albumin, Beta$_2$-Mikroglobulin, Vorliegen genetischer Marker, Lebensalter, Allgemeinzustand, Komorbidität, Stadium ▶ Abschn. 30.2.7 Stadieneinteilung

30.2.8   Lymphoplasmozytisches Lymphom (Immunozytom)

Allgemeines

- Auftreten in höherem Lebensalter; Männer häufiger betroffen
- Bei ca. 60 % Bildung monoklonaler Immunglobuline (bei IgM: M. Waldenström)
- Infiltration von Knochenmark, Lymphknoten und Milz; selten Befall von Lunge, Gastrointestinaltrakt, Haut
- Beeinträchtigung der Thrombozytenaggregation; hämorrhagische Diathese; Hyperviskositätssyndrom
- Bei ca. 5 % Transformation in aggressives, meist immunoblastisches Lymphom

Therapie

- Nodales Stadium I/II (ca. 5 %): kurative Radiotherapie in Anlehnung an Therapie des follikulären Lymphoms (▶ Abschn. 30.2.1 Therapie)
- Stadium III/IV:
    - Palliative Systemtherapie nur bei Progression und/oder Symptomatik (Standard: Kombination aus klassischer Mono-Chemotherapie und Anti-CD20-Antikörper (auch als Monotherapie wirksam)
    - Radiotherapie: lokal bei Symptomatik wie bei CLL (▶ Abschn. 30.2.9 Therapie)
- Fraglich kurativer Ansatz: ggf. bei jüngeren Patienten in gutem Allgemeinzustand ohne wesentliche Komorbidität Hochdosis-Chemotherapie mit allogener Stammzelltransplantation (experimentell, nur in Studien)

30

30.2.9   Chronische lymphatische Leukämie (CLL)

Allgemeines

- Häufigstes Non-Hodgkin-Lymphom
- Erkrankung des höheren/hohen Lebensalters; Inzidenz unter 50. Lebensjahr unter 1/100.000, 70.–80. Lebensjahr 20/100.000, über 80. Lebensjahr 30–40/100.000; Männer häufiger betroffen
- Ätiologie unklar; genetische Disposition, organische Lösungsmittel als Risikofaktor diskutiert
- Knochenmarkinfiltration durch monoklonale B-Zellen; von dort leukämische Tumorzellausschwemmung ins periphere Blut
- Langsam progredienter Verlauf
- Entwicklung generalisierter Lymphknoteninfiltrationen, Spleno-/Hepatomegalie; selten Haut-, ZNS-Befall; Aussparung der Knochensubstanz
- Beeinträchtigung der Hämatopoese (prognosebestimmend), v. a. Thrombozytopenie; Antikörpermangelsyndrom
- Erhöhtes Risiko für die Entwicklung von Zweittumoren
- Ca. 60–70 % der Patienten bei Erstdiagnose asymptomatisch

Stadieneinteilung

Stadieneinteilung nach Binet ◻ Tab. 30.8

◻ **Tab. 30.8**	Stadien des B-CLL nach Binet	
Stadium	**Ausbreitung**	**Prognose**
A	– Hämoglobin10 g/dl oder höher – Thrombozyten 100.000/nl oder höher – Weniger als 3 befallene Regionen (Lymphknoten, Leber oder Milz)	Medianes Überleben mehr als 10 Jahre
B	– Hämoglobin 10 g/dl oder höher – Thrombozyten 100.000/nl oder höher – 3 oder mehr befallene Regionen (Lymphknoten, Leber oder Milz)	Medianes Überleben 5 Jahre
C	– Hämoglobin unter 10 g/dl und/oder – Thrombozyten unter 100.000/nl	Medianes Überleben 2–3 Jahre

Therapie

- Beginn einer systemischen (palliativen) Therapie erst bei Progression und/oder Symptomatik alters- und stadienadaptiert (sowie unter Berücksichtigung der zytogenetischen Risikofaktoren); Standard: Kombination aus klassischer (meist Mono-)Chemotherapie und Anti-CD20-Antikörper; außerhalb von Studien keine Indikation zu Hochdosis-Chemotherapie mit autologer Stammzelltransplantation
- Palliative Radiotherapie:
  - Symptomatische Lymphome: 5-mal 2 Gy/Woche bis ca. 30 Gy
  - Symptomatische Splenomegalie: 3-mal (bei ausgeprägter Thrombozytopenie: 0,3–)0,5–1 Gy/Woche bis 3–6 Gy
  - Ggf. therapierefraktärer chylöser Pleuraerguss: 5-mal 1,8–2 Gy/Woche bis ca. 19,8/20–23,4/24 Gy (ZV: Region des Ductus thoracicus)
  - Ggf. ausgeprägter, rasch nachlaufender Aszites: 5-mal 1,8–2 Gy/Woche bis ca. 19,8/20–23,4/24 Gy (Mesenterial- und Paraaortalregion)
- Fraglich kurativer Therapieansatz für jüngere Patienten in gutem Allgemeinzustand ohne wesentliche Komorbidität mittels Hochdosis-Chemotherapie mit Stammzell-transplantation (experimentell, nur in Studien)

Prognose

- Hohe Varianz; mittlere Lebenserwartung ab Erstdiagnose zwischen 18 Monaten und 20 Jahren
- Prognosefaktoren: genetische Risikofaktoren, Lymphozytenverdopplungszeit unter 12 Monaten, LDH, $Beta_2$-Mikroglobulin, Lebensalter, Allgemeinzustand, Komorbidität, Stadium ▶ Abschn. 30.2.9 Stadieneinteilung

Sarkome

© Springer-Verlag GmbH Deutschland, ein Teil von Springer Nature 2018
I. Stöver, P. Feyer, *Praxismanual Strahlentherapie*, https://doi.org/10.1007/978-3-662-56577-3_31

31.1   Epidemiologie

- Inzidenz in Deutschland ca. 2–3/100.000 pro Jahr
- Auftreten vom Kindes- bis ins hohe Erwachsenenalter

31.2   Ätiologie/Risikofaktoren

- Genetische Disposition/Syndrome: Neurofibromatose Typ I, Li-Fraumeni-Syndrom, familiäre adenomatöse Polyposis, Gardner-Syndrom, Tuberöse Sklerose u. a.
- Ionisierende Strahlen (Inzidenz von sekundären radiogenen Sarkomen ca. 0,5 % nach 15–20 Jahren, insbesondere Angiosarkome)
- Lymphödeme (Stewart-Treves-Syndrom)
- Chemische Noxen: Arsen, Vinylchlorid, Thorotrast® (seit den 1950er Jahren verbotenes Röntgenkontrastmittel) u. a.
- HIV-Infektion

31.3   Anatomie

- Entwicklung aus mesenchymalem Gewebe (Binde-, Stütz-, Muskelgewebe); somit ubiquitäres Vorkommen im Körper
- Für Therapieplanung und Prognose sind Tumorlage und Beziehung zu benachbarten Strukturen von entscheidender Bedeutung; Unterteilung unter therapeutischen Gesichtspunkten in:
    - Sarkome der Extremitäten
    - Sarkome des Retroperitoneums
    - Sarkome des Körperstamms
    - Sarkome des Kopf-Hals-Bereiches

31.4   Histologie

- Große histologische Varianz
- Häufigste Typen: Liposarkom, Fibrosarkom, Leiomyosarkom, Synovialsarkom, undifferenziertes pleomorphes Sarkom (früher: malignes fibröses Histiozytom)
- Sonderstellung: gastrointestinaler Stromatumor (GIST; ▶ Abschn. 31.12.1), Desmoid (▶ Abschn. 37.20), Uterussarkom (▶ Abschn. 31.12.2)

31.5   Ausbreitung

- Lokalisation:
    - Ca. 60 % Extremitäten (davon die meisten an den unteren Extremitäten)
    - Ca. 30 % retroperitoneal/viszeral
    - Ca. 10 % Kopf-Hals-Region
- In der Regel werden anatomische Grenzen wie Faszien, Knochen, Nerven- und Gefäßbahnen durch Sarkome akzeptiert; insbesondere bei hochgradig malignen

Tumoren jedoch diskontinuierliche Ausbreitung möglich, daher ist jeweils das gesamte Kompartiment als kontaminiert zu betrachten
- Tiefe Tumoren: retroperitoneal, mediastinal, pelvin
- Lymphknotenbefall: unter 5 % (häufiger bei Rhabdomyosarkomen, Epitheloidzellsarkomen, Angiosarkomen, Synovialsarkomen); Ausdruck hoher Malignität, schlechte Prognose
- Fernmetastasen: bei Erstdiagnose ca. 10–20 %:
  - Low-Grade-Tumoren: Metastasierungsrisiko unter 15 %
  - High-Grade-Tumoren: Metastasierungsrisiko über 50 %
  - Überwiegend hämatogene Metastasierung, davon ca. 80 % in die Lunge; bei viszeralen Sarkomen meist Leber erste Metastasierungslokalisation

31.6 Diagnostik

- Anamnese, Klinik, körperliche Untersuchung, Routinelabor
- CT/MRT der Primärregion
- Sonographie von Primärregion, Lymphabflusswegen, Abdomen
- CT Thorax
- Inzisionsbiopsie sollte innerhalb des definierten Resektionsbereiches erfolgen

31.7 Stadieneinteilung

- TNM-Klassifikation und UICC-Stadieneinteilung Anhang: Weiterführende Literatur

31.8 Therapie

31.8.1 Allgemeines

- Standardtherapie: weite (funktionserhaltende) Resektion und postoperative Radiotherapie
- Verzicht auf Radiotherapie nur nach:
  - Primärer radikaler Operation (Amputation, Kompartmentresektion mit ausreichenden Sicherheitssäumen; mutilierende Eingriffe sollten im Rahmen eines multimodalen Therapiekonzeptes vermieden werden; bei ca. 80–90 % extremitätenerhaltende Therapie möglich)
  - Weiter In-sano-Resektion niedriggradiger oberflächlicher T1-Tumoren (in Einzelfällen ggf. auch zu erwägen bei niedriggradigen tiefen T1-Tumoren/oberflächlichen T2-Tumoren abhängig von Tumorgröße, Lokalisation, Compliance und sonstigen Risikofaktoren)
- Bei primär nicht oder nur grenzwertig operablen Sarkomen präoperative Vorbehandlung (Radiotherapie, lokale Hyperthermie, Chemotherapie systemisch oder als Extremitätenperfusion; auch Kombinationsbehandlungen aus mehreren Modalitäten möglich)

31.8.2 Operation

- **Marginale Resektion:** Tumorentfernung knapp im Gesunden; meist durch Enukleation entlang der Pseudokapsel (enthält häufig komprimierte Tumorschicht); hohe Rezidivrate von ca. 90–100 %; keine adäquate chirurgische Option (entspricht R2-Resektion); Nachresektion anstreben
- **Weite Resektion:** Sicherheitsabstand mindestens 2 cm in die Tiefe und 5 cm longitudinal
- **Kompartmentresektion:** komplette Entfernung des Ausgangskompartiments (z. B. bei muskulären Tumoren mit Faszien- und Sehnenansätzen) sowie aller zusätzlich befallener Kompartmente
- **Amputation:** wenn anders keine R0-Resektion erreicht werden kann; vorher interdisziplinär überprüfen:
  - Präoperative Radio-/Chemotherapie zum Downstaging
  - Schlechte Prognose der Patienten mit weit fortgeschrittenen Tumoren kann durch Amputation kaum gebessert werden
- Immer Exzision der Biopsienarbe und der über dem Tumor gelegenen Haut
- Möglichst Titanclipmarkierung des Tumorbettes zur Tiefe und allen Seiten hin
- Elektive Lymphadenektomie grundsätzlich nicht empfohlen; ggf. in Erwägung ziehen bei enger Nachbarschaft der regionären Lymphabflusswege zur Primärtumorregion und bei Rhabdomyosarkomen, Epitheloidzellsarkomen, Angiosarkomen, Synovialsarkomen; bei klinisch verdächtigen Lymphknoten Mono-Block-Exzision
- **Metastasektomie:** bei kompletter Entfernung von Lungen-/Lebermetastasen 5-JÜR von ca. 20 %

31

31.8.3 Radiotherapie

Indikation

- **Postoperative Radiotherapie:**
  - Standard nach weiter Resektion (außer bei niedriggradigen oberflächlichen T1-Tumoren; bei niedriggradigen tiefen T1-Tumoren/oberflächlichen T2-Tumoren ggf. individuelle Entscheidung abhängig von Risikofaktoren) und allen nicht-vorbestrahlten Rezidiven (bei Z. n. Radiotherapie ggf. Option für kleinvolumige Re-Bestrahlung prüfen)
  - Lokale Kontrollraten ca. 80–95 %
  - Weite Resektion mit adjuvanter Radiotherapie ist Amputation gleichwertig
  - Beginn innerhalb 4 Wochen postoperativ nach abgeschlossener Wundheilung
- **Präoperative Radiotherapie:**
  - Bei ausgedehnten, primär nicht oder grenzwertig resektablen Tumoren/Rezidiven; Lokalisation im Retroperitoneum (Verdrängung von Risikoorganen durch Tumor, damit bessere Schonung der Risikoorgane möglich)
  - Ggf. in Kombination mit Chemotherapie/lokaler Hyperthermie
  - Wundheilungsstörungen häufiger, Spättoxizität geringer
  - Operation 4–6 (maximal 8) Wochen nach Radiotherapie
- **Definitive Radiotherapie:**
  - Bei technischer/internistischer Inoperabilität; Ablehnung einer Operation durch den Patienten

— Hohe Strahlendosen (70 Gy und mehr) notwendig, dennoch geringere lokale
  Kontrollraten (bei Tumorgröße unter 5 cm ca. 50 %; bei Tumorgröße über 10 cm
  ca. 10 %); dennoch prinzipiell kurativer Ansatz
— Deutlich höhere Nebenwirkungsrate

Zielvolumen

— Festlegung anhand des Planungs-CT unter Berücksichtigung der vorab erfolgten
  bildgebenden Diagnostik; MRT: T1 für Tumor, T2 für peritumorales Ödem
— Beachtung der internationalen Konturierungsempfehlungen zu Zielvolumenvergabe, Sicherheitssäumen, Risikoorganschonung Anhang: Materialien zur Konturierung
— Bei Extremitäten möglichst ca. 30 % der Zirkumferenz schonen; Gelenke nur partiell
  bestrahlen; spätestens nach 50 Gy ausblocken
— Einschluss eines peritumoralen Ödems unter Abwägung der Gefahr einer Kontami-
  nation, Ausdehnung
— Präoperativ/definitiv: in Bildgebung sichtbare Tumorausdehnung mit
  Sicherheitssäumen (longitudinal ausgedehnter); retroperitoneal: in Bildgebung
  sichtbare Tumorausdehnung mit Sicherheitssäumen unter Berücksichtigung der
  benachbarten, als nicht-betroffen beurteilten Organe
— Postoperativ: alle intraoperativ tangierten Gewebsstrukturen (einschließlich Narben,
  Drainageaustrittsstellen), ehemaliges Tumorbett orientiert an präoperativer Bildgebung mit Sicherheitssäumen erfassen (longitudinal ausgedehnt); Boost: ehemaliges
  Tumorbett mit (engerem) Sicherheitssaum
— Sicherheitssäume anatomisch sinnvoll adaptiert (klinisches Zielvolumen (CTV) nicht
  in Lufträume und in als nicht-infiltriert angesehene Knochen-/Knorpelstrukturen
  hineinreichend)

Dosierung

— **Präoperativ:**
  — Erweiterte Tumorregion: 5-mal 1,8–2 Gy/Woche (bei großen Volumina eher 1,8
    Gy) bis 45/46–50/50,4 Gy; alternativ 2-mal 1,6 Gy/Tag bis 48 Gy (hochgradig)
  — Wenn postoperativ Non-in-sano-Resektion: ggf. Boost (bis ca. 60–66 Gy) indivi-
    duell prüfen; wegen des Zeitintervalls zwischen prä- und postoperativer Radiothe-
    rapie jedoch problematisch, außerdem R1-Resektion nach präoperativer
    Radiotherapie günstiger als R1-Resektion mit postoperativer Radiotherapie;
    insgesamt kontrovers diskutiert
— **Postoperativ:**
  — Erweiterte (ehemalige) Tumorregion: 5-mal 1,8–2 Gy/Woche (bei großen
    Volumina eher 1,8 Gy) bis 45/46–50/50,4 Gy
  — Boost:
    – R0: bis 55,8/56 Gy (G2) bzw. 55,8/60 Gy (hochgradig), kein Boost bei G1
    – R1: bis 55,8/60 Gy (niedriggradig) bzw. 66/66,6 Gy (hochgradig)
    – R2: 66/66,6 Gy (niedriggradig) bzw. 72 Gy (hochgradig)
— **Definitiv:**
  — Erweiterte Tumorregion: 5-mal 1,8–2 Gy/Woche (bei großen Volumina eher 1,8
    Gy) bis 45/46–50/50,4 Gy
  — Boost: 5-mal 1,8–2 Gy/Woche bis 70/70,2–72 Gy

- Alternativ zu sequentiellem (perkutanem) Boost:
  - Simultan integrierter Boost (z. B. Einzeldosen 1,7 Gy für erweitertes Zielvolumen und bis 2,2 Gy für Boost)
  - Brachytherapie: in Kombination mit perkutaner Radiotherapie: z. B. HDR-Brachytherapie 15–20 Gy; perkutan 40–50 Gy (alleinige LDR-Brachytherapie: 45–50 Gy in 4–6 Tagen)
  - Intraoperative Radiotherapie: alternativ zu perkutanem Boost (Elektronen 1-mal 10–15 Gy)
- Abdominelle/retroperitoneale Lokalisation: wegen Größe des Zielvolumens bzw. Nähe zu Risikoorganen meist postoperativ, wenn überhaupt, nur Dosen bis ca. 50 Gy applizierbar; wenn Schonung der Risikoorgane gut möglich, ggf. Boost bis 56–60 Gy

Technik

- Lagerung abhängig von Lokalisation; insbesondere an Extremitäten auf gute Reproduzierbarkeit achten, ggf. Vakuumkissen, thermoplastische Masken
- Bei Bestrahlungsplanung Drahtmarkierung und Einbeziehung aller Narben und Drainagestellen
- CT-gestützte 3D-konformale oder IMRT(VMAT)-Technik

Nebenwirkungen und Risiken

- Nebenwirkungen und Risiken der Radiotherapie beim Sarkom ◘ Tab. 31.1
- Nähere Ausführungen zu Nebenwirkungen und Risiken sowie zu supportiver Prophylaxe und Therapie ▶ Kap. 2 und 3

31

31.8.4 Chemotherapie

- **Indikation:**
  - Verbesserte Lokalkontrolle bei hochgradigen Sarkomen, zusätzlicher Überlebensvorteil in multimodalem Konzept unklar; im Einzelfall (Hochrisikosituation, guter

◘ Tab. 31.1 Nebenwirkungen und Risiken der Radiotherapie beim Sarkom

Organ/ Gewebe	Akut	Spät
Allgemein	Abgeschlagenheit, verminderte Belastbarkeit, Gewichtsverlust (v. a. bei großen Zielvolumina, sonst selten)	
Haut, Unterhaut, Muskulatur, Gelenke	Rötung, trockene, feuchte Epitheliolysen	Teleangiektasien, Pigmentverschiebungen, trophische Störungen, Wundheilungsstörungen, Lymphödem, Fibrosierung, reduzierte Muskelkraft, eingeschränkte Gelenkbeweglichkeit

Sonstige Nebenwirkungen und Risiken abhängig von bestrahlter Region

Allgemeinzustand) Indikation prüfen, möglichst in Studien; derzeit eher neoadjuvant als adjuvant eingesetzt
- In palliativer Situation (Fernmetastasierung)
- **Substanzen:** z. B. Doxorubicin/Ifosfamid, Gemcitabin/Docetaxel, Trabectidin

31.9 Rezidiv

- Wegen der häufig nicht erreichbaren Radikalität und der schlechteren Bestrahlungsbedingungen sind Lokalrezidive im Kopf-Hals-Bereich und am Stamm häufiger als an den Extremitäten
- Individuelle Therapieentscheidung abhängig von Primärtherapie und aktueller Situation:
  - Wenn bisher keine Radiotherapie: Therapiekonzept wie in Primärsituation; Radiotherapie immer indiziert
  - Wenn Radiotherapie im Rahmen der Primärtherapie erfolgt: erneute Tumorresektion, ggf. intraoperative Radiotherapie, interstitielle Brachytherapie, kleinvolumige perkutane Re-Bestrahlung sowie Optionen für Chemotherapie oder lokale Hyperthermie prüfen

31.10 Nachsorge

- Durchführung gemäß den Empfehlungen der Fachgesellschaften sowie symptomorientiert
- Nach Radiotherapie abhängig von Akuttoxizität ggf. zunächst engmaschig, dann ca. 6–8 Wochen nach Therapieende; im weiteren Verlauf abhängig von individueller Gesamtkonstellation
- Weitere Ausführungen zur Nachsorge ▸ Abschn. 1.8

31.11 Prognose

- Abhängig von:
  - Resektabilität
  - Tumorgröße: prognostische Bedeutung, da die Möglichkeit zu einer weiten Resektion durch Tumorgröße mitbestimmt wird; gelingt die Resektion, hat die Tumorgröße keinen unabhängigen Einfluss auf die Prognose
  - Lebensalter: höheres Lebensalter ungünstiger
  - Tumorlage: retroperitoneal, Kopf-Hals-Region schlechter; s. Tumorgröße
  - Histologischem Subtyp: Liposarkom günstiger, maligner peripherer Nervenscheidentumor ungünstiger
- 5-JÜR:
  - Stadium I: ca. 80–90 %
  - Stadium II: ca. 65–75 %
  - Stadium III: ca. 45–55 %
  - Stadium IV: ca. 10 %

31.12   Sonderfälle

31.12.1   Gastrointestinale Stromatumoren (GIST)

- Vorkommen meist in Magen/Duodenum; prinzipiell aber im gesamten Gastrointestinaltrakt möglich
- Bei ca. 50 % primäre Fernmetastasierung (v. a. Leber, Peritoneum)
- Standardtherapie: Resektion; Imatinib bei inoperablen/metastasierten Stadien
- Strahlentherapie ohne Stellenwert

31.12.2   Uterussarkome

Allgemeines

- Etwa 5 % der Uterusmalignome
- Risikofaktoren:
  - Tamoxifen
  - Ionisierende Strahlung (pelvine Radiotherapie)
  - Ethnische Faktoren (bei Afrikanerinnen häufiger)
- Von endometrialem Stroma, Bindegewebe oder Muskulatur des Uterus ausgehend; sekundäre Entartung von Leiomyomen selten (unter 1 %)
- Histologische Subtypen:
  - **Leiomyosarkom:** ca. 60–70 %; sehr aggressiv; ungünstige Prognose auch in lokal begrenzten Stadien
  - **Low grade endometriales Stromasarkom:** ca. 10 %; hohe Expression von Hormonrezeptoren; langsames Wachstum, insbesondere in frühen Stadien günstige Prognose; Rezidive jedoch noch nach Jahrzehnten möglich
  - **High grade endometriales Stromasarkom:** ca. 10 %; häufig Befall der äußeren Myometriumhälfte, uterusüberschreitendes Wachstum
  - **Undifferenzierte uterine Sarkome:** ca. 10 %
  - **Adenosarkom:** Mischtumor aus benignem Epithel- und malignem Mesenchymanteil; Adenosarkom mit sarkomatöser Überwucherung: Mesenchymanteil entspricht High grade Sarkom und macht mehr als 25 % des Tumors aus (deutlich schlechtere Prognose; Fernmetastasen in der Regel nur bei Adenosarkomen mit sarkomatöser Überwucherung)
  - Selten: Chondrosarkome, Osteosarkome, Fibrosarkome, Liposarkome, Rhabdomyosarkome u. a.
- Maligner Müllerscher Mischtumor (Karzinosarkom; maligne epitheliale Komponente und maligner mesenchymaler Anteil): wird nicht mehr wie früher den Uterussarkomen, sondern den Endometriumkarzinomen zugeordnet; ▸ Abschn. 22.12
- TNM-Klassifikation und UICC-Stadieneinteilung Anhang: Weiterführende Literatur

Therapie

- Insgesamt nur eingeschränkte Daten-, Empfehlungslage
- **Standardtherapie:** primäre Operation; ggf. adjuvante Therapie

- **Leiomyosarkom:**
  - Operation: primäre Hysterektomie und Adnexektomie (bei prämenopausalen Frauen mit auf den Uterus begrenzten Tumoren ggf. Belassung der Ovarien; individuelle Risiko-Nutzen-Analyse), keine systematische pelvine/paraaortale Lymphadenektomie bei unauffälligen Lymphknoten
  - Radiotherapie:
    - Primär postoperativ nach kompletter Resektion nicht indiziert; ggf. individuell nach Non-in-sano-Resektion bei auf das Becken begrenzten Tumoren erwägen
    - Ggf. palliativ bei nichtoperablem Tumor(rezidiv)
  - Chemotherapie:
    - Adjuvant nicht generell indiziert; ggf. individuell bei Vorliegen von Risikofaktoren erwägen
    - Palliativ bei Fernmetastasierung
  - Hormontherapie: ohne Stellenwert
- **Low grade endometriales Stromasarkom:**
  - Operation: primäre Hysterektomie und Adnexektomie (bei prämenopausalen Frauen mit auf den Uterus begrenzten Tumoren ggf. Belassung der Ovarien; individuelle Risiko-Nutzen-Analyse), keine systematische pelvine/paraaortale Lymphadenektomie bei unauffälligen Lymphknoten
  - Radiotherapie:
    - Primär postoperativ nach kompletter Resektion nicht indiziert; ggf. individuell nach Non-in-sano-Resektion bei auf das Becken begrenzten Tumoren erwägen
    - Ggf. palliativ bei nichtoperablem Tumor(rezidiv)
  - Chemotherapie:
    - Primär postoperativ nicht indiziert
    - Palliativ bei Fernmetastasierung
  - Hormontherapie:
    - Postoperativ ggf. individuell bei Vorliegen von Risikofaktoren erwägen
- **High grade endometriales Stromasarkom/undifferenzierte uterine Sarkome:**
  - Operation: primäre Hysterektomie und Adnexektomie; keine systematische pelvine/paraaortale Lymphadenektomie bei unauffälligen Lymphknoten
  - Radiotherapie:
    - Adjuvant ggf. individuell erwägen
    - Ggf. palliativ bei nichtoperablem Tumor(rezidiv)
  - Chemotherapie:
    - Adjuvant nicht indiziert
    - Ggf. palliativ bei Fernmetastasierung
  - Hormontherapie:
    - Postoperativ bei positivem Rezeptorstatus ggf. erwägen
    - Ggf. palliativ bei Fernmetastasierung
- **Adenosarkom:**
  - Operation: primäre Hysterektomie; Stellenwert von Adnexektomie systematischer pelvine/paraaortale Lymphadenektomie unklar
  - Radiotherapie:
    - Stellenwert adjuvant unklar; bei Adenosarkom ohne sarkomatöse Überwucherung nicht indiziert
    - Ggf. palliativ bei nichtoperablem Tumor(rezidiv)

- Chemotherapie:
  - Stellenwert adjuvant unklar
  - Palliativ bei Fernmetastasierung

Prognose

- Insgesamt schlecht
- Positiver Hormonrezeptorstatus prognostisch günstiger
- 5-JÜR (stadienabhängig):
  - Low grade endometriales Stromasarkom: ca. 40–100 %
  - High grade endometriales Stromasarkom: ca. 0–50 %
  - Leiomyosarkom: ca. 15–25 %
  - Adenosarkom: ca. 25–80 %

31.12.3   Kaposi-Sarkom

Allgemeines

- Varianten:
  - Klassisches Kaposi-Sarkom: extrem seltener Gefäßtumor meist bei älteren Männern; an den unteren Extremitäten beginnend mit langsam aufsteigender Tendenz und späterem Befall innerer Organe
  - Mit iatrogener Immunsuppression assoziiertes Kaposi-Sarkom, z. B. bei Transplantation
  - Endemisches Kaposi-Sarkom in Zentralafrika: kutane und lymphatische Verlaufsform
  - Epidemisches HIV-assoziiertes Kaposi-Sarkom: rasch progrediente, maligne, vom Gefäßendothel ausgehende multilokuläre Systemerkrankung; Befall von Haut, Schleimhäuten, inneren Organen, Lymphknoten
- Nicht in TNM-Klassifikation der Weichteilsarkome einbezogen

Therapie

- Einleitung bzw. Fortführung der antiretroviralen Therapie bei HIV-Assoziation
- Operation: lediglich primäre Exzisionsbiopsie zur Diagnosesicherung; ggf. Entfernung störender Befunde
- **Strahlentherapie:**
  - Indikation: Schmerzen, funktionelle/kosmetische Beeinträchtigung, ausgedehnte Herde mit Blutungsneigung
  - Zielvolumen: Tumorausdehnung mit Sicherheitssaum
  - Dosierung: abhängig von Lokalisation, Größe, Gesamtsituation (bei HIV-Assoziation eher niedrigere Einzeldosen), z. B.:
    - 5-mal 3–5 Gy/Woche bis 20–30 Gy
    - 5-mal 1–2 Gy/Woche bis 20–40 Gy (bei großen/tief infiltrierenden Manifestationen, endoralen Befunden)
    - 1-mal 5 Gy (bei Infiltraten im Bereich der Genitale/Leisten mit Ödem; ventrodorsale Felder „Boxershorts"; Orthovolt, Elektronen, Photonen)
    - (1-mal 8 Gy)

31

- Ansprechen: sehr strahlensensibel; Regressionsraten von ca. 80–90 %; Rückbildung in der Regel Wochen bis Monate nach Radiotherapie; bei primär gutem Ansprechen können Läsionen nach 6–12 Monaten erneut progredient werden; Re-Bestrahlung dann mit ähnlich guten Ansprechraten wie bei Erstbehandlung; bei ausgedehnten flächigen Infiltraten meist schlechtes Ansprechen
- **Chemotherapie:**
  - Intraläsionale Injektion von Chemotherapie/Interferon
  - Systemische Chemotherapie wegen der zusätzlichen Immunsuppression nur bei ausgedehntem systemischem Befall

Prognose
- Neben Tumorausdehnung bestimmt durch Schweregrad der AIDS-Erkrankung und Immunstatus

Hauttumoren

© Springer-Verlag GmbH Deutschland, ein Teil von Springer Nature 2018
I. Stöver, P. Feyer, *Praxismanual Strahlentherapie*, https://doi.org/10.1007/978-3-662-56577-3_32

32.1 Allgemeines

- Ca. 10 % aller Malignome in Europa (in Australien ca. 50 %)
- Stetige Zunahme der Inzidenz (v. a. durch geändertes Freizeitverhalten; aber auch durch verbesserte Früherkennung)

32.1.1 Ätiologie/Risikofaktoren

- Allgemein:
    - UV-Exposition, v. a. in den ersten 2 Lebensjahrzehnten
    - Genetische Disposition (hellhäutiger Pigmentationstyp, hereditäre Syndrome, z. B. Gorlin-Goltz-Syndrom (nävoides Basalzellsyndrom) u. a.
    - Xeroderma pigmentosum
- Basaliom/Plattenepithelkarzinom:
    - Immunsuppression
    - Chemische Noxen (Arsen, Teer u. a.)
    - Hochdosierte PUVA-Therapie
    - Chronisches Trauma mit Wundheilungsstörung, Narben
- Malignes Melanom:
    - Kongenitale Naevuszellnaevi größer als 5 cm oder mehr als 50 Manifestationen
    - Dysplastische Naevi
    - Lentigo maligna (Präkanzerose)
- Tumoren in embryonalen Verschmelzungszonen (Nasolabialfalte, innerer Augenwinkel, unterer Orbitarand, prä- und retroaurikuläre Region) neigen zu deutlich tieferer Infiltration als in anderen Regionen

32.1.2 Therapiekonzepte und Klassifikation

- Trotz Häufigkeit der Hauttumoren nur wenige (prospektiv) kontrollierte Studien vorhanden; daher Therapiekonzepte häufig auf zwar langjährigen klinischen Erfahrungen und großen Datenmengen basierend, allerdings mit oft nur relativ niedrigem Evidenzlevel
- Für Basaliom/Plattenepithelkarzinom TNM-Klassifikation vorhanden, Verwendung jedoch klinisch nicht üblich; Beschreibung über Tumorgröße, Eindringtiefe, Lokalisation, Histologie

32.2 Präkanzerosen

32.2.1 Aktinische Keratose

- Intraepidermale präkanzeröse Läsion mit zellulären Atypien und Aufhebung der normalen Epidermis-Architektur; oft sehr ausgedehnte Befunde
- Hervorgerufen durch chronische Schädigung der Epidermis durch Sonneneinstrahlung

- Bei ca. 5–10 % Übergang in Plattenepithelkarzinom
- Therapie: lokale Exzision, destruierende Verfahren (Kryotherapie, Laser etc.), topisch-medikamentöse und photodynamische Therapie (▶ Abschn. 32.3.2)

32.2.2 M. Bowen

- Intraepidermales Carcinoma in situ
- Ätiologie siehe Plattenepithelkarzinom (▶ Abschn. 31.1.1)
- Bei ca. 5–10 % Übergang in Plattenepithelkarzinom
- Therapie: lokale Exzision und photodynamische Therapie (▶ Abschn. 32.3.2); alternativ ggf. Radiotherapie (5-mal 2 Gy/Woche bis 50–60 Gy)

32.2.3 Lentigo maligna

- Melanoma in situ; intradermale neoplastische Proliferation atypischer Melanozyten
- Hervorgerufen durch chronische Schädigung der Epidermis durch Sonneneinstrahlung
- Bei ca. 30–50 % Übergang in Lentigo-maligna-Melanom
- Therapie: lokale Exzision, alternativ ggf. Einsatz von Grenzstrahlung (12kV; 5-mal 2 Gy/Woche 60–70 Gy; nur, wenn bereits erfolgter Übergang in Lentigo-maligna-Melanom sicher ausgeschlossen ist)

32.3 Basaliom

32.3.1 Allgemeines

- Synonym: Basalzellkarzinom
- Inzidenz in Europa ca. 70–100/100.000 pro Jahr
- Männer und Frauen etwa gleich häufig betroffen
- Entwicklung ohne Vorstufen
- Varianten:
  - Nodulär (solide): ca. 75 %; oft mit Teleangiektasien, bei Größenzunahme oft mit zentraler Mazeration/Ulzeration
  - Superfiziell: ca. 10 %; gut abgrenzbarer, rötlich-schuppiger Fleck, erhabene Ränder; Assoziation mit Diabetes mellitus, chronischen Nierenerkrankungen, HIV
  - Sklerodermiform: flache weiße oder gelbliche narbenartige Veränderung mit unscharfen Rändern
  - Basosquamös: kann klinisch die anderen Subtypen imitieren; histologisch sowohl Anteile eines Basalzellkarzinoms als auch eines Plattenepithelkarzinoms
  - Verwilderte ulzerierend-destruierende Subtypen (Ulcus terebrans, Ulcus rodens)
- Metastasierung extrem selten (Lymphknotenbefall unter 0,1 %; Fernmetastasen ca. 0,03–0,5 %)

32.3.2 Therapie

Allgemeines

- Standardtherapie: komplette operative Entfernung; Radiotherapie alternativ bei Kontraindikationen
- Neuere Therapieoptionen:
  - Medikamentös-systemisch (bei lokal fortgeschrittenen oder metastasierten Basaliomen)
  - Medikamentös-topisch: bei oberflächlichen Basaliomen

Operation

- Lokale Exzision mit primärem Sicherheitsabstand
- Mikrographische Chirurgie (Mohs surgery): schrittweise Tumorexzision unter kontinuierlicher histologischer Kontrolle; bei rezidivierenden oder großen Basaliomen, aggressivem Wachstumsmuster, in funktionell/kosmetisch schwierigen Hautregionen
- Kryotherapie, Elektrodissektion, Lasertherapie, Kürettage bei kleinen oberflächlichen Läsionen (kleiner 1,5 cm) bei älteren Patienten

Radiotherapie

- **Indikation:**
  - Primär:
    - Internistische Inoperabilität, hohes Lebensalter, Komorbidität, Antikoagulation
    - Funktionelle Inoperabilität, zu erwartende schlechte kosmetische Ergebnisse
    - Patientenwunsch
    - Große/multiple Tumore, Knorpel-/Knocheninfiltration
    - (Größeres) Rezidiv
  - Postoperativ:
    - Non-in-sano-Resektion
    - Perineurale Infiltration
- **Kontraindikation:**
  - Genetisch veranlagte Hautkarzinome
  - Bindegewebserkrankungen (Sklerodermie u. a.)
- **Technik:**
  - Orthovolt: (50 kV) 75–225 kV
  - Elektronen
  - Bei komplexen, großen oder in problematischen Regionen gelegenen Tumoren ggf. Photonenbestrahlung in CT-gestützter 3D-konformale oder IMRT (VMAT)-Technik
  - Sicherheitssaum individuell angepasst (ggf. knapper bei kleinen soliden, klar definierten Tumoren unter 2 cm bzw. in der Nähe kritischer Strukturen; großzügiger bei größeren, schlecht begrenzten, skerodermiformen, rezidivierenden Tumoren); ggf. klinisch angepasste Feldverkleinerung nach ca. 70 % der Gesamtdosis

32

- **Dosierung:** abhängig von Tumorgröße, -tiefe und -lage 5-mal 3 Gy/Woche bis 57(–60) Gy; 5-mal 2 Gy/Woche bis (60–)66(–70) Gy

Medikamentöse Therapie

- **Topisch:**
  - Subtanzen: Imiquimod-Creme (Immunmodulator), 5-FU-Creme, 5-Aminolävulinsäure (als photodynamische Therapie mit Rotlicht)
  - Bei oberflächlichen Basaliomen
  - Stark entzündlich-erosive Reaktion nach individuell sehr unterschiedlichem Intervall
  - Anwendung über mehrere Wochen; stark von Patienten-Compliance abhängig
- **Systemisch:**
  - Substanz: Vismodegib
  - Bei lokal fortgeschrittenen, einer Operation oder Strahlentherapie nicht zugänglichen Manifestationen; bei (symptomatisch) metastasierten Basaliomen
  - Hohe Nebenwirkungsrate; stark teratogen und embryotoxisch

32.3.3 Prognose

- Infiltrierende, skerodermiforme und multifokale Basaliome haben höhere Rezidivrate: ca. 15–30 % im Vergleich zu ca. 1–5 % bei nodulärem Wachstum
- Kontrollraten über 90 % (Operation und Radiotherapie) bzw. ca. 80–90 % (topisch-medikamentös)

32.4 Plattenepithelkarzinom

32.4.1 Allgemeines

- Synonyme: Spinaliom, spinozelluläres Karzinom
- Inzidenz in Europa ca. 20–30/100.000 pro Jahr
- Lymphknotenbefall ca. 2–5 %; bis zu mehr als 30 % bei Risikofaktoren (Größe über 2 cm, Infiltrationstiefe über 4 mm, schlechter Differenzierung oder Entstehung auf Narbe)
- Staging indiziert bei Infiltrationstiefe über 2 mm
- Entwicklung häufig über Vorstufen, Präkanzerosen, auf vorgeschädigter Haut

32.4.2 Therapie

Operation
- Wie Basaliom (▶ Abschn. 32.3.2); ggf. zusätzlich Lymphknotendissektion

Radiotherapie
- **Indikation:**
  - Primärtumorregion: wie Basaliom (▶ Abschn. 32.3.2)

- Lymphabflusswege:
    - – Adjuvant bei ausgedehntem Lymphknotenbefall (multiple Lymphknotenmetas-tasen, Kapseldurchbruch) oder nicht-erfolgter Lymphknotendissektion bei Vorliegen von Risikofaktoren
    - – Definitiv bei nicht-erfolgter Lymphknotendissektion bei klinisch eindeutigem Vorliegen von Lymphknotenmetastasen
- **Technik:**
    - Wie Basaliom (▶ Abschn. 32.3.2)
    - Lymphabflusswege: Photonenbestrahlung in CT-gestützter 3D-konformale oder IMRT(VMAT)-Technik
- **Dosierung:**
    - Primärtumorregion: 5-mal 2 Gy/Woche bis 60–66 Gy
    - Lymphabflusswege: 5-mal 1,8–2 Gy/Woche bis 50/50,4(–59,4/60) Gy; cave ggf. Lymphödemrisiko

32.4.3 Prognose

- Kontrollraten über 90 % (Operation und Radiotherapie vergleichbar)
- 10-JÜR:
    - Bei Lymphknotenmetastasen unter 20 %
    - Bei Fernmetastasen unter 10 %

32.5 Malignes Melanom

32.5.1 Allgemeines

32

- Inzidenz in Deutschland ca. 17/100.000 pro Jahr; zunehmend
- Altersgipfel ca. 50.–60. Lebensjahr
- **Ausbreitung:**
    - Hohe Metastasierungsneigung
    - Ca.10 % nicht kutane Lokalisationen (Aderhaut, Mukosa, Meningen)
    - Satellitenmetastasen (regionäre Metastasierung 2 cm um Primärtumor) und In-transit-Metastasen (Hautbefall bis zur ersten Lymphknotenstation) möglich
- **Varianten:**
    - Superfiziell spreitendes Melanom (ca. 60 %)
    - Noduläres Melanom (ca. 20 %)
    - Lentigo-maligna-Melanom (ca. 10 %)
    - Akrolentiginöses Melanom (ca. 5 %)
    - Sonderformen (amelanotisches Melanom, Schleimhautmelanom, sonstige nicht-kutane Melanome)
- **Diagnostik:**
    - Anamnese, Klinik, körperliche Untersuchung einschließlich Inspektion der gesamten Körperoberfläche, Routinelabor
    - Sonographie Abdomen
    - Röntgen-Thorax

- Skelettszintigraphie
- FDG-PET/CT (ab Stadium II)
- MRT Schädel (ab Stadium II)

32.5.2 Stadieneinteilung

- **Clark Level:** histologische Stadieneinteilung nach Eindringtiefe (nur relevant für Melanome unter 1 mm)
- Clark-Level ◘ Tab. 32.1
- TNM-Klassifikation und UICC-Stadieneinteilung Anhang: Weiterführende Literatur

32.5.3 Therapie

Allgemeines

- Standardtherapie: komplette operative Entfernung; Radiotherapie bei Risikofaktoren
- Melanome im Bereich des Auges erfordern besondere interdisziplinäre und insbesondere radiotherapeutische Voraussetzungen (Brachytherapie/Protonen) und sollten ausschließlich in spezialisierten Zentren behandelt werden

Operation

- Lokale Exzision von Primärtumor und Satelliten- und In-Transit-Metastasen mit an Tumorgröße und histologischen Subtyp adaptierten Sicherheitssaum
- Sentinel-Node-Biopsie ab 1 mm Tumordicke oder bei Risikofaktoren (Lebensalter unter 40. Lebensjahr, erhöhte Mitoserate, Ulzeration, Lymphangiosis)
- Radikale Lymphadenektomie bei klinischem bzw. pathologisch nachgewiesenen (Sentinel-Node-Biopsie) Lymphknotenbefall (wenn keine Fernmetastasen vorliegen)
- Chirurgische Metastasen-Entfernung anstreben, wenn auf ein Organ beschränkt und R0-Resektion möglich

◘ Tab. 32.1 Clark-Level des malignen Melanoms	
Clark-Level	**Ausbreitung**
I	Rein intraepidermale Veränderungen
II	Einbruch in das Stratum papillare
III	Massiver Befall des Stratum papillare ohne Einbruch in das Stratum reticulare
IV	Einbruch in das Stratum reticulare
V	Einbruch in das subkutane Fettgewebe

Radiotherapie

- **Indikation:**
  - Definitiv: Inoperabilität, größere Lentigo-maligna-Melanome bei älteren Patienten im Gesicht
  - Postoperativ:
    - Non-in-sano-Resektion (ohne Möglichkeit zur Nachresektion)
    - Rezidivsituation
    - Lymphabflusswege adjuvant: bei Risikofaktoren (Lymphknotenbefall über 3 cm; mehr als 3 befallende Lymphknoten, Kapseldurchbruch)
- **Zielvolumen:** Festlegung klinisch bzw. anhand des Planungs-CT:
  - (Ehemalige) Tumorregion mit Sicherheitssaum
  - Regionäre Lymphabflusswege
- **Technik:**
  - Elektronen
  - Bei komplexen, großen, in problematischen Regionen gelegenen Tumoren CT-gestützte 3D-konformale oder IMRT(VMAT)-Technik
  - Bei Lentigo-maligna-Melanomen auch Weichstrahltherapie
  - Lymphabflusswege: CT-gestützte 3D-konformale oder IMRT(VMAT)-Technik
  - **Dosierung:**
    - Definitiv/R2-Resektion: 5-mal 2/Woche bis 70 Gy (60 Gy bei Lentigo-maligna-Melanom)
    - R1-Resektion: 5-mal 2/Woche bis 60 Gy
    - Lymphabflusswege adjuvant: 5-mal 1,8–2/Woche bis 50/50,4 Gy

Systemtherapie

- Interferon-α: adjuvant in höheren Stadien (v. a. ulzerierter Primärtumor und Lymphknotenbefall); insbesondere wegen des hohen Nebenwirkungsprofil individuelle Nutzen-Risiko-Abwägung und Konzeptfestlegung; nicht parallel zu Radiotherapie
- Bei Hochrisikopatienten Mutationsanalyse (BRAF, NRAS, c-kit); in inoperablen/metastasierten Stadien ggf. Therapie mit spezifischen Inhibitoren (BRAF-/MEC-/c-kit-Kinase-/Checkpoint-Inhibitoren)
- Chemotherapie: alternativ in palliativer Situation, wenn zielgerichtete Therapie nicht in Frage kommt (z. B. Darcarbazin, Carboplatin und Paclitaxel)

32.5.4 Prognose

- Abhängig von Tumorstadium, histologischem Typ (nodulär ungünstiger), Lokalisation (Gesicht, Extremitäten günstiger), Alter (jüngeres Lebensalter günstiger), Geschlecht (Frauen günstiger)
- 5-JÜR:
  - Stadium I: ca. 80–100 %
  - Stadium II: ca. 40–65 %
  - Stadium III: ca. 20–30 %
  - Stadium IV: unter 5 %

32.6 Merkelzellkarzinom

32.6.1 Allgemeines

- Synonym: kutanes neuroendokrines Karzinom (gehört zu den neuroendokrinen Tumoren/Neoplasien (NET/NEN); ▶ Kap. 33)
- Inzidenz ca. 0,1–0,5/100.000 pro Jahr, in den letzten Jahrzehnten deutlich zunehmend; Männer etwa gleich häufig betroffen
- Altersgipfel 70. Lebensjahr
- Assoziation mit UV-Strahlung, Immunsuppression, anderen Tumorerkrankungen; Nachweis von Merkelzellpolyoma-Virus
- Trotz meist nur geringer Größe (unter 3 cm) aggressives Wachstumsverhalten mit frühem Lymphknotenbefall (ca. 45–80 %) und Fernmetastasierung (ca. 20–50 %)
- Lokalisation in Haut/Unterhautgewebe v. a. sonnenexponierter Körperareale
- TNM-Klassifikation und UICC-Stadieneinteilung Anhang: Weiterführende Literatur

32.6.2 Therapie

Allgemeines
- Exzision mit weitem Sicherheitsabstand und adjuvante Radiotherapie etabliert

Operation
- Exzision Therapie der ersten Wahl; im Gesichtsbereich mikrographische Chirurgie
- Sentinel-Node-Biopsie (ggf. funktionelle Neck dissection im HNO-Bereich); radikale Lymphadenektomie bei Lymphknotenbefall

Radiotherapie
- **Indikation:**
  - Definitiv:
    - Inoperabilität
    - Operationsablehnung
    - Palliativ zur Symptomlinderung
  - Postoperativ:
    - Non-in-sano-Resektion
    - Adjuvant (nur ggf. Verzicht bei kleinen Tumoren unter 1,5 cm mit ausreichendem Sicherheitsabstand und fehlenden Risikofaktoren wie Perineuralscheiden-, Gefäßinvasion, Lymphknotenbefall oder Rezidivsituation)
- **Zielvolumen:** Festlegung anhand des Planungs-CT:
  - (Ehemalige) Tumorregion mit Sicherheitssaum
  - Regionäre Lymphabflusswege (bei histologisch ausgeschlossenem Befall kontrovers diskutiert; axillär und inguinal eher beobachten, im HNO-Bereich eher mitbehandeln; bei Lymphknotenmetastasen nach radikaler Lymphadenektomie Nutzen einer zusätzlichen Radiotherapie nicht nachgewiesen)

— **Dosierung:**
  — Definitiv bzw. R2-Resektion: 5-mal 2/Woche bis 66 Gy
  — R1-Resektion: 5-mal 2/Woche bis 56–60 Gy
  — Adjuvant: 5-mal 2/Woche bis 50 Gy

Systemtherapie

— Chemotherapie:
  — Adjuvant (auch als kombinierte Radiochemotherapie) nur in Studien
  — Ggf. in palliativer Situation (Fernmetastasierung)
  — Keine etablierten Standardsubstanzen; nach primärem Ansprechen meist rasche Resistenzentwicklung
— Ggf. Checkpoint-Inhibitoren in palliativer Situation (Fernmetastasierung)

32.6.3 Prognose

— Abhängig von Tumorstadium, Lokalisation (Extremitätenbefall günstiger), Lebensalter (höheres Lebensalter günstiger), Geschlecht (Frauen günstiger)
— 5-JÜR:
  — Stadium I: ca. 65 %
  — Stadium II: ca. 45 %
  — Stadium III: mediane ÜLZ 9 Monate

32

Neuroendokrine Tumoren/ Neoplasien (NET/NEN)

33.1   Allgemeines

- Neuroendokrine Tumoren/Neoplasien gehen aus den diffus im Körper vorkommenden Zellen des DNES hervor
- DNES: Diffuses neuroendokrines System (veraltet: APUD Amine Precursor Uptake and Decarboxylation-System): Gruppe von der Neuralleiste (Neuroektoderm) ausgehenden hormonproduzierenden Zellen, die Ähnlichkeiten zu Nervenzellen aufweisen
- Vorkommen v. a. im Gastrointestinaltrakt und im Pankreas (ca. 75 %); außerdem u. a. in Lunge, Thymus und Haut
- Die Begriffe „neuroendokrine Tumoren/Neoplasien" ersetzen in der WHO-Definition den früheren Begriff „Karzinoid", dieser ist aber insbesondere für neuroendokrine Tumoren der Lunge weiterhin gebräuchlich
- Großes Spektrum an klinischer Erscheinungsform, Therapieansatz und Prognose

33.1.1   Epidemiologie

- Inzidenz in Europa ca. 1–2/100.000 pro Jahr; in den letzten Jahren ansteigend; neben verbesserter bildgebender und pathologischer Diagnostik wohl auch echte Zunahme
- Altersgipfel abhängig von Lokalisation ca. 45.–70. Lebensjahr

33.1.2   Ätiologie/Risikofaktoren

- Unklar
- Genetische Disposition, familiäre Häufung (u. a. im Rahmen des MEN-1-Syndroms)
- Rauchen für benigne und niedrig maligne pulmonale neuroendokrine Tumoren (Karzinoide) kein Risikofaktor

33

33.1.3   Histologie

- Kleinzellig (alle kleinzelligen Karzinome unabhängig von der Lokalisation einschließlich der SCLC der Lunge gehören zu den neuroendokrinen Tumoren/Neoplasien), großzellig, sonstige (z. B. medulläres C-Zell-Karzinom der Schilddrüse)
- Ca. 90 % der neuroendokrinen Tumoren/Neoplasien weisen Somatostatinrezeptoren auf

33.1.4   Klinik

- Ca. 30-50 % der neuroendokrinen Tumoren/Neoplasien sind hormonaktiv; Hormonproduktion entsprechend den der Ausgangszellen z. B.:
    - Gastrin: Übersäuerung, Magenulzera (Zollinger-Ellison-Syndrom)
    - Vasoaktives Peptid: Diarrhöe
    - Insulin: Hypoglykämie
    - Serotonin: krampfartige Schmerzen, Flush, Diarrhö, kardiale Symptome (Karzinoidsyndrom)
- Diagnose hormoninaktiver Tumoren durch raumfordernde Wirkung oder als Zufallsbefund

33.1.5 Diagnostik

- Anamnese, Klinik, körperliche Untersuchung, Routinelabor, Chromogranin A, NSE, ggf. Hydroxyindolinessigsäure (im Urin)
- Sonographie/CT/ggf. MRT Abdomen/Becken
- CT Thorax
- Ggf. Bronchoskopie bzw. Koloskopie/Endosonographie
- Ggf. Somatostatin-Rezeptor-Szintigrafie/DOTA-Octreotid(-NOC-/-TOC-/-TATE-)-PET

33.1.6 Klassifikation/Stadieneinteilung

- WHO-Klassifikation der neuroendokrinen Tumoren/Neoplasien ◘ Tab. 33.1
- Gesonderte TNM-Klassifikationen der neuroendokrinen Tumoren des Gastrointestinaltraktes differenziert nach Lokalisation; für die neuroendokrinen Tumoren der Lunge gilt die TNM-Klassifikation der Bronchialkarzinome
- TNM-Klassifikation und UICC-Stadieneinteilung Anhang: Weiterführende Literatur

33.2 Spezielle Krankheitsbilder

33.2.1 Neuroendokrine Tumoren/Neoplasien der Lunge

Benigne und niedrig maligne neuroendokrine Tumoren/Neoplasien der Lunge (Karzinoide)

- **Epidemiologie**
- Ca. 10–25 % aller Karzinoide
- Ca. 1–2 % aller Lungentumoren
- Inzidenz ca. 0,5/100.000 pro Jahr
- Frauen etwas häufiger betroffen
- Altersgipfel ca. 45. Lebensjahr (typisches Karzinoid) bzw. ca. 55. Lebensjahr (atypisches Karzinoid)

◘ **Tab. 33.1** WHO-Klassifikation der neuroendokrinen Tumoren/Neoplasien (2010

Bezeichnung		Grading	Ki-67	Mitosen/10 HPF
Neuroendokrine Tumoren (früher: typische Karzinoide)	1a benigne	G1	bis 2 %	unter 2
Neuroendokrine Tumoren (früher: atypische Karzinoide)	1b niedrig maligne	G2	3–20 %	2–20
Neuroendokrine Karzinome (NEC)	2 hoch maligne	G3	über 20 %	über 20

- **Histologie**
- Geringer Serotoningehal; Karzinoidsyndrom seltener als bei gastrointestinalen Karzinoiden
- Ca. 90 % typisches Karzinoid, ca. 10 % atypisches Karzinoid

- **Ausbreitung**
- **Lokalisation:** typisches Karzinoid meist zentral, atypisches Karzinoid meist peripher; häufiger rechts, meist im Mittellappen
- **Lymphknotenbefall:**
  - Typisches Karzinoid: ca. 10–15 %
  - Atypisches Karzinoid: ca. 50 %
- **Fernmetastasen:** bei typischem Karzinoid selten, beim atypischen Karzinoid häufiger (ca. 20 %)

- **Therapie**
- **Allgemeines:**
  - Aufgrund der Seltenheit keine gesicherten Therapiestandards
  - Standardtherapie: Operation in kurativer Intention; bei Risikofaktoren ggf. adjuvante Therapie
  - Bei Inoperabilität Radio(chemo)therapie; ggf. Kryotherapie
- **Operation:**
  - Kurativ: Tumorresektion mit mediastinaler Lymphknotendissektion
  - Palliativ: ggf. Tumorresektion/Debulking bei (drohender) lokaler Komplikation
- **Radiotherapie:**
  - Indikation:
    - Adjuvant in Erwägung zu ziehen bei schlechter Differenzierung, Non-in-sano-Resektion, mediastinalem Lymphknotenbefall; ggf. als Radiochemotherapie
    - Inoperabilität (analog zur Therapie des SCLC; Ansprechraten schlechter)
    - Radiotherapie von Metastasen ▶ Kap. 35 Palliative Radiotherapie und ▶ Kap. 36 Strahlentherapeutische Notfallsituationen
  - Zielvolumen, Dosierung, Technik, Nebenwirkungen ▶ Kap. 8
- **Systemtherapie:**
  - Adjuvant: Chemotherapie alleinig oder als Radiochemotherapie: ▶ Kap. 8
  - Palliativ (Fernmetastasierung):
    - Somatostatinanaloga (z. B. Octreotid)
    - mTOR-Inhibitor (z. B. Everolimus)
    - Radioaktiv markierte Somatostatinanaloga (z. B. ^{90}Yttrium-DOTATOC)
    - Klassische Chemotherapie (z. B. analog zum SCLC; 5-FU/Streptozotozin)

- **Nachsorge**
- Durchführung gemäß den Empfehlungen der Fachgesellschaften sowie symptomorientiert
- Nach Radio(chemo)therapie abhängig von Akuttoxizität ggf. zunächst engmaschig, dann ca. 6–8 Wochen nach Therapieende; im weiteren Verlauf abhängig von individueller Gesamtkonstellation
- Weitere Ausführungen zur Nachsorge ▶ Abschn. 1.8

33

- **Prognose**
- Abhängig von Tumorstadium und Histologie
- 5-JÜR:
    - Typisches Karzinoid: über 80 %
    - Atypisches Karzinoid: ca. 60 %

Hoch maligne neuroendokrine Karzinome der Lunge

- Kleinzelliges Bronchialkarzinom (SCLC) und großzelliges neuroendokrines Karzinom der Lunge (zählt zu den NSCLC, wird jedoch häufig wie SCLC therapiert)
- ▶ Kap. 8

33.2.2 Neuroendokrine Tumoren/Neoplasien des Gastrointestinaltraktes

- **Epidemiologie**
- Ca. 75 % aller neuroendokrinen Tumoren/Neoplasien
- Männer und Frauen etwa gleich häufig betroffen
- Altersgipfel ca. 50.–70. Lebensjahr
- Inzidenz abhängig von Lokalisation zwischen ca. 0,3 und 0,9/100.000 pro Jahr

- **Histologie**
- Ca. 30 –50 % hormonaktiv ▶ Abschn. 33.1.4
- Hormonaktive Tumoren meist maligner und größer als hormoninaktive Tumoren (Ausnahme: Insulinome meist klein und benigne)

- **Klassifikation**
- TNM-Klassifikation der ENETS (European Neuroendocrine Tumors Society; in Europa gebräuchlich; entspricht nicht der TNM-Klassifikation der UICC)
- TNM-Klassifikation der UICC (gilt nur für gut differenzierte Tumoren (G1/G2); schlecht differenzierte neuroendokrine Tumoren/Neoplasien werden wie Karzinome der jeweiligen Lokalisation klassifiziert)

- **Therapie**
- **Allgemeines:**
    - Aufgrund der Seltenheit keine gesicherten Therapiestandards
    - Standardtherapie: Operation in kurativer Intention
- **Operation:**
    - Kurativ: Tumorresektion ggf. mit lokoregionärer Lymphknotendissektion (abhängig von Infiltrationstiefe und klinischem Verdacht auf Lymphknotenbefall)
    - Auch bei Vorliegen von Fernmetastasen meist Operation des Primärtumors indiziert (Debulking zur Prophylaxe/Therapie von lokalen Komplikationen; Behandlung medikamentös nicht ausreichend ansprechender endokriner Symptome
- **Radiotherapie:**
    - Ggf. palliativ (z. B. bei symptomatischem, anderweitig nicht angehbaren Primärtumor; Fernmetastasen)

- **Systemtherapie:**
  - Palliativ (symptomatischer, inoperabler Primärtumor, Fernmetastasen)
    - Somatostatinanaloga (z. B. Octreotid)
    - mTOR-Inhibitor (z. B. Everolimus)
    - Radioaktiv markierte Somatostatinanaloga (z. B. ^{90}Yttrium-DOTATOC)
    - Klassische Chemotherapie (z. B. 5-FU/Streptozocin; Etoposid/Cisplatin)

- **Nachsorge**
- Durchführung gemäß den Empfehlungen der Fachgesellschaften sowie symptomorientiert
- Nach Radiotherapie abhängig von Akuttoxizität ggf. zunächst engmaschig, dann ca. 6–8 Wochen nach Therapieende; im weiteren Verlauf abhängig von individueller Gesamtkonstellation
- Weitere Ausführungen zur Nachsorge ▶ Abschn. 1.8

- **Prognose**
- Sehr variabel; abhängig vom Malignitätsgrad, Tumorstadium, Ausmaß der (hepatischen) Fernmetastasierung
- 5-JÜR:
  - Nach kurativer Resektion: ca. 85 %
  - Bei regionärem Lymphknotenbefall: ca. 65 %
  - Bei Fernmetastasen: ca. 20 %

33.2.3   Neuroendokrines Karzinom der Haut

Merkelzellkarzinom ▶ Abschn. 32.6

33

Pädiatrische Radioonkologie

© Springer-Verlag GmbH Deutschland, ein Teil von Springer Nature 2018
I. Stöver, P. Feyer, *Praxismanual Strahlentherapie*, https://doi.org/10.1007/978-3-662-56577-3_34

34.1 Allgemeines

- Inzidenz maligner Erkrankungen insgesamt ca. 14/100.000 Kinder unter 15. Lebensjahr pro Jahr
- Ca. 50 % Leukämien und Lymphome, ca. 20 % Hirntumoren
- Die meisten soliden Tumoren ähneln histologisch den embryonalen Geweben der entsprechenden Organe
- Besondere Bedeutung unerwünschter Spätfolgen wegen Therapieexposition in vulnerabler Phase und meist günstiger Heilungschancen mit langfristigem Überleben (◻ Tab. 34.1)
- In Deutschland Behandlung fast ausschließlich innerhalb der aktuellen Therapiestudien der Gesellschaft für pädiatrische Onkologie und Hämatologie (GPOH; www.kinderkrebsinfo.de), ggf. Teilnahme an internationalen Studien, insbesondere bei seltenen Krankheitsbildern; wenn keine offene Studie bezüglich Erkrankungssituation verfügbar, dennoch ggf. entsprechende Beratung/Therapieempfehlung einholen; Behandlung immer in spezialisierten, interdisziplinären Zentren

◻ Tab. 34.1 Therapiespätfolgen	
Organ/Gewebe	**Unerwünschte Folge der Radiotherapie**
Knochen (Epiphysenfugen)	– Hohe Fraktionierungsempfindlichkeit der Epiphysenfugen – Altersabhängige Strahlenempfindlichkeit; am höchsten im Alter von 0.–6. Lebensjahr – Unter 10 Gy: nur selten Einschränkung des Wachstums – Ca. 10–20 Gy: Wachstumshemmung – Über ca. 20 Gy: Wachstumsstopp – Über ca. 50 Gy: trophische Störungen, Osteoradionekrose – Epiphysenfugen und Wirbelkörper sollten entweder vollkommen ausgespart oder homogen bestrahlt werden (Symmetrie beachten!)
Knochenmark	– Bei Dosen oberhalb von ca. 30 Gy häufig Umwandlung des hämatopoetischen Knochenmarks in Fett-/Fasermark; bis ca. 40 Gy jedoch auch Repopulierung beobachtet – Hämatopoese zieht sich im Laufe des Lebens aus der Peripherie immer weiter in Richtung Stamm zurück – Unter 25 % des hämatopoetischen Knochenmarks betroffen: Kompensation durch das verbliebene Knochenmark, der bestrahlte Anteil bleibt inaktiv – Über 50 % des hämatopoetischen Knochenmarks betroffen: Ausweichen auf bereits nicht mehr genutzte Skelettanteile; nach 2–5 Jahren Restitution der Hämatopoese in den bestrahlten Knochenanteilen

Hoden	– Toxische Dosis im Kindesalter unbekannt
	– Bei Erwachsenen:
	  – 0,15 Gy: reversible Reduktion der Spermienzahl
	  – 1–2 Gy: dauerhafte Sterilisation
	  – Fraktionierte Applikation toxischer als Einzeitgabe
	  – Leydig-Zellen resistenter als Spermatogenese
	  – Bei Erwachsenen Abfall des Testosteronspiegels bei Dosen über 20 Gy; vor Pubertät höhere Vulnerabilität

(Fortsetzung)

34

■ **Tab. 34.1** (Fortsetzung)	
Organ/Gewebe	**Unerwünschte Folge der Radiotherapie**
Ovarien	– Unter 1,5 Gy: meist keine dauerhafte Änderung des Zellzyklus – Über 8 Gy: dauerhafte Sterilität – Über ca. 10–15 Gy: hormonelle Insuffizienz

Keimzellen/
Nachkommen
	– Nach Bestrahlung des Abdomens erhöhtes Risiko für Abort oder
	  verringertes Geburtsgewicht
	– Häufigkeit kongenitaler Schäden nach Radiotherapie/Chemotherapie des
	  Vaters oder der Mutter nicht erhöht

ZNS	– Leukenzephalopathie bei Kleinkindern bereits nach ca. 20–25 Gy
	– Nekrosen nach ca. 50–60 Gy ca. 1–5 % (abhängig vom Lebensalter,
	  Zielvolumengröße, -lokalisation, Fraktionierung)
	– Erhöhtes Risiko v. a. bei gleichzeitiger intrathekaler (und intravenöser)
	  Chemotherapiegabe

Endokrines
System
	– Funktionsstörung der Hypothalamus-Hypophysen-Achse ab ca. 18 Gy
	  (GH-Mangel) bzw. ca. 40 Gy (ACTH-, TRH-, Gonadotropinmangel;
	  Hyperprolaktinämie)
	– Hypothyreose ab ca. 10–15 Gy

Niere	Nephropathie ab ca. 12–14 Gy

Zweittumoren: insgesamt ca. 3 % in 10 Jahren; bei M. Hodgkin höher (ca. 15 % in 15 Jahren)

– Bei indizierter Radiotherapie insbesondere neuroonkologischer, schädelbasis- und rückenmarksnaher Tumoren ggf. Protonentherapie abhängig von Studienprotokoll
– Angaben in diesem Kapitel daher nur zur groben Orientierung bezüglich der Therapieprinzipien

34.2 Spezielle Krankheitsbilder

34.2.1 Medulloblastom

Allgemeines
– Infratentoriell meist vom Dach des IV. Ventrikels ausgehender primitiver neuroektodermaler Tumor (PNET)
– Nach Gliomen zweithäufigster ZNS-Tumor im Kindes- und Jugendalter
– Altersgipfel 4.–8. Lebensjahr
– Jungen häufiger betroffen
– Wegen Lokalisation oft Entwicklung eines Hydrozephalus und Liquoraussaat (bei Diagnosestellung ca. 10–15 %, im Verlauf ca. 25–40 %; in Autopsien bis ca. 90 %)
– Ca. 5 % Fernmetastasen

Therapie
– Beachte ▶ Abschn. 34.1

- ■ **Operation**
- ▬ Komplette Resektion als Primärtherapie anstreben; wegen infiltrativem Tumorwachstum oft nicht möglich; Debulking sinnvoll

- ■ **Systemtherapie**
- ▬ Gemäß Studienprotokoll
- ▬ Insbesondere bei Hochrisikokonstellationen; bei Kindern unter 3 Jahren, um Radiotherapie hinauszuzögern

- ■ **Radiotherapie**
- ▬ Gemäß Studienprotokoll
- ▬ **Indikation:** postoperativ
- ▬ **Zielvolumen:** Neuroachse; Boost hintere Schädelgrube
- ▬ **Dosierung:** Neuroachse 23–36 Gy; Boost bis 54–56 Gy; ggf. Hyperfraktionierung
- ▬ Bei Kleinkindern Radiotherapie wegen hoher Neurotoxizität möglichst hinauszögern

Prognose
- ▬ 5-JÜR ca. 60–80 %

34.2.2   Ependymom

Allgemeines
- ▬ Ausgehend von Ependym der inneren Liquorräume (Ventrikelsystem, Zentralkanal)
- ▬ Supratentoriell eher niedriggradig, infratentoriell eher höhergradig
- ▬ Prinzipiell Auftreten in jedem Lebensalter möglich; Lokalisation in hinterer Schädelgrube bevorzugt im Kindesalter (Altersgipfel 2.–6. Lebensjahr); (Lokalisation im Zentralkanal bevorzugt im Erwachsenenalter; Therapie in Anlehnung an kindliche Protokolle)
- ▬ Geschlechterverhältnis ausgeglichen
- ▬ Ca. 10 % Abtropfmetastasen
- ▬ Auch nach vollständiger Resektion hohes Lokalrezidivrisiko

Therapie
- ▬ Beachte ▶ Abschn. 34.1

- ■ **Operation**
- ▬ Komplette Resektion als Primärtherapie anstreben; jedoch oft nicht möglich, dann ggf. Second-look-Operation nach vorgeschalteter Radio-(oder Chemo-)therapie

- ■ **Systemtherapie**
- ▬ Gemäß Studienprotokoll
- ▬ Insbesondere bei Hochrisikokonstellationen; bei Kindern unter 3 Jahren, um Radiotherapie hinauszuzögern

- ■ **Radiotherapie**
- ▬ Gemäß Studienprotokoll
- ▬ **Indikation:** postoperativ

 - **Zielvolumen:**
     - Bei lokalisiertem Tumorwachstum: lokale Radiotherapie mit Sicherheitssaum
     - Bei nachgewiesener leptomeningealer Aussaat, Ependymoblastom: Neuroachse
 - **Dosierung:** 54 Gy; bei Resttumor Boost bis 60 Gy; Neuroachse bis 36 Gy

Prognose
 - 3-JÜR ca. 90 % (nach kompletter Resektion) bzw. 55 % (nach inkompletter Resektion)
 - Langzeitüberleben ca. 70 % bei kompletter Resektion ohne leptomeningeale Aussaat bzw. unter 20 % bei Resttumor über 1,5 cm^3

34.2.3 Astrozytom

Allgemeines
 - Häufigster Hirntumor des Kindesalters
 - Altersgipfel 6.–9. Lebensjahr
 - Jungen häufiger betroffen
 - Häufig mit Neurofibromatose (M. Recklinghausen) und tuberöser Skerose (Bourneville-Pringle-Syndrom) assoziiert
 - Klassifikation:
     - WHO I: pilozytisches Astrozytom
     - WHO II: gemischtzelliges Astrozytom
     - WHO III: fibrilläres Astrozytom
 - Hochmaligne Gliome im Kindesalter sehr selten
 - Hirnstammgliome oft diffus wachsend

Therapie
 - Beachte ▶ Abschn. 34.1

- **Operation**
 - Komplette Resektion als Primärtherapie anstreben, Radikalität von Lokalisation und Infiltration abhängig und prognostisch bedeutsam, auch als Rezidivmaßnahme erwägen; beim diffusen Typ des Hirnstammglioms meist keine sinnvolle Resektion möglich

- **Chemotherapie**
 - Nicht Bestandteil der Standardtherapie
 - Ggf. bei Kindern unter 3 Jahren, um die (eigentlich indizierte) Radiotherapie hinauszuzögern

- **Systemtherapie**
 - Gemäß Studienprotokoll
 - **Indikation:**
     - Niedrigmaligne Gliome: postoperativ nach subtotaler Resektion bei Progress oder neurologischer Symptomatik; bei primärer Inoperabilität
     - Hochmaligne Gliome: grundsätzlich postoperativ; definitiv bei Inoperabilität
     - Diffuse Hirnstammgliome: (meist) primäre Radiotherapie

- **Zielvolumen:**
    - Niedrigmaligne Gliome: ehemalige Tumorregion mit Sicherheitssaum
    - Hochmaligne Gliome und diffuse Hirnstammgliome: (ehemalige) im MRT sichtbare Tumorregion (T1-gewichtet mit Kontrastmittel) mit Sicherheitssaum, anatomische Grenzen beachtend
- **Dosierung:**
    - Niedrigmaligne Gliome: 45–56 Gy
    - Hochmaligne Gliome: 60 Gy
    - Diffuse Hirnstammgliome: 54–56 Gy

Prognose

- Niedrigmaligne Gliome: Langzeitüberleben ca. 80–100 %
- Hirnstammgliome: 2-JÜR unter 10 %

34.2.4   Keimzelltumor

Allgemeines

- Von pluripotentem embryonalem und extraembryonalem Gewebe (Dottersack, Chorion) ausgehend
- Entwicklung meist entlang der Mittellinienstrukturen; Lokalisation ca. 15 % im Gehirn, ca. 30 % in den Ovarien, ca. 20 % im Hoden, ca. 40 % in der Steißbeinregion
- Ca. 2–3 % der bösartigen Neubildungen im Kindesalter
- Im Säuglings-, Kleinkindalter Jungen deutlich (ca. 6-mal) häufiger betroffen, später Mädchen (ca. 3-mal) häufiger betroffen
- Ätiologie/Risikofaktoren: Assoziation mit angeborenen Syndromen, erhöhtes Risiko für Hodentumoren in nicht-deszendiertem Hoden

Therapie

- Beachte ▶ Abschn. 34.1
- Aufgrund der Heterogenität der Keimzelltumoren individualisiertes, lokalisationsabhängiges Vorgehen

- **Operation**
- Nicht-Germinome:
    - In frühen Stadien ggf. alleinige komplette Resektion möglich
    - Ggf. Resektion bei Vorhandensein von Resttumor nach primärer Chemotherapie

- **Systemtherapie**
- Gemäß Studienprotokoll
- Nicht-Germinome: primäre Chemotherapie
- Ggf. adjuvante/additive Chemotherapie

- **Radiotherapie**
- Gemäß Studienprotokoll
- Germinome strahlensensibler als Nicht-Germinome

- **Indikation:**
  - Germinom: alleinige Radiotherapie
  - Nicht-Germinome: nach Chemotherapie und ggf. Operation
- **Zielvolumen:**
  - Germinom: Neuroachse
  - Nicht-Germinome: Neuroachse; Boost auf Tumorregion
- **Dosierung:**
  - Germinom: 24–30 Gy, Boost auf initiale Tumorregion 45 Gy
  - Nicht-Germinome: 30 Gy, Boost auf initiale Tumorregion 50–54 Gy

Prognose

- Abhängig von Stadium, Histologie, Lokalisation
- 5-JÜR ca. 60 % (Gehirn) bis 98 % (Hoden)

34.2.5 Retinoblastom

Allgemeines

- Maligner kongenitaler Tumor der Netzhaut
- Nach Aderhautmelanom häufigster primärer intraokulärer Tumor
- Altersgipfel 1.–2. Lebensjahr; nach dem 5. Lebensjahr selten
- Geschlechterverhältnis ausgeglichen
- Sporadische Form ca. 60 %, hereditäre Form ca. 40 %
- Bei sporadischer Form häufig unifokal, bei genetischer Disposition häufig multifokal und bilateral
- Bei hereditärer Form häufig Zweitmalignome

Therapie

- Beachte ▶ Abschn. 34.1
- Ziel: Heilung und Erhalt der Sehfähigkeit; Therapiekonzept abhängig vom Ausmaß des Befalls

■ **Operation**
- Enukleation bei fortgeschrittenen Tumoren ohne Aussicht auf Erhalt des Sehvermögens oder nach gescheiterter organerhaltender Therapie; bei beidseitigem Befall Enukleation des Auges mit weiter fortgeschrittenem Tumor

■ **Photokoagulation**
- Bei unilateralen kleinen Tumoren, nicht ausreichender Rückbildung nach Radiotherapie, lokalen Rezidiven

■ **Kryokoagulation**
- Bei kleinen, weit vorne liegenden Tumoren

■ **Systemtherapie**
- Palliativ im metastasierten Stadium; zur Tumorverkleinerung vor lokaler Therapie im Rahmen von Studien

- **Radiotherapie**
- **Indikation:**
    - Perkutane Radiotherapie: bei beidseitigem Befall Radiotherapie des Auges mit weniger weit fortgeschrittenem Tumor; bei weit fortgeschrittenem Tumorwachstum
    - Brachytherapie: bei umschriebenen Tumoren, die für Laser-, Kryokoagulation zu groß sind
- **Zielvolumen:**
    - Perkutane Radiotherapie: gesamte Retina bis zur Ora serrata
    - Brachytherapie: Tumormanifestation (transskleral)
- **Dosierung:**
    - Perkutane Radiotherapie: 36–50 Gy
    - Brachytherapie (z. B. Jod-125, Ruthenium-106): 50 Gy

Prognose

- Überlebensraten ca. 90 %; Erhalt des Auges ca. 80 % nach Radiotherapie
- Zweittumoren ohne Radiotherapie innerhalb der folgenden 25 Jahre ca. 5–10 % (aufgrund der genetischen Disposition); nach Radiotherapie ca. 20–25 % (v. a. Osteosarkome)

34.2.6   Osteosarkom

Allgemeines

- Häufigster primärer Knochentumor des Kindes- und Jugendalters
- Altersgipfel ca. 15.–25. Lebensjahr
- Jungen häufiger betroffen
- Typische Lokalisation: Knochen mit stärkstem Wachstumsschub in der Adoleszenz (proximaler und distaler Femur, proximale Tibia, proximaler Humerus)
- Ätiologie/Risikofaktoren: weitgehend unbekannt; genetische Faktoren, Assoziation mit M. Paget, ionisierende Strahlung, chemische Substanzen (u. a. zytotoxische Medikamente); eins der häufigsten Sekundärmalignome (z. B. nach Retinoblastom)
- Ca. 15–20 % Makrometastasen, bis zu ca. 80–90 % Mikrometastasen bei Erstdiagnose
- Selten multilokuläre Manifestation (unter 5 %)

34

Therapie

- Beachte ▶ Abschn. 34.1

- **Operation**
- Resektion des Primärtumors nach neoadjuvanter Chemotherapie
- Extremitätenerhaltend, wenn möglich; Amputation bei schlechtem Ansprechen auf die Chemotherapie, in Zweifelsfällen

- **Systemtherapie**
- Gemäß Studienprotokoll
- Immer neoadjuvant
- Adjuvant risikoadaptiert

- ▪ **Radiotherapie**
- ▬ Gemäß Studienprotokoll; geringe Strahlempfindlichkeit
- ▬ **Indikation:**
  - ▬ Präoperativ: kraniofaziale Lokalisation
  - ▬ Postoperativ: Non-in-sano-Resektion
  - ▬ Definitiv: Inoperabilität
- ▬ **Zielvolumen:** prätherapeutisches Tumorvolumen mit Sicherheitssaum (einschließlich Narben und Drainagestellen)
- ▬ **Dosierung:** 54–60 Gy präoperativ, mindestens 60 Gy postoperativ, 60–70 Gy definitiv

Prognose
- ▬ 5-JÜR ca. 30–65 %

34.2.7 Ewing-Sarkom

Allgemeines
- ▬ Maligner Knochentumor neuroektodermalen Ursprungs mit charakteristischen Chromosomenveränderungen
- ▬ Zweithäufigster primärer Knochentumor des Kindes- und Jugendalters
- ▬ Subklassifikation:
  - ▬ Klassisches Ewing-Sarkom des Knochens
  - ▬ Extraossäres/Weichteil-Ewing-Sarkom
  - ▬ Askin-Tumor (Thoraxwand)
  - ▬ PNET des Knochens/der Weichteile
- ▬ Altersgipfel 8.–14. Lebensjahr
- ▬ Jungen häufiger betroffen
- ▬ Ätiologie/Risikofaktoren: weitgehend unbekannt; anders als bei vielen anderen kindlichen Tumoren keine Assoziation zu ionisierender Strahlung und familiären Syndromen
- ▬ Typische Lokalisationen: Femur, Becken
- ▬ Früher Befall des periossären Weichgewebes, Tumormasse extraossär oft ausgedehnter als intraossär
- ▬ Ca. 25 % Fernmetastasen bei Erstdiagnose; ohne Systemtherapie ca. 80 % im weiteren Verlauf

Therapie
- ▬ Beachte ▶ Abschn. 34.1

- ▪ **Operation**
- ▬ Resektion des Primärtumors nach neoadjuvanter Chemotherapie

- ▪ **Systemtherapie**
- ▬ Gemäß Studienprotokoll
- ▬ Neoadjuvant, ggf. mit autologer Stammzelltransplantation

- ■ **Radiotherapie**
- ▬ Gemäß Studienprotokoll; hohe Strahlempfindlichkeit
- ▬ **Indikation:**
    - ▬ Präoperativ bei schlechtem Ansprechen auf Chemotherapie zur Ermöglichung einer (funktionserhaltenden) Operation
    - ▬ Postoperativ bei R1- oder marginaler Resektion; bei schlechtem histologischem Ansprechen auf Chemotherapie auch bei R0-Resektion
    - ▬ Definitiv bei Inoperabilität
    - ▬ Bei primärer Lungenmetastasierung und gutem Ansprechen auf Chemotherapie ggf. Ganzlungenbestrahlung
- ▬ **Zielvolumen:**
    - ▬ Tumorregion: prätherapeutisches Tumorvolumen mit Sicherheitssaum (inkl. Narben und Drainagestellen)
    - ▬ Ggf. gesamte Lunge
- ▬ **Dosierung:**
    - ▬ Tumorregion: prä-/postoperativ 45–55 Gy, definitiv 50–55 Gy, bei schlechtem Ansprechen auf Chemotherapie 60 Gy
    - ▬ Lunge: 12–15(–18) Gy; ggf. Boost auf residuale Metastasen (10–15 Gy)

Prognose

- ▬ 5-JÜR ca. 20–50 % (ca. 75 % bei lokalisierter Erkrankung)

34.2.8 Weichteilsarkom

Allgemeines

- ▬ Ca. 8 % aller Krebserkrankungen im Kindesalter
- ▬ Rhabdomyosarkom häufigste Form der Weichteilsarkome bei Kindern
- ▬ Auftreten meist unter 15. Lebensjahr
- ▬ Jungen etwas häufiger betroffen
- ▬ Ätiologie/Risikofaktoren: weitgehend unbekannt, gehäuftes Auftreten bei Alkohol-, Kokain-, Marihuanakonsum der Eltern; genetische Faktoren; gehäuftes Auftreten als Zweittumor

34

Therapie

- ▬ Beachte ▶ Abschn. 34.1

- ■ **Operation**
- ▬ Primär, wenn In-sano-Resektion ohne Mutilation möglich; ggf. Second-look-Operation bei Resttumor nach Vorbehandlung

- ■ **Systemtherapie**
- ▬ Gemäß Studienprotokoll
- ▬ Rhabdomyosarkom chemotherapiesensibel

- ■ **Radiotherapie**
- ▬ Gemäß Studienprotokoll

- **Indikation:** abhängig von Histologie, Lokalisation, Radikalität der Operation, Ansprechen auf Chemotherapie; ggf. nicht auf Chemotherapie ansprechende Lungenmetastasen
- **Zielvolumen:**
  - Tumorregion: prätherapeutisches Tumorvolumen mit Sicherheitssaum (inkl. Narben und Drainagestellen); Einschluss befallener Lymphknotenstationen
  - Ggf. gesamte Lunge
- **Dosierung:**
  - Tumorregion: konventionell fraktioniert 50–60 Gy bzw. hyperfraktioniert bis 32–45 Gy
  - Ggf. Lunge: 12–15(–18) Gy; ggf. Boost auf residuale Metastasen (10–15 Gy)

Prognose
- 5-JÜR ca. 60 %

34.2.9 Neuroblastom

Allgemeines
- Maligner embryonaler Tumor von unreifen Zellen des sympathischen Systems (Nebennierenmark, sympathische Ganglienzellen) ausgehend
- Bei Säuglingen meist intrathorakal, bei älteren Kindern eher intraabdominal
- Spontane Regression, Differenzierung zu gutartigem Tumor insbesondere bei Säuglingen unter 1. Lebensjahr möglich
- Ca. 8 % aller Krebserkrankungen im Kindesalter
- Mittleres Erkrankungsalter 2. Lebensjahr
- Jungen etwas häufiger betroffen
- Nach Leukämien/Lymphomen und Hirntumoren dritthäufigste bösartige Neubildung im Kindesalter, häufigster maligner Tumor im Säuglingsalter
- Ätiologie/Risikofaktoren: weitgehend unbekannt; erhöhte Inzidenz bei verschiedenen kongenitalen Syndromen, sporadisch auftretende Störung in der Embryonalphase, Einflüsse in der Schwangerschaft (Alkohol, Medikamente u. a.)
- Initiale lymphogene und hämatogene Metastasierung häufig; insbesondere bei Lebensalter über 1. Lebensjahr (bis zu 70 %)

Therapie
- Beachte ▶ Abschn. 34.1

- **Operation**
- Komplette Resektion in frühem, lokalisiertem Stadium; ggf. Second-look-Operation Ansprechen auf Chemotherapie (ggf. Radiotherapie)

- **Systemtherapie**
- Gemäß Studienprotokoll
- Bei höhergradigen Stadien ggf. neoadjuvant oder nach subtotaler Resektion

- **Radiotherapie**
- Gemäß Studienprotokoll (Stellenwert umstritten)

- **Indikation:** bei vitalen Tumorresten nach Operation/Nichtansprechen auf Chemotherapie
- **Zielvolumen:** initiale Tumorausdehnung mit Sicherheitssaum; Boost auf Resttumor
- **Dosierung:** 21–40 Gy (unter 1. Lebensjahr: 10–18 Gy)

Prognose
- 5-JÜR ca. 75 %

34.2.10   Nephroblastom (Wilms-Tumor)

Allgemeines
- Hochmaligne embryonale Mischgeschwüre der Niere
- Ca. 5 % aller Krebserkrankungen im Kindesalter
- Altersgipfel 2.–3. Lebensjahr
- Jungen etwas häufiger betroffen
- Meist unilateral, ca. 7 % bilateral
- Ätiologie/Risikofaktoren: genetische Faktoren, erhöhte Inzidenz bei verschiedenen kongenitalen Syndromen
- Metastasierung bei ca. 10–15 %

Therapie
- Beachte ▶ Abschn. 34.1

Operation
- Vorgehen in Europa; nach neoadjuvanter Chemotherapie komplette Tumorresektion einschließlich der betroffenen Niere (in den USA: primäre Resektion)
- Wenn möglich, operative Entfernung von Lungenmetastasen
- Diagnostische Biopsie nur in Ausnahmefällen bei Zweifel an der Diagnose (dadurch Verschlechterung der Prognose)

Systemtherapie
- Gemäß Studienprotokoll
- Neoadjuvante Chemotherapie (ohne vorherige Biopsie); dadurch meist deutliche Tumorgrößenreduktion und Verringerung der Gefahr einer Tumorruptur intraoperativ
- Postoperative Chemotherapie stadienabhängig

Radiotherapie
- Gemäß Studienprotokoll
- **Indikation:**
    - Lokale postoperative Radiotherapie in fortgeschrittenen Stadien
    - Peritoneale Aussaat oder Tumorruptur
    - Inoperable oder nicht auf Chemotherapie ansprechende Lungenmetastasen
- **Zielvolumen:**
    - Initiale Tumorausdehnung mit Sicherheitssaum
    - Abdominelles Bad
    - Gesamte Lunge

34

▬ **Dosierung:**
  ▬ Tumorregion: 10–30(–36) Gy
  ▬ Abdomen: 10 Gy; ggf. Boost bei umschriebenem peritonealem Tumor (20 Gy)
  ▬ Lunge: 12–15(–18) Gy; ggf. Boost auf residuale Metastasen (10–15 Gy)

Prognose
▬ 5-JÜR ca. 80–95 %

34.2.11 **Leukämie**

Allgemeines
▬ Ca. 33 % aller bösartigen Neubildungen im Kindesalter
▬ Davon ca. 75 % akute lymphatische Leukämien (ALL), ca. 20 % akute myeloische
  Leukämien (AML), ca. 5 % undifferenzierte akute und chronische myeloische
  Leukämien (CML)
▬ Inzidenz ca. 4–5/100.000 Kinder
▬ Altersgipfel 2.–5. Lebensjahr
▬ Bei ALL Mädchen etwas häufiger betroffen, bei AML ausgewogenes Geschlechterver-
  hältnis
▬ Ätiologie/Risikofaktoren: weitgehend unbekannt; genetische Faktoren, erhöhte
  Inzidenz bei verschiedenen kongenitalen Syndromen, ionisierende Strahlung,
  chemische Substanzen (u. a. zytotoxische Medikamente), Virusinfekte

Therapie
▬ Beachte ▶ Abschn. 34.1

■ Systemtherapie
▬ Gemäß Studienprotokoll
▬ Remissionsinduktionsphase, Konsolidierungsphase und Erhaltungsphase (einschließlich ZNS-Therapie bei primären Befall bzw. ZNS-Prophylaxe; ggf. in Kombination mit einer Radiotherapie im Verlauf)

■ Radiotherapie
▬ Gemäß Studienprotokoll
▬ **Indikation:**
  ▬ Prophylaktische Bestrahlung des Neurokraniums bei Hochrisikokonstellationen
    (z. B. schlechtes Ansprechen auf Chemotherapie, Vorliegen einer T-ALL; nicht vor
    dem 1. Lebensjahr)
  ▬ Bei ZNS-Befall
  ▬ Ggf. Mediastinalbestrahlung bei Resttumor mit Nachweis vitaler Leukämieinfiltrate
▬ **Zielvolumen** (Neurokranium): CT-gestützte 3D-Technik mit sicherer Erfassung der
  Lamina cribrosa und der Temporallappen, hintere Bulbusabschnitte, Einschluss von
  HWK 2 mit Erfassung Medulla oblongata
▬ **Dosierung:**
  ▬ ALL: 12 Gy (prophylaktisch) bzw. 18 Gy (therapeutisch)
  ▬ AML: Randomisierung: 12 und 18 Gy

Prognose

- ALL: 5-JÜR ca. 80 %
- AML: 5-JÜR ca. 50 % (von allen kindlichen Tumorerkrankungen am ungünstigsten)

34.2.12 Hodgkin-Lymphom

Allgemeines

- Ca. 5 % aller bösartigen Neubildungen im Kindesalter
- Altersgipfel 15.–35. Lebensjahr; selten vor dem 5. Lebensjahr
- Jungen insgesamt ca. doppelt so häufig wie Mädchen betroffen; unter 10. Lebensjahr Jungen ca. 4-mal häufiger betroffen, später ausgeglichenes Verhältnis
- Ätiologie/Risikofaktoren: genetische Faktoren, erhöhte Inzidenz immunologischer und rheumatischer Erkrankungen, Virusinfekte
- Stadieneinteilung nach Ann Arbor (▶ Abschn. 29.6.1)

Therapie

- Beachte ▶ Abschn. 34.1

- **Systemtherapie**
- Gemäß Studienprotokoll (stadienadaptiert und geschlechtsspezifisch)

- **Radiotherapie**
- Gemäß Studienprotokoll
- **Indikation:** insbesondere höhere Stadien, Extranodalbefall, Residualtumor nach Chemotherapie
- **Zielvolumen:** initial befallene Lymphknotenregionen (IF)
- **Dosierung:** (15–)20–35 Gy

Prognose

- 10-JÜR für frühe Stadien über 90 %, für Stadium IV ca. 75–80 %
- Rezidivrate ca. 10 %; in ca. 80 % kann mit kombinierter Chemo- und Radiotherapie eine erneute Remission erreicht werden
- Risiko für Zweitmalignome ca. 15 % nach 15 Jahren

34.2.13 Non-Hodgkin-Lymphom

Allgemeines

- Ca. 5 % aller bösartigen Neubildungen im Kindesalter
- Altersgipfel 5.–15. Lebensjahr
- Jungen ca. doppelt so häufig wie Mädchen betroffen
- In Afrika endemische und sporadische Form, in Europa/USA nur sporadische Form
- Ätiologie/Risikofaktoren: weitgehend unbekannt; genetische Faktoren, Immundefekte, ionisierende Strahlung, chemische Substanzen (u. a. zytotoxische Medikamente), Virusinfekte
- Im Kindesalter stets akute Krankheitsbilder, hohe Malignität; meist diffuse Form, noduläre Form unter 1 %

34

- Klassifikation:
    - T- und B-lymphoblastische Lymphome
    - Reifzellige B-Lymphome (u. a. Burkitt-Lymphom, diffus großzelliges Lymphom)
    - Reifzellige T-Lymphome (u. a. großzellig-anaplastisches Lymphom)
- Häufig primäre oder sekundäre Generalisation mit Infiltration von Knochenmark und ZNS

Therapie
- Beachte ▶ Abschn. 34.1
- Aufgrund rascher Tumorprogression schnelle Therapieeinleitung notwendig

■ Systemtherapie
- Gemäß Studienprotokoll

■ Radiotherapie
- Gemäß Studienprotokoll
- Indikationen: manifeste ZNS-Beteiligung, ggf. notfallmäßig bei Kompression der Trachea durch mediastinale Lymphome

Palliative Radiotherapie

© Springer-Verlag GmbH Deutschland, ein Teil von Springer Nature 2018
I. Stöver, P. Feyer, *Praxismanual Strahlentherapie*, https://doi.org/10.1007/978-3-662-56577-3_35

35.1   Allgemeines

- Breites Indikations- und Prognosespektrum für den Einsatz nicht (mehr) kurativ intendierter Radiotherapie:
  - Auf der einen Seite aufwändige, z. T. multimodale Therapiekonzepte zur möglichst langfristigen Tumorkontrolle unter Inkaufnahme eines gewissen Nebenwirkungsspektrums; vergleichbares Vorgehen wie bei kurativen Therapiekonzepten; jedoch letztlich (wohl) keine dauerhafte Heilung zu erzielen (z. B. definitive Radiochemotherapie bei weit fortgeschrittenem Ösophaguskarzinom)
  - Fließender Übergang zu auf der anderen Seite hoch palliativen Konzepten zur raschen Linderung bestehender Symptome mit möglichst wenig (akut) belastender technischen Durchführung und Nebenwirkungen, ggf. unter Inkaufnahme eines erhöhten (theoretischen) Risikos für Langzeitfolgen
- Zunehmende Bedeutung aufgrund der verlängerten Überlebenszeiten durch verbesserte Therapieoptionen mit häufigerem und längerem Erleben von Tumorrezidiven und Fernmetastasierung
- In diesem Rahmen zunehmende Bedeutung von Re-Bestrahlungen und chronischen Therapiefolgen (z. B. Neuropathie) sowie in Hinblick auf verschiedene systemische Vorbehandlungen, insbesondere mit neueren Substanzen mit zum Teil noch unklarer (längerfristiger) Interaktion mit Radiotherapie

35.2   Knochenmetastasen

35.2.1   Allgemeines

- Knochen häufigste Lokalisation von Metastasen
- Ca. 20 % aller strahlentherapeutischen Patienten werden wegen Knochenmetastasen behandelt; häufigste Indikation zur palliativen Radiotherapie (ca. 60 %)
- Primärtumor ca. 80 % Mammakarzinom, Prostatakarzinom, Bronchialkarzinom; selten: gastrointestinale Tumoren
- Befall v. a. gut vaskularisierter, spongiosareicher Knochenareale (Achsenskelett, proximale Röhrenknochen, Rippen); außer bei Tumoren des Beckens (die tendenziell häufiger in die Beckenknochen metastasieren) keine Korrelation von Primärtumor- und Metastasenlokalisation

35

35.2.2   Klinik

- Schmerzen (ca. 75 %) durch Periostreizung, Nervenkompression, Schmerzmediatoren-Ausschüttung, Gewebsazidose
- Pathologische Frakturen (ca. 10–30 %)
- Neurologische (Ausfalls-)Symptomatik durch spinale oder Nervenwurzelkompression (ca. 5 %)
- Hyperkalzämie (ca. 10 %); häufiger bei Plattenepithelkarzinom der Lunge, Mammakarzinom, Nierenzellkarzinom, Lymphomen, Plasmozytom
- Knochenmarkssuppression (unter 10 %) bei ausgedehntem Knochenmarksbefall

35.2.3 Diagnostik

- Konventionelles Röntgen in 2 Ebenen
- CT (bessere Darstellung der Knochensubstanz)
- MRT, insbesondere bei (drohender) neurologischer Symptomatik (bessere Darstellung von Weichteilgewebe, Knochenmark)
- Skelettszintigraphie
- Ggf. Biopsie, insbesondere, wenn erste (solitäre) Manifestation oder nicht zu Primärtumor oder Anamnese passend

35.2.4 Therapie

Radiotherapie

- **Indikation:** (interdisziplinär Abwägung der alternativen Maßnahmen (Operation, interventionelle Maßnahmen, medikamentöse Therapie; ggf. in Kombination):
  - Lokale Schmerzsymptomatik, Bewegungseinschränkung
  - Frakturgefahr durch Stabilitätsminderung
  - (Drohende) neurologische Symptomatik
  - Postoperativ nach Versorgung einer (drohenden) pathologischen Fraktur
- **Zielvolumen:** ausreichender Sicherheitssaum, ggf. unter Berücksichtigung einer Weichteilkomponente, Einbeziehung des in den Knochen eingebrachten Osteosynthese-Materials; bei konventioneller Bestrahlungsplanung zur Vereinfachung möglicher späterer Feldanschlüsse ggf. Orientierung an anatomischen Strukturen, im Bereich der Wirbelsäule in der Regel jeweils ein Sicherheitswirbel nach kranial und kaudal; inzwischen (meist) auch hier 3D-konformale Bestrahlungstechniken; ggf. Zielvolumenkompromisse bei großen Zielvolumina, Vorbestrahlung:
  - Halbkörperbestrahlung der oberen, mittleren bzw. unteren Körperhälfte bei ausgedehntem Befall (z. B. 1-mal 6–9 Gy, 5-mal 3 Gy bis 15 Gy); vergleichsweise nebenwirkungsreich, in Deutschland nicht etabliert
- **Dosierung:**
  - Unterschiedliche Dosiskonzepte: z. B. 1-mal 8 Gy, 3-mal 6 Gy bis 18 Gy, 5-mal 4 Gy bis 20 Gy, 5-mal 3 Gy/Woche bis 30 Gy, 5-mal 2 Gy/Woche bis 40 Gy
  - Wahl des Fraktionierungsschemas abhängig von Allgemeinzustand, Lebenserwartung, Primärtumor, Notwendigkeit der Stabilisierung, Größe des Zielvolumens:
    - Eher hypofraktionierte Konzepte bei schlechtem Allgemeinzustand, geringer Lebenserwartung, nicht stabilitätsrelevanten Regionen
    - Eher konventionelle Fraktionierung bei gutem Allgemeinzustand, höherer Lebenserwartung, stabilitätsrelevanten Regionen, großen Zielvolumina, relativ strahlenresistenten Primärtumoren (z. B. Nierenzellkarzinom)
- **Erfolgsaussichten:**
  - Fraktionierungsschemata bezüglich Schmerzstillung gleichwertig (Eintreten nach ca. 2–3 Wochen; Ansprechrate ca. 80–90 %, komplette Schmerzfreiheit bei ca. 50 %)
  - Flairphänomen möglich (kurzfristige Verstärkung der Schmerzsymptomatik (häufiger nach Einzeitbestrahlung) ggf. vorübergehende Anpassung der medikamentösen Therapie)

- Re-Bestrahlung nach fraktionierten Konzepten seltener notwendig
- Analgetischer Effekt bei Re-Bestrahlung vergleichbar mit Erstbestrahlung
- Rekalzifizierung (ca. 50 %), nach 3–6 Monaten röntgenologisch nachweisbar bei konventioneller Fraktionierung; mit zunehmender Hypofraktionierung abnehmender Effekt
- **Technik:**
  - Rückenlage
  - Thermoplastische Maske bei Lokalisation im Bereich von HWS/Schädel
  - Zunehmend CT-gestützte 3D-konformale Technik; ggf. auch IMRT(V-MAT)-Technik
- **Nebenwirkungen und Risiken:** abhängig von Lokalisation und Zielvolumengröße (◘ Tab. 35.1)

Medikamentöse Systemtherapie

- Analgetika, osteoprotektive Therapie mit Bisphosphonaten oder Denosumab; ggf. Hormontherapie, Chemotherapie

Radionuklidtherapie

- Osteotrope Betastrahler (z. B. Strontium, Rhenium, Samarium) oder Alphastrahler (Radium 223 beim kastrationsrefraktärem Prostatakarzinom):

◘ **Tab. 35.1** Nebenwirkungen und Risiken der Radiotherapie bei Knochenmetastasen		
Organ/Gewebe	**Akut**	**Spät**[a]
Allgemein	Abgeschlagenheit, verminderte Belastbarkeit, Gewichtsverlust (v. a. bei großen Zielvolumina, sonst selten)	
Haut, Unterhaut	Abhängig von bestrahlter Region; insgesamt eher selten; ggf. Rötung, trockene, feuchte Epitheliolysen, Haarausfall	Teleangiektasien, Pigmentverschiebungen, trophische Störungen, Wundheilungsstörungen, Lymphödem, dauerhafte Alopezie
Lunge	Pneumonitis	Fibrose
Gastrointestinaltrakt	Ösophagitis, Dysphagie, Übelkeit, Enteritis mit Diarrhö, Proktitis	Schleimhautatrophie, Ulzeration, Stenosierung, Fibrosierung, Fistelbildung
Urogenitaltrakt	Zystitis, Blasenfunktionsstörungen	Ulzeration, Stenosierung, Fibrosierung, „Schrumpfblase", Fistelbildung (selten), Verlust der Ovarialfunktion, Zeugungsunfähigkeit
Knochen/ Knochenmark	Knochenmarkdepression (bei großem Zielvolumen)	Knochenmarkdepression (bei großem Zielvolumen)
Nervengewebe		Nerven-, Rückenmarksschädigung (sehr selten)
[a] Risiko für chronische Strahlenfolgen insgesamt gering; Relevanz im Rahmen der palliativen Situation abzuwägen		

- Indikation: symptomatischer, disseminierter osteoblastischer Befall bei Karnofsky-Index über 40 % und ausreichender Nieren- und Knochenmarksfunktion; Hyperscan in Skelettszintigraphie
- Berücksichtigung additiver Faktoren bezüglich Knochenmarksuppression (Chemotherapie (ausreichendes Intervall beachten), externe Radiotherapie mit ausgedehnten Bestrahlungsfeldern, Knochenmarkverdrängung durch Tumorwachstum)
- Begleitende osteoprotektive Therapie mit Bisphosphonaten/Denosumab, antihormonelle Therapie oder externe Strahlentherapie keine Kontraindikation
- Erfolgsaussichten: Schmerzlinderung bei ca. 60–75 %, Schmerzfreiheit bei ca. 25 %; Wirkungseintritt ca. 4–7 Tage nach Applikation, Wirkmaximum nach ca. 3–4 Wochen; Dauer der Schmerzlinderung für ca. 6–12 Monate; wiederholte Anwendungen bei ausreichender Knochenmarksfunktion (bis maximal 4-mal) möglich, Ansprechraten bleiben gut
- Nebenwirkungen und Risiken: Flairphänomen (vorübergehende Zunahme der Schmerzen), (anhaltende) Knochenmarksuppression

Operation
- Bei akut (drohender) neurologischer Symptomatik (motorische/sensible Ausfälle, Harnblasen-/Enddarmstörung), (drohender) pathologischer Fraktur bei gutem Allgemeinzustand und ausreichender prognostischer Überlebenszeit
- Postoperativ Radiotherapie nach abgeschlossener Wundheilung

Vertebro-/Kyphoplastie
- Interventionelle Maßnahme zur Stabilisierung und Schmerzlinderung durch direktes (Vertebroplastie) bzw. indirektes (über einen Ballonkatheter; Kyphoplastie) Einbringen von Knochenzement
- Kyphoplastie ggf. in Kombination mit einer IORT (in Studien/Zentren)
- Insbesondere bei solitärem Wirbelkörperbefall

35.2.5 Prognose

- Ca. 40–50 % der Patienten überleben ein Jahr schmerzfrei
- Mediane ÜLZ abhängig von Primärtumor (Jahre bei Mamma-, Prostatakarzinom; Wochen bis Monate bei Bronchialkarzinom), Ausmaß der ossären Metastasierung, zusätzlicher viszeraler Metastasierung, Allgemeinzustand

35.3 Hirnmetastasen

35.3.1 Allgemeines

- Ca. 20–30 % aller intrakraniellen Tumoren
- Inzidenz bei Tumorpatienten ca. 20 %; zunehmend (wegen steigender Gesamtüberlebensraten und verbesserter Diagnostik)
- Bei ca. 10–20 % zerebrale Metastasierung als Erstmanifestation der Tumorerkrankung

- Bei ca. 70 % mehr als eine zerebrale Metastase
- Häufigste Primärtumoren Bronchialkarzinom (insbesondere SCLC), Mammakarzinom, Malignes Melanom, Nierenzellkarzinom

35.3.2 Klinik

- Kopfschmerzen (ca. 50 %)
- Zerebrale Krampfanfälle (ca. 20 %)
- Sonstige neurologische Symptome (motorische Ausfälle, Sprachstörungen, Sehstörung u. Ä., ca. 40 %)

35.3.3 Diagnostik

- MRT
- CT als Notfalldiagnostik; bei Kontraindikationen gegen MRT

35.3.4 Therapie

Allgemeines
- Wahl des Vorgehens u. a. abhängig von Allgemeinzustand, Anzahl und Lage der zerebralen Metastasen, Klinik, Ausmaß der extrakraniellen Tumorausdehnung, diesbezüglich ggf. weiteren notwendigen Therapiemaßnahmen, Vortherapie, Histologie, Patientenwunsch
- Bei asymptomatischen Hirnmetastasen systemtherapiesensibler Tumoren (z. B. SCLC) ggf. zunächst abwartendes Verhalten bezüglich der zerebralen Manifestation unter laufender Systemtherapie

Operation
- **Indikation:**
  - Rasche Beseitigung einer vital bedrohlichen Hirndruckerhöhung, drohender Liquorzirkulationsstörung
  - Histologische Sicherung einer Erstmanifestation
  - Eher bei solitären/wenigen Metastasen, kontrollierter extrakranieller Erkrankung, gutem Allgemeinzustand

Radiotherapie
- **Indikation:**
  - Neurokranium:
    - Primär: bei multiplen Metastasen und eher schlechtem Allgemeinzustand, unkontrollierter Tumorerkrankung
    - Postoperativ: bei verbliebender (Rest-)Metastasenmanifestation; nach kompletter Resektion umstritten, dann ggf. Aufschub bis zu zerebralem Rezidiv
    - Ggf. zusätzlich Boost: bei gutem Allgemeinzustand, kontrollierter extrakranieller Tumorsituation ggf. lokale fraktionierte konventionelle (sequentiell oder simultan integriert) oder stereotaktische Dosisaufsättigung (bessere lokale Kontrolle ohne Einfluss auf Überleben)

35

- Einzeitstereotaxie/fraktionierte Stereotaxie:
  - Alternativ zur Resektion insbesondere bei Lokalisationen an schwer erreichbaren Stellen, Hirnstamm; bei bis 3 Metastasen, bis ca. 3 cm Größe; bei gutem Allgemeinzustand
  - Als Boost nach Neurokraniumbestrahlung (s. o.)
  - Ggf. bei (einzelnen) Rezidivmetastasen nach Vorbestrahlung des Neurokraniums
- Bei schlechtem Allgemeinzustand und Nichtansprechen auf Steroidtherapie Nutzen der Radiotherapie fraglich
- **Zielvolumen:**
  - Neurokranium: unter sicherer Erfassung der Lamina cribrosa und der Temporallappen; ggf. Boost auf einzelne Metastasen; ggf. Teilneurokranium (z. B. bei Re-Bestrahlung, Hippocampus-Schonung)
  - Stereotaxie: Planungszielvolumen entsprechend Metastase(n)
- **Dosierung:**
  - Standarddosis 5-mal 3 Gy/Woche bis 30 Gy; bei gutem Allgemeinzustand ggf. 5-mal 2 Gy/Woche bis 40 Gy, ggf. Boost 10(–16) Gy; bei schlechtem Allgemeinzustand ggf. 4-mal 5 Gy bis 20 Gy; Zunahme des Enzephalopathie-Risikos mit Höhe der Einzeldosis und Durchführung einer systemischen Chemotherapie
  - Ggf. Re-Bestrahlung des Neurokraniums abhängig von Gesamtsituation bis ca. 20–25 Gy
  - Stereotaxie abhängig von Lokalisation, Größe, Histologie und Vortherapie; Einzeitstereotaxie 15–24 Gy, fraktionierte Stereotaxie z. B. 6- bis 7-mal 5–6 Gy dosiert auf 90/95 %-Isodose
- **Technik:**
  - Rückenlage
  - Thermoplastische Maske bzw. Stereotaxierung
  - Seitliche Gegenfelder mit Ausblockung der Orbitae oder CT-gestützte 3D-konformale Technik
- **Nebenwirkungen und Risiken:** ◘ Tab. 35.2
- **Erfolgsaussichten:** ca. 50–80 % Besserung der neurologischen Symptomatik durch Radiotherapie

◘ **Tab. 35.2** Nebenwirkungen und Risiken der Radiotherapie bei Hirnmetastasen

Organ	Akut	Spät[a]
Allgemein	Abgeschlagenheit, verminderte Belastbarkeit, Merk-, Konzentrationsfähigkeitsstörung	
Haut, Unterhaut	Rötung, trockene, selten feuchte Epitheliolysen, Haarausfall	Teleangiektasien, Pigmentverschiebungen, trophische Störungen, Wundheilungsstörungen, dauerhafte Alopezie
Nervengewebe	(Vorübergehende Zunahme der vorbestehenden) Hirndrucksymptomatik	Leukenzephalopathie (nicht mit Klinik korrelierend); Einzeitstereotaxie: therapiebedürftige Radionekrose (ca. 5 %)

[a] Risiko für chronische Strahlenfolgen insgesamt gering, Relevanz im Rahmen der palliativen Situation abzuwägen

Systemtherapie

- Dexamethason alleinig bzw. begleitend zu Radiotherapie, Operation; Dosierung abhängig von Ausmaß des perifokalen Ödems, Metastasenlokalisation, Klinik
- Paradigma der Unwirksamkeit einer Systemtherapie auf zerebrale Metastasen aufgrund der Blut-Hirn-Schranke wurde verlassen; bei asymptomatischen zerebralen Metastasen unter laufender Systemtherapie ggf. Zuwarten mit Durchführung einer lokalen Therapie erst bei Progress/Auftreten von Symptomen vertretbar
- Alleinige Chemotherapie oder Radiochemotherapie zur Behandlung symptomatischer zerebraler Metastasierung in Studien

35.3.5 Prognose

- Mediane ÜLZ:
  - Ohne Therapie: ca. 4–6 Wochen
  - Mit alleiniger Steroidtherapie: ca. 8 Wochen
  - Nach Radiotherapie des Neurokraniums: ca. 4–6 Monate
  - Nach neurochirurgischer Resektion oder Einzeitstereotaxie und Radiotherapie des Neurokraniums: ca. 6–12 Monate
- 1-JÜR insgesamt ca. 10–20 %
- RPA (rekursive Partitionsanalyse) ◘ Tab. 35.3

35.4 Sonstiges

35.4.1 Meningeosis carcinomatosa, leptomenigeale Aussaat von Lymphomen und Leukämien

- Häufigste Primärtumoren bei Menigeosis carcinomatosa: Mammakarzinom, Bronchialkarzinom, malignes Melanom

Therapieoptionen

- **Chemotherapie:** intrathekale Chemotherapiegabe (Methotrexat) wegen Erhöhung des Leukenzephalopathierisikos möglichst zeitlich von Radiotherapie trennen; systemische Chemotherapie verhindert rasche Rekolonialisierung des Subarachnoidalraums aus der Peripherie

35

◘ **Tab. 35.3** Rekursive Partitionsanalyse

Prognoseklasse	Prognostische Faktoren	Mediane ÜLZ
I	– Alter unter 65 Jahre und – Karnofsky-Index mindestens 70 % und – kontrollierter Primärtumor und – keine extrakranialen Metastasen	Ca. 7 Monate
II	Alle anderen (weder I noch III)	Ca. 4 Monate
III	Karnofsky-Index unter 70 %	Ca. 2 Monate

- **Radiotherapie:**
  - Indikation: insbesondere bei synchronen soliden Hirnmetastasen; raschem Auftreten neurologischer Symptome
  - Durchführung: 5-mal 3 Gy/Woche bis 30 Gy bis 5-mal 2 Gy/Woche bis 40 Gy (bei AIDS-assoziierter ZNS-NHL-Infiltration 5-mal 5 Gy bis 25 Gy); Schädelbestrahlung unter Einschluss der hinteren Orbitaabschnitte, Lamina cribrosa, der Schädelbasis einschließlich HWK 2 („Pinkel-Schädel") und ggf. spinaler Herde; Radiotherapie der Neuroachse (5-mal 1,5 Gy/Woche bis 24–36 Gy) bei gutem Allgemeinzustand, wenn im MRT Areale mit größeren Herden im Spinalraum nachweisbar oder anhand der Klinik grobknotiger Myelonbefall wahrscheinlich sind
  - Erfolgsaussichten: ohne Radiotherapie mediane ÜLZ ca. 6 Wochen; mit Radiochemotherapie ca. 6 Monate
  - Nebenwirkungen und Risiken ◘ Tab. 35.2

35.4.2 Lebermetastasen

- Häufigste Primärtumoren: kolorektale Tumoren, Bronchialkarzinom, Mammakarzinom
- Symptome meist erst im Spätstadium (Fieber, Appetit-, Gewichtsverlust, Kapselspannungsschmerz)

Therapieoptionen

- Bei rein hepatischer Metastasierung von kolorektalen Tumoren (kurativ intendierte) Resektion, wenn sinnvoll möglich
- Chemotherapie systemisch/lokal
- Perkutane Tumordestruktion (Laser, Alkohol, Kryotherapie u. a.)
- **Radiotherapie:**
  - Indikation: Ultima Ratio in der (Prä-)Terminalphase bei Kapselspannungsschmerz, intrahepatischer Cholestase; stereotaktische Radiotherapie von (solitären) Leberherden bei guten Allgemeinzustand in Zentren/Studien
  - Durchführung: 5-mal 1,5–3 Gy/Woche bis 15–21(–27) Gy
  - Erfolgsaussichten: kurzfristige Linderung der Beschwerden
  - Nebenwirkungen und Risiken: Übelkeit, Gastritis, Duodenitis, Anstieg der Transaminasen, Hepatitis

35.4.3 Splenomegalie

Radiotherapie

- **Indikation:** Kapselspannungsschmerz bei chronischer Leukämie, Osteomyelosklerose; bei CLL auch zytoreduktiver Effekt
- **Dosierung:** z. B.
  - CLL: 3-mal 1 Gy/Woche bis 6–10 Gy
  - CML: 3-mal 0,3–0,5 Gy/Woche bis 3–5 Gy
  - Osteomyelosklerose: 3-mal 0,3 Gy/Woche bis 3 Gy

- **Erfolgsaussichten:** bei ca. 90 % Besserung der Beschwerden; Wiederholung der Radiotherapie (bei abnehmenden Erfolgsaussichten) möglich
- **Nebenwirkungen und Risiken:** Panzytopenie; Abbruch der Radiotherapie bei Leukozyten unter 1000/nl; Thrombozyten unter 25/nl, Hämoglobin unter 8g/dl; tägliche Blutbildkontrolle

35.4.4 Schmerzhafte Weichteilinfiltration durch inoperables Tumorwachstum

- Typischerweise z. B. durch Rektumkarzinom-Rezidive, lokal fortgeschrittene Pankreaskarzinome
- Operativ nicht (mehr) sinnvoll angehbar
- Klinisch oft ausgeprägte, medikamentös schlecht beeinflussbare Schmerzsymptomatik

Radiotherapie

- **Indikation:** anderweitig nicht erfolgsversprechend angehbares, klinisch führendes Tumorwachstum
- **Dosierung:** individuell abhängig von Vorbelastung, Allgemeinzustand, weiteren Tumormanifestationen, Prognose u. a.; bei gutem Allgemeinzustand, lokalisiertem Geschehen und fehlender Vorbelastung analog zu Dosiskonzept im Rahmen einer (kurativ intendierten) Primärtherapie (z. B. 5-mal 1,8–2 Gy/Woche bis 50/50, 4–55,8/56 Gy); ggf. als Radiochemotherapie; ansonsten ggf. hypofraktionierte Konzepte
- **Technik:** Rückenlage; CT-gestützte 3D-konformale oder IMRT(VMAT)-Technik
- **Erfolgsaussichten:** bei ca. 70–80 % Besserung der Beschwerden
- **Nebenwirkungen und Risiken:** abhängig von Lokalisation (siehe unter jeweiliger Tumorentität)

35.4.5 Lymphknotenmetastasen und sonstige Fernmetastasen

- Systemisch und/oder operativ nicht (mehr) sinnvoll angehbar
- (Drohende) klinische Beschwerdesymptomatik

Radiotherapie

- **Indikation:** anderweitig nicht erfolgsversprechend angehbares, klinisch führende Tumormanifestation
- **Dosierung:** individuell abhängig von Lokalisation, Primärtumor, Vorbelastung, Allgemeinzustand, weiteren Tumormanifestationen, Prognose u.a.; bei gutem Allgemeinzustand, lokalisiertem Geschehen und fehlender Vorbelastung analog zu Dosiskonzept im Rahmen einer (kurativ intendierten) Primärtherapie (z. B. 5-mal 2 Gy/Woche bis 50–60 Gy); ggf. als Radiochemotherapie; ansonsten ggf. hypofraktionierte Konzepte
- **Technik:** Rückenlage; ggf. thermoplastische Maske; CT-gestützte 3D-konformale oder IMRT(VMAT)-Technik
- **Erfolgsaussichten:** individuell stark variierend von Gesamtkonstellation
- **Nebenwirkungen und Risiken:** abhängig von Lokalisation

35

Strahlentherapeutische Notfallsituationen

© Springer-Verlag GmbH Deutschland, ein Teil von Springer Nature 2018
I. Stöver, P. Feyer, *Praxismanual Strahlentherapie*, https://doi.org/10.1007/978-3-662-56577-3_36

36.1   Obere Einflussstauung

- Vena-cava-superior-Syndrom: externe Kompression und/oder direkte Infiltration (ohne/mit begleitender Thrombose) der V. cava superior

36.1.1   Ursachen

- Maligne tumoröse Raumforderung:
  - (V. a. kleinzelliges) Bronchialkarzinom
  - Primäres Lymphom
  - Lymphknotenmetastasen
  - Mediastinaler Keimzelltumor
- Differenzialdiagnosen:
  - Gutartige Tumoren
  - Aortenaneurysma
  - Mediastinitis
  - Struma
  - Komplikation nach ZVK-Anlage

36.1.2   Klinik

- Dyspnoe (charakteristisch: Zunahme bei Oberkörpertieflagerung)
- Hals-, Gesichtsschwellung, evtl. generalisiertes Ödem der oberen Extremitäten, sichtbare Stauung von Hals- und Thoraxvenen
- Zyanose
- Stridor, Rekurrensparese
- Dysphagie

36.1.3   Diagnostik

- Anamnese, Klinik, körperliche Untersuchung, Routinelabor
- CT Hals/Thorax
- (Möglichst) histologische Sicherung

36.1.4   Therapie

- Oberkörperhochlagerung, Sauerstoffgabe; ggf. Heparinisierung; Dexamethason, Diuretika (kontrovers diskutiert)
- Wenn möglich, zunächst histologische Sicherung; wegen des guten Ansprechens von SCLC und NHL auf Chemotherapie (mediastinale Radiotherapie kann anschließende korrekte Diagnose erschweren)
- Verzicht auf histologische Sicherung, wenn Grunderkrankung als wahrscheinliche Ursache der Einflussstauung bekannt

36

- SCLC und Lymphom: eher primär Chemotherapie; Radiotherapie später stadiengerecht im Verlauf (▶ Kap. 8, ▶ Kap. 30)
- NSCLC: eher primär Radiotherapie; Chemotherapie im Verlauf simultan/sequenziell (▶ Kap. 8)
- Radiotherapie: Beginn mit 2- bis 4-mal 3–4 Gy, Zielvolumen: Tumormanifestation, mediastinale, supraklavikuläre und tief zervikale Lymphabflusswege entweder (zunächst) über ventrodorsale Gegenfelder oder ab Beginn CT-gestützte 3D-konformale oder IMRT(VMAT)-Technik; dann weiteres Vorgehen abhängig von Allgemeinzustand, Grunderkrankung, Chemotherapie-Option (Umstellung auf CT-gestützte 3D-konformale oder IMRT(VMAT)-Technik und konventionelle Fraktionierung bzw. (zunächst) Chemotherapie)

36.1.5 Prognose

- Bei ca. 75 % Rückgang der Symptome ca. 3–4 Tage nach Beginn der Radiotherapie bzw. Chemotherapie; nach einer Woche bei ca. 90 % deutliche Besserung
- 1-JÜR:
  - SCLC: ca. 25 %
  - NSCLC: ca.15 %
  - Lymphom: ca. 40 %

36.2 Akute spinale Kompression

36.2.1 Ursachen

- Tumoröse Raumforderung:
  - Knochenmetastasen
  - Tumorwachstum per continuitatem
  - Primäre oder sekundäre intraspinale Tumoren
- Differenzialdiagnosen:
  - Bandscheibenprolaps
  - Osteoporotische Sinterungsfraktur
  - Traumatisch

36.2.2 Klinik

- Lokale oder radikuläre Schmerzen
- Motorisches/sensibles Defizit
- Harnblasen-, Enddarmentleerungsstörung

36.2.3 Diagnostik

- Anamnese, Klinik, körperliche einschließlich neurologischer Untersuchung, Routinelabor
  - CT/MRT

36.2.4 Therapie

- (Initial hochdosiert) Dexamethason
- Operative Dekompression, wenn sinnvoll möglich; insbesondere bei Erstdiagnose, Rezidiv in vorbestrahlter Region, Verschlechterung der Klinik unter laufender Radiotherapie (ca. 20 %), lokalisiertem Befall, strahlenunempfindlichem Primärtumor
- Radiotherapie primär, wenn Operation nicht sinnvoll möglich, ansonsten postoperativ (▶ Abschn. 35.1)

36.2.5 Prognose

- Symptomatik:
    - Wenn bei Therapiebeginn noch Gehfähigkeit: bei ca. 80 % Verhinderung einer Verschlechterung
    - Wenn bei Therapiebeginn Parese: bei ca. 30–45 % Wiedererreichen der Gehfähigkeit
    - Wenn bei Therapiebeginn Plegie: bei ca. 10 % Rückbildung der Symptomatik
- Mediane ÜLZ:
    - Bronchialkarzinom: ca. 3 Monate
    - Mammakarzinom: ca. 14 Monate

36.3 Akute intrakranielle Drucksteigerung

36.3.1 Ursachen

- Tumoröse Raumforderung:
    - Primäre Hirntumoren
    - Metastasen
- Differenzialdiagnosen:
    - Sinusvenenthrombose
    - Blutung
    - Infarkt
    - Entzündung, Abszess

36.3.2 Klinik

36

- Bewusstseinsstörungen
- Doppelbilder, Pupillenanomalien, abnorme Augenbewegungen, Stauungspapille
- Nausea, Emesis
- Kopfschmerzen, Meningismus

36.3.3 Diagnostik

- Anamnese, Klinik, körperliche einschließlich neurologischer Untersuchung, Routinelabor
- MRT Schädel

36.3.4 Therapie

- (Initial hochdosiert) Dexamethason (Cave: Diagnose eines primären Lymphoms dann oft nicht mehr möglich)
- Ggf. Operation, insbesondere bei solitärem Prozess, akuter Einklemmungsgefahr, gutem Allgemeinzustand, kontrollierter extrakranieller Tumorerkrankung
- Radiotherapie, wenn Operation nicht sinnvoll möglich sowie postoperativ (▶ Kap. 5 und ▶ Abschn. 35.2)

36.3.5 Prognose

- Besserung der neurologischen Symptomatik bei ca. 55–80 %
- Mediane ÜLZ (Metastasen; primäre Hirntumoren ▶ Kap. 5):
  - Unbehandelt: ca. 1 Monat
  - Alleinige Steroidtherapie: ca. 2 Monate
  - Radiotherapie: ca. 4–6 Monate
  - Operation und Radiotherapie: ca. 6–12 Monate

36.4 Tumorblutung

36.4.1 Diagnostik

- Anamnese, Klinik, körperliche Untersuchung, Routinelabor
- Abhängig von Lokalisation:
  - Bronchoskopie
  - Rekto-, Koloskopie
  - Gynäkologische Untersuchung

36.4.2 Therapie

- Bei akuten, vital bedrohenden Blutungen meist chirurgische/interventionelle Blutstillung/Tamponade; radiotherapeutische Maßnahmen im Verlauf ggf. prüfen (insofern keine eigentlich strahlentherapeutische Notfallsituation)
- Radiotherapie: insbesondere bei kapillärer, nicht anderweitig angehbarer Sickerblutung indiziert; kleinvolumig perkutan, meist hypofraktioniert (z. B. 3- bis 5-mal 4–5 Gy) oder Brachytherapie (z. B. 2- bis 3-mal 6–10 Gy); Ansprechen nach ca. 1–3 Tagen

36.4.3 Prognose

- Prognose der massiven (insbesondere bronchialen) Blutung sehr schlecht (Letalität ca. 3–100 %)

Gutartige Erkrankungen

© Springer-Verlag GmbH Deutschland, ein Teil von Springer Nature 2018
I. Stöver, P. Feyer, Praxismanual Strahlentherapie, https://doi.org/10.1007/978-3-662-56577-3_37

37.1 Allgemeines

- **Indikation zur Strahlentherapie gutartiger Erkrankungen u. a.:**
  - Gutartige Tumoren
  - Hypertrophische und hyperplastische Erkrankungen
  - Entzündliche Erkrankungen
  - Degenerative Erkrankungen
  - Funktionelle Erkrankungen
  - Gefäßerkrankungen
- **(Vermutete) Mechanismen der (nicht-tumoriziden) Strahlenwirkung:**
  - Beeinflussung von Endothelzellen, Rezeptoren, Adhäsionsmolekülen
  - Immunsystem: Zerstörung von Entzündungszellen im Exsudat, Freisetzung oder Inhibierung von Zytokinen und proteolytischen Enzymen, antiproliferativer Effekt auf immunkompetente Zellen, Apoptoseinduktion, Einfluss auf die Entzündungskaskade und auf oxidative Entzündungsprozesse
  - Bindegewebe: antiproliferativer Effekt auf Mesenchymzellen (Fibroblasten, Osteoblasten), Ausdifferenzierung unreifer Vorläuferzellen (z. B. Fibroblasten zu Fibrozyten)
  - Neurovegetativum: erregter Teil des vegetativen Nervensystems reagiert sensibler als unerregter Teil (fraglich)
  - Membranfunktion: Permeabilitätsänderungen der Kapillarwände, Änderung des Kapillarlumens, Besserung der Gewebeperfusion, Beschleunigung der Resorption, Umwandlung von Azidose in Alkalose (Hypothese veraltet)
- (Geschätztes) Tumorinduktionsrisiko durch Bestrahlung gutartiger Erkrankungen (abhängig von verschiedenen Parametern wie Lebensalter, Geschlecht, Dosierung, bestrahltem Gewebe u. a.): unter 0,1 %; (dennoch) Empfehlung zu restriktiver Indikationsstellung insbesondere bei jungen Patienten (unter 40. Lebensjahr)
- Grundsätzlich bei Radiotherapie gutartiger Erkrankungen besonders sorgfältige Nutzen-Risiko-Abwägung, Prüfung alternativer Therapieoptionen, Aufklärung mit Erläuterung von Tumorinduktionsrisiko und Streustrahlung
- Bei gutartigen Erkrankungen nur relativ wenige (prospektiv) kontrollierte Studien vorhanden; daher Radiotherapiedurchführung (Indikation, Zeitpunkt, Dosierungskonzept) häufig auf zwar langjährigen klinischen Erfahrungen und großen Datenmengen basierend, allerdings mit oft nur relativ niedrigem Evidenzlevel

37.2 Meningeom

37.2.1 Allgemeines

- Von der Arachnoidea ausgehender Tumor; gelegentlich mit Neurofibromatose (M. von Recklinghausen) vergesellschaftet
- Ca. 15–25 % aller primären intrakraniellen Tumoren beim Erwachsenen
- Altersgipfel ca. 40.–60. Lebensjahr; Frauen etwa doppelt so häufig betroffen
- Gelegentlich rasches Wachstum in der Schwangerschaft; fast alle Meningeome haben Progesteronrezeptoren und ca. 50 % Östrogenrezeptoren

- Klassifikation: WHO-Grad I–III (Grad II: atypisches Meningeom; Grad III: anaplastisches Meningeom, unter 10 %)
- Im CCT oft primär homogen hyperdens, oft verkalkt, stark Kontrastmittel anreichernd; am Knochenansatz oft regionale Hyperossifikation, ohne dabei den Knochen zu infiltrieren
- Kann rasenförmig weite Teile der Schädelbasis überwachsen, ohne eine größere Masse zu bilden (typisch für Menigeome der vorderen Schädelbasis)

37.2.2 Therapie

- Bei asymptomatischen Patienten ggf. abwartendes Verhalten
- Radikale chirurgische Resektion Therapie der Wahl (bei kompletter Resektion Tumorkontrolle ca. 90 %)
- In Einzelfällen bei rezidivierenden/anaplastischen Menigeomen ggf. Versuch mit Chemotherapie (z. B. Cisplatin Doxorubicin, 5-Fluorouracil) oder Hormontherapie (Progesteronantagonisten), evtl. Embolisation

Radiotherapie
- **Indikation:**
    - Postoperativ nach subtotaler Resektion, bei Rezidiv, Meningeomen WHO-Grad II und III
    - Primär bei technischer oder internistischer Inoperabilität
- **Durchführung:** 5-mal 1,8–2 Gy/Woche bis 54–59,4/60 Gy (möglichst Stereotaxie); bei kleinen Tumoren auch Einzeitstereotaxie (15–25 Gy) möglich
- **Erfolgsaussichten:** Operation mit postoperativer Radiotherapie vergleichbar mit primär radikaler Operation
- **Nebenwirkungen und Risiken:** siehe Hirntumoren (▸ Abschn. 5.1.8 Radiotherapie)

37.3 Hypophysenadenom

37.3.1 Allgemeines

- Benigner, langsam wachsender Tumor; Entstehung aus den Zellen der Adenohypophyse
- ca. 10–15 % aller primären intrakraniellen Tumoren
- Altersgipfel ca. 35.–45. Lebensjahr; Frauen und Männer etwa gleich häufig betroffen
- Ca. 70 % endokrin aktiv:
    - Prolaktinome (ca. 30 %)
    - STH-produzierende Adenome (Akromegalie, ca. 20 %)
    - ACTH-produzierende Adenome (M. Cushing, ca. 5 %)
    - FSH-, LH-, TSH-produzierende Adenome (selten)
    - Plurihormonale Adenome
- Klinik: endokrine Symptome, Visusstörungen, lateraler Gesichtsfeldverlust, Kopfschmerzen, vegetative Störungen

37

37.3.2 Therapie

- Radikale chirurgische Resektion außer beim Prolaktinom Therapie der Wahl (bei totaler Resektion Tumorkontrolle ca. 85 %)
- Medikamentöse Therapie (Dopaminergika) bei Prolaktinom Therapie der ersten Wahl; bei STH- und ACTH-produzierenden Adenomen medikamentöse Therapie ebenfalls möglich, aber zweite Wahl, da lediglich Symptomkontrolle

Radiotherapie
- **Indikation:**
    - Postoperativ nach subtotaler Resektion (Rezidivrate von ca. 50 % nach inkompletter Resektion kann durch Radiotherapie auf ca. 5 % reduziert werden), Rezidiv, persistierende Hormonsekretion
    - Primär bei technischer oder internistischer Inoperabilität
- **Durchführung:** 5-mal 1,8–2 Gy/Woche bis 45/46–50/50,4 Gy (Gesamtdosen über 50 Gy erhöhen die lokale Tumorkontrolle nicht); möglichst Stereotaxie; bei kleinen Tumoren auch Einzeitstereotaxie (12–16 Gy) möglich; ggf. Protonentherapie
- **Erfolgsaussichten:** durch alleinige Radiotherapie wie durch Operation ca. 85 % Tumorkontrolle; Normalisierung der Hormonspiegel kann allerdings bis zu 15 Jahre dauern; nach Operation und postoperative Radiotherapie bis über 90 % Tumorkontrolle
- **Nebenwirkungen und Risiken:** neu auftretende Hypophyseninsuffizienz häufigste Nebenwirkung (ca. 15–55 %), hypothalamische Störungen (Adipositas, Störung Tag-Nacht-Rhythmus), Visusminderung, Schädigung des Chiasma opticum, Verschlechterung der kognitiven Funktionen; bei posttherapeutischem Ausfall einzelner Hormonachsen vor Annahme einer Strahlenfolge Rezidiv ausschließen

37.4 Kraniopharyngeom

37.4.1 Allgemeines

- Relativ seltener benigner, dysontogenetischer Tumor; Entstehung aus der Rathke-Tasche/Ductus craniopharyngeus
- Häufig zystische Komponente; häufigste Lokalisation im Bereich der Sella
- Ca. 1–5 % der intrakraniellen Tumoren des Kindes, Altersgipfel ca. 5.–15. Lebensjahr
- Klinik: Visusstörungen, Gesichtsfeldverlust, endokrine Symptome, Hirndrucksymptomatik

37.4.2 Therapie

- Komplette Resektion Therapie der Wahl; wegen der hohen Nebenwirkungsrate (Sehstörungen ca. 20 %, hormonelle Defizite bis 95 %) nach radikalem operativem Vorgehen wird häufig eine Kombination aus primär weniger radikaler Operation und Radiotherapie bevorzugt; Tumorkontrolle nach vollständiger Resektion ca. 60–90 %

Radiotherapie

- **Indikation:**
  - Postoperativ nach subtotaler Resektion (Rezidivrate von bis zu 90 % nach inkompletter Resektion kann durch Radiotherapie auf ca. 5–40 % reduziert werden), Rezidiv
  - Primär bei technischer oder internistischer Inoperabilität
- **Durchführung:** 5-mal 1,8–2 Gy/Woche bis 50/50,4–54 Gy; möglichst Stereotaxie; bei großen, rein zystischen Raumforderungen Radionuklidinstillation (Phosphor[32,] Yttrium[90]) möglich; ggf. Protonentherapie
- **Erfolgsaussichten:** Tumorkontrolle bei primärer Radiotherapie oder Operation und postoperativer Radiotherapie wie nach kompletter Resektion
- **Nebenwirkungen und Risiken:** Visusminderung, hormonelle Defizite (▶ Abschn. 37.3.2 Radiotherapie)

37.5   Akustikusneurinom

37.5.1   Allgemeines

- Benigner neuroektodermaler Tumor, von den Schwann-Zellen der N. vestibulocochlearis ausgehend
- Mittlere Wachstumsrate ca. 0,1 mm/Jahr
- Ca. 5 % aller primären intrakraniellen Tumoren
- Klinik: progredienter Hörverlust, Tinnitus, Schwindel; evtl. Mitbeteiligung von N. facialis und N. trigeminus (u. a. Geschmacksstörungen, Verringerung der Speicheldrüsenfunktion)
- Klassifikation nach Tos ◘ Tab. 37.1

37.5.2   Therapie

- Komplette Resektion Therapie der Wahl (insbesondere größerer Tumoren); Erhalt der Hörfunktion ca. 40 %; ca. 0–6 % Rezidive, ca. 1–50 % faziale Neuropathie, ca. 5–10 % trigeminale Neuropathie

Radiotherapie

- **Indikation:** Tumoren Grad 0–II
- **Durchführung:** Einzeitstereotaxie (12–14 Gy); zunehmend fraktionierte Stereotaxie, z. B. 5-mal 5 Gy; 10-mal 3 Gy; 5-mal 1,8–2 Gy/Woche bis 54(–59,4/60) Gy; bezüglich Gehörerhalt der Einzeitstereotaxie überlegen; ggf. Protonentherapie

37

◘ **Tab. 37.1**   Stadien des Akustikusneurinoms nach Tos

Stadium	Extrameataler Tumoranteil (mm)
0	0 (nur intrameatal)
I	1–10
II	11–25
III	26–40
IV	über 40

- **Erfolgsaussichten:** ca. 8 % Rezidive
- **Nebenwirkungen und Risiken:** Stereotaxie bezüglich Funktionserhalt von N. facialis und N. vestibulocochlearis bei kleinen Tumoren der Mikrochirurgie überlegen; Erhalt der Hörfunktion ca. 75 %

37.6 Juveniles Nasen-Rachen-Fibrom

37.6.1 Allgemeines

- Sehr seltener benigner, stark vaskularisierter Tumor; Entwicklung im sphenoethmoidalen Bereich, knöcherne Destruktion und Ausbreitung in die Nasennebenhöhlen möglich; intrakranielle Ausdehnung bei ca. 25 %
- V. a. männliche Jugendliche betroffen
- Klinik: Epistaxis, Atemwegsobstruktion; ggf. orbitale und intrakranielle Symptome, Schwellungen im Gesichtsbereich, Exophtalmus

37.6.2 Therapie

- Komplette Resektion (ggf. mit Embolisation zur Tumorverkleinerung) Therapie der Wahl

Radiotherapie

- **Indikation:** teilresezierte und inoperable Tumoren (v. a. bei intrakranieller Ausbreitung), Rezidiv
- **Durchführung:** 5-mal 1,8–2 Gy/Woche bis (30/30,6–)36–55,8/56 Gy (meist 40–46 Gy); möglichst Stereotaxie; ggf. Protonentherapie
- **Erfolgsaussichten:** Tumorkontrolle ca. 80–100 %
- **Nebenwirkungen und Risiken:** Sekundärmalignome bis zu 4 %

37.7 Chordom

37.7.1 Allgemeines

- Seltener benigner, dysontogenetischer, vom embryonalen Achsenskelett ausgehender Tumor; im Bereich von Klivus (ca. 35 %), Wirbelsäule (ca. 15 %), Steiß- oder Kreuzbein (ca. 50 %)
- Ca. 0,1–0,2 % aller primären Hirntumoren
- Klinik: neurologische Symptome abhängig von Lokalisation

37.7.2 Therapie

- Komplette Resektion Therapie der Wahl; wegen der Nähe zu kritischen Strukturen gelingt komplette Entfernung nur selten, daher ca. 50 % Rezidive

Radiotherapie

- **Indikation:**
    - Postoperativ nach subtotaler Resektion, Rezidiv
    - Primär bei technischer oder internistischer Inoperabilität
- **Durchführung:** aufgrund klarer Dosis-Wirkungs-Beziehung mit signifikant höheren Kontrollraten über 65 Gy konventionelle Photonentherapie wegen Nebenwirkungsrate meist nicht befriedigend anwendbar; größte Erfahrungen und beste Ergebnisse für Protonentherapie (65–80 Gy); außerdem Schwerionentherapie (Helium, Kohlenstoff) möglich; ggf. fraktionierte oder Einzeitstereotaxie (Erfahrungen noch begrenzt)
- **Erfolgsaussichten:** Tumorkontrolle ca. 70 %
- **Nebenwirkungen und Risiken:** Radionekrose

37.8 Glomustumor (nicht chromaffines Paragangliom)

37.8.1 Allgemeines

- Sehr seltener benigner, von der Neuralleiste ausgehender Tumor (ca. 5–10 % maligne Entartung); im Bereich von A. carotis, Glomus jugulare, Thympanon
- Altersgipfel ca. 45. Lebensjahr
- Klinik: Kopfschmerzen, Hirnnervenausfälle, Tinnitus; Schwindel, Hypakusis, Dysphagie; evtl. große, z. T. pulsierende zervikale Schwellung

37.8.2 Therapie

- Komplette Resektion (ggf. mit Embolisation zur Tumorverkleinerung) Therapie der Wahl; insbesondere an der Schädelbasis und am Thympanon oft nicht möglich; Tumorkontrolle ca. 90 %

Radiotherapie

- **Indikation:**
    - Postoperativ nach subtotaler Resektion bei Progression; Rezidiv
    - Primär bei technischer oder internistischer Inoperabilität
- **Durchführung:** 5-mal 1,8–2 Gy/Woche bis 45/46–55,8/56 Gy; ggf. (Einzeit (10–25 Gy)-) Stereotaxie; ggf. Protonentherapie
- **Erfolgsaussichten:** (mindestens) so gute Tumorkontrolle wie Operation (ca. 90 %)
- **Nebenwirkungen und Risiken:** s. HNO-Tumoren (▶ Abschn. 6.1.8 Radiotherapie)

37.9 Arteriovenöse Malformation (AVM)

37.9.1 Allgemeines

- Angeborene Gefäßfehlbildungen (AV-Shunts); meist im 20.–40. Lebensjahr entdeckt
- Hypoxiämie und metabolische Unterversorgung der abhängigen Areale, Druckschädigung der Umgebung; Blutungsrisiko ca. 2–4 % pro Jahr (bei Männern 3-fach höher als bei Frauen; Letalität nach erster Blutung bis 30 %)

◘ Tab. 37.2 Klassifikation der arteriovenösen Malformation nach Spetzler und Martin

	Parameter	Punkte[a]
Durchmesser	Unter 3 cm	1
	3–6 cm	2
	Über 6 cm	3
Lokalisation	Nicht eloquente Region	0
	Eloquente Region	1
Venöse Drainage	Oberflächlich	0
	Tief	1

[a] Die Summe der Punkte entspricht der Gradzahl I–V

- Klinik: Kopfschmerzen, Krampfanfälle, progredientes neurologisches Defizit
- Klassifikation ◘ Tab. 37.2

37.9.2 Therapie

- Interdisziplinäre Entscheidung (Exzision, Embolisation, Radiotherapie; alleinig oder in Kombination); Entscheidungsstrategie:
  - Kleine, oberflächlich in einer nicht eloquenten Hirnregion lokalisierte AVM: Operation, bei günstigen Bedingungen auch Embolisation; Radiotherapie bei Operationsablehnung, internistischer Inoperabilität
  - Kleine, in der Tiefe nicht eloquenter Regionen gelegene AVM: Operation (eher bei jüngeren Patienten unter 50. Lebensjahr und früherer Blutung) oder Radiotherapie (eher im höheren Lebensalter und wenn bisher keine Blutung)
  - Kleine, oberflächliche oder tiefe AVM in eloquenten Regionen: primär Radiotherapie; bei günstigen Bedingungen für endovaskuläre Behandlung ggf. mit vorheriger Embolisation
  - AVM über 3 cm: in nicht eloquenter Region Kombinationsbehandlung aus endovaskulärer Verkleinerung, dann Operation; in eloquenter Region: endovaskuläre Verkleinerung, dann Radiotherapie
  - Nach Operation oder langfristig nach Radiotherapie verbliebene kleine Reste eines AVM werden wie primär kleine AVM behandelt

Radiotherapie
- **Indikation:** s. o.
- **Durchführung:** Einzeitstereotaxie (15–25 Gy); ggf. Protonentherapie (in Studien)
- **Erfolgsaussichten:** Latenz bis zum vollen Eintritt der Wirkung 2–3 Jahre, in dieser Zeit unverändertes Blutungsrisiko (ungünstig: Größe über 3 cm, großkalibrige AV-Verbindungen, unscharfe Begrenzung); Obliterationen ca. 65–95 %
- **Nebenwirkungen und Risiken:** persistierendes neurologisches Defizit (ca. 3–5 %)

37.10 Endokrine Orbitopathie (EO)

37.10.1 Allgemeines

- Entzündlich-fibrosierende Autoimmunerkrankung der Strukturen der Augenhöhle und der Augenanhangsgebilde; häufig mit Schilddrüsen-Autoimmunerkrankungen (v. a. M. Basedow, selten Hashimoto-Thyreoiditis) vergesellschaftet, aber auch ohne Schilddrüsenerkrankung möglich
- Einseitiger Befall ca. 10–20 %
- Klinik: Exophthalmus, weite Lidspalte durch Retraktion des Oberlides, Lagophthalmus, Augenmuskelfunktionsstörungen mit Doppelbildern, Lichtscheu, retrobulbäres Druckgefühl, Tränenfluss, Konjunktivitis, Chemosis, periorbitales Lidödem; ggf. sekundäres Glaukom, Ulzeration der Kornea, Optikusschäden mit Visusverschlechterung
- Klassifikation nach Werner (NOSPECS-Schema): innerhalb der Stadien I–VI jeweils Unterteilung in Schweregrade 0, A, B, C, D (◙ Tab. 37.3)

37.10.2 Therapie

- Therapienotwendigkeit nur bei Progression/Rezidiv, da im Spontanverlauf Besserung von Lidretraktion (ca. 60 %), Exophthalmus (ca. 10 %) und Augenmotilität (ca. 45 %) möglich
- Herstellung einer Euthyreose
- Nikotinkarenz (Rauchen aggravierender Faktor des Autoimmunprozesses)
- Glukokortikoide bei florider EO mit rascher Progredienz
- Operation bei schweren Komplikationen (nach mindestens 6 Monaten Befundstabilität)

Radiotherapie
- **Indikation:** fortschreitende, rezidivierende Verläufe, nicht-rückläufige Symptome ab Stadium II–III; dann möglichst in frühen Stadien der Erkrankung
- **Durchführung:** unterschiedliche Dosiskonzepte (5-mal 0,3–2 Gy/Woche bis 2,4–30 Gy; meist 5-mal 2 Gy/Woche bis 16 Gy); (laterale, nach dorsal eingekippte Felder zur Linsenschonung oder) CT-gestützte, 3D-konformale Technik

37

◙ **Tab. 37.3** Klassifikation der endokrinen Orbitopathie nach Werner

Stadium	Beschreibung
0	Keine Zeichen oder subjektiven Symptome
I	Subjektive Beschwerden (Augentränen und -brennen, Lichtscheu, Fremdkörpergefühl)
II	Bindegewebs- und Lidreaktion (Konjunktivitis, Chemosis, Lidödem)
III	Protrusio bulbi
IV	Augenmuskelbeteiligung
V	Hornhautaffektion
VI	Visusverlust

- **Erfolgsaussichten:** Ansprechen ca. 60–80 % nach 6–12 Monaten; bei klinischem Ansprechen auf Radiotherapie nur sehr selten erneute Progression/Rezidiv; bis zu 12 Monate nach Radiotherapie noch klinische Stabilisierung oder Besserung zu erwarten
- **Nebenwirkungen und Risiken:** sehr selten: Retinopathie, N. opticus-Schädigung, Katarakt

37.11 Altersabhängige Makuladegeneration

37.11.1 Allgemeines

- Häufigste Ursache für Verlust der zentralen Sehstärke in westlichen Industrienationen (75. Lebensjahr: Prävalenz ca. 35 %)
- Ca. 80 % nicht exsudative Form ohne Visusverlust; ca. 20 % exsudative (feuchte) Form mit progredientem zentralem Sehverlust
- Rauchen Risikofaktor

37.11.2 Therapie

- Laser-, Photokoagulation, photodynamische Therapie

Radiotherapie
- **Indikation:** trotz zahlreicher positiver klinischer Daten kein Wirksamkeitsnachweis in prospektiv-randomisierten Studien
- **Durchführung:** prinzipiell mit Photonen, Brachytherapie, Protonen möglich; unterschiedliche Dosiskonzepte, z. B. 4- bis 5-mal 1,5–2(–3) Gy/Woche bis ca. 12–20 Gy; möglichst im Rahmen von Studien
- **Erfolgsaussichten:** Visus scheint sich durch Radiotherapie für gewissen Zeitraum zu stabilisieren, bei frühen Formen Visusverbesserung möglich
- **Nebenwirkungen und Risiken:** Retinopathie

37.12 Pterygium

37.12.1 Allgemeines

- Proliferative, fibrovaskuläre flügelartige Gewebewucherung mit amorphem Bindegewebe; meist im nasalen Sklerenbereich lokalisiert
- Ätiologisch bedeutsam: UV-Licht-Exposition, Staub, Sand
- Klinik: Fremdkörpergefühl, Brennen, Tränenfluss, gestörtes Sehen, eingeschränkte Augenmotilität, kosmetische Problematik

37.12.2 Therapie

- Resektion Therapie der Wahl; Kontrollrate ca. 50–70 %
- Bei Rezidiv ggf. lokal Mitomycin C

Radiotherapie
- **Indikation:** Rezidiv (gelegentlich auch primär oder präoperativ)
- **Durchführung:** Brachytherapie mit Strontium; z. B. 3- bis 6-mal 8–10 Gy 1-mal/ Woche
- **Erfolgsaussichten:** Kontrollrate ca. 95 %
- **Nebenwirkungen und Risiken:** Sklera-, Korneaschädigungen (nur bei höheren Gesamtdosen)

37.13   Hämangiom der Aderhaut

37.13.1   Allgemeines

- Benigner Gefäßtumor der Chorioidea; lokalisiert (Altersgipfel ca. 30.–50. Lebensjahr) oder diffus (Altersgipfel ca. 5.–10. Lebensjahr)
- Klinik: Sehstörungen, Netzhautablösung, ggf. sekundäres Glaukom

37.13.2   Therapie

- Photokoagulation; photodynamische Therapie, insbesondere bei umschriebenen Befunden außerhalb des zentralen Sehbereiches

Radiotherapie
- **Indikation:**
  - Fehlendes Ansprechen der Photokoagulation/photodynamischen Therapie
  - Kritischer Sitz nahe des zentralen Sehbereiches
  - Diffuser Typ
- **Durchführung:** Photonen: 5-mal 1,8–2 Gy/Woche bis 19,8/20 Gy (lokalisiert) bzw. 30/30,6 Gy (diffus); ggf. Brachytherapie (Iod[125], Ruthenium[106]); ggf. Protonentherapie
- **Erfolgsaussichten:** Ansprechen von möglichst kurzem Intervall abhängig; bei vollständiger Netzhautablösung kann Visus nicht wieder hergestellt, jedoch Auge erhalten werden
- **Nebenwirkungen und Risiken:** Retino-, Papillopathie, Visusverlust

37.14   Pseudotumor orbitae

37.14.1   Allgemeines

- Ideopathische, gutartige, entzündliche Veränderung mit rasch einsetzendem Exophthalmus, verminderter Augenbeweglichkeit, Weichteilschwellung und Schmerzen; meist unilateral (DD: niedrigmalignes Lymphom)
- Selten (ca. 5 % aller Orbitatumoren); Ausschlussdiagnose
- Ätiologie unklar; fraglich Autoimmun- ode infektiöser Prozess, fibroproliferative Störung
- Uncharakteristische Alters- und Geschlechtsverteilung

37.14.2   Therapie

- Kortikoide (dauerhaftes Ansprechen ca. 40 %)
- Operation (häufig Rezidive)

Radiotherapie

- **Indikation:**
    - Primär bei Kontraindikationen gegen Kortikoide
    - Bei fehlendem Ansprechen
- **Durchführung:** 2- bis 5-mal 0,5–3 Gy/Woche bis (5–) 20–36(–40) Gy; in 2 Serien (zunächst Versuch mit kleinen Dosen z. B. 2-mal 0,5 Gy/Woche bis 5 Gy; bei Nichtansprechen 2. Serie 5-mal 2 Gy/Woche bis 30–40 Gy); Photonen oder Elektronen
- **Erfolgsaussichten:** komplette Remission ca. 70–100 %
- **Nebenwirkungen und Risiken:** gelegentlich vorübergehende Zunahme der entzündlichen Symptome, Konjunktivitis, Hyper-/Hypolakrimation, Katarakt

37.15   Degenerative Gelenkerkrankungen und Insertionstendinopathien

37.15.1   Allgemeines

- Arthrosen: Coxarthrose, Gonarthrose, Omarthrose, Rhizarthrose, Hand- und Fingergelenksarthrosen, Arthrosen aller anderen Gelenke; Klinik: lokale Schwellung, Anlauf-, Belastungsschmerz, Steifigkeit typisch für akutes Stadium; Ruhe-, Nacht-, Dauerschmerz, Deformation typisch für chronisches Stadium
- Insertionstendinopathien: Periarthropathia humeroscapularis, Epicondylopathia humeri, Fersensporn (plantare Fasziitis), Calcaneodynie; Klinik: Beginn als primär nicht entzündliche, degenerative (Insertionstendinose) oder als primär entzündliche Erkrankung (Insertionstendinitis); Spontan-, Ruhe-, Druckschmerz, passiver Dehnungs- und aktiver Bewegungsschmerz der dazugehörigen Muskulatur

37.15.2   Therapie

- Lokal oder systemisch Analgetika, Antiphlogistika, Kortikoide u. a.
- Krankengymnastik, Wärme, Kälte, Ultraschall, externe Stoßwellentherapie, Orthesen u. a.
- Operation bei Versagen konservativer Maßnahmen

Radiotherapie

- **Indikation:** bei Versagen konservativer Maßnahmen; Radiotherapie vor Operation, um diese hinauszuzögern
- **Durchführung:** akut 5-mal 0,5 Gy/Woche bis 3–5 Gy; chronisch 2- bis 3-mal 0,5–1 Gy/Woche bis 3–6 Gy; bei verzögertem Ansprechen Wiederholung nach (frühestens 2–)3–6 Monaten bis 6–12 Gy; Orthovolt (150–200 kV), Photonen, Elektronen; Stehfeld/Gegenfelder abhängig von Region

- **Erfolgsaussichten:** Ansprechen der Beschwerdesymptomatik 70–90 % (bei Coxarthrose am schlechtesten); lange Anamnesedauer und zahlreiche Vorbehandlungen prognostisch ungünstig
- **Nebenwirkungen und Risiken:** vorübergehende Zunahme der Beschwerdesymptomatik möglich

37.16   Keloid

37.16.1   Allgemeines

- Überschießende Fibroblastenreaktion, krebsartige Wucherungen, Strangbildungen mit Vorwachsen in die Umgebung nach Hautverletzung, gelegentlich auch spontan (DD: hypertrophe Narbenbildung: auf die Grenzen der Hautläsion beschränkt, Tendenz zur spontanen Rückbildung, keine Schmerzen/Beschwerden, kein Rezidiv nach Exzision)
- Familiäre Disposition; deutlich häufiger bei Frauen, unter 30. Lebensjahr, Farbigen
- Auftreten gehäuft im Kopf-Hals-Bereich (v. a. Ohr) und Sternum; bei Wunden quer zu Hautspannungslinien, unter Spannung geschlossenen Wunden, bakteriellen Wundinfektionen, Verbrennungen
- Klinik: unschöne Kosmetik, Brennen, Jucken, Schmerzen, Dysästhesien

37.16.2   Therapie

- Exzision (nach alleiniger Operation Rezidivquote bis zu 80 %)
- Druckverbände, Dauerkompression
- Intraläsionale Kortisoninjektionen (Heilungsrate ca. 50–60 %)
- Kryotherapie (bei hypertropher Narbenbildung wirksamer; Heilungsrate ca. 60 %)
- Silikon (+ Vitamin E) (Heilungsrate bis 80 %)
- Intraläsionale Interferon-2b- und Retinoidinjektionen (Heilungsrate ca. 50 %)

Radiotherapie

- **Indikation:** rezidivierendes Keloid
- **Durchführung:** Radiotherapie unmittelbar (innerhalb 24 h) nach Exzision; möglich mit Röntgentiefenbestrahlung, Elektronen, Isotopenkontaktbestrahlung mit Strontium-90, interstitielles AL mit Iridium-192 (Technik für Ansprechen unerheblich); 2–5 Gy/Woche bis 10–20 Gy (auch Einzeitbestrahlungen 7,5–10 Gy möglich)
- **Erfolgsaussichten:** Rezidive ca. 20 %, meist innerhalb der ersten 6 Monate
- **Nebenwirkungen und Risiken:** Rötung, Ödem, Brennen, Juckreiz, Pigmentveränderungen, Teleangiektasien, Hautatrophie

37

37.17   M. Dupuytren und M. Ledderhose

37.17.1   Allgemeines

- Erkrankung des Bindegewebes mit Befall der Palmaraponeurose (M. Dupuytren) bzw. der Plantaraponeurose (M. Ledderhose); allmählich fortschreitende bindegewebige Induration mit subkutanen Knoten und Strängen, durch Retraktion der Faszie Entwicklung von Beugekontrakturen mit funktionellen Einschränkungen und

◨ Tab. 37.4 Klassifikation des M. Dupuytren nach Tubiana	
Stadium	**Ausmaß**
N	Knoten ohne Beugekontraktur
N/I	Beugekontraktur bis 10 Grad
I	Beugekontraktur bis 45 Grad
II	Beugekontraktur 46–90 Grad
III	Beugekontraktur 91–135 Grad
IV	Beugekontraktur über 135 Grad

Schmerzen; an der Hand v. a. IV. und V. Strahl, am Fuß v. a. I. und II. Strahl betrof-
fen; bei ca.60–70 % beidseitiger Befall
- Männer etwa 3-mal häufiger betroffen; gehäuftes Auftreten bei Hellhäutigen, familiär,
bei Alkoholkrankheit, Diabetes mellitus, Epilepsie; in Deutschland ca. 1–3 % Prävalenz
- Spontane Remission möglich
- Klassifikation (Tubiana) ◨ Tab. 37.4

37.17.2   Therapie

- Kein langfristiger Effekt durch Medikamente (Steroide, NSAR, Allopurinol u. a.)
- Operativ: ab Beugekontraktur von ca. 30 Grad bzw. bei starken Schmerzen beim
Laufen; Komplikationsrate ca. 15–20 %; Progressionsrate postoperativ ca. 30–50 %

Radiotherapie
- **Indikation:** im Frühstadium zur Stabilisierung (Rückbildung)
- **Durchführung:** unterschiedliche Dosierungskonzepte, z. B. 2- bis 3-mal 3 Gy/Woche
bis 30 Gy in 2 Serien; palmares/plantares Stehfeld; Orthovolt (100–150 kV) oder
Elektronen
- **Erfolgsaussichten:** Stabilisierung ca. 70–80 %, Rückbildung der Knoten/Stränge ca.
20–30 %, kein Einfluss auf Streckdefizit
- **Nebenwirkungen und Risiken:** Hautrötung, Schuppung, Hautatrophie

37.18   Induratio penis plastica

37.18.1   Allgemeines

- Bindegewebewucherung der Tunica albuginea an den Schwellkörpern des Penis; v. a.
am Dorsum und an den Seiten
- Altersgipfel ca. 40.–60. Lebensjahr
- Genetische Disposition; gehäuft bei Diabetes mellitus, Gefäßleiden, Vorliegen eines
M. Dupuytren bzw. M. Ledderhose
- Klinik: Deviation bei Erektion, Schmerzen, erschwerte Kohabitation, bei Ure-
thranähe evtl. auch Miktions- und Ejakulationsstörungen

◻ Tab. 37.5	Klassifikation der Induratio penis plastica nach Kelemi	
Kriterium	**Klassifikation**	
Induratio	I 1	Fibrose
	I 2	Knorpel
	I 3	Kalk
Anzahl der Plaques	N1-...	
Größe der Plaques	T1	Unter 1,5 cm
	T2	1,5–3 cm
	T3	Über 3 cm
Lokalisation	D	Dorsal
	V	Ventral
	Ll	Lateral links
	Lr	Lateral rechts
	C	Corona
	S	Schaft
	B	Basis
Deviation	D1	Unter 30 Grad
	D2	30–60 Grad
	D3	Über 60 Grad
Schmerzen bei Erektion	P+	Ja
	P–	Nein
Penetration	PN+	Möglich
	PN+/–	Schwierig
	PN–	Unmöglich

— Spontane Remission möglich
— Klassifikation (Kelemi) ◻ Tab. 37.5

37

37.18.2   Therapie

— Medikamentös systemisch (Vitamin E, Aminobenzoat, Steroide) oder lokal (Steroid-, Procain-, Hyaluronsäureinjektion) in der Frühphase
— Operation im fortgeschrittenen Stadium

Radiotherapie
— **Indikation:** Stabilisierung (Rückbildung) im Frühstadium
— **Durchführung:** unterschiedliche Dosierungskonzepte, z. B. 5-mal 2 Gy/Woche bis 20 Gy, 2- bis 3-mal 3 Gy/Woche bis 30 Gy in 2 Serien; gesamter Penisschaft unter

Einbeziehung der Peniswurzel und Schonung der Glans penis; dorsales Stehfeld; Orthovolt (100–150 kV) oder Elektronen
- **Erfolgsaussichten:** Besserung der Schmerzen bei ca. 70 %, der Angulation/Dysfunktion bei ca. 30 % innerhalb der ersten 1–2 Jahre
- **Nebenwirkungen und Risiken:** Teleangiektasien, Hautatrophie, Urethritis

37.19   Gynäkomastie

37.19.1   Allgemeines

- Schmerzhafte ein- oder beidseitige Hypertrophie des Drüsengewebes der männlichen Brustdrüse
- Hormonabhängige Veränderung, z. B. bei antiandrogener Hormontherapie bei Prostatakarzinom, anderen Medikamente (Diuretika, Digitalis), Hypophysenadenomen, Leberzirrhose

37.19.2   Therapie

- Absetzen bzw. Beseitigung der auslösenden Ursache (meist nicht möglich bzw. sinnvoll)

Radiotherapie
- **Indikation:**
  - Prophylaktisch: vor Einleitung einer potenziell Gynäkomastie-verursachenden antihormonellen Therapie
  - Therapeutisch: bei schmerzhafter Gynäkomastie
- **Durchführung:** Elektronen, Photonen (abhängig von Brustdrüsenvolumen):
  - Prophylaktisch: 4- bis 5-mal 3 Gy/Woche bis 12–15 Gy
  - Therapeutisch: 4- bis 5-mal 2–3 Gy/Woche bis 20–40 Gy
- **Erfolgsaussichten:**
  - Prophylaktisch: Ansprechraten ca. 70 %
  - Therapeutisch: nur Schmerzreduktion ca. 90 %, keine Rückbildung mehr möglich
- **Nebenwirkungen und Risiken:** (geringgradige) akute (Rötung) und chronische Hautreaktion (Hyperpigmentierung)

37.20   Desmoid (aggressive Fibromatose)

37.20.1   Allgemeines

- Seltener benigner Tumor des Bindegewebes (Dignität kontrovers diskutiert), von tiefen Faszien, Aponeurosen, Sehnen, Narbengewebe ausgehend; histologisch große Ähnlichkeit zu hochdifferenziertem Fibrosarkom
- Altersgipfel ca. 30.–40. Lebensjahr; Frauen etwa doppelt so häufig betroffen; genetische Faktoren, Trauma, operative Eingriffe prädisponierend

- Lokalisation:
    - Extraabdominell (ca. 70 %); neigen häufiger zu Rezidiven (auch nach scheinbar sicherer R0-Resektion)
    - Intraabdominell (ca. 10 %); mit Gardner-Syndrom/Polyposis coli assoziiert
    - In der Bauchwand gelegen (ca. 20 %)
- Spontane Remission möglich

37.20.2 Therapie

- Weite Resektion Therapie der Wahl; auch bei R1-Resektion zunächst abwartendes Verhalten gerechtfertigt; Rezidivrate bei alleiniger Operation ca. 50 %
- In Studien Hinweise auf Wirksamkeit von Tamoxifen, Progesteron, NSAR, Vitamin C, Vincristin, Methotrexat, Interferon-α (plus Retinolsäure)

Radiotherapie
- **Indikation:**
    - Inoperabilität
    - R2-Resektion
    - R1-Resektion oder knapper Resektionsrand bei wiederholten Rezidiven (primär bei R1-Resektion nicht zwingend notwendig)
- **Durchführung:** 5-mal 1,8–2 Gy/Woche bis 50/50,4–59,4/60 Gy (postoperativ) bzw. 55,8/56–64/64,8 Gy (primär); Einschluss der Narben mit Sicherheitssaum
- **Erfolgsaussichten:** lokale Tumorkontrolle bei primärer und postoperativer Radiotherapie ca. 80 %
- **Nebenwirkungen und Risiken:** abhängig von Lokalisation

37.21 Pigmentierte villonoduläse Synovitis

37.21.1 Allgemeines

- Seltene proliferative Erkrankung von Synovia der (meist großen) Gelenke und Sehnenscheiden; rezidivierende Gelenkergüsse mit bräunlich-rötlicher Färbung des Punktats
- Infiltration von Muskeln, Sehnen, Nerven, Gefäßen, Haut möglich

37.21.2 Therapieoptionen

37

- Vollständige Synovektomie; Rezidivrate bis zu 45 %

Radiotherapie
- **Indikation:** postoperativ bei Rezidiv, unvollständiger Resektion, Infiltration von Muskeln, Sehnen, Nerven, Gefäßen, Haut
- **Durchführung:** 5-mal 1,8–2 Gy/Woche bis 39,6/40 Gy; longitudinaler Sicherheitssaum von 5 cm der präoperativen Ausdehnung
- **Erfolgsaussichten:** Ansprechen über 90 %
- **Nebenwirkungen und Risiken:** abhängig von Lokalisation

37.22   Vertebrales Hämangiom

37.22.1   Allgemeines

- Benigne Differenzierungsstörung kapillärer oder kavernöser Blutgefäße der Wirbel
- Prinzipiell Auftreten überall möglich, häufigste Lokalisation (einzelne Lenden-) Wirbelkörper
- Klinik: ggf. Schmerzen durch Sinterung, neurologische Symptome durch Rückenmarks-, Spinalnervkompression

37.22.2   Therapie

- Behandlungsbedürftigkeit nur bei Symptomatik
- (Teil-)Resektion

Radiotherapie
- **Indikation:**
  - Postoperativ nach subtotaler Resektion
  - Primär bei Inoperabilität
- **Durchführung:** 5-mal 1,8–2 Gy/Woche bis 36–39,6/40 Gy
- **Erfolgsaussichten:** Schmerzlinderung ca. 80 %; in der Bildgebung meist keine Änderung des Befundes
- **Nebenwirkungen und Risiken:** abhängig von Lokalisation

37.23   Aneurysmatische Knochenzyste

37.23.1   Allgemeines

- Benigne vaskuläre zystische Läsionen in der Metaphyse; Infiltration in das umgebende Weichteilgewebe möglich
- Klinik: ggf. herabgesetzte Funktion, pathologische Fraktur, Schädigung von Nachbarstrukturen
- Altersgipfel ca. 10.–20. Lebensjahr

37.23.2   Therapie

- Komplette Resektion Therapie der Wahl; nach Kürettage bis zu 60 % Rezidive

Radiotherapie
- **Indikation:**
  - Postoperativ nach subtotaler Resektion
  - Primär bei technischer Inoperabilität/Lokalisation in Wirbelsäule und Becken
- **Durchführung:** 5-mal 1,8–2 Gy/Woche bis ca. 10–20 Gy; aufgrund des jugendlichen Alters möglichst geringe Dosis
- **Erfolgsaussichten:** Ansprechen über 90 %
- **Nebenwirkungen und Risiken:** Aufklärung über Tumorinduktionsrisiko, Streustrahlung

37.24   Heterotope Ossifikationen (HO)

37.24.1   Allgemeines

- Individuelle Disposition, genetische Einflüsse
- Pathogenese: Mechanismen nicht sicher geklärt; mögliche Korrelate: undifferenzierte Mesenchymzellen, versprengte Knochensubstanz, interstitielle Hämorrhagien:
  - Traumatisch: nach Operation, Trauma, intramuskulärer Injektion
  - Neurogen: nach Schädel-Hirn-Trauma, zerebralen Insulten, Wirbelsäulentrauma (bei ca. 20–50 % aller Querschnittsgelähmten)
  - Selten: durch Medikamente, Intoxikationen, Erfrierungen, Verbrennungen
- Postoperative HO:
  - Inzidenz insgesamt ca. 10 % (5–90 %; Risikogruppen ◘ Tab. 37.7)
  - Entstehung ca. 2–6 Wochen nach Operation, vollständige Ausreifung nach ca. einem Jahr
  - Klinik: Schmerzen, Bewegungseinschränkung; bei ca. 60–70 % asymptomatisch
  - Prädeliktionsort: große Gelenke und stammnahe Abschnitte der langen Röhrenknochen
- Stadieneinteilung der HO nach Hüft-TEP ◘ Tab. 37.6
- Funktionseinschränkung ab Stadium III zu erwarten
- Risikogruppen ◘ Tab. 37.7
- HO bei Querschnittsgelähmten:
  - Beginn mit lokaler Hyperthermie, Schmerzen, Schwellung, Erythem (DD: Thrombose, Infektion), nach ca. 2 Wochen Übergang in manifeste HO, evtl. Druckulzera der darüberliegenden Haut
  - Primäre Radiotherapie im Akutstadium oder nach operativer Entfernung
  - Erfassung der gesamten Weichteilreaktion möglichst mit CT

37.24.2   Therapie

- Operative Entfernung; postoperativ Rezidivprophylaxe
- Prophylaktisch: NSAR, alternativ zu Radiotherapie (jugendliches Alter, Ablehnung) für 3–6 Wochen oder zusätzlich zur Radiotherapie für 2 Wochen in der Very-high-risk-Gruppe

◘ **Tab. 37.6**   Stadien der heterotopen Ossifikationen nach Hüft-TEP (Brooker)

Stadium	Ausprägung
0	Keine Ossifikationen nachweisbar
I	Vereinzelte Knocheninseln
II	Knöcherne Spangenbildung zwischen Becken und Femur, Abstand mehr als 1 cm
III	Knöcherne Spangenbildung zwischen Becken und Femur, Abstand weniger als 1 cm
IV	Knöcherne Verbindung zwischen Becken und Femur

37

Tab. 37.7 Risikogruppen der heterotopen Ossifikationen (Seegenschmiedt)	
Risikogruppe	**Beschreibung**
Very high risk	HO Grad III und IV ipsilateral, Versagen nach prophylaktischer Einzeitradiotherapie
High risk	HO Grad I und II ipsilateral, HO kontralateral, Azetabulumfraktur, M. Forrestier, M. Bechterew, M. Paget, Spondylosis hyperostotica
Medium risk	Osteophytäre Randanbauten über 1 cm, TEP-Wechsel, wiederholte Hüftoperation, ankylosierende Spondylarthrose mit Spangenbildung, Spondylosis deformans
Low risk	Osteophytäre Randanbauten unter 1 cm

Radiotherapie

- **Indikation:** prophylaktisch abhängig von Risiko und Sicherheitsbedürfnis
- **Durchführung:**
  - Im Bereich der Hüfte: 1-mal 7 Gy; bei Versagen einer prophylaktischen Radiotherapie: postoperative Radiotherapie mit z. B. 3-mal 3,5 Gy (und NSAR für 2 Wochen); nur bei Patienten mit HO Grad III und IV postoperative Radiotherapie wirksamer; ansonsten prä- und postoperative Radiotherapie gleichwertig (präoperativ innerhalb von 8 h, postoperativ innerhalb von 72 h)
  - An anderen Lokalisationen: Gleichwertigkeit von Einzeit- und fraktionierter Radiotherapie noch nicht wie für das Hüftgelenk nachgewiesen, daher fraktionierte Konzepte empfohlen (z. B. 3-mal 3,5 Gy)
- **Erfolgsaussichten:** Verhinderung von HO bei ca. 95 %
- **Nebenwirkungen und Risiken:** keine beschrieben

Strahlenschutz

© Springer-Verlag GmbH Deutschland, ein Teil von Springer Nature 2018
I. Stöver, P. Feyer, *Praxismanual Strahlentherapie*, https://doi.org/10.1007/978-3-662-56577-3_38

38.1 Strahlenschutzverordnung

38.1.1 Allgemeines

- Vollständige Bezeichnung: „Verordnung über den Schutz vor Schäden durch ionisierende Strahlung (Strahlenschutzverordnung – StrlSchV)"
- Erlassen von Bundesregierung, Bundesministerium für Umwelt, Naturschutz und Reaktorsicherheit, Bundesministerium für Gesundheit, Bundesministerium für Verkehr, Bau- und Wohnungswesen
- Umsetzung der entsprechenden EURATOM-Richtlinien in nationales Recht
- Gliederung:
  - Teil 1: allgemeine Vorschriften, Begriffsdefinitionen
  - Teil 2: Schutz bei Tätigkeiten im Rahmen zielgerichteter Nutzung radioaktiver Stoffe und ionisierender Strahlung
  - Teil 3: Schutz bei Arbeiten vor natürlichen Strahlenquellen
  - Teil 4: Schutz des Verbrauchers beim Zusatz radioaktiver Stoffe zu Produkten
  - Teil 5: gemeinsame Vorschriften
- Regelungen zu:
  - Umgang, Erwerb, Verwahrung und Entsorgung mit bzw. von radioaktiven Stoffen
  - Errichtung und Betrieb von Anlagen zur Erzeugung ionisierender Strahlung mit Teilchen- oder Photonenenergie von mehr als 5 KeV
  - Zusatz von radioaktiven Stoffen bei der Herstellung von Konsumgütern, Arzneimitteln, Pflanzenschutz- und Düngemitteln
  - Arbeiten mit nicht zu vernachlässigender Exposition natürlicher Strahlung im Rahmen von beruflicher Aktivität: kosmische Strahlung (Flugpersonal), terrestrische Strahlung (Uran, Radon, Thorium)

38.1.2 Begriffsdefinitionen

- **Tätigkeiten:** berufliche Strahlenexposition im Rahmen des zielgerichteten Einsatzes ionisierender Strahlung
- **Arbeiten:** berufliche Strahlenexposition durch nicht genutzte (natürliche) ionisierende Strahlung (z. B. Arbeiten im Bergbau, Flugpersonal)
- **Anlagen:** zur Erzeugung ionisierender Strahlung (Elektronenbeschleuniger u. a.)
- **Bestrahlungsvorrichtung:** Gerät mit Abschirmung, das umschlossene radioaktive Stoffe enthält und das zeitweise durch Öffnen der Abschirmung oder Ausfahren dieser radioaktiven Stoffe ionisierende Strahlung aussendet
- **Betriebsgelände:** Grundstück, auf dem sich Anlagen oder Einrichtungen befinden; Zugang und Aufenthaltsdauer können durch den Strahlenschutzverantwortlichen begrenzt werden
- **Energiedosis:** absorbierte Energie einer ionisierenden Strahlung pro Masseeinheit; Einheit: Gray, 1 Gy = 1 Joule/kg
- **Äquivalenzdosis:** durch biologischen Qualitätsfaktor (= Strahlungswichtungsfaktor) gewichtete Energiedosis; Einheit: 1 Sievert = 1 Joule/kg
  - Qualitätsfaktoren:

38

- – Röntgen-, Kobalt- und β-Stahlen: 1
- – Neutronen: 5–20
- – Protonen: 5
- – α-Strahlen: 20
- **Organdosis:** Produkt aus der mittleren Energiedosis in einem Organ und biologischem Qualitätsfaktor
- **Effektive Äquivalenzdosis:** Summe der Produkte der Organdosen mit Gewebewichtungsfaktor multipliziert:
  - Wichtungsfaktoren (Berücksichtigung der unterschiedlichen Empfindlichkeit der einzelnen Organe bezüglich der Kanzerogenität der Strahlung):
    - – Keimdrüsen: 2-mal 0,1
    - – Rotes Knochenmark: 0,12
    - – Lunge: 0,12
    - – Magen: 0,12
    - – Dickdarm: 0,12
    - – Sonstige Organe: je 0,05
    - – Knochenoberfläche: 0,01
    - – Haut: 0,01
- **Personendosis:** Äquivalenzdosis gemessen an einer für die Strahlenexposition repräsentativen Stelle der Körperoberfläche
- **Ortsdosis:** Äquivalenzdosis an einem bestimmten Ort
- **Ortsdosisleistung:** in einem bestimmten Zeitintervall erzeugte Ortsdosis (Ortsdosis/Zeit)
- **Medizinphysikexperte:** Diplom-Physiker mit besonderer Ausbildung in medizinischer Physik (oder vergleichbarer abgeschlossener (Fach-)Hochschulausbildung) und erforderlicher Fachkunde im Strahlenschutz
- **Einzelperson der Bevölkerung:** Person, die weder beruflich, noch als helfende Person noch aus medizinischer Indikation strahlenexponiert ist
- **Helfende Person:** Person, die außerhalb ihrer beruflichen Tätigkeit freiwillig Personen unterstützt oder betreut, die im Rahmen einer medizinischen Anwendung ionisierenden Strahlen ausgesetzt sind
- **Freigrenzen:** Aktivitätswerte radioaktiver Stoffe, bei deren Überschreitung Tätigkeiten mit diesen Stoffen der Strahlenschutzverordnung unterliegen
- **Freigabe:** Verwaltungsakt, der radioaktive Stoffe aus dem Geltungsbereich des Atomgesetzes entlässt, sodass diese als nicht radioaktive Stoffe gelten
- **Rechtfertigende Indikation:** Entscheidung eines fachkundigen Arztes, dass und in welcher Weise ionisierende Strahlung am Menschen in der Heilkunde angewendet werden
- **Beruflich strahlenexponierte Personen:** Personen in Ausbildungs- oder Beschäftigungsverhältnis, die im Rahmen von Tätigkeiten (Kategorie A: mehr als 6 mSv pro Jahr; Kategorie B: mehr als 1 mSv pro Jahr, ohne in Kategorie A zu fallen) oder im Rahmen von Arbeiten einer Strahlenexposition mehr als 1 mSv pro Jahr ausgesetzt sein können, müssen überwacht werden
- **Störfall:** Ereignis, bei dessen Eintreten der Betrieb der Anlage oder die Tätigkeit aus sicherheitstechnischen Gründen nicht fortgeführt werden kann (im ungünstigsten Fall bis zu 50 mSv)
- **Unfall:** Ereignis, bei dessen Eintreten es zu einer Strahlenexposition von über 50 mSv kommen kann

38.1.3   Regelungen zu Tätigkeiten im Rahmen zielgerichteter Nutzung ionisierender Strahlung

- **Dosisbegrenzung:**
  - Medizinische Strahlenexpositionen müssen einen hinreichenden diagnostischen oder therapeutischen Nutzen für den Einzelnen bzw. Nutzen für die Gesellschaft erbringen, wobei dieser abzuwägen ist gegenüber der möglicherweise verursachten Schädigung des Einzelnen
  - Jede Strahlenexposition ist unter Beachtung des Standes von Wissenschaft und Technik und Berücksichtigung aller Umstände des Einzelfalls auch unterhalb der Grenzwerte so niedrig wie möglich zu halten
- **Genehmigungsvoraussetzungen** für die Errichtung und den Betrieb von Anlagen bzw. den Umgang mit radioaktiven Stoffen:
  - Zuverlässigkeit des Antragstellers; fachkundiger Antragsteller bzw. Strahlenschutzbeauftragter mit Fachkunde bestellt; mindestens einer dieser beiden approbierter Arzt; mindestens ein Medizinphysikexperte
  - Einhalten der Grenzwerte für die Bevölkerung in allgemein zugänglichen Bereichen außerhalb des Betriebsgeländes
  - Vorhandensein einer für die sichere Ausführung des Betriebes notwendigen Anzahl von Strahlenschutzbeauftragten, denen die für die Erfüllung ihrer Aufgaben notwendigen Befugnisse eingeräumt sind, sowie eine ausreichende Anzahl des sonstigen Personals
  - Entsprechende Ausrüstung und Maßnahmen zur Einhaltung des Strahlenschutzes und des Schutzes vor Störmaßnahmen und sonstiger Einwirkung Dritter
- Regelung der Beförderung und grenzüberschreitenden Verbringung radioaktiver Stoffe
- **Anwendung ionisierender Strahlung im Rahmen der medizinischen Forschung**: Wenn die Anwendung ionisierender Strahlung nicht gleichzeitig der Behandlung des Probanden dient, dürfen 20 mSv effektive Dosis nicht überschritten werden (Ausnahme: nach behördlicher Genehmigung, wenn diagnostischer Nutzen für den Probanden besteht); ansonsten weitestgehend analog zu Strahlenschutzverordnung und den Anforderungen an sonstige klinische Studien; wenn innerhalb von 10 Jahren erneut ionisierende Strahlung im Rahmen medizinischer Forschung angewandt werden soll, ist der Proband auszuschließen, wenn eine effektive Dosis von mehr als 10 mSv zu erwarten ist (Ausnahme: Mit der Anwendung ist ein diagnostischer oder therapeutischer Nutzen verbunden); Schwangere und Stillende (bei radioaktiven Stoffen) sind als Probanden auszuschließen
- Bauartzulassung durch Bundesamt für Strahlenschutz; auf Kosten des Antragstellers Bauartprüfung durch Physikalisch-Technische Bundesanstalt zu Fragen der Dichtheit, Werkstoffauswahl, Konstruktion der Umhüllung und Qualitätssicherung; auf höchstens 10 Jahre befristet, Verlängerung auf Antrag möglich; fortlaufende Qualitätskontrolle; alle 10 Jahre Überprüfung auf Dichtigkeit; Ortsdosisleistung im Abstand von 10 cm von der berührbaren Oberfläche darf 1 µSv pro Stunde bei normalen Betriebsbedingungen nicht überschreiten
- Freigabe, wenn effektive Dosis für Einzelperson der Bevölkerung unter 10 µSv pro Jahr
- **Fachkunde** ist alle 5 Jahre durch Teilnahme an entsprechenden Kursen zu aktualisieren

38

- **Strahlenschutzverantwortlicher:** muss selbst keine Fachkunde besitzen; ist für die Umsetzung der Strahlenschutzverordnung verantwortlich; kann Teilaufgaben an Strahlenschutzbevollmächtigten übertragen; bestellt fachkundigen Strahlenschutzbeauftragten; legt Aufgaben, Entscheidungsbereich und Befugnisse schriftlich (Strahlenschutzanweisung) fest
- **Strahlenschutzbeauftragter:** muss Mängel unverzüglich an Strahlenschutzverantwortlichen weiterleiten; wenn keine Einigung über Behebung der Mängel erzielt werden kann, muss Betriebsrat und zuständige Behörde informiert werden; beratende Funktion für Betriebsrat; muss dafür sorgen, dass im Rahmen der ihm übertragenen Befugnisse Strahlenschutzvorschriften eingehalten werden
- Strahlenschutzverantwortlicher und Strahlenschutzbeauftragter müssen in Gefahrsituationen unverzüglich Maßnahmen zur Gefahrenabwendung ergreifen
- **Strahlenschutzanweisung:** erforderlich u. a. mit Organisationsplan (Regelung bezüglich ständiger Anwesenheit bzw. sofortiger Erreichbarkeit), Betriebsabläufe, Dosismessungen, Betriebsbuch, regelmäßige Funktionsprüfung/Wartung, Alarmübungen, Schutzmaßnahmen vor Zugriff Dritter
- **Strahlenschutzbereiche:**
  - **Überwachungsbereich:** betrieblicher Bereich, in dem Personen pro Kalenderjahr eine effektive Dosis von mehr als 1 mSv oder höhere Organdosen als 15 mSv auf Augenlinse, 50 mSv auf Haut, Hände, Unterarme, Füße und Knöchel erhalten können (Aufenthalt 40 h/Woche, 50 Wochen/Jahr)
  - **Kontrollbereich:** betrieblicher Bereich, in dem Personen pro Kalenderjahr eine effektive Dosis von mehr als 6 mSv oder höhere Organdosen als 45 mSv auf Augenlinse, 150 mSv auf Haut, Hände, Unterarme, Füße und Knöchel erhalten können (Aufenthalt 40 Stunden pro Woche, 50 Wochen pro Jahr)
  - **Sperrbereich:** Teil des Kontrollbereiches, in dem die Ortsdosisleistung höher als 3 mSv pro Stunde sein kann
- Kontrollbereiche und Sperrbereiche sind zu kennzeichnen, Sperrbereiche abzusichern
- Zutritt zum Überwachungsbereich:
  - Personen mit dem Betrieb dienender Aufgabe
  - Auszubildende zur Erreichung ihres Ausbildungszieles
  - Patient, Proband, helfende Person
  - Besucher
- Zutritt zum Kontrollbereich:
  - Personen mit dem Betrieb dienender Aufgabe (jährliche Unterweisung)
  - Auszubildende zur Erreichung ihres Ausbildungszieles (jährliche Unterweisung)
  - Patient, Proband, helfende Person, wenn ein Arzt mit Fachkunde zugestimmt hat
  - Schwangere, wenn der Strahlenschutzverantwortliche oder Strahlenschutzbeauftragte zugestimmt hat und gewährleistet ist, das der Dosisgrenzwert eingehalten und dieses dokumentiert wird (als helfende Person nur bei zwingenden Gründen)
- Zutritt zum Sperrbereich:
  - Personen, die eine zwingend notwendige Aufgabe durchführen und unter der Kontrolle eines Strahlenschutzbeauftragten stehen
  - Patient, Proband, helfende Person, wenn ein Arzt mit Fachkunde schriftlich zugestimmt hat
  - Schwangere nur als Patientin

- Überwachung der Körperdosis bei Personen mit Zutritt zu Kontrollbereich; Strahlenpass; bei unterbliebener oder fehlerhafter Messung kann zuständige Behörde Ersatzdosis festlegen; Dosimeter an repräsentativer Stelle des Körpers tragen; Anzeige als effektive Dosis werten, wenn keine gesonderte Organdosismessung erfolgt; monatliche Ablesung; bei Schwangeren ist die berufliche Strahlenexposition arbeitswöchentlich zu bestimmen und ihr mitzuteilen
- Aufzeichnung der Dosismessungen und Aufbewahrung bis zum 75. Lebensjahr bzw. mindestens 30 Jahre nach Beendigung der jeweiligen Beschäftigung; Vernichtung spätestens 100 Jahre nach Geburt; Mitteilung an zuständige Behörde und betreffende Person bei Überschreitung der Grenzwerte
- Bei schwangeren/stillenden Frauen muss innere berufliche Strahlenexposition ausgeschlossen sein
- Bei offenen radioaktiven Stoffen muss bei Verlassen des Kontrollbereiches eine Kontaminationskontrolle durchgeführt werden
- Kein Umgang von Personen unter dem 18. Lebensjahr mit offenen radioaktiven Stoffen; Ausnahme bei Auszubildenden unter Aufsicht eines Fachkundigen
- Lagerung von radioaktiven Stoffen in geschützten Räumen/Behältern; Schutz vor Abhandenkommen und Zugriff durch unbefugte Personen; bei radioaktiven Stoffen mit einer Halbwertszeit von mehr als 100 Tagen Mitteilung des Bestandes am Ende eines Kalenderjahres an die zuständige Behörde
- Grenzwert für Einzelperson der Bevölkerung durch Tätigkeiten mit ionisierender Strahlung effektive Dosis 1 mSv bzw. Organdosis 15 mSv auf Augenlinse, 50 mSv auf Haut; durch Ableitung radioaktiver Stoffe 0,3 mSv (jeweils pro Kalenderjahr)
- Regelung für Kernkraftwerke, Störfälle, Brand, sicherheitstechnisch bedeutsame Ereignisse
- **Kategorien beruflich strahlenexponierter Personen:**
  - **Kategorie A:** berufliche Strahlenexposition, die pro Kalenderjahr zu einer effektiven Dosis von mehr als 6 mSv führen kann oder zu höheren Organdosen als 45 mSv auf Augenlinse, 150 mSv auf Haut, Hände, Unterarme, Füße und Knöchel
  - **Kategorie B:** berufliche Strahlenexposition, die pro Kalenderjahr zu einer effektiven Dosis von mehr als 1 mSv führen kann oder zu höheren Organdosen als 15 mSv auf Augenlinse, 50 mSv auf Haut, Hände, Unterarme, Füße und Knöchel (ohne in Kategorie A zu fallen)
- Grenzwert für beruflich strahlenexponierte Personen: 20 mSv effektive Dosis pro Kalenderjahr; im Einzelfall kann die zuständige Behörde für ein einzelnes Jahr eine effektive Dosis von 50 mSv zulassen, wobei für 5 aufeinander folgende Jahre 100 mSv nicht überschritten werden dürfen
- **Organdosen:**
  - 150 mSv Augenlinse
  - 500 mSv Haut, Hände, Unterarme, Füße und Knöchel
  - 50 mSv je Keimdrüsen, Gebärmutter, Knochenmark
  - 300 mSv je Schilddrüse, Knochenoberfläche
  - 150 mSv je andere Organe
  - Für gebärfähige Frauen 2 mSv pro Monat an der Gebärmutter
  - Fetus ab Mitteilung der Schwangerschaft bis Geburt 1 mSv

38

- Berufslebensdosis 400 mSv (auf besondere Genehmigung weitere jährliche effektive Dosis von bis zu 10 mSv, wenn betroffene Person einwilligt)
- Bei Abwehr von Gefahren ist anzustreben, dass eine effektive Dosis von mehr als 100 mSv nur einmal im Kalenderjahr und von 250 mSv nur einmal im Leben auftritt; Mitteilung an Behörde
- Bei Personen der Kategorie A jährliche ärztliche Untersuchung mit Bescheinigung der gesundheitlichen Unbedenklichkeit gegen die Aufgabenwahrnehmung; Bescheinigung an betroffene Person, Strahlenschutzverantwortlichen und bei gesundheitlichen Bedenken an zuständige Behörde; unverzügliche ärztliche Vorstellung bei effektiver Dosis über 50 mSv/Jahr; Ärzte von der zuständigen Behörde ermächtigt; Fachkunde notwendig; Aufbewahrung der Gesundheitsakte bis zum 75. Lebensjahr bzw. mindestens 30 Jahre nach Beendigung der jeweiligen Beschäftigung; Vernichtung spätestens 95 Jahre nach Geburt
- Wartung von Anlagen zur Erzeugung ionisierender Strahlen mindestens einmal jährlich
- Vorgehen bei Abhandenkommen, Fund; Umgang mit Abfällen/Entsorgung (Umgehungsverbot: Abfälle dürfen nicht durch Verdünnung/Aufteilung unter die Freigrenzen beseitigt werden)
- **Rechtfertigende Indikation:** durch fachkundigen Arzt notwendig vor Einsatz ionisierender Strahlung in der Medizin (auch wenn Überweisung/Anforderung durch anderen Arzt vorliegt); Feststellung, dass gesundheitlicher Nutzen gegenüber dem Strahlenrisiko überwiegt; frühere medizinische Strahlenexpositionen und mögliche Schwangerschaft sind zu erfragen und zu dokumentieren; es muss ein schriftlicher Bestrahlungsplan durch fachkundigen Arzt und Medizinphysikexperten erstellt werden; die Dosis im Zielvolumen muss den individuellen/medizinischen Anforderungen entsprechen und sollte außerhalb des Zielvolumens so niedrig wie möglich gehalten werden; ionisierende Strahlung in der Medizin darf nur von fachkundigen Ärzten oder Ärzten mit Kenntnissen im Strahlenschutz unter Aufsicht fachkundiger Ärzte angewandt werden; technische Mitwirkung durch MTRA; enge Zusammenarbeit mit Medizinphysikexperten; schriftliche Arbeitsanweisungen für häufig vorkommende Vorgänge
- **Ärztliche Stellen:** zur medizinischen Qualitätssicherung bestimmt durch die zuständige Behörde; hat die Aufgabe, dem Strahlenschutzverantwortlichen Möglichkeiten zur Optimierung der medizinischen Strahlenanwendung vorzuschlagen und nachzuprüfen, ob und wie weit die Vorschläge umgesetzt werden; ärztliche Stelle unterliegt in Hinblick auf patientenbezogene Daten der ärztlichen Schweigepflicht
- **Bestrahlungsräume:** allseitig umschlossen, Bedienvorrichtungen im Nebenraum außerhalb des Kontrollbereiches; Notschalter im Bestrahlungsraum, Überwachung des Patienten
- **Aufbewahrungspflicht:** Aufzeichnungen über Untersuchungen 10 Jahre, über Behandlungen mit ionisierender Strahlung 30 Jahre nach letzter Untersuchung/Behandlung aufbewahren; dem nachbehandelndem Arzt, der erneut eine Untersuchung oder Behandlung mit radioaktiven Stoffen oder ionisierender Strahlung durchführt, ist Auskunft zu erteilen und die sich hierauf beziehenden Unterlagen vorübergehend zu überlassen

38.2 Richtlinie Strahlenschutz in der Medizin

38.2.1 Allgemeines

- Vollständige Bezeichnung: „Strahlenschutz in der Medizin – Richtlinie zur Verordnung über den Schutz vor Schäden durch ionisierende Strahlung (Strahlenschutzverordnung – StrlSchV)"
- Konkrete Durchführungsrichtlinie:
  - Regelung von Durchführung und Betrieb des medizinischen Einsatzes ionisierender Strahlung
  - Formular- und Bescheinigungsvorlagen
  - Detaillierte Auflistung der Anforderungen an Inhalte von Ausbildung und Fachkunde
- Entfaltet allein keine rechtliche Verbindlichkeit; wird sie jedoch als Genehmigungsbestandteil in die behördliche Genehmigung aufgenommen, werden ihre Inhalte verbindlich, indem sie die Vorgaben der Strahlenschutzverordnung konkretisieren
- Gilt für Nuklearmedizin, Tele- und Brachytherapie (einschließlich Planung von Einrichtungen und medizinische Forschung)

38.2.2 Regelungen zu Anforderungen/Voraussetzungen für die Anwendung radioaktiver Stoffe und ionisierender Strahlung in der Medizin

- **Rechtfertigende Indikation:**
  - Muss von Arzt/Zahnarzt mit entsprechender Fachkunde im Strahlenschutz vor Anwendung gestellt werden
  - Erfordert die Feststellung, dass der gesundheitliche Nutzen gegenüber dem Strahlenrisiko überwiegt; dabei sind andere Verfahren mit vergleichbarem gesundheitlichem Nutzen zu berücksichtigen, die mit keiner oder einer geringeren Strahlenexposition verbunden sind
- **Strahlenbehandlung:**
  - Bei Therapieplanung muss gewährleistet sein, dass der Patient die Behandlung erhält, die die besten Erfolgsaussichten mit den geringstmöglichen Nebenwirkungen bietet
  - Ein Medizinphysikexperte hat mitzuwirken (Auswahl der Bestrahlungstechnik, Bereitstellung der erforderlichen physikalischen Daten, Vorgabe der Bestrahlungsparameter auf Basis der ärztlichen Vorgaben)
  - Das Zielvolumen, die Risikoorgane, die entsprechenden Dosen sowie die zeitliche Verteilung sind bei jedem Patienten individuell nach den Erfordernissen der medizinischen Wissenschaft festzulegen
  - Die Dokumentation muss jederzeit die Nachvollziehbarkeit der Behandlung und der getroffenen medizinischen Entscheidungen ermöglichen
  - Mögliche strahlenbedingte Kombinationswirkungen vorangegangener oder laufender weiterer Behandlungen müssen berücksichtigt werden
  - Eine interdisziplinäre Zusammenarbeit bei Untersuchung, Behandlung und Nachsorge muss gewährleistet sein

38

- Überprüfung des Therapieerfolges und der Nebenwirkungen für mindestens 5 Jahre; Nachsorge kann an fachlich geeigneten Arzt abgegeben werden, der die Ergebnisse dann übermittelt, dies enthebt Strahlentherapeuten jedoch nicht seiner Verantwortung für die Nachsorge
- **Strahlenschutzverantwortlicher**:
  - Strahlenschutzverantwortlicher ist, wer für die Errichtung und den Betrieb von Anlagen bzw. den Umgang mit radioaktiven Stoffen einer Genehmigung bedarf
  - Strahlenschutzverantwortliche(r) ist/sind entweder eine (z. B. der niedergelassene Arzt) oder mehrere natürliche Personen (z. B. die Gesellschafter einer Gesellschaft bürgerlichen Rechtes GbR) oder eine juristische Person des Privat- oder öffentlichen Rechtes (z. B. Aktiengesellschaft, GmbH oder Land, Bund); in letzterem Falle werden die Aufgaben des Strahlenschutzverantwortlichen durch eine vertretungsberechtigte oder zur Geschäftsführung befugte Person wahrgenommen
  - Hat eine ausreichende Anzahl an **Strahlenschutzbeauftragten** zu bestellen, deren Aufgaben, innerbetrieblicher Entscheidungsbereich und Befugnisse schriftlich festzulegen sind; es müssen nicht alle Personen mit der erforderlichen Fachkunde zum Strahlenschutzbeauftragten ernannt werden, solange sichergestellt ist, dass während der Betriebszeiten für jedes Aufgabengebiet ein Strahlenschutzbeauftragter erreichbar ist
  - Strahlenschutzverantwortlicher oder Strahlenschutzbeauftragter legt fest, ob die einzelnen tätigen Personen in die Kategorie A oder B einzuordnen ist
  - Strahlenschutzverantwortlicher kann die Durchführung seiner Aufgaben an einen **Bevollmächtigten** delegieren, der selbst nicht Strahlenschutzbeauftragter zu sein braucht, ohne damit seine Verantwortlichkeit einschränken zu können
- **Fachkunde**:
  - Setzt sich zusammen aus in der Ausbildung erworbenem theoretischen Wissen, praktischer Erfahrung (Sachkunde) sowie der erfolgreichen Teilnahme an Kursen im Strahlenschutz
  - Strahlenschutzkurs muss alle 5 Jahre aktualisiert werden
  - Erforderlich für:
    - Strahlenschutzverantwortliche (wenn kein Strahlenschutzbeauftragter ernannt)
    - Strahlenschutzbeauftragte
    - Ärzte, die die rechtfertigende Indikation stellen, eigenverantwortlich radioaktive Stoffe oder ionisierende Strahlung anwenden oder die Anwendung beaufsichtigen und verantworten
    - Medizinphysikexperten
    - Sonstige Personen, die ohne ständige Aufsicht bei der Anwendung radioaktiver Stoffe oder ionisierender Strahlung mitwirken
- **Unterweisung**:
  - Mündliche Unterweisung jeder Person mit Zutritt zu Kontrollbereichen zu Beginn der Tätigkeit zu Arbeitsmethoden, mögliche Gefahren, Sicherheits- und Schutzmaßnahmen, wesentliche Inhalte der Strahlenschutzverordnung, der Genehmigung und der Strahlenschutzanweisung
  - Weitere Unterweisungen mindestens einmal pro Jahr zur Auffrischung und Aktualisierung
  - Inhalt und Zeitpunkt der Unterweisung ist aufzuzeichnen; Aufzeichnungen sind mindestens 5 Jahre aufzubewahren

- **Personalbedarf:** für die sichere Ausführung des Umgangs bzw. des Betriebes ist ausreichendes Personal (Ärzte mit Fachkunde, Medizinphysikexperten, MTRA) erforderlich; der Antragsteller einer Genehmigung ermittelt den Bedarf grundsätzlich selbst; es werden jedoch Anhaltszahlen unter Berücksichtigung der organisatorischen Gegebenheiten für den Bedarf abhängig u. a. von Anzahl der Anlagen/Bestrahlungsvorrichtungen, der Bestrahlungstechniken und der Patientenzahlen genannt; im Einzelfall kann eine Person, die sich in der Phase des Erwerbs der Sachkunde befindet, mit dem Faktor 0,5 berücksichtigt werden
    - Ärzte mit Fachkunde und Medizinphysikexperten jeweils:
        - Anzahl Anlagen plus 1
        - Ab 2 aufwändigen Methoden (IMRT, Stereotaxie, IORT (jeweils bei mehr als 10 % der Bestrahlungsserien in dieser Technik) und Brachytherapie) plus 1
        - Bei mehr als 350 Bestrahlungsserien pro Jahr im Mittel über alle Anlagen plus 1
        - Bei Zweischichtbetrieb plus 1 je zwei Anlagen
    - MTRA:
        - Je Anlage 2
        - Ab 3 aufwändigen Methoden (IMRT, Stereotaxie, IORT (jeweils bei mehr als 10 % der Bestrahlungsserien in dieser Technik) und Brachytherapie) plus 1
        - Bei Zweischichtbetrieb je Anlage plus 2
- **Medizinphysikexperte:**
    - Ein besonders in medizinischer Physik ausgebildeter Diplomphysiker oder inhaltlich gleichwertige ausgebildete Person mit abgeschlossenem (Fach-)Hochschulstudium mit erforderlicher Fachkunde im Strahlenschutz
    - Zuständig für Dosimetrie, Entwicklung und Anwendung komplexer Verfahren und Ausrüstungen, Optimierung, Qualitätssicherung und -kontrolle, sonstige Fragen des Strahlenschutzes; gemeinsam mit Arzt mit Fachkunde Erstellung der individuellen Bestrahlungspläne der Patienten
- **MTRA:** haben im Rahmen ihrer Ausbildung die erforderliche Fachkunde im Strahlenschutz für die technische Mitwirkung bei der Anwendung von radioaktiven Stoffen oder ionisierender Strahlung erworben; die Fachkunde muss alle 5 Jahre durch erfolgreiche Teilnahme an Strahlenschutzkursen aktualisiert werden
- **Sonstige tätige Personen:**
    - Z. B. Ärzte ohne die erforderliche Fachkunde, entsprechend eingesetztes Pflegepersonal
    - Benötigen nachzuweisende Kenntnisse durch Einweisung und praktische Erfahrung im Strahlenschutz
    - Dürfen nur unter ständiger Aufsicht und Verantwortung eines Arztes mit erforderlicher Fachkunde im Strahlenschutz tätig werden
- **Helfende Personen:** unterliegen nicht den Regelungen über Dosisgrenzwerte; Exposition sollte nicht mehr als einige mSv betragen (Ausnahmen im Einzelfall, z. B. Eltern schwerkranker Kinder); Körperdosis ist zu ermitteln und zu dokumentieren
- **Schwangere und Stillende:**
    - Ab Mitteilung der Schwangerschaft müssen die Arbeitsbedingungen so gestaltet werden, dass eine innere Strahlenexposition ausgeschlossen ist
    - Keine Beschäftigung an Anlagen zur Erzeugung ionisierender Strahlung mit Photonenenergien oberhalb 10 MV; darunter bei ordnungsgemäßem Betrieb der Lüftungsanlage grundsätzlich zulässig
    - Für ggf. erforderliche Rettungsmaßnahmen an Gamma-/Afterloading-Bestrahlungsvorrichtungen sollten Schwangere nicht eingesetzt werden

- **Bestrahlungsräume:**
  - Müssen mit geeignetem Personenschutzsystem ausgestattet sein
  - Ein unkontrollierter Zutritt während der Bestrahlung muss ausgeschlossen sein
  - Andererseits muss eine Öffnung – auch im Falle einer Störung – jederzeit möglich sein
  - Es kann von der Behörde festgelegt werden, dass Bestrahlungsräume nur während der Einschaltzeiten Sperr- oder Kontrollbereiche sind
  - Die Wandstärken müssen so gewählt sein, dass außerhalb eines Kontrollbereiches liegende Räume der Abteilung höchstens Überwachungsbereich sind
- **Anlagen/Bestrahlungsvorrichtungen:**
  - Müssen durch sachgerechte Bedienung und Wartung erhalten und dem jeweiligen Stand der Technik angepasst werden
  - Kontrolle der Dosisapplikation durch zwei unabhängige Überwachungssysteme
  - Mindestens einmal jährlich Wartung
  - Nach Wartung und Reparaturen Wiederaufnahme des Betriebes erst nach Prüfung und Freigabe durch den Medizinphysikexperten
  - Bei Neuanschaffung Abnahmeprüfung sowie im weiteren Betrieb Konstanzprüfungen immer dann, wenn eine Abweichung möglich ist (z. B. nach Reparaturen); darüber hinaus regelmäßige Konstanzprüfungen (mindestens einmal jährlich Prüfung aller Bezugswerte sowie in kürzeren Intervallen mit geringerem Aufwand Prüfung einer Auswahl von Parametern)
- **Strahlenschutzanweisung:**
  - Ist für den Betrieb zu erstellen
  - Regelungen zu Arbeitsabläufen, Aufgabenverteilung der beteiligten Personen, Schutzmaßnahmen im Regelfall und in Ausnahmefällen/bei besonderen Ereignissen, Patientenrettung, Schutzvorrichtungen, Anwesenheit und Erreichbarkeit des Strahlenschutzbeauftragten, Brandschutz
- **Schriftliche Arbeitsanweisungen:** für häufige und für komplizierte Arbeitsvorgänge am Arbeitsplatz einsehbar vorzuhalten
- **Betriebsbuch:** Aufzeichnungen der wesentlichen Betriebsvorgänge, Störungen und die getroffenen Maßnahmen, Qualitätskontrollen, Dichtigkeitsprüfungen, Wartungen, Reparaturen, Softwareänderungen; vom Medizinphysikexperten regelmäßig abzuzeichnen
- **Bestrahlungslisten:** Aufzeichnung der Patientenbestrahlungen; vom Arzt mit Fachkunde am Applikationstag abzuzeichnen; 30 Jahre aufzuheben; auch digitale Aufzeichnung möglich, wenn jederzeit zugänglich zu machen
- **Ausfallskonzept:** ist vorzuhalten, um die geeignete Weiterbehandlung der Patienten bei technischen Ausfällen zu gewährleisten (z B. durch Vereinbarungen mit benachbarten Einrichtungen)
- **Anwendung radioaktiver Stoffe:**
  - Bei Entlassung von mit Radionukliden behandelten Patienten darf die Strahlenexposition für Einzelpersonen der Bevölkerung nicht höher als 1mSv/Jahr in 2 m Abstand sein
  - Keine stationäre Durchführung bei Radionuklidbehandlung von Knochenmetastasen und bei Radiosynoviorthese notwendig

ICD-10-GM-Klassifikation

© Springer-Verlag GmbH Deutschland, ein Teil von Springer Nature 2018
I. Stöver, P. Feyer, *Praxismanual Strahlentherapie*, https://doi.org/10.1007/978-3-662-56577-3_39

39.1   Bösartige Neubildungen

(Die Erstellung erfolgt unter Verwendung der maschinenlesbaren Fassung des Deutschen Institutes für Medizinische Dokumentation und Information (DIMDI).)

☒ **Tab. 39.1**   ICD-10-Klassifikation der bösartigen Neubildungen

Code	Beschreibung
C00.-	Bösartige Neubildung der Lippe, exkl. Lippenhaut (C43.0, C44.0)
C00.0	Äußere Oberlippe (Lippenrot, Lippenrotgrenze, ohne nähere Angaben)
C00.1	Äußere Unterlippe (Lippenrot, Lippenrotgrenze, ohne nähere Angaben)
C00.2	Äußere Lippe, nicht näher bezeichnet (Lippenrotgrenze ohne nähere Angaben)
C00.3	Oberlippe, Innenseite (Oberlippe: Frenulum, Mundhöhlenseite, Schleimhaut, Wangenseite)
C00.4	Unterlippe, Innenseite (Unterlippe: Frenulum, Mundhöhlenseite, Schleimhaut, Wangenseite)
C00.5	Lippe, nicht näher bezeichnet, Innenseite (Lippe, ohne Angabe, ob Oberlippe oder Unterlippe: Frenulum, Mundhöhlenseite, Schleimhaut, Wangenseite)
C00.6	Lippenkommissur (Mundwinkel)
C00.8	Lippe, mehrere Teilbereiche überlappend
C00.9	Lippe, nicht näher bezeichnet
C01	Bösartige Neubildung des Zungengrundes (Dorsalfläche der Zungenbasis, fixierter Zungenteil ohne nähere Angaben, hinteres Drittel der Zunge)
C02.-	Bösartige Neubildung sonstiger und nicht näher bezeichnete Teile der Zunge
C02.0	Zungenrücken (vordere zwei Drittel der Zunge, Dorsalfläche; exkl. Dorsalfläche der Zungenbasis [C01])
C02.1	Zungenrand (Zungenspitze)
C02.2	Zungenunterfläche (Frenulum linguae, vordere zwei Drittel der Zunge, Ventralfläche)
C02.3	Vordere zwei Drittel der Zunge, Bereich nicht näher bezeichnet (beweglicher Zungenteil ohne nähere Angaben, mittleres Drittel der Zunge ohne nähere Angaben)
C02.4	Zungentonsille
C02.8	Zunge, mehrere Teilbereiche überlappend
C02.9	Zunge, nicht näher bezeichnet
C03.-	Bösartige Neubildungen des Zahnfleisches, inkl. Alveolar- bzw. kammmukosa, Gingiva; exkl. odontogene Neubildungen (C41.02–C41.1)

(Fortsetzung)

39

■ **Tab. 39.1** (Fortsetzung)

Code	Beschreibung
C03.0	Oberkieferzahnfleisch
C03.1	Unterkieferbereich
C03.9	Zahnfleisch, nicht näher bezeichnet
C04.-	Bösartige Neubildung des Mundbodens
C04.0	Vorderer Teil des Mundbodens (von vorn bis zum Prämolar-Eckzahn-Übergang)
C04.1	Seitlicher Teil des Mundbodens
C04.8	Mundboden, mehrere Teilbereiche überlappend
C04.9	Mundboden, nicht näher bezeichnet
C05.-	Bösartige Neubildung des Gaumens
C05.0	Harter Gaumen
C05.1	Weicher Gaumen, exkl. nasopharyngeale Fläche des weichen Gaumens (C11.3)
C05.2	Uvula
C05.8	Gaumen, mehrere Teilbereiche überlappend
C05.9	Gaumen, nicht näher bezeichnet
C06.-	Bösartige Neubildung sonstiger und nicht näher bezeichneter Teile des Mundes
C06.0	Wangenschleimhaut (Mundschleimhaut ohne nähere Angaben, innere Wange)
C06.1	Vestibulum oris (Lippenumschlagfalte oben/unten, Lippenumschlagfalte oben/unten)
C06.2	Retromolarregion
C06.8	Sonstige und nicht näher bezeichnete Teile des Mundes, mehrere Teilbereiche überlappend
C06.9	Mund, nicht näher bezeichnet (kleine Speicheldrüse, nicht näher bezeichnete Lokalisation, Mundhöhle ohne nähere Angaben)
C07	Bösartige Neubildung der Parotis
C08.-	Bösartige Neubildung sonstiger und nicht näher bezeichneter großer Speicheldrüsen, exkl. bösartige Neubildung der kleinen Speicheldrüsen, die entsprechend ihrer anatomischen Lokalisation klassifiziert werden, und bösartige Neubildung der kleinen Speicheldrüsen ohne nähere Angaben (C06.9), Parotis (C07)
C08.0	Glandula submandibularis (Glandula submaxillaris)
C08.1	Glandula sublingualis
C08.8	Große Speicheldrüsen, mehrere Teilbereiche überlappend (bösartige Neubildung der großen Speicheldrüsen, deren Ursprungsort nicht unter C07–C08.1 klassifiziert werden kann)
C08.9	Große Speicheldrüsen, nicht näher bezeichnet

(Fortsetzung)

◻ **Tab. 39.1** (Fortsetzung)

Code	Beschreibung
C09.-	Bösartige Neubildung der Tonsille, exkl. Rachentonsille (C11.1) und Zungentonsille (C02.4)
C09.0	Fossa tonsillaris
C09.1	Gaumenbogen (vorderer/hinterer)
C09.8	Tonsille, mehrere Teilbereiche überlappend
C09.9	Tonsille, nicht näher bezeichnet (Gaumentonsille, Schlundtonsille, Tonsille ohne nähere Angaben)
C10.-	Bösartige Neubildung des Oropharynx, exkl. Tonsille (C09.-)
C10.0	Vallecula epiglottica
C10.1	Vorderfläche der Epiglottis, inkl. freier Rand/Plica glossoepiglottica(e); exkl. Epiglottis (suprahyoidaler Anteil) ohne nähere Angaben (C32.1)
C10.2	Seitenwand des Oropharynx
C10.3	Hinterwand des Oropharynx
C10.4	Kiemengang
C10.8	Oropharynx, mehrere Teilbereiche überlappend
C10.9	Oropharynx, nicht näher bezeichnet
C11.-	Bösartige Neubildung des Nasopharynx
C11.0	Obere Wand des Nasopharynx
C11.1	Hinterwand des Nasopharynx (Adenoide, Rachentonsille)
C11.2	Seitenwand des Nasopharynx (pharyngeales Tubenostium, Recessus pharyngeus, Rosenmüller-Grube)
C11.3	Vorderwand des Nasopharynx (Boden des Nasopharynx, Hinterwand des Nasenseptums und der Choanen, anteriore/posteriore nasopharyngeale Fläche des weichen Gaumens)
C11.8	Nasopharynx, mehrere Teilbereiche überlappend
C11.9	Nasopharynx, nicht näher bezeichnet (Wand des Nasopharynx ohne nähere Angaben)
C12	Bösartige Neubildung des Recessus piriformis, inkl. Fossa piriformis
C13.-	Bösartige Neubildung des Hypopharynx, exkl. Recessus piriformis (C12)
C13.0	Regio postcricoidea
C13.1	Aryepiglottische Falte, hypopharyngeale Seite (Randzone der aryepiglottischen Falte, ohne nähere Angaben; exkl. laryngeale Seite der aryepiglottische Falte [C32.1])
C13.2	Hinterwand des Hypopharynx
C13.8	Hypopharynx, mehrere Teilbereiche überlappend
C13.9	Hypopharynx, nicht näher bezeichnet

39

(Fortsetzung)

Code	Beschreibung
Tab. 39.1	(Fortsetzung)
C14.-	Bösartige Neubildung sonstiger und ungenau bezeichneter Lokalisationen der Lippe, der Mundhöhle und des Pharynx, exkl. Mundhöhle ohne nähere Angaben (C06.9)
C14.0	Pharynx, nicht näher bezeichnet
C14.2	Lymphatischer Rachenring (Waldeyer)
C14.8	Lippe, Mundhöhle und Pharynx, mehrere Teilbereiche überlappend (bösartige Neubildung der Lippe, der Mundhöhle und des Pharynx, deren Ursprungsort nicht unter C00–C14.2 klassifiziert werden kann)
C15.-	Bösartige Neubildung des Ösophagus (Hinweis: 2 Subklassifikationen stehen zur Auswahl: – C15.0-.2: nach der anatomischen Bezeichnung – C15.3-.5: nach dem Drittel (Es wird absichtlich von dem Grundsatz abgewichen, dass die Kategorien einander ausschließen sollten, da beide Einteilungen verwendet werden, die daraus resultierenden anatomischen Unterteilungen jedoch nicht übereinstimmen.)
C15.0	Zervikaler Ösophagus
C15.1	Thorakaler Ösophagus
C15.2	Abdominaler Ösophagus
C15.3	Ösophagus, oberes Drittel
C15.4	Ösophagus, mittleres Drittel
C15.5	Ösophagus, unteres Drittel
C15.8	Ösophagus, mehrere Teilbereiche überlappend
C15.9	Ösophagus, nicht näher bezeichnet
C16.-	Bösartige Neubildung des Magens
C16.0	Kardia (ösophagogastrischer Übergang, Ösophagus und Magen)
C16.1	Fundus ventriculi
C16.2	Corpus ventriculi
C16.3	Antrum pyloricum
C16.4	Pylorus (Präpylorus)
C16.5	Kleine Kurvatur des Magens, nicht näher bezeichnet (kleine Kurvatur des Magens, nicht unter C16.1–C16.4 klassifizierbar)
C16.6	Große Kurvatur des Magens, nicht näher bezeichnet (große Kurvatur des Magens, nicht unter C16.0–C16.4 klassifizierbar)
C16.8	Magen, mehrere Teilbereiche überlappend
C16.9	Magen, nicht näher bezeichnet
C17.-	Bösartige Neubildung des Dünndarms
C17.0	Duodenum

(Fortsetzung)

◨ Tab. 39.1 (Fortsetzung)

Code	Beschreibung
C17.1	Jejunum
C17.2	Ileum, exkl. Ileozökalklappe (Bauhin) (C18.0)
C17.3	Meckel-Divertikel
C17.8	Duodenum, mehrere Teilbereiche überlappend
C17.9	Duodenum, nicht näher bezeichnet
C18.-	Bösartige Neubildung des Kolons
C18.0	Zäkum (Ileozäkalklappe [Bauhin])
C18.1	Appendix vermiformis
C18.2	Colon ascendens
C18.3	Flexura coli dextra
C18.4	Colon transversum
C18.5	Flexura coli sinistra
C18.6	Colon descendens
C18.7	Colon sigmoideum, inkl. Sigma (Flexur), exkl. Rektosigmoid, Übergang (C19)
C18.8	Kolon, mehrere Teilbereiche überlappend
C18.9	Kolon, nicht näher bezeichnet
C19	Bösartige Neubildung am Rektosigmoid, Übergang, inkl. Kolon mit Rektum, Übergang von Rektum zu Colon sigmoideum
C20	Bösartige Neubildung des Rektums, inkl. Ampulla recti
C21.-	Bösartige Neubildung des Anus und des Analkanals
C21.0	Anus, nicht näher bezeichnet, exkl. Anushaut (C43.5, C44.5), Anusrand (-gebiet) (C43.5, C44.5), Perianalhaut (C43.5, C44.5)
C21.1	Analkanal (Sphincter ani)
C21.2	Kloakenregion
C21.8	Rektum, Anus und Analkanal, mehrere Teilbereiche überlappend (anorektaler Übergang, bösartige Neubildung des Anus, des Rektums und des Analkanals, deren Ursprungsort nicht unter den Kategorien C20–C21.2 klassifiziert werden kann)
C22.-	Bösartige Neubildung der Leber und der intrahepatischen Gallengänge, exkl. Gallenwege ohne nähere Angaben (C24.9), sekundäre bösartige Neubildung der Leber (C78.7)
C22.0	Leberzellkarzinom
C22.1	Intrahepatisches Gallengangkarzinom (Cholangiosarkom)
C22.2	Hepatoblastom
C22.3	Angiosarkom der Leber (Kupffer-Zell-Sarkom)

39

(Fortsetzung)

◧ **Tab. 39.1** (Fortsetzung)

Code	Beschreibung
C22.4	Sonstige Sarkome der Leber
C22.7	Sonstige nicht näher bezeichnete Karzinome der Leber
C22.9	Leber, nicht näher bezeichnet
C23	Bösartige Neubildung der Gallenblase
C24.-	Bösartige Neubildung sonstiger und nicht näher bezeichnete Teile der Gallenwege, exkl. intrahepatischer Gallengang (C22.1)
C24.0	Extrahepatischer Gallengang (Ductus choledochus, Ductus cysticus, Ductus hepaticus [communis], Gallengang ohne nähere Angaben)
C24.1	Ampulla hepatopancreatica (Ampulla Vateri)
C24.8	Gallenwege, mehrere Teilbereiche überlappend (bösartige Neubildung der Gallenwege, deren Ursprungsort nicht unter den Kategorien C22–C24.1 klassifiziert werden kann, bösartige Neubildungen sowohl der intra- als auch extrahepatischen Gallenwege)
C24.9	Gallenwege, nicht näher bezeichnet
C25.-	Bösartige Neubildung des Pankreas
C25.0	Pankreaskopf
C25.1	Pankreaskörper
C25.2	Pankreasschwanz
C25.3	Ductus pancreaticus
C25.4	Endokriner Drüsenanteil des Pankreas (Langerhans-Inseln)
C25.7	Sonstige Anteile des Pankreas
C25.8	Pankreas, mehrere Teilbereiche überlappend
C25.9	Pankreas, nicht näher bezeichnet
C26.-	Bösartige Neubildung sonstiger und ungenau bezeichneter Verdauungsorgane, exkl. Peritoneum und Retroperitoneum (C48.-)
C26.0	Intestinaltrakt, Teil nicht näher bezeichnet (Darm ohne nähere Angaben)
C26.1	Milz, exkl. Hodgkin-Krankheit (C81.-), Non-Hodgkin-Lymphom (C82–C85)
C26.8	Verdauungssystem, mehrere Teilbereiche überlappend (bösartige Neubildung der Verdauungsorgane, deren Ursprungsort nicht unter den Kategorien C15–C26.1 klassifiziert werden kann); exkl. Speiseröhren-Magen-Übergang (C16.0)
C26.9	Ungenau bezeichnete Lokalisationen des Verdauungssystems (Gastrointestinaltrakt ohne nähere Angaben, Verdauungstrakt oder -kanal ohne nähere Angaben)
C30.-	Bösartige Neubildung der Nasenhöhle und des Mittelohres
C30.0	Nasenhöhle (Conchae nasales, Naseninnenraum, Nasenknorpel, Nasenseptum, Vestibulum nasi), exkl. Bulbus olfactorius (C72.2), Haut der Nase (C43.3, C44.3), Hinterwand des Nasenseptums und der Choanen (C11.3), Nase ohne nähere Angaben (C76.0), Nasenbein (C41.02)

(Fortsetzung)

◻ Tab. 39.1 (Fortsetzung)

Code	Beschreibung
C30.1	Mittelohr (Cellulae mastoideae, Innenohr, Tuba auditiva); exkl. knöcherner Gehörgang (C41.01)
C31.-	Bösartige Neubildung der Nasennebenhöhlen
C31.0	Sinus maxillaris
C31.1	Sinus ethmoidalis
C31.2	Sinus frontalis
C31.3	Sinus sphenoidalis
C31.8	Nasennebenhöhlen, mehrere Teilbereiche überlappend
C31.9	Nasennebenhöhlen, nicht näher bezeichnet
C32.-	Bösartige Neubildung des Larynx
C32.0	Glottis (Ligamentum vocale ohne nähere Angaben, Ventriculus laryngis)
C32.1	Supraglottis, inkl. aryepiglottische Falte, laryngeale Seite, Epiglottis (suprahyoidaler Anteil) ohne nähere Angaben, hintere (laryngeale) Fläche der Epiglottis, Plica vestibularis, Taschenband, Vestibulum laryngis; exkl. aryepiglottische Falte: hypopharyngeale Seite, Randzone, ohne nähere Angabe (C13.1), Vorderfläche der Epiglottis (C10.1)
C32.2	Subglottis
C32.3	Larynxknorpel
C32.8	Larynx, mehrere Teilbereiche überlappend
C32.9	Larynx, nicht näher bezeichnet
C33	Bösartige Neubildung der Trachea
C34.-	Bösartige Neubildung der Bronchien und der Lunge
C34.0	Hauptbronchus (Carina tracheae, Lungenhilus)
C34.1	Oberlappen (-bronchus)
C34.2	Mittellappen (-bronchus)
C34.3	Unterlappen (-bronchus)
C34.8	Bronchus und Lunge, mehrere Teilbereiche überlappend
C34.9	Bronchus und Lunge, nicht näher bezeichnet
C37	Bösartige Neubildung des Thymus
C38.-	Bösartige Neubildung des Herzens, des Mediastinums und der Pleura, exkl. Mesotheliom (C45.-)
C38.0	Herz (Perikard), exkl. große Gefäße (C45.-)
C38.1	Vorderes Mediastinum
C38.2	Hinteres Mediastinum

39

(Fortsetzung)

◻ Tab. 39.1 (Fortsetzung)

Code	Beschreibung
C38.3	Mediastinum, Teil nicht näher bezeichnet
C38.4	Pleura
C38.8	Herz, Mediastinum und Pleura, mehrere Teilbereiche überlappend
C39.-	Bösartige Neubildung sonstiger und ungenau bezeichneter Lokalisationen des Atmungssystems und sonstiger intrathorakaler Organe, exkl. intrathorakal ohne nähere Angaben, thorakal ohne nähere Angaben (C76.1)
C39.0	Obere Atemwege, Teil nicht näher bezeichnet
C39.8	Atmungsorgane und sonstige intrathorakale Organe, mehrere Teilbereiche überlappend (bösartige Neubildung der Atmungsorgane und sonstiger intrathorakaler Organe, deren Ursprungsort nicht unter den Kategorien C30.0–C39.0 klassifiziert werden kann)
C39.9	Ungenau bezeichnete Lokalisationen des Atmungssystems (Respirationstrakt ohne nähere Angaben)
C40.-	Bösartige Neubildung des Knochens und des Gelenkknorpels der Extremitäten, exkl. Knochenmark ohne nähere Angaben (C96.7), Synovialmembran (C49.-)
C40.0	Skapula und lange Knochen der oberen Extremität
C40.1	Kurze Knochen der oberen Extremität
C40.2	Lange Knochen der unteren Extremität
C40.3	Kurze Knochen der unteren Extremität
C40.8	Knochen und Gelenkknorpel der Extremitäten, mehrere Teilbereiche überlappend
C40.9	Knochen und Gelenkknorpel einer Extremität, nicht näher bezeichnet
C41.-	Bösartige Neubildung des Knochens und des Gelenkknorpels sonstiger und nicht näher bezeichneter Lokalisationen, exkl. Knorpel der Extremitäten (C40.-), Larynxknorpel (C32.3), Nasenknorpel (C30.0), Ohrknorpel (C49.0)
C41.0-	Knochen des Hirn- und Gesichtsschädels, inkl. Knochen der Augenhöhle, Oberkiefer, exkl. Karzinom jeden Typs, außer intraossären oder odontogenen Ursprungs (Oberkieferzahnfleisch [C03.0], Sinus maxillaris [C31.0]), Unterkieferknochen (C41.1)
C41.01	Kraniofazial (Knochen der Augenhöhle, Os ethmoidale, Os frontale, Os occipitale, Os parietale, Os sphenoidale, Os temporale)
C41.02	Maxillofazial (Gesichtsknochen ohne nähere Angabe, Maxilla, Nasenmuschel, Oberkiefer, Os nasale, Os zygomaticum, Vomer)
C41.1	Unterkieferknochen (Mandibula), exkl. Karzinom jeden Typs, außer intraossären oder odontogenen Ursprungs (Unterkieferzahnfleisch [C03.1], Zahnfleisch ohne nähere Angabe [C03.9]), Oberkieferknochen (C41.02)
C41.2	Wirbelsäule, exkl. Kreuzbein und Steißbein (C41.4)
C41.3-	Rippen, Sternum, Klavikula
C41.31	Rippen

(Fortsetzung)

Tab. 39.1 (Fortsetzung)

Code	Beschreibung
C41.32	Sternum
C41.33	Klavikula
C41.4	Beckenknochen (Kreuzbein, Steißbein)
C41.8	Knochen und Gelenkknorpel, mehrere Teilbereiche überlappend (bösartige Neubildung des Knochens und des Gelenkknorpels, deren Ursprungsort nicht unter den Kategorien C40–C41.4 klassifiziert werden kann)
C41.9	Knochen und Gelenkknorpel, nicht näher bezeichnet
C43.-	Bösartiges Melanom der Haut, exkl. bösartiges Melanom der Genitalorgane (C51–C52, C60, C63.-)
C43.0	Bösartiges Melanom der Lippe, exkl. Lippenrotgrenze (C00.0–C00.2)
C43.1	Bösartiges Melanom des Augenlids, einschließlich Kanthus
C43.2	Bösartiges Melanom des Ohres und des äußeren Gehörgangs
C43.3	Bösartiges Melanom sonstiger und nicht näher bezeichneter Teile des Gesichts
C43.4	Bösartiges Melanom des behaarten Kopfes und des Halses
C43.5	Bösartiges Melanom des Rumpfes (Anushaut, Anusrandgebiet, Perianalhaut, Haut der Brustdrüse), exkl. Anus ohne nähere Angaben (C21.0)
C43.6	Bösartiges Melanom der oberen Extremität, einschließlich Schulter
C43.7	Bösartiges Melanom der unteren Extremität, einschließlich Hüfte
C43.8	Bösartiges Melanom der Haut, mehrere Teilbereiche überlappend
C43.9	Bösartiges Melanom der Haut, nicht näher bezeichnet
C44.-	Sonstige bösartige Neubildungen der Haut, inkl. bösartige Neubildung Schweißdrüsen, Talgdrüsen; exkl. bösartiges Melanom der Haut (C43.-), Haut der Genitalorgane (C51–C52, C60.-, C63.-), Kaposi-Sarkom (C46.-)
C44.0	Lippenhaut, inkl. Basalzellkarzinom der Lippe, behaarte Haut zwischen der oberen Lippenrotgrenze und der Nase, behaarte Haut zwischen der unteren Lippenrotgrenze und dem Sulcus mentolabialis; exkl. bösartige Neubildung der Lippe und des Lippenrotes (C00.-)
C44.1	Haut des Augenlids, einschließlich Kanthus
C44.2	Haut des Ohres und des äußeren Gehörganges, exkl. Bindegewebe des Ohres (C49.0)
C44.3	Haut sonstiger und nicht näher bezeichneter Teile des Gesichtes
C44.4	Behaarte Kopfhaut und Haut des Halses
C44.5	Haut des Rumpfes (Anushaut, Anusrandgebiet, Perianalhaut, Haut der Brustdrüse), exkl. Anus ohne nähere Angaben (C21.0)
C44.6	Haut der oberen Extremität, einschließlich Schulter
C44.7	Haut der unteren Extremität, einschließlich Hüfte

39

(Fortsetzung)

Code	Beschreibung
	Tab. 39.1 (Fortsetzung)
C44.8	Haut, mehrere Teilbereiche überlappend
C44.9	Bösartige Neubildung der Haut, nicht näher bezeichnet
C45.-	Mesotheliom
C45.0	Mesotheliom der Pleura
C45.1	Mesotheliom des Peritoneums
C45.2	Mesotheliom des Perikards
C45.7	Mesotheliom sonstiger Lokalisation
C45.9	Mesotheliom, nicht näher bezeichnet
C46.-	Kaposi-Sarkom
C46.0	Kaposi-Sarkom der Haut
C46.1	Kaposi-Sarkom des Weichteilgewebes
C46.2	Kaposi-Sarkom des Gaumens
C46.3	Kaposi-Sarkom der Lymphknoten
C46.7	Kaposi-Sarkom sonstiger Lokalisationen
C46.8	Kaposi-Sarkom mehrerer Organe
C46.9	Kaposi-Sarkom, nicht näher bezeichnet
C47.-	Bösartige Neubildung der peripheren Nerven und des autonomen Nervensystems, exkl. Hirnnerven (C72.2–C72.5)
C47.0	Periphere Nerven des Kopfes, des Gesichtes und des Halses, exkl. periphere Nerven der Orbita (C69.9)
C47.1	Periphere Nerven der oberen Extremität, einschließlich Schulter
C47.2	Periphere Nerven der unteren Extremität, einschließlich Hüfte
C47.3	Periphere Nerven des Thorax
C47.4	Periphere Nerven des Abdomens
C47.5	Periphere Nerven des Beckens
C47.6	Periphere Nerven des Rumpfes, nicht näher bezeichnet
C47.8	Periphere Nerven und autonomes Nervensystem, mehrere Teilbereiche überlappend
C47.9	Periphere Nerven und autonomes Nervensystem, nicht näher bezeichnet
C48.-	Bösartige Neubildung des Retroperitoneums und des Peritoneums, exkl. Kaposi-Sarkom (C46.1), Mesotheliom (C45.-)
C48.0	Retroperitoneum
C48.1	Näher bezeichnete Teile des Peritoneums (Mesenterium, Mesocolon, Omentum, Peritoneum parietale, Peritoneum viszerale)
C48.2	Peritoneum, nicht näher bezeichnet

(Fortsetzung)

◘ Tab. 39.1   (Fortsetzung)

Code	Beschreibung
C48.8	Retroperitoneum und Peritoneum, mehrere Teilbereiche überlappend
C49.-	Bösartige Neubildung sonstigen Bindegewebes und anderer Weichteilgewebe, inkl. Blutgefäß, Bursa, Faszie, Fett, Knorpel, Ligamentum (außer Bänder des Uterus), Lymphgefäß, Muskel, Sehnen (-scheide), Synovialmembran; exkl. Bindegewebe der Brustdrüse (C50.-), Kaposi-Syndrom (C46.-), Gelenkknorpel (C40–C41) , Larynxknorpel (C32.3), Nasenknorpel (C30.0), Mesotheliom (C45.-), periphere Nerven und autonomes Nervensystem (C47.-), Retroperitoneum (C48.0), Peritoneum (C48.-)
C49.0	Bindegewebe und andere Weichteilgewebe des Kopfes, des Gesichtes und des Halses (Augenlid, Ohr); exkl. Bindegewebe der Orbita (C69.9)
C49.1	Bindegewebe und andere Weichteilgewebe der oberen Extremität, einschließlich Schulter
C49.2	Bindegewebe und andere Weichteilgewebe der unteren Extremität, einschließlich Hüfte
C49.3	Bindegewebe und andere Weichteilgewebe des Thorax (Axilla, große Gefäße, Zwerchfell), exkl. Brustdrüse (C50.-), Herz (C38.0), Mediastinum (C38.1–C38.3), Thymus (C37)
C49.4	Bindegewebe und andere Weichteilgewebe des Abdomens (Bauchwand, Hypochondrium)
C49.5	Bindegewebe und andere Weichteilgewebe des Beckens (Damm, Gesäß, Leistengegend)
C49.6	Bindegewebe und andere Weichteilgewebe des Rumpfes, nicht näher bezeichnet (Rücken ohne nähere Angaben)
C49.8	Bindegewebe und andere Weichteilgewebe, mehrere Teilbereiche überlappend (bösartige Neubildung des Bindegewebes und anderer Weichteilgewebe, deren Ursprungsort nicht unter den Kategorien C47–C49.6 klassifiziert werden kann)
C49.9	Bindegewebe und andere Weichteilgewebe, nicht näher bezeichnet
C50.-	Bösartige Neubildung der Brustdrüse (Bindegewebe der Brustdrüse); exkl. Haut der Brustdrüse (C43.5, C44.5)
C50.0	Brustwarze und Warzenhof
C50.1	Zentraler Drüsenkörper der Brustdrüse
C50.2	Oberer innerer Quadrant der Brustdrüse
C50.3	Unterer innerer Quadrant der Brustdrüse
C50.4	Oberer äußerer Quadrant der Brustdrüse
C50.5	Unterer äußerer Quadrant der Brustdrüse
C50.6	Recessus axillaris der Brustdrüse
C50.8	Brustdrüse, mehrere Teilbereiche überlappend
C50.9	Brustdrüse, nicht näher bezeichnet
D05.-	Carcinoma in situ der Brustdrüse, exkl. Carcinoma in situ der Brustdrüsenhaut (D04.5), Melanoma in situ der Brustdrüse (Haut; D03.5)
D05.0	Lobuläres Carcinoma in situ der Brustdrüse

39

(Fortsetzung)

> ◼ **Tab. 39.1** (Fortsetzung)

Code	Beschreibung
D05.1	Carcinoma in situ der Milchgänge
D05.7	Sonstiges Carcinoma in situ der Brustdrüse
D05.9	Carcinoma in situ der Brustdrüse, nicht näher bezeichnet
C51.-	Bösartige Neubildung der Vulva
C51.0	Labium maius (Bartholin-Drüse)
C51.1	Labium minus
C51.2	Klitoris
C51.8	Vulva, mehrere Teilbereiche überlappend
C51.9	Vulva, nicht näher bezeichnet (äußere weibliche Genitalorgane ohne nähere Angaben)
C52	Bösartige Neubildung der Vagina
C53.-	Bösartige Neubildung der Zervix uteri
C53.0	Endozervix
C53.1	Ektozervix
C53.8	Cervix uteri, mehrere Teilbereiche überlappend
C53.9	Cervix uteri, nicht näher bezeichnet
C54.-	Bösartige Neubildung des Corpus uteri
C54.0	Isthmus uteri (unteres Uterinsegment)
C54.1	Endometrium
C54.2	Myometrium
C54.3	Fundus uteri
C54.8	Corpus uteri, mehrere Teilbereiche überlappend
C54.9	Corpus uteri, nicht näher bezeichnet
C55	Bösartige Neubildung des Uterus, nicht näher bezeichnet
C56	Bösartige Neubildung des Ovars
C57.-	Bösartige Neubildung sonstiger und nicht näher bezeichneter weiblicher Genitalorgane
C57.0	Tuba uterina (Eileiter)
C57.1	Ligamentum latum uteri
C57.2	Ligamentum teres uteri (Lig. rotundum)
C57.3	Parametrium (Uterusband ohne nähere Angaben)
C57.4	Uterine Adnexe, nicht näher bezeichnet
C57.7	Sonstige näher bezeichnete weibliche Genitalorgane (Wolff-Körper oder Wolff-Gang)

(Fortsetzung)

◻ Tab. 39.1 (Fortsetzung)

Code	Beschreibung
C57.8	Weibliche Genitalorgane, mehrere Teilbereiche überlappend (bösartige Neubildungen der weiblichen Genitalorgane, deren Ursprungsort nicht unter den Kategorien C51–C57.7 oder C58 klassifiziert werden kann, tuboovarial, uteroovarial)
C57.9	Weibliches Genitalorgan, nicht näher bezeichnet (weiblicher Urogenitaltrakt ohne nähere Angaben)
C58	Bösartige Neubildung der Plazenta, inkl. Chorionepitheliom ohne nähere Angaben, Chorionkarzinom ohne nähere Angaben; exkl. bösartige, invasive Blasenmole (D39.2), Blasenmole ohne nähere Angaben (O01.9), Choriodenoma (destruens) (D39.2)
C60–C63	Bösartige Neubildung der männlichen Genitalorgane, inkl. Haut der männlichen Genitalorgane
C60.-	Bösartige Neubildung des Penis
C60.0	Praeputium penis (Vorhaut)
C60.1	Glans penis
C60.2	Penisschaft
C60.8	Penis, mehrere Teilbereiche überlappend
C60.9	Penis, nicht näher bezeichnet (Penishaut ohne nähere Angaben)
C61	Bösartige Neubildung der Prostata
C62.-	Bösartige Neubildung des Hodens
C62.0	Dystoper Hoden (ektopischer Hoden, retinierter Hoden)
C62.1	Deszendierter Hoden (skrotaler Hoden)
C62.9	Hoden, nicht näher bezeichnet
C63.-	Bösartige Neubildung sonstiger und nicht näher bezeichneter männlicher Genitalorgane
C63.0	Nebenhoden
C63.1	Samenstrang
C63.2	Skrotum (Skrotalhaut)
C63.7	Sonstige näher bezeichnete männliche Genitalorgane (Samenbläschen, Tunica vaginalis testis)
C63.8	Männliche Genitalorgane, mehrere Teilbereiche überlappend
C63.9	Männliches Genitalorgan, nicht näher bezeichnet (männlicher Urogenitaltrakt ohne nähere Angaben)
C64	Bösartige Neubildung der Niere, ausgenommen Nierenbecken
C65	Bösartige Neubildung des Nierenbeckens (inkl. Nierenbeckenkelche, Nierenbecken-Ureter-Übergang)
C66	Bösartige Neubildung des Ureters, exkl. Ostium ureteris (C67.6)

39

(Fortsetzung)

◻ Tab. 39.1 (Fortsetzung)

Code	Beschreibung
C67.-	Bösartige Neubildung der Harnblase
C67.0	Trigonum vesicae
C67.1	Apex vesicae
C67.2	Laterale Harnblasenwand
C67.3	Vordere Harnblasenwand
C67.4	Hintere Harnblasenwand
C67.5	Harnblasenhals (Ostium urethrae internum)
C67.6	Ostium ureteris
C67.7	Urachus
C67.8	Harnblase, mehrere Teilbereiche überlappend
C67.9	Harnblase, nicht näher bezeichnet
C68.-	Bösartige Neubildung sonstiger und nicht näher bezeichneter Harnorgane, exkl. Urogenitaltrakt ohne nähere Angaben, männlich (C63.9) bzw. weiblich (C57.9)
C68.0	Urethra, exkl. Ostium urethrae internum (C67.5)
C68.1	Paraurethrale Drüse
C68.8	Harnorgane, mehrere Teilbereiche überlappend (bösartige Neubildungen der Harnorgane, deren Ursprungsort nicht unter den Kategorien C64–C68.1 klassifiziert werden kann)
C68.9	Harnorgan, nicht näher bezeichnet (Harnsystem ohne nähere Angaben)
C69.-	Bösartige Neubildung des Auges und der Augenanhangsgebilde, exkl. Augenlid (-haut) (C43.1, C44.1), Bindegewebe des Augenlides (C49.0), N. opticus (C72.3)
C69.0	Konjunktiva
C69.1	Kornea
C69.2	Retina
C69.3	Chorioidea
C69.4	Ziliarkörper (Augapfel)
C69.5	Tränendrüse und Tränenwege (Ductus nasolacrimalis, Tränensack)
C69.6	Orbita, inkl. Bindegewebe der Orbita, extraokulärer Muskel, periphere Nerven der Orbita, retrobulbäres Gewebe, retrookuläres Gewebe; exkl. Knochen der Augenhöhle (C41.01)
C69.8	Auge und Augenanhangsgebilde, mehrere Teilbereiche überlappend
C69.9	Auge, nicht näher bezeichnet
C70.-	Bösartige Neubildung der Meningen
C70.0	Hirnhäute

(Fortsetzung)

◻ Tab. 39.1 (Fortsetzung)

Code	Beschreibung
C70.1	Rückenmarkhäute
C70.9	Meningen, nicht näher bezeichnet
C71.-	Bösartige Neubildung des Gehirns, exkl. Hirnnerven (C72.2–C72.5)
C71.0	Zerebrum, ausgenommen Hirnlappen und Ventrikel (supratentoriell ohne nähere Angaben)
C71.1	Frontallappen
C71.2	Temporallappen
C71.3	Parietallappen
C71.4	Okzipitallappen
C71.5	Hirnventrikel, exkl. 6. Ventrikel (C71.7)
C71.6	Zerebellum
C71.7	Hirnstamm (6. Ventrikel, infratentoriell ohne nähere Angaben)
C71.8	Gehirn, mehrere Teilbereiche überlappend
C71.9	Gehirn, nicht näher bezeichnet
C72.-	Bösartige Neubildung des Rückenmarks, der Hirnnerven und anderer Teile des Zentralnervensystems; exkl. Meningen (C70.-), periphere Nerven und autonomes Nervensystem (C47.-)
C72.0	Rückenmark
C72.1	Cauda equina
C72.2	Nn. olfactorii
C72.3	N. opticus
C72.4	N. vestibulocochlearis
C72.5	Sonstige und nicht näher bezeichnete Hirnnerven
C72.8	Gehirn und andere Teile des Zentralnervensystems, mehrere Teilbereiche überlappend (bösartige Neubildungen des Gehirns und anderer Teile des Zentralnervensystems, deren Ursprungsort nicht unter den Kategorien C70–C72.5 klassifiziert werden kann)
C72.9	Zentralnervensystem, nicht näher bezeichnet (Nervensystem ohne nähere Angaben)
C73	Bösartige Neubildung der Schilddrüse
C74.-	Bösartige Neubildung der Nebenniere
C74.0	Nebennierenrinde
C74.1	Nebennierenmark
C74.9	Nebenniere, nicht näher bezeichnet
C75.-	Bösartige Neubildung sonstiger endokriner Drüsen und verwandter Strukturen, exkl. endokriner Anteil des Pankreas (C25.4), Hoden (C62.-), Nebenniere (C74.-), Ovar (C56), Schilddrüse (C73), Thymus (C37)

39

(Fortsetzung)

◨ Tab. 39.1 (Fortsetzung)

Code	Beschreibung
C75.0	Nebenschilddrüse
C75.1	Hypophyse
C75.2	Ductus craniopharyngealis
C75.3	Epiphyse (Glandula pinealis, Zirbeldrüse)
C75.4	Glomus caroticum
C75.5	Glomus aorticum und sonstige Paraganglien
C75.8	Beteiligung mehrerer endokriner Drüsen, nicht näher bezeichnet (Sind bei Mehrfachbeteiligung die Lokalisationen bekannt, sollten sie einzeln verschlüsselt werden.)
C75.9	Endokrine Drüse, nicht näher bezeichnet
C76.-	Bösartige Neubildungen sonstiger und ungenau bezeichneter Lokalisationen, exkl. Lokalisation nicht näher bezeichnet (C80.-), lymphatisches, blutbildendes und verwandtes Gewebe (C81–C96), Urogenitaltrakt ohne nähere Angaben, männlich (C63.9), weiblich (C57.9)
C76.0	Kopf, Gesicht und Hals (Nase ohne nähere Angaben, Wange ohne nähere Angaben)
C76.1	Thorax (Axilla ohne nähere Angaben, intrathorakal ohne nähere Angaben, thorakal ohne nähere Angaben)
C76.2	Abdomen
C76.3	Becken, inkl. Leistengegend ohne nähere Angaben, Lokalisationen innerhalb des Beckens, mehrere Teilbereiche überlappend, wie z. B. rektovaginal (Septum), rektovesikal (Septum)
C76.4	Obere Extremität
C76.5	Untere Extremität
C76.7	Sonstige ungenau bezeichnete Lokalisationen
C76.8	Sonstige und ungenau bezeichnete Lokalisationen, mehrere Teilbereiche überlappend
C77.-	Sekundäre und nicht näher bezeichnete bösartige Neubildung der Lymphknoten, exkl. bösartige Neubildung der Lymphknoten, als primär bezeichnet (C81–C85, C96.-)
C77.0	Lymphknoten des Kopfes, des Gesichtes und des Halses (supraklavikuläre Lymphknoten)
C77.1	Inthrathorakale Lymphknoten
C77.2	Intraabdominelle Lymphknoten
C77.3	Axilläre Lymphknoten und Lymphknoten der oberen Extremität (pektorale Lymphknoten)
C77.4	Inguinale Lymphknoten und Lymphknoten der unteren Extremität
C77.5	Intrapelvine Lymphknoten

◻ Tab. 39.1   (Fortsetzung)

Code	Beschreibung
C77.8	Lymphknoten mehrerer Regionen
C77.9	Lymphknoten, nicht näher bezeichnet
C78.-	Sekundäre bösartige Neubildung der Atmungs- und Verdauungsorgane
C78.0	Sekundäre bösartige Neubildung der Lunge
C78.1	Sekundäre bösartige Neubildung des Mediastinums
C78.2	Sekundäre bösartige Neubildung der Pleura
C78.3	Sekundäre bösartige Neubildung sonstiger und nicht näher bezeichneter Atmungsorgane
C78.4	Sekundäre bösartige Neubildung des Dünndarms
C78.5	Sekundäre bösartige Neubildung des Dickdarms und des Rektums
C78.6	Sekundäre bösartige Neubildung des Retroperitoneums und des Peritoneums
C78.7	Sekundäre bösartige Neubildung der Leber und der intrahepatischen Gallengänge
C78.8	Sekundäre bösartige Neubildung sonstiger und nicht näher bezeichneter Verdauungsorgane
C79.-	Sekundäre bösartige Neubildung an sonstigen und nicht näher bezeichneten Lokalisationen
C79.0	Sekundäre bösartige Neubildung der Niere und des Nierenbeckens
C79.1	Sekundäre bösartige Neubildung der Harnblase sowie sonstiger und nicht näher bezeichneter Harnorgane
C79.2	Sekundäre bösartige Neubildung der Haut
C79.3	Sekundäre bösartige Neubildung des Gehirns und der Hirnhäute (Menigeosis bei Neoplasien des lymphatischen, blutbildenden und verwandten Gewebes)
C79.4	Sekundäre bösartige Neubildung sonstiger und nicht näher bezeichneter Teile des Nervensystems
C79.5	Sekundäre bösartige Neubildung des Knochen und des Knochenmarks, inkl. Knochen(marks)herde bei malignen Lymphomen (Zustände, klassifizierbar unter C81–C88)
C79.6	Sekundäre bösartige Neubildung des Ovars
C79.7	Sekundäre bösartige Neubildung der Nebenniere
C79.8-	Sekundäre bösartige Neubildung sonstiger näher bezeichneter Lokalisationen
C79.81	Sekundäre bösartige Neubildung der Brustdrüse, exkl. Haut der Brustdrüse (C79.2)
C79.82	Sekundäre bösartige Neubildung der Genitalorgane, exkl. sekundäre bösartige Neubildung des Ovars (C79.6)
C79.83	Sekundäre bösartige Neubildung des Perikards
C79.84	Sekundäre bösartige Neubildung des Herzens (Endokard, Myokard)

39

(Fortsetzung)

Code	Beschreibung
	Tab. 39.1 (Fortsetzung)
C79.85	Sekundäre bösartige Neubildung des Bindegewebes und anderer Weichteilgewebe des Halses, exkl. sekundäre bösartige Neubildung der Haut des Halses (C79.2), sekundäre bösartige Neubildung der Lymphknoten des Halses (C77.0)
C79.86	Sekundäre bösartige Neubildung des Bindegewebes und anderer Weichteilgewebe der Extremitäten, exkl. sekundäre bösartige Neubildung der Haut der Extremitäten (C79.2), sekundäre bösartige Neubildung der Knochen der Extremitäten (C79.5), sekundäre bösartige Neubildung der Lymphknoten der oberen Extremität (C77.3), sekundäre bösartige Neubildung der Lymphknoten der unteren Extremität (C77.4)
C79.88	Sekundäre bösartige Neubildung sonstiger näher bezeichneter Lokalisationen, exkl. sekundäre bösartige Neubildung des Bindegewebes der Orbita (C79.4)
C79.9	Sekundäre bösartige Neubildung nicht näher bezeichneter Lokalisation, inkl. generalisiert (sekundär: Krebs ohne nähere Angaben, maligner Tumor ohne nähere Angaben), Karzinose (sekundär), multipler Krebs (sekundär) ohne nähere Angaben; exkl. disseminierte maligne Neoplasie, ohne Angabe eines Primärtumors (C80.-)
C80	Bösartige Neubildung ohne Angabe der Lokalisation
C80.0	Bösartige Neubildung, primäre Lokalisation unbekannt, so bezeichnet
C80	Bösartige Neubildung, nicht näher bezeichnet (Karzinom ohne nähere Angaben, Krebs ohne nähere Angaben, maligner Tumor ohne nähere Angaben)
C81–C96	Bösartige Neubildungen des lymphatischen, blutbildenden und verwandten Gewebes (Soll das Vorliegen des Befalls der Hirnhäute und des Gehirns bei Neoplasien des lymphatischen, blutbildenden oder verwandten Gewebes angegeben werden, ist eine zusätzliche Schlüsselnummer (C79.3) zu verwenden. Soll das Vorliegen von Knochen(marks)herden bei malignen Lymphomen angegeben werden, ist eine zusätzliche Schlüsselnummer (C79.5) zu verwenden.) Exkl. sekundäre und nicht näher bezeichnete bösartige Neubildung der Lymphknoten (C77.-)
C81.-	Hodgkin-Krankheit (Lymphogranulomatose)
C81.0	Lymphozytenreiche Form (lymphozytär-histiozytäre Prädominanz)
C81.1	Nodulär-sklerosierende Form
C81.2	Gemischtzellige Form
C81.3	Lymphozytenarme Form
C81.7	Sonstige Typen der Hodgkin-Krankheit
C81.9	Hodgkin-Krankheit, nicht näher bezeichnet
C82.-	Follikuläres (noduläres) Non-Hodgkin-Lymphom (inkl. follikuläres Non-Hodgkin-Lymphom mit und ohne diffuse Bezirke)
C82.0	Kleinzellig, gekerbt, follikulär
C82.1	Gemischt klein- und großzellig, gekerbt, follikulär
C82.2	Großzellig, follikulär
C82.7	Sonstige Typen des follikulären Non-Hodgkin-Lymphoms
C82.9	Follikuläres Non-Hodgkin-Lymphom, nicht näher bezeichnet

(Fortsetzung)

◻ Tab. 39.1   (Fortsetzung)

Code	Beschreibung
C83.-	Diffuses Non-Hodgkin-Lymphom
C83.0	Kleinzellig (diffus)
C83.1	Kleinzellig, gekerbt (diffus)
C83.2	Gemischt klein- und großzellig (diffus)
C83.3	Großzellig (diffus), inkl. Retikulumzellsarkom
C83.4	Immunoblastisch (diffus)
C83.5	Lymphoblastisch (diffus)
C83.6	Undifferenziert (diffus)
C83.7	Burkitt-Tumor
C83.8	Sonstige Formen des diffusen Non-Hodgkin-Lymphoms
C83.9	Diffuses Non-Hodgkin-Lymphom, nicht näher bezeichnet
C84.-	Periphere und kutane T-Zell-Lymphome
C84.0	Mycosis fungoides
C84.1	Sezary-Syndrom
C84.2	T-Zonen-Lymphom
C84.3	Lymphoepitheloides Lymphom
C84.4	T-Zell-Lymphom, peripher
C84.5	Sonstige und nicht näher bezeichnete T-Zell-Lymphome (Wenn bei einem näher bezeichneten Lymphom die Abstammung oder die Beteiligung von T-Zellen angegeben ist, ist die genauere Bezeichnung zu verschlüsseln.)
C85.-	Sonstige und nicht näher bezeichnete Typen des Non-Hodgkin-Lymphoms
C85.0	Lymphosarkom
C85.1	B-Zell-Lymphom, nicht näher bezeichnet (Wenn bei einem näher bezeichneten Lymphom die Abstammung oder die Beteiligung von B-Zellen angegeben ist, ist die genauere Bezeichnung zu verschlüsseln.)
C85.7	Sonstige näher bezeichnet Typen des Non-Hodgkin-Lymphoms (bösartige Retikuloendotheliose, bösartige Retikulose, Mikrogliom)
C85.9	Non-Hodgkin-Lymphom, Typ nicht näher bezeichnet (bösartiges Lymphom ohne nähere Angaben, Lymphom ohne nähere Angaben, Non-Hodgkin-Lymphom ohne nähere Angaben)
C88–C95: -0	Ohne Angabe einer (kompletten) Remission, in partieller Remission
C88–C95: -1	In kompletter Remission
C88.-	Bösartige immunproliferative Krankheiten

(Fortsetzung)

| | Tab. 39.1 | (Fortsetzung) |

Code	Beschreibung
C88.0-	Makroglobulinämie Waldenström
C88.1-	α-Schwerkettenkrankheit
C88.2-	γ-Schwerkettenkrankheit
C88.3-	Immunproliferative Dünndarmkrankheit (mukosaassoziiertes Lymphom)
C88.7-	Sonstige bösartige immunproliferative Krankheiten
C88.9-	Bösartige immunproliferative Krankheit, nicht näher bezeichnet
C90.-	Plasmozytom und bösartige Plasmazellenneubildung
C90.0-	Plasmozytom (multiples Myelom), exkl. solitäres Myelom (C90.2-)
C90.1-	Plasmazellenleukämie
C90.2-	Plasmozytom, extramedullär (solitäres Myelom)
C91.-	Lymphatische Leukämie
C91.0-	Akute lymphoblastische Leukämie, exkl. akute Exazerbation einer chronischen lymphatischen Leukämie (C91.1-)
C91.1-	Chronische lymphatische Leukämie
C91.2-	Subakute lymphatische Leukämie
C91.3-	Prolymphozytäre Leukämie
C91.4-	Haarzellenleukämie (leukämische Retikuloendotheliose)
C91.5-	T-Zellen-Leukämie beim Erwachsenen
C91.7-	Sonstige lymphatische Leukämie
C91.9-	Lymphatische Leukämie, nicht näher bezeichnet
C92.-	Myeloische Leukämie, inkl. Leukämie granulozytär, myelogen
C92.0-	Akute myeloische Leukämie, exkl. akute Exazerbation einer chronischen myeloischen Leukämie (C92.1-)
C92.1-	Chronische myeloische Leukämie
C92.2-	Subakute myeloische Leukämie
C92.3-	Myelosarkom (Chlorom, granulozytäres Sarkom)
C92.4-	Akute promyelozytäre Leukämie
C92.5-	Akute myelomonozytäre Leukämie
C92.7-	Sonstige myeloische Leukämie
C92.9-	Myeloische Leukämie, nicht näher bezeichnet
C93.-	Monozytenleukämie, inkl. monozytoide Leukämie (zusätzliche Schlüsselnummer [C95.8], um das Vorliegen einer Leukämie anzugeben, die auf Standardinduktionstherapie refraktär ist)

(Fortsetzung)

◘ Tab. 39.1 (Fortsetzung)

Code	Beschreibung
C93.0-	Akute Monozytenleukämie, exkl. akute Exazerbation einer chronischen Monozyten-leukämie (C93.1-)
C93.1-	Chronische Monozytenleukämie
C93.2-	Subakute Monozytenleukämie
C93.7-	Sonstige Monozytenleukämie
C93.9-	Monozytenleukämie, nicht näher bezeichnet
C94.-	Sonstige Leukämien näher bezeichneten Zelltyps, exkl. leukämische Retikuloendothe-liose (C91.4-), Plasmazellenleukämie (C90.1-) (zusätzliche Schlüsselnummer [C95.8], um das Vorliegen einer Leukämie anzugeben, die auf Standardinduktionstherapie refraktär ist)
C94.0-	Akute Erythrämie und Erythroleukämie (akute erythrämische Myelose, Di-Guglielmo-Krankheit)
C94.1-	Chronische Erythrämie (Heilmeyer-Schöner-Krankheit)
C94.2-	Akute Megakaryoblastenleukämie (akute megakaryoblastische Leukämie, akute megakaryozytäre Leukämie)
C94.3-	Mastzellenleukämie
C94.4-	Akute Panmyelose
C94.5-	Akute Myelofibrose
C94.7-	Sonstige näher bezeichnete Leukämien (Lymphosarkomzellen-Leukämie)
C95.-	Leukämien nicht näher bezeichneten Zelltyps (zusätzliche Schlüsselnummer [C95.8], um das Vorliegen einer Leukämie anzugeben, die auf Standardinduktionstherapie refraktär ist)
C95.0-	Akute Leukämie nicht näher bezeichneten Zelltyps (Blastezellenleukämie, Stammzel-lenleukämie), exkl. akute Exazerbation einer nicht näher bezeichneten chronischen Leukämie (C95.1-)
C95.1-	Chronische Leukämie nicht näher bezeichneten Zelltyps
C95.2-	Subakute Leukämie nicht näher bezeichneten Zelltyps
C95.7-	Sonstige Leukämie nicht näher bezeichneten Zelltyps
C95.8!	Leukämie, refraktär auf Standardinduktionstherapie
C95.9-	Leukämie, nicht näher bezeichnet
C96.-	Sonstige und nicht näher bezeichnete bösartige Neubildungen des lymphatischen, blutbildenden und verwandten Gewebes
C96.0	Abt-Letterer-Siwe-Krankheit (Retikulendotheliose ohne Lipoidspeicherung, Retikulose ohne Lipoidspeicherung)
C96.1	Bösartige Histiozytose (medulläre histiozytäre Retikulose)
C96.2	Bösartiger Mastzelltumor (bösartiges Mastozytom, bösartige Mastozytose, Mastzell-sarkom), exkl. angeborene Mastozytose der Haut (Q 82.2), Mastzellenleukämie (C94.3-)

39

(Fortsetzung)

◻ Tab. 39.1   (Fortsetzung)

Code	Beschreibung
C96.3	Echtes histiozytäres Lymphom
C96.7	Sonstige näher bezeichnet bösartige Neubildungen des lymphatischen, blutbildenden und verwandten Gewebes
C96.9	Bösartige Neubildung des lymphatischen, blutbildenden und verwandten Gewebes, nicht näher bezeichnet
C97!	Bösartige Neubildungen als Primärtumoren an mehreren Lokalisationen (Die einzelnen Tumoren sind separat zu kodieren. Die Schlüsselnummer C97! kann auch dann verwendet werden, wenn die einzelnen Primärtumoren nur durch eine einzige Schlüsselnummer [z. B. C43.5 Bösartiges Melanom des Rumpfes] kodiert werden.)

39.2 Strahlentherapeutisch relevante nicht-maligne Erkrankungen

(Die Erstellung erfolgt unter Verwendung der maschinenlesbaren Fassung des Deutschen Institutes für Medizinische Dokumentation und Information (DIMDI).)

◻ Tab. 39.2   ICD-10-Klassifikation strahlentherapeutisch relevanter nicht maligner Erkrankungen

Code	Beschreibung
Gutartige Neubildungen	
D18.0-	Hämangiom (5. Stelle für Lokalisation; detaillierte Auflistung s. ICD-10-GM)
D18.08	Sonstige (Wirbelkörper)
D32.-	Gutartige Neubildung der Meningen
D32.0	Hirnhäute
D32.1	Rückenmarkhäute
D32.9	Meningen, nicht näher bezeichnet (Meningeom ohne nähere Angaben)
D33.3	Gutartige Neubildung der Hirnnerven
D35.2	Gutartige Neubildung der Hypophyse
D35.5	Gutartige Neubildung des Glomus caroticum
D35.6	Gutartige Neubildung des Glomus aorticum und sonstiger Paraganglien
Neubildungen unsicheren oder unbekannten Verhaltens	
D76.-	– Langerhans-Zell-Histiozytose, exkl. Abt-Letterer-Siwe-Krankheit (C96.0) – Bösartige Histiozytose (C96.1) – Bösartige Retikuloendotheliose oder Retikulose (C96.1) – Histiozytär medulläre Retikuloendotheliose oder Retikulose (C96.1) – Leukämische Retikuloendotheliose oder Retikulose (C91.4-) – Lipomelanotische Retikuloendotheliose oder Retikulose (I89.8) – Retikuloendotheliose oder Retikulose ohne Lipoidanreicherung (C96.0)

(Fortsetzung)

◘ Tab. 39.2 (Fortsetzung)

Code	Beschreibung
D76.0-	Langerhans-Zell-Histiozytose, anderenorts nicht klassifiziert
D76.00	Multifokale Langerhans-Zell-Histiozytose (Hand-Schüler-Christian-Krankheit, Histiocytosis X, multifokal)
D76.01	Unifokale Langerhans-Zell-Histiozytose (eosinophiles Granulom, Histiocytosis X, unifokal)
D76.08	Sonstige und nicht näher bezeichnete Langerhans-Zell-Histiozytose (Histiocytosis X, (chronisch) ohne nähere Angaben)
Krankheiten des Auges	
H06.2*	Exophthalmus bei Funktionsstörungen der Schilddrüse (E05.-+)
H11.0	Pterygium des Auges
H35.3	Degeneration der Makula und des hinteren Augenpols
Krankheiten der Haut und der Unterhaut	
L91.0	Keloid, hypertrophe Narbe
Krankheiten des Muskel-Skelett-Systems und des Bindegewebes	
M12.2-	Villonodulöse Synovitis (pigmentiert; 5. Stelle für Lokalisation; s. unter primäre Arthrose)
M16.0	Koxarthrose, primär (beidseitig)
M16.1	Koxarthrose, primär (einseitig, ohne nähere Angaben)
M16.2	Koxarthrose als Folge einer Dysplasie (beidseitig)
M16.3	Koxarthrose als Folge einer Dysplasie (einseitig, ohne nähere Angaben)
M17.0	Gonarthrose, primär (beidseitig)
M17.1	Gonarthrose, primär (einseitig, ohne nähere Angaben)
M18.0	Rhizarthrose, primär (beidseitig)
M18.1	Rhizarthrose, primär (einseitig, ohne nähere Angaben)
M19.0-	Primäre Arthrose sonstiger Gelenke: mehrere Lokalisationen
M19.01	Schulterregion
M19.02	Oberarm
M19.03	Unterarm
M19.04	Hand
M19.05	Beckenregion und Oberschenkel
M19.06	Knöchel und Fuß
M19.08	Sonstige Lokalisationen
M19.09	Nicht näher bezeichnete Lokalisationen

39

(Fortsetzung)

▣ Tab. 39.2 (Fortsetzung)

Code	Beschreibung
M61.0-	Traumatische Myositis ossificans (5. Stelle für Lokalisation; s. unter primäre Arthrose)
M61.2-	Kalzifikation und Ossifikation von Muskeln bei Lähmungen (5. Stelle für Lokalisation; s. unter primäre Arthrose)
M61.3-	Kalzifikation und Ossifikation von Muskeln bei Verbrennungen (5. Stelle für Lokalisation; s. unter primäre Arthrose)
M61.4-	Sonstige Kalzifikation von Muskeln (5. Stelle für Lokalisation; s. unter primäre Arthrose)
M61.5-	Sonstige Ossifikation von Muskeln (5. Stelle für Lokalisation; s. unter primäre Arthrose)
M61.9-	Kalzifikation und Ossifikation von Muskeln, nicht näher bezeichnet (5. Stelle für Lokalisation; s. unter primäre Arthrose)
M70.6	Bursitis trochanterica
M72.0	Fibromatose der Palmarfaszie (Dupuytren-Krankheit)
M72.2	Fibromatose der Plantarfaszie (Ledderhose-Syndrom)
M77.0	Epicondylitis ulnaris humeri
M77.1	Epicondylitis radialis humeri
M77.3	Kalkaneussporn
M77.4	Metatarsalgie
Krankheiten des Urogenitalsystems	
N48.6	Induratio penis plastica, Peyronie-Krankheit
N62	Hypertrophie der Mamma (Gynäkomastie)
Angeborene Fehlbildungen	
Q28.20	Angeborenes arteriovenöses Aneurysma der zerebralen Gefäße
Q28.21	Angeborene arteriovenöse Fistel der zerebralen Gefäße
Q28.28	Sonstige angeborene arteriovenöse Fehlbildungen der zerebralen Gefäße

Serviceteil

© Springer-Verlag GmbH Deutschland, ein Teil von Springer Nature 2018
I. Stöver, P. Feyer, *Praxismanual Strahlentherapie*, https://doi.org/10.1007/978-3-662-56577-3

Glossar

A

- **α/β-Wert (▶ linearquadratisches Modell)**
- Gewebe- und effektspezifischer Parameter, der die Fraktionierungsempfindlichkeit beschreibt; entspricht der Dosis, bei der lineare Komponente und quadratische Komponente den gleichen Anteil an der Zellabtötung haben (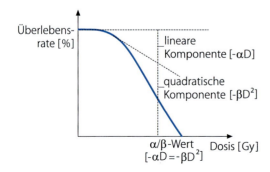 Abb. 1)
- Früh reagierende Gewebe: hohe α/β-Werte (7–20 Gy); z. B. Haut (Rötung, Epitheliolyse), Schleimhaut, Knochenmark, Tumorgewebe
- Spät reagierende Gewebe: niedrige α/β-Werte (1–5 Gy); z. B. Nervengewebe, Niere, Lunge, Haut (Fibrose)

- **Afterloading**
- Brachytherapeutische Technik im Nachladeverfahren; ▶ Brachytherapie

- **Aktivität**
- **(Radio-)Aktivität:** Instabilität von Atomkernen infolge eines Missverhältnisses von Protonen- und Neutronenzahl; beim Zerfall Entstehung von kinetischer Energie oder von Photonenstrahlung (γ-Strahlung); Einheit: Bequerel, 1 Bq = 1 Zerfall pro Sekunde
- **Spezifische Aktivität:** Aktivität pro Masseeinheit
- **Aktivitätskonzentration:** Aktivität pro Volumen des Materials, in dem das Radionuklid verteilt ist

 Abb. 1 Zellüberlebenskurve

Atom

- Massenzahl: entspricht (in etwa) dem Atomgewicht: Summe der Protonen (positive Ladung) und Neutronen (ohne Ladung)
- Ordnungszahl: Kernladungszahl (entspricht Protonenanzahl); Grundlage des Periodensystems; charakterisiert chemische Eigenschaften des Elements
- Nuklid: Atom, das durch Massenzahl und Ordnungszahl eindeutig definiert ist
- Abgabe/Aufnahme eines Neutrons: führt zu einer anderen Massenzahl bei gleicher Ordnungszahl (Isotop)
- Abgabe/Aufnahme eines Protons: führt zu neuem Element
- Abgabe/Aufnahme eines Elektrons (negative Ladung): Ionisierung
- Radioaktivität: Instabilität von Atomkernen infolge eines Missverhältnisses von Protonen- und Neutronenzahl, ▶ Aktivität

B

- **„Beam eye view"**
- Röntgenologische Darstellung des Zielvolumens und der knöchernen Referenzpunkte aus Sicht der Strahlungsquelle

- **Bestrahlungsgeräte zur Teletherapie**
- **Linearbeschleuniger:**
  - Aufbau Abb. 2
- Elektronenquelle (Injektor): Abgabe von freien Elektronen in das Beschleunigerrohr (in der Gantry, dem beweglichen Teil des Beschleunigers)
- Hochfrequenzgenerator (Magnetron, Klystron): Erzeugung von elektromagnetischen Wellen (Mikrowellen) zur Beschleunigung der freien Elektronen im Beschleunigerrohr (im Stativ, dem unbeweglichen Teil des Beschleunigers)
- Beschleunigungsrohr mit Hohlraumresonatoren (in der Gantry)

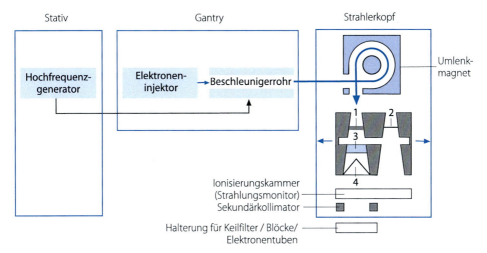

Abb. 2 Aufbau eines Linearbeschleunigers. *1* Wolfram-Target für Photonenbetrieb, *2* Streufolie für Elektronenbetrieb, *3* Primärkollimator mit Beamstopper/„hardener", *4* Ausgleichfilter

- Strahlerkopf:
  - Umlenkmagnet ((90°) 270°) zur Ausrichtung in die gewünschte Strahlrichtung auf einen möglichst scharfen (homogenen, kleinen) Brennfleck
  - Für Bestrahlung mit Elektronen: Streufolien oder Scanverfahren zur Feldaufweitung
  - Für Bestrahlung mit Photonen: Target zur Erzeugung von Bremsstrahlung, Elektronenfänger (Beamstopper/Beamhardener), kegelförmige Ausgleichfilter
- Kollimatorsystem, Lichtvisier und Strahlmonitor (2 voneinander unabhängige Durchstrahlionisationskammern), Zubehörhalter
- **Beschleunigungsmethoden:**
  - Wanderwellenbeschleuniger: „surfende" Elektronen auf elektrischer Welle; Vernichtung der Hochfrequenzenergie am Ende des Beschleunigerrohres; Beschleunigungsstrecke ca. 2 m
  - Stoßwellenbeschleuniger: durch Reflektion der Hochfrequenzenergie am Ende Entstehung einer stehenden Welle; Verlagerung der Wellentäler aus der Beschleunigungsstrecke (geringerer Energiebedarf, ca. 40 % kürzere Beschleunigungsstrecke)
- Sonderform **Cyberknife®:**
  - Herstellerbezeichnung für einen robotergestützten Linearbeschleuniger zur radiochirurgische Bestrahlung

- Auf einen Punkt mit Quellenfokusabstand von 80 cm gerichtet
- Im Isozentrum Dosisleistung von ca. 6 Gy pro Minute
- Kompakte Bauweise durch vergleichsweise hohe Betriebsfrequenz
- Während der Behandlung ständige Nachjustierung des Gerätes, Ortung durch zwei orthogonal zueinander stehende Röntgenröhren, Abgleich mit Planungs-CT, dadurch Verzicht auf invasive Fixierung möglich
- **Kreisbeschleuniger:**
  - Beschleunigung von Elektronen in einem sich zeitlich verändernden Magnetfeld
  - Von Linearbeschleuniger verdrängt wegen hoher Kosten, geringer und instabiler Dosisleistungen, kleiner Feldgrößen, unbefriedigender Feldhomogenität
- **Telegammabestrahlungsgeräte:**
  - Nutzung der γ-Strahlung, die beim Zerfall des radioaktiven Isotops Kobalt-60 entsteht; Halbwertzeit 5,3 Jahre; Quellenwechsel alle 3 Jahre; 1,17–1,33 MV; Bestrahlungszeit für 1 Gy ca. 1 min
  - Insbesondere wegen problematischer Erzeugung und Entsorgung der radioaktiven Strahler weitgehend aufgegeben
  - Sonderform Leksell **Gamma Knife®:**

- Herstellerbezeichnung für einen Gammabestrahlungsgerät zur radiochirurgischer Bestrahlung intrakranieller Zielvolumen
- 201 Kobaltquellen in halbkugelförmiger Abschirmung
- Auf einen Punkt mit Quellenfokusabstand von ca. 40 cm gerichtet
- Im Isozentrum Dosisleistung von ca. 4 Gy pro Minute
- Helme mit verschieden großen Bohrungen in den Achsen der Strahler
- Erzeugung einer kugelförmigen Dosisverteilung; Erreichung komplexerer Dosisverteilungen durch Überlagerung mehrerer „Dosiskugeln"

— **Röntgentherapiegeräte:**
  — Weitgehend durch Linearbeschleuniger verdrängt; jedoch weiterhin Einsatz bei Hauttumoren, benignen Erkrankungen, einigen palliativen Indikationen
  — Elektronenbeschleunigung im statischen elektrischen Feld zwischen Glühkathode und Anode
  — Weichstrahltherapie: 10–100 kV; für sehr oberflächliche Läsionen
  — Hartstrahltherapie (Orthovolttherapie): 100–400 kV; für degenerative Erkrankungen, Hauttumoren, oberflächliche Metastasen

■ **Bestrahlungsplanung**
— Festlegung der Bestrahlungsparameter: Bestrahlungstechnik, Lagerung, Fixationsmaßnahmen, Dosierung und Dosisverteilung, Feldgröße und -konfiguration, Einstrahlwinkel etc.
— Konventionelle Planung direkt am Simulator, z. B. einfache Wirbelsäulenstehfelder, Neurokranium mit seitlichen Gegenfeldern; zunehmend verdrängt durch computergestützte 3D-Bestrahlungsplanung
— Computergestützte 3D-Bestrahlungsplanung mit Integration von Schnittbilddiagnostik zur möglichst individuellen Anpassung der Bestrahlungsfelder an die individuelle Anatomie bzw. Risikoorgane und Tumorsituation des Patienten; Dosis-

verteilung und Bestrahlungsparameter werden unter Berücksichtigung der physikalischen Basisdaten und der anatomischen Informationen aus der Schnittbilddiagnostik mittels Computer berechnet (insbesondere bei kurativen Konzepten inzwischen Standard)
— Einstellung des von Medizinphysikern erstellten Rechnerplans mit Dokumentation von Bestrahlungs- bzw. Einstellfeldern (z. B. 0° und 90°) und Anzeichnung der Hautmarkierungen am Simulator oder direkt am Bestrahlungsgerät („virtuelle Simulation")

■ **Bildgebung**
— ► CT, MRT, PET, Szintigraphie

■ **Boost**
— = (Dosis-)Aufsättigung
— **Sequentieller Boost:** Applikation einer Dosisaufsättigung in einer Region höheren Risikos (z. B. (ehemalige) Tumorregion) im (zeitlich unmittelbaren) Anschluss an eine Bestrahlungsserie eines übergeordneten Zielvolumens
— **Simultaner Boost (SIB)/concomitant boost:** begleitende/gleichzeitige Dosisaufsättigung; entspricht einer speziellen Form der Akzelerierung (► Fraktionierung), bei der die Dosisaufsättigung im Zielvolumen erster Ordnung (z. B. (ehemalige) Tumorregion) zeitlich parallel zur Bestrahlung des Zielvolumens zweiter Ordnung (z. B. Tumorregion und Lymphabflusswege) erfolgt

■ **Brachytherapie**
— Therapeutische Anwendung umschlossener radioaktiver Substanzen in unmittelbarer Tumornähe; dadurch Möglichkeit zur Applikation hoher Dosen am Tumor bei gleichzeitiger guter Schonung des umgebenden Normalgewebes
— **Afterloading:** radioaktive Quelle befindet sich in strahlensicherem Tresor und wird ferngesteuert in Position gebracht und wieder zurücktransportiert (dadurch optimaler Strahlenschutz des Personals)

- **Dosisleistungen:**
  - LDR (low dose rate): unter 2 Gy pro Stunde
  - HDR (high dose rate): über 12 Gy pro Stunde
  - PDR (pulsed dose rate): Sonderform der HDR (Bestrahlungspulse erfolgen meist einmal pro Stunde)
- **Applikationstechniken:**
  - Oberflächenkontakttherapie (z. B. Hauttumoren, am Auge zur Verhinderung des Einwachsens von Blutgefäßen nach Hornhauttransplantation, nach Pterygiumentfernung, Tumoren der Sklera, im Rahmen der intraoperativen Radiotherapie)
  - Intrakavitäre/intraluminale Therapie (z. B. Zervix-, Corpus-uteri-, Bronchus-, Ösophagustumoren); traditionelle Dosisspezifikation bei gynäkologischen Tumoren:
    - Manchester-System: Punkt A: 2 cm lateral und kranial der Applikatorspitze an der Portio; soll Kreuzung von Ureteren mit Gefäßen entsprechen; Punkt B: 3 cm lateral von Punkt A; soll Lage der Obturatorius-Lymphknoten entsprechen
    - Postoperativ: in 5 mm Gewebetiefe
    - Zunehmend verdrängt durch bildgestütze 3D-Brachytherapie-Planung
  - Interstitielle Therapie (z. B. Prostata-, Mamma-, HNO-Tumoren):
    - Temporäre Implantation: HDR; auch für organüberschreitende Tumoren
    - Permanente Implantation: LDR; keine Spickung über Organgrenzen hinaus, da Gefahr der Dislokation

C

- „Concomitant boost"
  - ▶ Boost

- Conebeam-CT
  - ▶ CT

- CT (Computertomographie)
  - Rechnerbasiertes Schnittbildverfahren

- Strahlenbelastung beim CT Thorax ca. 100-fach im Vergleich zu Röntgen Thorax
- Bestimmung der Verteilung der Röntgenstrahlenschwächungswerte im aus verschiedenen Richtungen durchstrahlten Objekt; dadurch dreidimensionale Darstellung möglich
- CT-Wert (Hounsfield) gibt Unterschied in Promille zur Schwächung von Wasser an (hypodens, isodens, hyperdens)
  - Luft: -1000 HE (Hounsfield-Einheiten)
  - Fett: ca. -100 HE
  - Wasser: 0 HE
  - Blut: ca. 50 HE
  - Spongiosa: ca. 400–800 HE
  - Kompakta: über 1000 HE
- (Relative) Kontraindikationen gegen (jodhaltige) Kontrastmittel:
  - Hyperthyreose (ggf. entsprechende Prämedikation)
  - Metformineinnahme (ggf. Medikamentenpause)
  - Kontrastmittelallergie (ggf. entsprechende Prämedikation)
  - Plasmozytom (mit nephrotischem Syndrom)
  - Niereninsuffizienz (ggf. Wässerung; Dialyse)
- Conebeam-CT:
  - = Digitale Volumentomographie (DVT)
  - Verfahren, das mit einer um den Patienten rotierenden Kombination aus Röntgenröhre und Flachdetektor oder Bildverstärker dreidimensionale Bilddaten erzeugt
  - Geringere Strahlenbelastung als durch konventionelles CT
  - Zur bildgeführten Radiotherapie genutzt, ▶ IGRT

- Cyberknife®
  - ▶ Bestrahlungsgeräte zur Teletherapie

D

- Dosisdefinitionen
- **Energiedosis:**
  - Absorbierte Energie einer ionisierende Strahlung pro Masseeinheit
  - Einheit: 1 Gray = 1 Joule pro Kilogramm

- **Äquivalenzdosis: (Strahlenschutz)**
  - Durch biologischen Qualitätsfaktor gewichtete Energiedosis
  - Einheit: 1 Sievert = 1 Joule pro Kilogramm
  - Qualitätsfaktoren:
    - Röntgen-, Kobalt- und β-Strahlen: 1
    - Neutronen: 10
    - α-Strahlen: 20
- **Effektive Äquivalenzdosis: (Strahlenschutz)**
  - Berücksichtigung der unterschiedlichen Empfindlichkeit der einzelnen Organe bezüglich der Kanzerogenität der Strahlung; Summe der Produkte der Organdosen mit Wichtungsfaktor multipliziert
  - Wichtungsfaktoren:
    - Knochenoberfläche, Haut: je 0,01
    - Rotes Knochenmark, Lunge, Magen, Dickdarm: je 0,12
    - Keimdrüsen: 2-mal 0,1
    - Sonstige Organe: je 0,05
  - Grenzwerte der effektiven Äquivalenzdosis pro Jahr:
    - Normale Bevölkerung: 1 mSv
    - In Sondersituationen: 5 mSv
    - Beruflich exponierte Personen: 20 mSv (Mittelung über 5 Jahre, in einem Jahr unter 50 mSv)
- **Biologische Äquivalenzdosis (BED): (Strahlentherapie)**
  - Alternative Dosisangabe bei nichtkonventionellem Fraktionierungsschema (z. B. bei Brachytherapie, Stereotaxie) anstelle der echten physikalischen Dosis im Zielvolumen als gleichwirksame Dosis in konventioneller Fraktionierung, berechnet nach linearquadratischem Modell

- **Dosisspezifikation**
- Verordnung und Dokumentation der auf ein Volumen bezogenen Energiedosen; nach DIN und ICRU Report 50/62 („Perscribing, Recording and Reporting Photon Beam Therapy"); Mindestanforderung an Dosisangaben: Referenz-, Minimal- und Maximaldosis; falls relevant, auch Dosis in Risikobereichen und „hot spot"

- **Referenzdosis (DR):** Energiedosis, die für die physikalische Energieverteilung im Zielvolumen als repräsentativ angesehen wird; bei Angabe relativer Energiedosen, z. B. in Form von Isodosen, wird die Dosis am Referenzdosispunkt gleich 100 % gesetzt
- **Referenzdosispunkt:** Punkt im Zielvolumen, auf den sich die Angabe der Referenzdosis bezieht; seine Lage sollte so gewählt sein, dass
  - Die Energiedosis in diesem Punkt repräsentativ für die physikalische Energieverteilung im Zielvolumen ist
  - Er in einfacher und eindeutiger Weise definiert werden kann
  - Die Referenzdosis in diesem Punkt hinreichend genau bestimmt werden kann
  - Er nicht in einer Region mit großen Energiedosisgradienten liegt
- **Maximaldosis (D_{max}):** größter Wert der Energiedosis im Zielvolumen
- **Dosisspitze („hot spot"):** größter Wert der Energiedosis außerhalb des Zielvolumens, wenn dieser größer als die Referenzdosis ist
- **Minimaldosis (D_{min}):** kleinster Wert der Energiedosis im Zielvolumen
- **Toleranzbereich:** Bereich einer für ein Behandlungsziel akzeptierten Dosisverteilung; bei Normierung der Referenzdosis im Referenzpunkt auf 100 % soll der Bestrahlungsplan so optimiert sein, dass die minimale Isodose im Planungszielvolumen mindestens 95 % beträgt und die maximale Isodose 107 % nicht überschreitet (◘ Abb. 3)

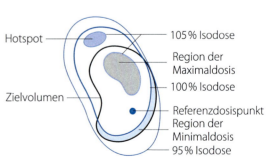

Hotspot — 105 % Isodose

Region der Maximaldosis

100 % Isodose

Zielvolumen — Referenzdosispunkt Region der Minimaldosis

95 % Isodose

◘ **Abb. 3**   Dosisbegriffe

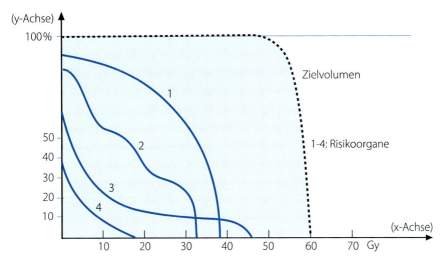

Abb. 4 Dosisvolumenhistogramm. *1–4* Risikoorgane

- **Dosisvolumenhistogramm (DVH), kumulativ**
- Darstellung des prozentualen Volumens (y-Achse) einer konturierten Struktur, welches eine Dosis größer oder gleich der auf der x-Achse dargestellten Dosis erhält (für den gesamten Dosisbereich von 0 Gy bis zur applizierten Maximaldosis) (■ Abb. 4)
- Angabe V(Dosis) = (oder <) x % bedeutet: x % der betrachteten Struktur erhalten (Dosis) Gy (oder weniger); z. B. als Angabe aus einem konkreten DVH: Lunge V20 = 8 % (8 % der Lunge erhalten 20 Gy) oder als Zielvorgabe für eine Rechnerplanung Lunge V20<30 % (weniger als 30 % der Lunge sollen 20 Gy erhalten)

- **DRR (digital reconstructed radiography)**
- Digital rekonstruiertes Röntgenbild; ähnelt vom Aspekt einem konventionellen Röntgenbild, entsteht jedoch aus dem Datensatz einer CT-Untersuchung; Erzeugung eines Bildes des Bestrahlungsfeldes aus der ▶ Perspektive der Strahlenquelle

E

- **Extended field**
- Historisches Strahlenfeld im Rahmen einer Lymphom-Therapie, welches befallene und

benachbarte Lymphknotenregionen erfasst; unterschiedliche Definitionen der einzelnen Studiengruppen; nicht mehr gebräuchlich
- **Mantelfeld:** submentale, submandibuläre, nuchale, zervikale, supra- und infraklavikuläre, axilläre, mediastinale, hiläre Lymphknoten
- **Minimantel:** wie Mantelfeld ohne mediastinale und hiläre Lymphknoten
- **T-Feld:** Mantelfeld ohne hochzervikale und axilläre Lymphknoten
- **Umgekehrtes Y-Feld:** paraaortale, iliakale, inguinale Lymphknoten, ggf. Einschluss von Milz(-stiel)
- **Supraklavikularfeld**
- **Waldeyer-Feld:** präaurikuläre Lymphknoten, lymphatisches Gewebe in Naso- und Oropharynx
- **Abdominelles Bad:** alle infradiaphragmale Lymphknoten einschließlich der Milz und der inguinalen und hochfemoralen Lymphknoten (Abschirmung des rechten Leberlappens; Begrenzung der Gesamtdosis an den Nieren auf 18 Gy)
- **Inguinale und hochfemorale Lymphknoten**
- **Umgekehrtes Y-Feld:** paraaortale, iliakale, inguinale Lymphknoten
- **Paraaortale Lymphknoten**

F

- **Filter**
- **Härtungsfilter:** zur Homogenisierung und Aufhärtung der Strahlung
- **Streufilter:** homogene Auffächerung des Elektronenstrahls über das Strahlenfeld (zur Bestrahlung mit Elektronen)
- **Keilfilter:** Änderung des Neigungswinkels des Isodosenverlaufs; der Winkel, den die 50 %-Isodose mit der Horizontalen bildet, bezeichnet die Keilfilterstärke (zur Bestrahlung mit Photonen):
  - Externe Keilfilter: werden von außen in den Strahlengang eingebracht
  - Dynamische (virtuelle) Keilfilter: Bewegung der Multileaf-Kollimatorblenden während der Bestrahlung erzeugt gewünschte Keilfilterwirkung

- **Flab (= Lappen)**
- Gewebeäquivalentes Material, das bei Bedarf auf das Einstrahlfeld gelegt wird, um die Tiefendosisverteilung zu modulieren (Verlagerung in obere Gewebeschichten)
- Flexible Kunststoffplatte mit Hohlkathetern zur intraoperativen Strahlentherapie im Afterloading-Verfahren

- **Fraktionierung**
- **Konventionelle Fraktionierung:** 1,8–2 Gy/Tag an 5 Tagen in der Woche
- **Hyperfraktionierung:** Dosen pro Fraktion sind kleiner als 1,8 Gy, d. h., die Gesamtdosis wird in eine höhere Anzahl kleinerer Einzeldosen unterteilt:
  - Reine Hyperfraktionierung, z. B. 2-mal 1 Gy/Tag oder 1-mal 1,5 Gy/Tag mit Wochenende akzeleriert-hyperfraktionierte Bestrahlung (s. u.)
- **Ultrafraktionierung:** z. B. 3-mal 0,5 Gy/Tag; bei strahlenresistenten Tumoren in Studien überprüft; bisher kein Benefit nachgewiesen
- **Hypofraktionierung:** Dosen pro Fraktion sind größer als 2 Gy; da durch hohe Einzeldosen das Risiko von Spätnebenwirkungen steigt, wird die Gesamtdosis reduziert (linear-quadratisches Modell); meist im Rahmen palliativer Konzepte
- **Akzelerierte Bestrahlung:** Verkürzung der Gesamtbehandlungszeit bei konventioneller Einzeldosis (1,8–2 Gy); es werden entweder mehrere Fraktionen pro Tag appliziert und/oder das Wochenende mit einbezogen oder es wird bei lokaler moderater Dosiserhöhung ein Boost simultan statt sequenziell appliziert
- **Akzeleriert-hyperfraktionierte Bestrahlung:** Verkürzung der Gesamtbehandlungszeit bei verringerter Einzeldosis (unter 1,8 Gy); es werden entweder mehrere Fraktionen pro Tag appliziert und/oder das Wochenende mit einbezogen, z. B. täglich 2-mal 1,2 Gy an 5 Tagen in der Woche mit Zeitintervallen von mindestens 6–8 h; in der Regel Frühreaktionen heftiger und häufiger (in der Praxis weniger ausgeprägt als nach dem linear-quadratischen Modell erwartet) und evtl. dosislimitierend sowie (theoretisch; in Studien z. T. ausgeprägtere) unveränderte oder geringere Spättoxizitäten, z. B. bei HNO-Tumoren; bei Melanom, Prostata und Liposarkom schlechtere Tumorkontrolle

G

- **Gamma Knife®**
- ▶ Bestrahlungsgeräte zur Teletherapie

H

- **Hyperthermie**
- Kontrollierte Erwärmung durch elektromagnetische Strahlung oder Perfusionsverfahren
- Bei 40–44 °C Radio- und Chemosensibilisierung sowie indirekt immunmodulierender Effekt; oberhalb von 42,5 °C direkte tumorizide Wirkung
- Oberflächen-, Halbtiefen- (bis 4 cm), Tiefenhyperthermie; lokale, regionäre, Halbkörper-, Ganzkörperhyperthermie

- Wärmeregulation in Tumorzellen schlechter; besonders gute Wirkung auf hypoxische, azidotische Zellen, Mitose und S-Phase; Hemmung von DNA- und Proteinsynthese; Schädigung von Zellkern und Zellmembranen
- Entwicklung von Thermotoleranz für 2–3 Tage (Nachweis von Heat-Shock-Proteinen)
- Beste Wirkung unmittelbar vor bis 2–3 Stunden nach Bestrahlung (Verhinderung von Reparationsmechanismen; Schädigung relativ strahlenunempfindlicher Zellen)
- Einsatz mit Chemotherapie simultan (bessere Anflutung durch Perfusionserhöhung, Membran- und Stoffwechselveränderungen)
- Bei einigen Tumorentitäten wurde in Studien ein verbessertes Ansprechen der Radio (chemo)therapie, in wenigen Fällen auch eine Verbesserung der lokalen Kontrollrate und der Überlebenszeit nachgewiesen
- Einsatzbereiche: oberflächliche Rezidive vom malignen Melanom, Mammakarzinomrezidive (v. a. kleinere Tumoren nach Vorbestrahlung), fortgeschrittene (oberflächliche) Lymphknotenmetastasierung, lokal fortgeschrittene, rezidivierte, inoperable oder vorbestrahlte Beckentumoren

I

- **ICRU**
- International Commission on Radiation Units and Measurements (Internationale Kommission für Strahlungseinheiten und Messung)
- Ziel: Entwicklung und Verbreitung international anerkannter und akzeptierter Empfehlungen zu Einheiten, Terminologie und Messmethoden, um den sicheren und effizienten Einsatz ionisierender Strahlung zu gewährleisten

- **IGRT (image guided radiotherapy)**
- Bildgeführte Radiotherapie
- Kontrolle der richtigen Patientenpositionierung und ggf. entsprechende Lagekorrektur durch integrierte Bildgebung im Beschleuniger (z. B. durch Conebeam-CT)

- **IMRT (intensitätsmodulierte Radiotherapie)**
- ▶ Radiotherapietechniken

- **Indikation**
- ▶ Kap. 1

- **Involved field (IF)**
- Strahlenfeld im Rahmen einer Lymphom-Therapie; klinisch/bildgebend befallene Lymphknoten mit den Lymphknoten der topographisch-anatomischen Region mit Sicherheitssaum; unterschiedliche Definition der einzelnen Studiengruppen

- **Involved node (IN)**
- Strahlenfeld im Rahmen einer Lymphom-Therapie (in Studien); klinisch/bildgebend befallene Lymphknoten mit (engerem) Sicherheitssaum

- **Involved site (IS)**
- Strahlenfeld im Rahmen einer Lymphom-Therapie (in Studien; zunehmend favorisiertes Vorgehen); klinisch/bildgebend befallene Lymphknoten mit (großzügigerem) Sicherheitssaum

- **Isodose**
- Linie, die Punkte gleicher Energiedosis im durchstrahlten Objekt verbindet; Bezeichnung nach absoluter Dosis (z. B. 60-Gy-Isodose) oder prozentualem Anteil der Referenzdosis (z. B. 95 %-Isodose)

- **Isozentrum**
- Punkt, an dem sich die Zentralstrahlen aus allen Einstrahlrichtungen und die Drehachse des Beschleunigers treffen

L

- **Leitlinien**
- **S1-Leitlinie:** repräsentativ zusammengesetzte Expertengruppe der Arbeitsgemeinschaft der wissenschaftlichen medizinischen Fachgesellschaften erarbeitet im informellen Konsens eine Leitlinie, die vom Vorstand der Fachgesellschaften verabschiedet wird

- **S2-Leitlinie:** S1-Leitlinie wird in einem formalen Konsensusverfahren der Fachgesellschaften verabschiedet
- **S3-Leitlinie:** Leitlinie mit den Elementen der systematischen Entwicklung: Logik, Konsensus, evidenzbasierte Medizin, Entscheidungs- und Ergebnisanalyse

- **Linear-quadratisches Modell**
- Beschreibung der Zell-, Gewebeantwort auf ionisierende Strahlung; geeignet für den therapeutisch eingesetzten Dosisbereich bis 5–6 Gy
- Natürlicher Logarithmus der Überlebensfraktion: $-\alpha D - \beta D^2$; beschreibt Zellüberlebenskurven (D: applizierte Dosis)
  - $-\alpha D$ (beschreibt die Anfangsneigung der Kurve): lineare Komponente; durch 2 räumlich eng benachbarte Doppelstrangbrüche, die durch ein einzige Elektron entstehen; Einspur-Ereignisse steigen linear mit der Dosis an; die Überlebensfraktion sinkt linear ab
  - $-\beta D^2$ (beschreibt die Krümmung der Kurve): quadratische Komponente; durch 2 räumlich eng benachbarte Doppelstrangbrüche, die unabhängig voneinander durch 2 Elektronen entstehen; jeder Doppelstrangbruch für sich ist nicht letal (subletaler Schaden); die Wahrscheinlichkeit für jeden einzelnen steigt linear mit der Dosis an, die Wahrscheinlichkeit

einer Wechselwirkung nimmt somit proportional zum Quadrat der Dosis zu; die Überlebensfraktion sinkt mit dem Quadrat der Dosis ab
- Durch Fraktionierung wird die Möglichkeit zur Erholung vom subletalen Strahlenschaden gegeben; die Krümmung der Kurve setzt erneut ein und schafft dadurch einen Überlebensvorteil bei gleicher Gesamtdosis
- α/β-Wert: gewebe- und effektspezifischer Parameter, der die Fraktionierungsempfindlichkeit beschreibt; entspricht der Dosis, bei der lineare Komponente und quadratische Komponente den gleichen Anteil an der Zellabtötung haben
  - Ist der α/β-Wert groß, überwiegt die lineare Komponente der Zellabtötung (großer Anteil an Einspur-Ereignissen) und die Schulter ist klein. Im Extremfall (α/β unendlich) nimmt das Zellüberleben rein exponentiell ohne jegliche Schulter mit der Dosis ab. Dies ist Ausdruck einer relativ geringen Reparaturleistung. Dosisfraktionierung und Protrahierung spielen für den biologischen Effekt nur eine relativ geringe Rolle. Entscheidend ist allein die Gesamtbehandlungszeit (früh reagierende Gewebe, Tumorgewebe) (◘ Abb. 5)
  - Bei kleinen α/β-Werten tritt die quadratische Komponente in den Vordergrund (großer Anteil an Zweispur-Ereignissen)

◘ **Abb. 5** Fraktionierungseffekt abhängig von α/β-Wert. Spät reagierendes Gewebe: große Schulter (kleiner α/β-Wert), starker Fraktionierungseffekt, früh reagierendes Gewebe: kleine Schulter (großer α/β-Wert), geringer Fraktionierungseffekt

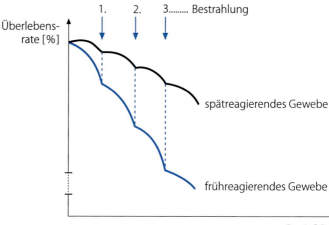

und die Schulter ist groß. Dies ist Ausdruck der relativ großen Reparaturkapazität. Protrahierungs- und Fraktionierungseffekte haben eine große Bedeutung. Durch eine stärkere Fraktionierung können die entsprechenden Gewebe vor Strahlenspätschäden geschützt werden (spät reagierende Gewebe)

- Mithilfe des linear-quadratischen Modells lässt sich abschätzen, wie hoch für einen gewünschten Effekt die Gesamtdosis sein muss, wenn die Einzeldosis pro Fraktion geändert wird: neue Gesamtdosis entspricht alter Gesamtdosis multipliziert mit Summe aus α/β-Wert und alter Einzeldosis dividiert durch Summe aus α/β-Wert und neuer Einzeldosis

M

- **MLC (Multileafkollimator)**
- Blendensystem aus gegeneinander verschieblichen, computergesteuerten Lamellen, die eine konformale Feldkonfiguration ermöglichen; für dynamische Bestrahlungstechniken und dynamische Keilfilter unerlässlich

- **MRT (Magnetresonanztomographie)**
- Schnittbildgebendes Verfahren
- Überlagerung eines magnetischen Feldes mit elektromagnetischem Hochfrequenzfeld; durch Magnetfeld Ausrichtung der Wasserstoffprotonen, durch gepulste Radiowellen kurzzeitige Auslenkung, unter Aussendung der absorbierten Radiowellen als Signale Rückkehr in den Gleichgewichtszustand des äußeren Magnetfeldes
- Relaxationszeit: Zeit, innerhalb der die Wasserstoffprotonen in den Gleichgewichtszustand zurückkehren; Relaxationszeiten eines Kerns von der molekularen Umgebung abhängig, daher Information über Gewebeeigenschaften:
  - T1: longitudinale Relaxationszeit
  - T2: transversale Relaxationszeit

- Durch Änderung des Intervalls zwischen den Impulsen können Bilder erzeugt werden, die stärker von T1 oder stärker von T2 abhängig sind
- Signalstärke:
  - Isointens: gleiche Signalstärke
  - Hyperintens: signalreich; hell
  - Hypointens: signalarm; dunkel
- Gewebetypische Signalstärke:
  - Kortikalis: immer hypointens
  - Fett: hyperintens; in T2-gewichteten Bildern etwas weniger intensiv
  - Blut: immer hypointens (hat Schicht schon verlassen, bevor emittiertes Signal registriert werden kann)
  - Stationäre Flüssigkeiten (Ödem, Erguss, Liquorräume): hyperintens in T2
  - Die meisten Tumoren und entzündlichen Veränderungen: hyperintens in T2-Wichtung
- Kontraindikationen:
  - Herzschrittmacher
  - Kochleaimplantate
  - (Nicht MRT-gängige) Metalle, z. B. Metallsplitter, große Tätowierungen (metallhaltige Farbpigmente) etc.; moderne (Titan-)Endoprothesen sind MRT-gängig

N

- **Neuroachse**
- **Radiotherapieindikation:** bösartige Neubildungen mit hoher Wahrscheinlichkeit einer Ausbreitung über die Liquorwege:
  - Medulloblastom
  - Ependymom mit Liquoraussaat
  - Meningeosis leucaemica oder Meningeosis carcinomatosa
  - Primäre zerebrale Lymphome mit leptomenigealem Befall
- **Zielvolumen:** gesamter Liquorraum (Neurokranium und Spinalkanal bis einschließlich S3)
  - Neurokranium einschließlich 1. und 2. HWK ("Pinkel-Schädel"); seitliche Gegenfelder

- Spinale(s) Feld(er): an „Pinkel-Schädel" anschließend bis einschließlich S3; dorsales Stehfeld
- Beachtung insbesondere der Dosierung in den Anschlussbereichen zur Vermeidung von Unter- und Überdosierungen (Anpassung der Kollimatordrehung des Hirnfeldes an Divergenz des spinalen Feldrandes, wandernde Feldanschlüsse)
- Reproduzierbare Lagerung mit Ausgleich der physiologischen Wirbelsäulenkrümmung; traditionell Bestrahlung in Bauchlage, bei CT-gestützter Bestrahlungsplanung auch Rückenlage möglich

P

- **PET (Positronenemissionstomograpie)**
- Nuklearmedizinisches bildgebendes Verfahren
- Strahlenexposition entspricht etwa einem CT Thorax
- Darstellung der zeitlichen und räumliche Verteilung radioaktiver Substanzen (β-Strahler an Stoffwechselsubstanzen gekoppelt (Tracer))
  - FDG-PET (Flourdesoxyglukose = Glukoseanalogon): fokale Anreicherung von FDG in Primärtumoren und Metastasen aufgrund ihres hohen Glukoseumsatzes; vor Untersuchung niedriger Glukose- und Insulinspiegel erforderlich (4–6 h Nahrungskarenz, optimale Blutzuckereinstellung bei Diabetes mellitus)
  - Methionin-PET: für ZNS-Diagnostik (wegen des hohen Glukoseumsatzes der grauen Substanz im ZNS-Bereich nur begrenzte Aussagekraft von FDG-PET)
  - Cholin-PET: zur Prostatakarzinom(rezidiv)diagnostik (wegen des langsamen Tumorwachstums nur begrenzte Aussagekraft von FDG-PET); Aussagekraft steigt mit Höhe des PSA-Wertes
  - PSMA-PET (PSMA=Prostataspezifisches Membranantigen): zur Prostatakarzinom(rezidiv)diagnostik (wegen des langsamen Tumorwachstums nur begrenzte Aussagekraft von FDG-PET); Aussagekraft steigt mit Höhe des PSA-Wertes

- **Pinkel-Schädel**
- Neurokranium einschließlich des 1. und 2. HWK

R

- **„Die 4 R der Strahlentherapie"**
- Strahlenbiologische Mechanismen, die zur unterschiedlichen Gewebereaktion auf eine fraktionierte Bestrahlung beitragen
- **Reparatur:** Funktionswiederherstellung der Zellstrukturen, insbesondere der DNA, durch Enzyme (Tumorgewebe: Abnahme der Strahlentherapiewirkung)
- **Repopulierung:** Zunahme des Anteils klonogener Zellen bzw. Stammzellen (Tumorgewebe: Abnahme der Strahlentherapiewirkung; mit zunehmender Gesamtbehandlungszeit nimmt benötigte Strahlendosis zu, ca. 0,3–0,6 Gy pro zusätzlichem Behandlungstag)
- **Reoxygenierung:** In soliden Tumoren gibt es durch pathologische Vaskulation, Anämie und erhöhten Sauerstoffbedarf des schnell proliferierenden Tumorgewebes Zonen unzureichender Sauerstoffversorgung (diffusions- und perfusionsbedingte Hypoxie). Anoxische klonogene Zellen sind etwa 3-mal strahlenresistenter als euoxische klonogene Zellen. Im Laufe einer fraktionierten Strahlentherapie nimmt der Anteil hypoxischer Zellen ab (Verringerung der Kapillardistanz durch Tumorschrumpfung, reduzierter Sauerstoffverbrauch in strahlengeschädigten Zellen, verbesserte Mikrozirkulation durch sinkenden interstitiellen Druck u. a.), dadurch Reoxygenierung (Tumorgewebe: Zunahme der Strahlentherapiewirkung)
- **Redistribution:** Zellen in unterschiedlichen Phasen des Zellzyklus sind unterschiedlich strahlensensibel; in der Regel sind Zellen in der G2-Phase und in der Mitose deutlich empfindlicher als in der G1- oder S-Phase. Bei der Bestrahlung werden zunächst die empfindlichsten Zellen abgetötet, sodass der relative Anteil klonogener Zellen in den resistenteren Phasen zunächst ansteigt.

Die Wiederverteilung auf die Phasen des Zyklus nennt man Redistribution. (Tumorgewebe: Zunahme der Strahlentherapiewirkung)

- **Radiochirurgie**
  - ▶ Radiotherapietechniken

- **Radiotherapietechniken**
- **Dynamische Radiotherapie:**
  - Veränderung eines oder mehrerer Bestrahlungsparameter während des Bestrahlungsvorgangs
  - Sonderform IMRT (intensitätsmodulierte Strahlentherapie)): über ein Strahlenfeld werden unterschiedliche Intensitäten eingestrahlt („step and shot" oder „sliding window"); besonders geeignet für konkave Zielvolumina mit Nähe zu Risikoorganen
  - VMAT (volumetric modulated arc therapy): Weiterentwicklung der IMRT; das Strahlenfeld wird während der Rotation der Strahlenquelle kontinuierlich angepasst; Multileaf-Kollimator und entsprechend die Feldform, die Rotationsgeschwindigkeit, der Kollimatorwinkel sowie die Dosisleistung können variiert werden
- **Ganzkörperradiotherapie:**
  - Ziel ist die Abtötung maligner Zellen und Gewährleistung einer Immuntoleranz für allogene Stammzelltransplantate meist nach Hochdosis-Chemotherapie, unterstützt durch die Graft-versus-Leucaemia-Reaktion der transplantierten immunkompetenten Zellen
  - Am günstigsten fraktionierte Schemata bis zu einer Gesamtdosis von 12 Gy; Lungendosis maximal 8–10 Gy
  - Nur in Zentren; die meisten Erfahrungen bestehen mit dem Einsatz bei akuten Leukämien; weiterer Indikationen (meist im Rahmen von Studien) bei Lymphomen, disseminierten Tumorstadien
  - Nebenwirkungen: Panzytopenie, Übelkeit, Erbrechen, Inappetenz, Durchfälle, Herzrhythmusstörungen, interstitielle Pneumonitis; Venenverschlusskrankheit der Leber, Azoospermie, Menopause, Katarakt, Alopezie

- **Ganzhautradiotherapie:**
  - Bei primären kutanen T-Zell-Lymphomen
  - Fraktionierte Schemata bis zu einer Gesamtdosis von 30–36 Gy
  - Nur in Zentren
  - Nebenwirkungen: Erythem, subkutanes Ödem, Alopezie
- **Intraoperative Radiotherapie:**
  - Mit Elektronen, Photonen, Radionukliden in Afterloading-Technik
  - Vorteil: genaue Lokalisation des Tumorbettes, chirurgische Mobilisation und dadurch Schonung von Risikostrukturen
  - Nachteil: erhöhtes Spätrisiko durch hohe Einmaldosis; hoher technischer, personeller, räumlicher Aufwand
  - Bisher nur in wenigen spezialisierten Zentren bzw. in Studien eingesetzt
- **Konformale Radiotherapie:** individuelle Anpassung des Bestrahlungsfeldes an das Zielvolumen durch Bleiblenden oder Multileaf-Kollimator
- **Stereotaktische Radiotherapie:**
  - Konformale Bestrahlungstechniken mit geometrisch präziser Applikation der Strahlendosis auf das Zielvolumen bei gleichzeitig steilem Dosisabfall zum gesunden Gewebe unter Verwendung hochpräziser Fixations-, Lokalisations- und Positionierungssysteme sowie nicht koplanarer und Bewegungsbestrahlungstechniken
  - Durchführung am Gamma Knife®, Cyberknife® oder am mit Mikromultileafkollimator umrüstbarem Linearbeschleuniger
  - Im Bereich des Schädels etabliert, extrakraniell in Zentren/Studien (v. a. paravertebral, Leber, Lunge, Beckenbereich)
  - Zielpunkte werden im stereotaktischen Koordinatensystem definiert (Ursprung liegt im Mittelpunkt des stereotaktischen Rahmens, xy-Ebene entspricht der Rahmenebene, z-Koordinate weist in Körperlängsrichtung) und bei der Bestrahlung in das Isozentrum des Beschleunigers einjustiert

- Genauigkeit bei invasiver Kopffixierung im Submillimeterbereich, bei nicht invasiver Fixierung 1–2 mm
- **Einzeitstereotaxie (Radiochirurgie):**
  - Aufgrund der einmaligen hohen Einzeldosis unmittelbare Zerstörung des bestrahlten Gewebes; intrinsische Strahlenempfindlichkeit und „4 R der Strahlentherapie" nicht von Bedeutung
  - Einzeitdosis von 20 Gy entspricht 50 Gy fraktionierte Radiotherapie für Tumoren (α/β-Wert 10 Gy) und 100 Gy für Nervengewebe (α/β-Wert 2–3 Gy)
  - Toleranzdosen: Chiasma 8 Gy; Sehbahn 8–12 Gy; Hirnstamm 12 Gy
  - 1 Tag bis 4 Wochen nach Radiotherapie: Störung der Blut-Hirn-Schranke; 2–3 Monate nach Radiotherapie: reversible Demyelinisierung; 4 Monate bis 3 Jahre nach Radiotherapie: Radionekrose, Leukenzephalopathie
- **Tomotherapie:** Bestrahlungsmethode, bei der ähnlich wie beim CT die Strahlen von allen Seiten auf die zu bestrahlende Stelle gerichtet werden können. Zu diesem Zweck rotiert die Strahlenquelle in einem entsprechenden Ring.

- **Risikobereich/Risikoorgan**
- ▶ Volumina

- **Remission**
- ▶ Kap. 1

- **Röntgenstrahlung**
- ▶ Strahlung (ionisierend)

- **Röntgentherapie**
- ▶ Bestrahlungsgeräte zur Teletherapie

S

- **Simulator**
- Durchleuchtungsgerät mit den Einstellmöglichkeiten eines Teletherapiegerätes, mit dessen Hilfe die Bestrahlungsparameter festgelegt werden

- **Stereotaxie**
- ▶ Radiotherapietechniken

- **Strahlenexposition**
- Mittlere natürliche Strahlenexposition:
  - Kosmische Strahlung: 0,4 mSv pro Jahr
  - Terrestrische Strahlung: 0,4 mSv pro Jahr
  - Radoninhalation: 1,3 mSv pro Jahr
  - Ingestion: 0,3 mSv pro Jahr
  - Gesamt: 2,4 mSv pro Jahr
- Mittlere zivilisatorische Strahlenexposition:
  - Medizinische Strahlenanwendung: 1,5 mSv pro Jahr
  - Sonstige (Kernanlagen, Forschung, Technik, Atombomben, Kernreaktorunfälle): 0,1 mSv pro Jahr
  - Gesamt: 1,6 mSv pro Jahr

- **Strahlenfolgen (unerwünscht)**
- ▶ Kap. 2

- **Strahlentherapietechniken**
- ▶ Radiotherapietechniken

- **Strahlenwirkung**
- **Auf subzelluläre Strukturen/Mechanismen:**
  - Auf DNA: kritische subzelluläre Struktur; wichtigste Schädigungen: Einzelstrangbrüche, Doppelstrangbrüche, Basenschäden, DNA-Protein-Verbindungen, DNA-Verbindungen (Crosslinks); „bulky lesions" (unterschiedliche Schäden dicht beieinander); nicht bzw. falsch reparierte Doppelstrangbrüche wichtigster Mechanismus der biologischen Strahlenwirkung
  - Auf Proteinstoffwechsel: Hemmung der Induktion von Antikörpern (Vermeidung von Abstoßungsreaktionen nach Transplantationen)
  - Auf Kohlenhydrat- und Energiestoffwechsel: relativ strahlenresistent
  - Auf Fettstoffwechsel: Fettsäuresynthese erhöht (Mitursache der Organverfettungen als Strahlenspätfolgen?); Aufspaltung ungesättigter Fettsäuren, dadurch Permeabilitätsstörungen

- Auf Hormonsynthese: Beeinflussung der Synthese eher indirekte Folge des körpereigenen Reparaturmechanismus als direkte Strahlenfolge
- **Auf Zellen:** Zelltod klonogener Zellen (Verlust der Teilungsfähigkeit, reproduktiver Zelltod):
  - Mitosetod (nach mehreren Teilungen)
  - Interphasentod (vor der nächsten Mitose durch Nekrose oder Apoptose, d. h. programmierter Zelltod; aktiver Vorgang des gerichteten Zellabbaus)
  - Differenzierung, dadurch Verlust der Teilungsfähigkeit
  - Zelltod differenzierter Zellen (Verlust der spezifischen Funktion)
- **Einflussfaktoren der Strahlenwirkung auf Tumorzellen:**
  - Tumorgröße: die notwendige Dosis nimmt mit der Größe logarithmisch zu
  - Tumorentität; auch individuell unterschiedliche Strahlenempfindlichkeit von Tumoren gleicher Histologie bei unterschiedlichen Patienten
  - Sauerstoffeffekt: 3-fach höhere Resistenz bei anoxischen Zellen
- **Deterministische Strahlenwirkung:**
  - Effekt oberhalb einer Schwellendosis; dann Zunahme des Schweregrades mit steigender Dosis
  - Wirkung auf Normal- und Tumorgewebe
- **Stochastische Strahlenwirkung:**
  - Nach dem Zufallsprinzip; Alles-oder-Nichts-Prinzip
  - Keine Schwellendosis; lediglich keine Strahlung lässt stochastische Wirkungen sicher vermeiden; Zunahme der Wahrscheinlichkeit mit steigender Dosis
  - Induktion von Mutationen; genetische und karzinogene Effekte

- **Strahlung (ionisierend)**
- Herauslösen von Elektronen aus Atomen (Anregung: Elektron wird auf weiter außen liegende Hülle angehoben)
- Korpuskeln: Teilchen mit Ruhemasse; Photonen: Teilchen ohne Ruhemasse

- **Direkt ionisierend:** direkte Energieübertragung durch geladene Teilchen
  - Korpuskularstrahlung: Elektronen, Protonen, Deuteronen, α-Teilchen, π-Mesonen (Pionen), schwere Ionen
- **Indirekt ionisierend:** ungeladene Strahlung lässt durch Wechselwirkung mit absorbierendem Material geladene Teilchen entstehen
  - Korpuskularstrahlung: Neutronen, π-Mesonen (Pionen)
  - Photonenstrahlung: Röntgenstrahlung, γ-Strahlung
- **LET** (linearer Energietransfer): mittlerer Energieverlust entlang der durchstrahlten Strecke, charakterisiert Ionisierungsdichte einer Strahlung
  - Hoher LET: dicht ionisierende Strahlung (α-Strahlung, Neutronen, Protonen)
  - Niedriger LET: dünn ionisierende Strahlung (Röntgenstrahlung, γ-Strahlung, β-Strahlung, Elektronen)
- **Neutronenstrahlung:**
  - Erzeugung von Neutronen mit unterschiedlichen Energiespektren und Tiefendosisverläufen (Reaktor, Generator, Zyklotron)
  - Boreinfangtherapie zur selektiven Schädigung Bor-anreichernder Gewebe (bei einigen Gehirntumoren aussichtsreich), Gegenstand klinischer Forschung
  - Insgesamt haben bisherige klinische Versuche die theoretischen Erwartungen v. a. durch hohe Nebenwirkungsrate enttäuscht, Probleme der Erzeugung; Einsatz bei palliativen Indikationen (oberflächliche Tumoren, gute Schonung tieferer Strukturen, kurze Behandlungszeiten) an wenigen Standorten
- **Protonenstrahlung:**
  - Toleranz- und Tumorkontrolldosen entsprechen denen bei Photonenstrahlen
  - Durch Bragg-Peak gute Schonung des umgebenden gesunden Gewebes
  - Gesicherte Indikation für Chordome und Chordosarkome und für makroskopische Tumorreste adenoid-zystischer Karzinome der Speicheldrüsen; positive

Ergebnisse bei Aderhautmelanomen, Lokalrezidiven von Rektumkarzinomen, Prostatakarzinomen sowie bei Hypophysenadenomen und Meningeomen (keine Besserung der Tumorkontrolle, aber Reduktion der Normalgewebsschäden)
- Protonenbeschleuniger wegen hoher Kosten auf Spezialeinrichtungen beschränkt

- **Elektronenstrahlung:**
  - Wechselwirkung von Elektronenstrahlung mit Materie:
    - Stoßbremsvermögen: inelastische Streuung der Strahlung an Hüllenelektronen
    - Strahlungsbremsvermögen: Erzeugung von Bremsstrahlen
    - Elastische Streuung im Kernfeld: einfache Richtungsänderung der Teilchen ohne Energieübertragung
    - Inelastische Zusammenstöße mit dem Kern: mit Energieübertragung (kommt im therapeutischen Energiebereich nicht vor)
  - Therapeutische Reichweite (80 %) in cm ca. ein Drittel der Elektronenenergie; praktische Reichweite in cm ca. Hälfte der Elektronenenergie
  - Mit steigender Energie erhöht sich die Eindringtiefe und die Oberflächendosis (im Gegensatz zur Photonenbestrahlung)
  - Bei kleiner werdenden Feldern verlagert sich das Dosismaximum an die Oberfläche
  - Halbschattenproblematik besonders ausgeprägt (durch nicht punktförmige Strahlenquelle, niedrige Energien mit Streuung); daher Bleisatelliten patientennah

- **Photonenstrahlung:**
  - Quantenstrahlung; elektromagnetische Wellenstrahlung
  - In abnehmender Frequenz und zunehmender Wellenlänge:
    - Röntgenstrahlung, γ-Strahlung
    - UV-Strahlung
    - Sichtbares Licht
    - Wärmestrahlen
    - Radio- und TV-Wellen
  - Ausbreitungsgeschwindigkeit (Wellenlänge multipliziert mit Frequenz) für alle elektromagnetische Strahlungsarten gleich: 300.000 km/s
  - Energie eines Photons (eV) = Frequenz multipliziert mit Planck-Wirkungskonstante
  - Bis 100 keV: weiche Strahlung; 100–200 keV: harte Strahlung; über 1 MeV: ultraharte Strahlung
  - Wechselwirkung von Photonenstrahlung mit Materie:
    - Photoeffekt: Energie wird vollständig absorbiert, Elektron wird emittiert, beim Auffüllen der Lücke wird charakteristische Strahlung frei; v. a. bei niedrigen Energien bis ca. 100 keV und hoher Ordnungszahl des durchstrahlten Gewebes (Knochen, Knochenmark)
    - Compton-Effekt: Energie wird teilweise absorbiert, Elektron emittiert, Photon abgeschwächt gestreut; v. a. im mittleren Energiebereich
  - Paarbildung: vollständige Energieabsoption; Bildung von negativem und positivem Elektron bei hohen Energien

- **Röntgenstrahlung (Photonenstrahlung):**
  - Entstehung: Bei Entfernung eines Elektrons aus einer inneren Elektronenhülle entsteht ein Loch, das durch Herunterfallen eines Elektrons aus einer äußeren Hülle wieder aufgefüllt wird; dabei wird elektromagnetische Strahlung frei (bei den äußeren Schalen sichtbares Licht, weiter innen UV-Licht, bei den innersten Schalen Röntgenstrahlung); da die Wellenlänge von den Abständen der Schalen abhängt und verschiedene Atome unterschiedliche Schalenabstände haben, entsteht für jedes Element eine charakteristische (Röntgen-)Strahlung
  - Durch Abbremsung eines Elektrons in der Nähe des Atomkerns wird die Bewegungsenergie teilweise oder ganz in Strahlungsenergie ((Röntgen-)Bremsstrahlung) umgewandelt

Tab. 1 Bewertung von Studien nach wissenschaftlicher Aussagekraft		
Empfehlungsgrade	Evidenzklasse	Beschreibung
A	Ia	Evidenz aufgrund von Metaanalysen von großen randomisierten, kontrollierten Studien
	Ib	Evidenz aufgrund von mindestens einer randomisierten, kontrollierten Studie
B	IIa	Evidenz aufgrund mindestens einer gut angelegten, kontrollierten Studie ohne Randomisierung
	IIb	Evidenz aufgrund mindestens einer gut angelegten, quasi-experimentellen Studie
C	III	Evidenz aufgrund gut angelegter, nicht experimenteller, deskriptiver Studien (z. B. Vergleichsstudien, Korrelationsstudien, Fallkontrollstudien)
	IV	Evidenz aufgrund von Berichten der Expertenausschüsse oder Expertenmeinungen und/oder klinischer Erfahrungen anerkannter Autoritäten

— Erzeugung: Durch Kathodenstrom Freisetzung von Elektronen; Beschleunigung im Hochspannungsfeld zwischen Kathode und Anode; beim Auftreffen der Elektronen auf der Anode Entstehung der Röntgenstrahlung (ca. 1 %; ca. 99 % der Energie werden als Wärme abgegeben).
— Herausfilterung der weichen, energiearmen Strahlenanteile vor dem Patienten; Streustrahlenraster zu Filterung der Streustrahlung hinter dem Patienten
— **γ-Strahlung (Photonenstrahlung):**
  — Entstehung durch radioaktiven Zerfall instabiler Atomkerne
  — Therapeutisch genutzt in Kobaltbestrahlungsgeräten (weitgehend durch Linearbeschleuniger abgelöst), Gamma Knife®, im Rahmen der Brachytherapie

■ **Studien, klinische**
— **Phase I:** an gesunden Probanden; Überprüfung von Pharmakokinetik und Pharmakodynamik; Dosisfindung
— **Phase II:** an definierter Patientengruppe; Überprüfung von Wirksamkeit
— **Phase III:** an definierten (großen, randomisierten) Patientengruppen; Überprüfung der Überlegenheit gegenüber Standardbehandlung
— Wissenschaftlicher Aussagekraft ◘ Tab. 1

■ **Szintigraphie**
— Nuklearmedizinisches bildgebendes Verfahren unter Verwendung von γ-Strahlern (z. B. Technetium zur Knochendiagnostik)
— Strahlenbelastung variiert (grob zwischen einfacher Röntgenaufnahme und aufwendigerer CT-Untersuchung)
— Lokalisationsdiagnostik (Mehranreicherung) und Funktionsdiagnostik (Aufnahme-, Ausscheidungsdynamik)
— SPECT („single photon emission computed tomography"): mehrere Aufnahmen aus verschiedenen Winkeln, dadurch Berechnung eines dreidimensionalen Bildes möglich (▶ CT)

T

■ **Tiefendosiskurve (◘ Abb. 6)**
— Beschreibt den Verlauf der Dosis in zunehmender Tiefe eines bestrahlten Mediums entlang des Zentralstrahls

— Von der Strahlenqualität abhängig; das Maximum wird durch die mittlere Reichweite der Sekundärelektronen aus den oberflächennahen Schichten des Mediums bestimmt; verlagert sich mit steigender Photonenenergie in die Tiefe

■ **TNM-Klassifikation**
— ▶ Kap. 3

■ **Toleranzdosen**
— ▶ Kap. 2

■ **Tomotherapie**
— ▶ Radiotherapietechniken

V

■ **Volumina (◻ Abb. 7)**
— **Tumorvolumen** („gross tumor volume", GTV): gesamtes klinisch fassbares Tumorgewebe einschließlich befallener Lymphknoten und Metastasen
— **Klinisches Zielvolumen** („clinical target volume", CTV): vermutetes Tumorausbreitungsgebiet einschließlich subklinischer Infiltrationszonen am Rande des Tumors
  — CTV I: Tumor mit subklinisch befallener Umgebung
  — CTV II und III: (regionale) Lymphknotenstationen

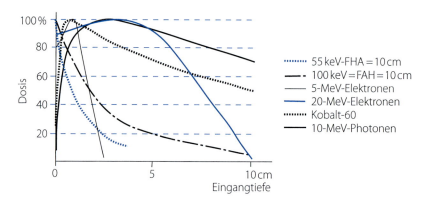

Dosis
100 %
80
60
40
20
0   5   10 cm
Eingangtiefe

.... 55 keV-FHA = 10 cm
—·— 100 keV = FAH = 10 cm
——— 5-MeV-Elektronen
——— 20-MeV-Elektronen
.... Kobalt-60
——— 10-MeV-Photonen

◻ **Abb. 6**   Tiefendosiskurve

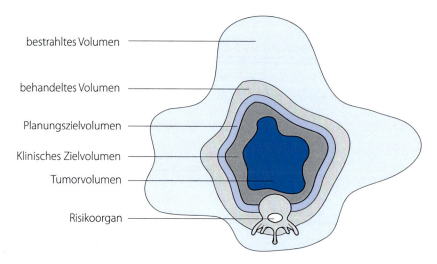

bestrahltes Volumen

behandeltes Volumen

Planungszielvolumen

Klinisches Zielvolumen

Tumorvolumen

Risikoorgan

◻ **Abb. 7**   Volumendefinitionen

- **Planungszielvolumen** („planning target volume", PTV):): CTV plus weiterer Sicherheitssaum für physikalisch-technische Unsicherheiten (begrenzte Reproduzierbarkeit der Positionierung des Patienten und der Bestrahlungsparameter) und medizinische Unsicherheiten (Organbewegungen oder Größenvariabilitäten)
- **Behandeltes Volumen** („treated volume"): Volumen, das von der Isodose (meist 95 %-Isodose) umschlossen wird, deren Energiedosis als ausreichend für Erreichen des therapeutischen Zieles erachtet wird (im Idealfall stimmen behandeltes und Planungszielvolumen überein)
- **Bestrahltes Volumen** („irradiated volume"): Volumen, das von einer Isodose begrenzt wird, deren Energiedosis als gerade noch relevant für Strahlenreaktionen von Normalgewebe erachtet wird
- **Risikobereich:** Normalgewebe innerhalb des bestrahlten Volumens, für das die durch die Bestrahlung induzierten Risiken von akuten Nebenwirkungen und Spätfolgen beachtet werden müssen
- **Risikoorgane** („organs at risk", O(A)R): Organe im Risikobereich, die nicht Zielvolumen sind

- ▪ VMAT
- ▶ Radiotherapietechniken

Quellen/Weiterführende Literatur

Internet

American Society of Clinical Oncology (ASCO): www.asco.org
American Society of Radiation Oncology (ASTRO): www.astro.org
Arbeitsgemeinschaft der wissenschaftlichen medizinischen Fachgesellschaften e.V. (AWMF): www.awmf-leitlinien.de
Arbeitsgemeinschaft Nebenwirkungen und Supportivtherapie der DEGRO: www.nw-suppo.de
Arbeitsgemeinschaft Supportive Maßnahmen in der Onkologie, Rehabilitation und Sozialmedizin der Deutschen Krebsgesellschaft e.V.: www.onkosupport.de
Bundesamt für Strahlenschutz (BfS): www.bfs.de
Deutsche Gesellschaft für Hämatologie und medizinische Onkologie (DGHO): www.dgho.org, www.onkopedia.de
Deutsche Gesellschaft für Radioonkologie (DEGRO): www.degro.org
Deutsche Hodgkin Studiengruppe (GHSG): www.ghsg.org
Deutsches Institut für medizinische Dokumentation und Information (DIMDI). Internationale Klassifikation der Krankheiten (ICD-10-GM), Version 2016.: www.dimdi.de
Deutsche Krebsgesellschaft e. V. (DKG): www.krebsgesellschaft.de
European Organisation for Research and Treatment of Cancer (EORTC): www.eortc.org
European Society for Medical Oncology (ESMO): www.esmo.org
European Society for Radiotherapy and Oncology (ESTRO): www.estro.org
Gesellschaft für pädiatrische Onkologie und Hämatologie (GPOH): www.kinderkrebsinfo.de
Kompetenznetz Maligne Lymphome e.V.: www.lymphome.de
Multinational Association for supportive care in cancer: www.mascc.org
National Cancer Institute: Common Terminology Criteria for Adverse Events (CTCAE): http://ctep.cancer.gov/protocolDevelopment/electronic_applications/ctc.htm
National Comprehensive Cancer Network, Guidelines (NCCN): www.nccn.org
Radiation Therapy Oncology Group (RTOG): www.rtog.org
Strahlenschutzkommission (SSK): www.ssk.de

Print

Aulbert E, Nauck F, Radbruch L (2011) Lehrbuch der Palliativmedizin. Schattauer, Stuttgart
Bausewein C, Roller S, Voltz R (2015) Leitfaden Palliative Care. Elsevier – Urban&Fischer, München
Bausewein C, Remi C, Twycross R, Wilcock A, Howard P (2015) Arzneimitteltherapie in der Palliativmedizin. Elsevier – Urban&Fischer, München
Bamberg M, Molls M, Sack H (2009) Radioonkologie. Zuckschwerdt, München
Dörr W, Herrmann T, Riesenbeck D (2005) Prävention und Therapie von Nebenwirkungen in der Radioonkologie. UNI-MED, Bremen
Gaffney DK, Shrieve D, Kong F-M, Anker CJ, Hitchcock YJ, Buyyounouski MK, Tward JD (2013) Radiation Oncology – Imaging and Treatment. Amirsys
Hansen EK, Roach M (2010) Handbook of Evidence-Based Radiation Oncology. Springer, Heidelberg
Herrmann T, Baumann M, Dörr W (2006) Klinische Strahlenbiologie. Elsevier – Urban&Fischer, München
Hankemeier UB, Krizanits FH, Schüle-Hein K (2014) Tumorschmerztherapie. Springer, Heidelberg
Husebö S, Klaschik E (2009) Palliativmedizin. Springer, Heidelberg
Imbach P, Kühne T, Arceci RJ (2014) Kompendium Kinderonkologie. Springer, Heidelberg
Joiner M, Van der Kogel A (2009) Basic Clinical Radiobiology. Hodder Arnold, London
Lewitt SH, Purdy JA, Perez CA, Poortmans P (2012) Technical Basis of Radiation Therapy. Springer, Heidelberg

Link H, Bokemeyer C, Feyer P (2006) Supportivtherapie bei malignen Erkrankungen. Deutscher Ärzte-Verlag, Köln

Lohr F, Wenz F (2007) Strahlentherapie kompakt. Elsevier – Urban&Fischer, München

Lu JJ, Brady LW (2010) Radiation Oncology. An Evidence-Based Approach, Springer, Heidelberg

Münstedt K (2012) Komplementäre und alternative Krebstherapien. ecomed Medizin, Landsberg/Lech

Possinger K, Regierer A (2015) Facharztwissen Hämatologie Onkologie. Elsevier – Urban&Fischer, München

Preiß J, Dornoff W, Schmieder A, Honecker F, Claßen J (2016) Taschenbuch Onkologie. Zuckschwerdt, München

Rubin P, Hansen J T (2012) TNM Staging Atlas with Oncoanatomy. Lippincott Williams&Wilkins, Philadelphia

Schlag PM, Hartmann JT, Budach V (2011) Weichgewebstumoren. Springer, Heidelberg

Schlegel U, Weller M, Westphal M (2009) Neuroonkologische Therapie. Kohlhammer, Stuttgart

Seeber S, Schütte J (2007) Therapiekonzepte Onkologie. Springer, Heidelberg

Seegenschmiedt MH (1998) Nebenwirkungen in der Onkologie – Internationale Systematik und Dokumentation. Springer, Heidelberg

Strnad V, Pötter R, Kovacs G (2010) Praktisches Handbuch der Brachytherapie. UNI-MED, Bremen

Wannenmacher M, Debus J, Wenz F (2013) Strahlentherapie. Springer, Heidelberg

Wittekind C, Meyer HJ (2017) TNM-Klassifikation maligner Tumoren. Wiley-VCH, Weinheim

Wittekind C, Klimpfinger M, Sobin LH (2005) TNM-Atlas. Springer, Heidelberg

Zeitschriften

Der Onkologe. Organ der Deutschen Krebsgesellschaft e. V. Springer, Heidelberg

Strahlentherapie und Onkologie. Official Journal oft he German Society of Radiation Oncology, Austrian Society of Radiation Oncology, Scientific Association of Swiss Radiation Oncology. Springer, Heidelberg

International Journal of Radiation Oncology Biology Physics. Official Journal of the American Society of Radiation Oncology, Elsevier, Amsterdeam

Materialien zur Konturierung

Konturierung Zielvolumina/Risikoorgane

Ausili Cefaro G, Genovesi D, Perez CA (2013) Delineating Organs at Risk in Radiation Therapy. Springer, Heidelberg

Ausili Cefaro G, Perez CA, Genovesi D, Vinciguerra A (2008) A Guide for Delineation of Lymph Nodal Clinical Target Volume in Radiation Therapy. Springer, Heidelberg

Grosu AL, Nieder C (2015) Target Volume Delineation in Radiation Oncology. Springer, Heidelberg

Lee NY, Lu JJ (2013) Target Volume Delineation and Field Setup. Springer, Heidelberg

Lee NY, Riaz N, Lu JJ (2015) Target Volume Delineation for Conformal and Intensity-Modulated Radiation Therapy. Springer, Heidelberg

Radiation Therapy Oncology Group Contouring Atlases.: www.rtog.org

Wu AJ et al (2015) Expert Consensus Contouring Guidelines for Intensity Modulated Radiation Therapy in Esophageal and Gastroesophageal Junction Cancer. In: Int J Radiat Oncol Biol Phys

Toleranzdosen Normalgewebe

Emani B et al (1991) Tolerance of normal tissue to therapeutic irradiation. Int. J. Radiation Oncology Biol. Pys. 21:109–122

Emani B (2013) Tolerance of normal tissue to therapeutic irradiation. Rep. Radiother. Oncol. Vol. 1:35–48

Diverse (2010) Quantitative Analyses of Normal Tissue Effects in the Clinic (QUANTEC). Int. J. Radiation Oncology Biol. Pys. Vol. 76, Issue 3, pp 1-160

Stichwortverzeichnis